国家卫生健康委员会"十三五"规划教材
全国中医住院医师规范化培训教材

中医内科学·急诊分册

主　编　方邦江　张忠德

副主编　高培阳　齐文升　梁　群　裴红红　吕文亮　杨思进　刘中勇

编　委　（按姓氏笔画为序）

卜建宏（上海市中医医院）　　　　　　　　　李桂伟（天津中医药大学第一附属医院）
马骏麒（新疆维吾尔自治区中医医院）　　　　杨志旭（中国中医科学院西苑医院）
王　岗（西安交通大学第二附属医院）　　　　杨思进（西南医科大学附属中医医院）
毛峥嵘（河南中医药大学第一附属医院）　　　宋永欣（青岛市中医医院）
文　丹（福建中医药大学附属人民医院）　　　张忠德（广东省中医院）
文爱珍（湖南中医药大学第一附属医院）　　　张荣珍（芜湖市中医医院）
方邦江（上海中医药大学附属龙华医院）　　　张德宏（甘肃中医药大学第一附属医院）
方晓磊（北京中医药大学东方医院）　　　　　陈汉洪（中国中医科学院望京医院）
孔　立（山东中医药大学附属医院）　　　　　陈海铭（辽宁中医药大学附属医院）
邓扬嘉（重庆市中医院）　　　　　　　　　　林绍斌（福州市第二医院）
卢健棋（广西中医药大学第一附属医院）　　　岳黎明（陕西中医药大学附属医院）
叶　勇（云南中医药大学第一附属医院）　　　房　莉（长春中医药大学附属医院）
吕文亮（湖北中医药大学）　　　　　　　　　屈小元（陕西省中医医院）
乔之龙（山西中医药大学附属医院）　　　　　胡　卫（三峡大学医学院）
刘　南（广州中医药大学第一附属医院）　　　姜　红（上海交通大学医学院附属第九人民医院）
刘中勇（江西中医药大学附属医院）　　　　　姚卫海（首都医科大学附属北京中医医院）
刘祖发（中国中医科学院望京医院）　　　　　袁德培（湖北民族大学医学部）
齐文升（中国中医科学院广安门医院）　　　　高培阳（成都中医药大学附属医院）
闫国良（上海市中医医院）　　　　　　　　　黄小民（浙江中医药大学附属第一医院）
芮庆林（江苏省中医院）　　　　　　　　　　黄廷荣（湖北中医药大学附属黄石中医医院）
严首春（陕西中医药大学）　　　　　　　　　梅建强（河北中医学院）
苏　和（内蒙古自治区中医医院）　　　　　　曹得胜（青海省中医院）
李　兰（贵州中医药大学第一附属医院）　　　梁　群（黑龙江中医药大学附属第一医院）
李　刚（湖北省中医院）　　　　　　　　　　韩宁林（安徽中医药大学第一附属医院）
李旭成（武汉市中医医院）　　　　　　　　　童朝阳（复旦大学附属中山医院）
李志军（天津市第一中心医院）　　　　　　　裴红红（西安交通大学第二附属医院）

秘　书　陈振翼（上海中医药大学附属龙华医院）　　梁腾霄（北京中医药大学东直门医院）

人民卫生出版社
·北京·

图书在版编目（CIP）数据

中医内科学·急诊分册/方邦江，张忠德主编. ——
北京：人民卫生出版社，2021.5
　ISBN 978-7-117-31483-1

　Ⅰ.①中… Ⅱ.①方…②张… Ⅲ.①中医内科学-
职业培训-教材②中医急症学-职业培训-教材 Ⅳ.
①R25②R278

中国版本图书馆 CIP 数据核字（2021）第 075300 号

人卫智网　www.ipmph.com	医学教育、学术、考试、健康，购书智慧智能综合服务平台
人卫官网　www.pmph.com	人卫官方资讯发布平台

中医内科学·急诊分册
Zhongyi Neikexue · Jizhen Fence

主　　编：方邦江　张忠德
出版发行：人民卫生出版社（中继线 010-59780011）
地　　址：北京市朝阳区潘家园南里 19 号
邮　　编：100021
E - mail：pmph @ pmph.com
购书热线：010-59787592　010-59787584　010-65264830
印　　刷：三河市宏达印刷有限公司（胜利）
经　　销：新华书店
开　　本：787×1092　1/16　印张：27
字　　数：607 千字
版　　次：2021 年 5 月第 1 版
印　　次：2021 年 9 月第 1 次印刷
标准书号：ISBN 978-7-117-31483-1
定　　价：86.00 元

打击盗版举报电话：010-59787491　E-mail：WQ @ pmph.com
质量问题联系电话：010-59787234　E-mail：zhiliang @ pmph.com

数字增值服务编委会

主　编　方邦江　张忠德

副主编　高培阳　齐文升　梁　群　裴红红　吕文亮　杨思进　刘中勇

编　委　（按姓氏笔画为序）

卜建宏（上海市中医医院）　　　　　　杨志旭（中国中医科学院西苑医院）

马骏麒（新疆维吾尔自治区中医医院）　杨思进（西南医科大学附属中医医院）

王　岗（西安交通大学第二附属医院）　宋永欣（青岛市中医医院）

毛峥嵘（河南中医药大学第一附属医院）张忠德（广东省中医院）

文　丹（福建中医药大学附属人民医院）张荣珍（芜湖市中医医院）

文爱珍（湖南中医药大学第一附属医院）张德宏（甘肃中医药大学第一附属医院）

方邦江（上海中医药大学附属龙华医院）陈汉洪（中国中医科学院望京医院）

方晓磊（北京中医药大学东方医院）　　陈海铭（辽宁中医药大学附属医院）

孔　立（山东中医药大学附属医院）　　林绍斌（福州市第二医院）

邓扬嘉（重庆市中医院）　　　　　　　岳黎明（陕西中医药大学附属医院）

卢健棋（广西中医药大学第一附属医院）房　莉（长春中医药大学附属医院）

叶　勇（云南中医药大学第一附属医院）屈小元（陕西省中医医院）

吕文亮（湖北中医药大学）　　　　　　胡　卫（三峡大学医学院）

乔之龙（山西中医药大学附属医院）　　姜　红（上海交通大学医学院附属第九

刘　南（广州中医药大学第一附属医院）　　　人民医院）

刘中勇（江西中医药大学附属医院）　　姚卫海（首都医科大学附属北京中医医院）

刘祖发（中国中医科学院望京医院）　　袁德培（湖北民族大学医学部）

齐文升（中国中医科学院广安门医院）　高培阳（成都中医药大学附属医院）

闫国良（上海市中医医院）　　　　　　黄小民（浙江中医药大学附属第一医院）

芮庆林（江苏省中医院）　　　　　　　黄廷荣（湖北中医药大学附属黄石中医

严首春（陕西中医药大学）　　　　　　　　　医院）

苏　和（内蒙古自治区中医医院）　　　梅建强（河北中医学院）

李　兰（贵州中医药大学第一附属医院）曹得胜（青海省中医院）

李　刚（湖北省中医院）　　　　　　　梁　群（黑龙江中医药大学附属第一医院）

李旭成（武汉市中医医院）　　　　　　韩宁林（安徽中医药大学第一附属医院）

李志军（天津市第一中心医院）　　　　童朝阳（复旦大学附属中山医院）

李桂伟（天津中医药大学第一附属医院）裴红红（西安交通大学第二附属医院）

秘　书　陈振翼（上海中医药大学附属龙华医院）　梁腾霄（北京中医药大学东直门医院）

修 订 说 明

为适应中医住院医师规范化培训快速发展和教材建设的需要,进一步贯彻落实《国务院关于建立全科医生制度的指导意见》《医药卫生中长期人才发展规划(2011—2020 年)》和《国家卫生计生委等 7 部门关于建立住院医师规范化培训制度的指导意见》,按照《国务院关于扶持和促进中医药事业发展的若干意见》要求,规范中医住院医师规范化培训工作,培养合格的中医临床医师队伍,经过对首版教材使用情况的深入调研和充分论证,人民卫生出版社全面启动全国中医住院医师规范化培训第二轮规划教材(国家卫生健康委员会"十三五"规划教材)的修订编写工作。

为做好本套教材的出版工作,人民卫生出版社根据新时代国家对医疗卫生人才培养的要求,成立国家卫生健康委员会第二届全国中医住院医师规范化培训教材评审委员会,以指导和组织教材的修订编写和评审工作,确保教材质量;教材主编、副主编和编委的遴选按照公开、公平、公正的原则,在全国 60 余家医疗机构近 1 000 位专家和学者申报的基础上,经教材评审委员会审定批准,有 500 余位专家被聘任为主审、主编、副主编、编委。

本套教材始终贯彻"早临床、多临床、反复临床",处理好"与院校教育、专科医生培训、执业医师资格考试"的对接,实现了"基本理论转变为临床思维、基本知识转变为临床路径、基本技能转变为解决问题的能力"的转变,注重培养医学生解决问题、科研、传承和创新能力,造就医学生"职业素质、道德素质、人文素质",帮助医学生树立"医病、医身、医心"的理念,以适应"医学生"向"临床医生"的顺利转变。

根据该指导思想,本套教材在上版教材的基础上,汲取成果,改进不足,针对目前中医住院医师规范化培训教学工作实际需要,进一步更新知识,创新编写模式,将近几年中医住院医师规范化培训工作的成果充分融入,同时注重中医药特色优势,体现中医思维能力和临床技能的培养,体现医考结合,体现中医药新进展、新方法、新趋势等,并进一步精简教材内容,增加数字资源内容,使教材具有更好的思想性、实用性、新颖性。

本套教材具有以下特色:

1. 定位准确,科学规划 本套教材共 25 种。在充分调研全国近 200 家医疗机构及规范化培训基地的基础上,先后召开多次会议深入调研首版教材的使用情况,并广泛听取了长期从事规培工作人员的意见和建议,围绕中医住院医师规范化培训的目标,分为临床学科(16 种)、公共课程(9 种)两类。本套教材结合中医临床实际情况,充分考虑各学科内亚专科的培训特点，能够满足不同地区、不同层次的培训要求。

2. **突出技能，注重实用** 本套教材紧扣《中医住院医师规范化培训标准（试行）》要求，将培训标准规定掌握的以及编者认为在临床实践中应该掌握的技能与操作采用"传统"模式编写，重在实用，可操作性强，强调临床技术能力的训练和提高，重点体现中医住院医师规范化培训教育特色。

3. **问题导向，贴近临床** 本套教材的编写模式不同于本科院校教材的传统模式，采用问题导向和案例分析模式，以案例提示各种临床情境，通过问题与思路逐层、逐步分解临床诊疗流程和临证辨治思维，并适时引入、扩展相关的知识点。教材编写注重情境教学方法，根据诊治流程和实际工作中的需要，将相关的医学知识运用到临床，转化为"胜任力"，重在培养学员中医临床思维能力和独立的临证思辨能力，为下一阶段专科医师培训打下坚实的基础。

4. **诊疗导图，强化思维** 本套教材设置各病种"诊疗流程图"以归纳总结临床诊疗流程及临证辨治思维，设置"临证要点"以提示学员临床实际工作中的关键点、注意事项等，强化中医临床思维，提高实践能力，体现中医住院医师规范化培训教育特色。

5. **纸数融合，创新形式** 本套教材以纸质教材为载体，设置随文二维码，通过书内二维码融入数字内容，增加视频/微课资源、拓展资料及习题等，使读者阅读纸书时即可学习数字资源，充分发挥富媒体优势和数字化便捷优势，为读者提供优质适用的融合教材。教材编写与教学要求匹配、与岗位需求对接，与中医住院医师规范化培训考核及执业考试接轨，实现了纸数内容融合、服务融合。

6. **规范标准，打造精品** 本套教材以《中医住院医师规范化培训实施办法（试行）》《中医住院医师规范化培训标准（试行）》为编写依据，强调"规范化"和"普适性"，力争实现培训过程与内容的统一标准与规范化。其临床流程、思维与诊治均按照各学科临床诊疗指南、临床路径、专家共识及编写专家组一致认可的诊疗规范进行编写。在编写过程中，病种与案例的选择，紧扣标准，体现中医住院医师规范化培训期间分层螺旋、递进上升的培训模式。教材修订出版始终坚持质量控制体系，争取打造一流的、核心的、标准的中医住院医师规范化培训教材。

人民卫生出版社医药卫生规划教材经过长时间的实践和积累，其优良传统在本轮教材修订中得到了很好的传承。在国家卫生健康委员会第二届全国中医住院医师规范化培训教材评审委员会指导下，经过调研会议、论证会议、主编人会议、各专业教材编写会议和审定稿会议，编写人员认真履行编写职责，确保了教材的科学性、先进性和实用性。参编本套教材的各位专家从事中医临床教育工作多年，业务精纯，见解独到。谨此，向有关单位和个人表示衷心的感谢！希望各院校及培训基地在教材使用过程中，及时提出宝贵意见或建议，以便不断修订和完善，为下一轮教材的修订工作奠定坚实的基础。

人民卫生出版社有限公司

2020 年 3 月

国家卫生健康委员会"十三五"规划教材
全国中医住院医师规范化培训
第二轮规划教材书目

序号	教材名称	主编		
1	卫生法规(第2版)	周 嘉	信 彬	
2	全科医学(第2版)	顾 勤	梁永华	
3	医患沟通技巧(第2版)	张 捷	高祥福	
4	中医临床经典概要(第2版)	赵进喜		
5	中医临床思维(第2版)	顾军花		
6	中医内科学·呼吸分册	王玉光	史锁芳	
7	中医内科学·心血管分册	方祝元	吴 伟	
8	中医内科学·消化分册	高月求	黄穗平	
9	中医内科学·肾病与内分泌分册	倪 青	邓跃毅	
10	中医内科学·神经内科分册	高 颖	杨文明	
11	中医内科学·肿瘤分册	李和根	吴万垠	
12	中医内科学·风湿分册	刘 维	茅建春	
13	中医内科学·急诊分册	方邦江	张忠德	
14	中医外科学(第2版)	刘 胜		
15	中医皮肤科学	陈达灿	曲剑华	
16	中医妇科学(第2版)	梁雪芳	徐莲薇	刘雁峰
17	中医儿科学(第2版)	许 华	肖 臻	李新民
18	中医五官科学(第2版)	彭清华	忻耀杰	
19	中医骨伤科学(第2版)	詹红生	冷向阳	谭明生
20	针灸学	赵吉平	符文彬	
21	推拿学	房 敏		
22	传染病防治(第2版)	周 华	徐春军	
23	临床综合诊断技术(第2版)	王肖龙	赵 萍	
24	临床综合基本技能(第2版)	李 雁	潘 涛	
25	临床常用方剂与中成药	翟华强	王燕平	

国家卫生健康委员会
第二届全国中医住院医师规范化培训教材
评审委员会名单

主 任 委 员　胡鸿毅　刘清泉

副主任委员　（按姓氏笔画排序）
　　　　　　王　阶　方祝元　冷向阳　陈达灿
　　　　　　高　颖　谢春光

委　　　员　（按姓氏笔画排序）
　　　　　　王艳君　毛静远　方邦江　任献青
　　　　　　向　楠　刘　萍　刘中勇　刘英超
　　　　　　刘金民　关雪峰　李　丽　杨思进
　　　　　　连　方　吴　伟　张　科　张允岭
　　　　　　罗颂平　周　华　冼绍祥　郝薇薇
　　　　　　徐春军　崔晓萍　彭清华

秘　　　书　舒　静　张广中　严雪梅

前　言

为适应中医住院医师规范化培训的快速发展和教材建设的需要,进一步贯彻落实《关于建立住院医师规范化培训制度的指导意见》和《关于建立全科医生制度的指导意见》,按照《国务院关于扶持和促进中医药事业发展的若干意见》要求,规范中医住院医师规范化培训工作,建设合格的中医临床医师队伍,在国家卫生健康委员会和国家中医药管理局的指导下,经人民卫生出版社的广泛调研,编委会组织了全国40余所中、西医临床和教学机构的数百位专家在《中西医结合急救医学》教材的基础上,编写完成全国中医住院医师规范化培训教材《中医内科学·急诊分册》。

本教材由全国20余所中医、西医院校和研究机构长期从事急救专业医、教、研一线工作经验丰富的临床专家编写。经过认真讨论,科学整合课程体系及编写体例,从临床实际出发,精选教材内容。教材力求充分体现科学性、前瞻性、启发性及适用性,反映中西医结合急救医学的基本理论、基本知识和基本技能。教材共3篇,上篇主要介绍急救医学学科在医院建设中的作用及规范化管理,涵盖医院急救医学学科的规范管理和设置,中西医结合急救医学现状与学科特色,急诊医学的临床思维与决策,院前急救和绿色通道,急救医学中医、中西医结合住院医师规范化培训要求。中篇重点介绍常见急危重症诊疗常规及病例分析,包括常见急症症状的诊断思维与处理原则及临床常见急危重症,强调以急症为主导,症状鉴别为主线,围绕急症的高危性和诊治误区,构建急救诊疗思路,突出中西医结合的实用急救方法与技术。下篇侧重介绍常用急救医学学科诊疗操作技能规范及评估要点。教材编写针对急救医学临床教学目的与要求,突出中西医急救医学特点,体现基本理论向临床实践转化、基本知识向临床思维转化、基本技能向临床能力转化,实现教材编写及课程设置与院校教育对接、与专科医师培训教育对接、与执业医师考试和培训考核对接。同时,教材凸显毕业后教育特色,注重院校教育、毕业后教育和继续教育有机衔接,将适合“急症”救治的中西医诊断监护和治疗等手段融合在一起,彰显“中西医互补”急救理念,使住院医师在面对急症患者时,明确哪些急症救治具有中医药优势,切入点何在,何类急症需要中西医结合救治,进而提高年轻医师解决急救问题的能力,培养创新思维及完成研究工作的能力。

本教材分工如下:上篇由方邦江、张忠德、姚卫海、孔立编写,中篇由齐文升、张忠德、高培阳、梁群、刘祖发、马骏麒、李桂伟、杨思进、文爱珍、张荣珍、方晓磊、陈汉洪、陈海铭、卢健棋、岳黎明、吕文亮、房莉、乔之龙、屈小元、刘中勇、胡卫、袁德培、闫国良、黄廷荣、李兰、曹得胜、李旭成、李志军、裴红红、黄小民、叶勇、杨志旭、方邦江、刘南、文丹编写,下篇由张忠德、毛峥嵘、梅建强、邓扬嘉、林绍斌、姜红、芮庆林、王岗、严首春、苏和、李刚编写。各位编委对教材审稿、统稿严格把关,秘书陈振翼主治医师、梁腾霄主任医师认真负责,保证教材的编写质量。

本教材的编写得到了各参编院校领导的支持,复旦大学附属中山医院宋振举副主任医师、甘肃中医药大学第一附属医院张德宏主任医师、上海中医药大学附属龙华医院孙丽华副主任医师、彭伟主治医师、张文博士、邬鑫鑫博士等专家学者也承担了教材的编写、校对、整理工作,谨此一并致谢!

由于中医住院医师规范化培训和教材编写为时尚短,诸多方面还需要探索,再者由于编者水平所限,难免有疏漏之处,敬请各使用单位提出宝贵意见,以便日后加以修正。

《中医内科学·急诊分册》编委会

2020 年 12 月

目　录

中篇　常见急危重症诊疗常规及病例分析

下篇　常用急救医学学科诊疗操作技能规范及评估要点

上 篇

急救医学学科在医院建设中的作用与规范化管理

第一章

医院急救医学学科的规范管理和设置

 培训目标

1. 掌握院前急救的特点、原则及具体内容。
2. 熟悉急诊科的设置。
3. 了解急诊科的管理及绿色通道流程。

中西医结合急救医学是对急性发作的疾病、危重病或外伤进行立即的评估、诊断和紧急处置、治疗以稳定病情、防止病情进一步恶化或死亡的专门学科。急救医学针对的是急、危、重症,包括急性发作的疾病、慢性疾病的急性加重、外伤,也包括危重患者的紧急救治,同时还承担着部分社会职能,如 120 院前急救、突发公共卫生事件的紧急医疗救援,属独立的二级临床学科。

1983 年国家卫生部做出医院建立急诊科的相关规定,30 年来我国急救医学得到了快速发展,急诊科室建设取得了长足进步。急救医学的发展对积极救治急危重症患者、保障人民群众生命健康、应对突发公共卫生事件起到了非常重要的作用。2009 年国家卫生部制定了《急诊科建设与管理指南(试行)》《中医医院急诊科建设与管理指南》,对加强急诊科室的规范化建设和管理、促进中西医结合急救医学的发展、提高中西医结合急救医疗水平、保证医疗质量和医疗安全起到了重要的推动作用。随着经济的发展和社会的进步,人民的健康需求不断提高,有效保障人民的健康是体现社会文明进步最显著的标志。所以必须加强急诊科的规范管理,不断提高急救医学的水平,以保障人民群众的生命健康。

第一节　急诊科的设置

急诊科承担着急危重症患者的抢救工作,以及应对群体伤害事件、突发公共卫生事件的紧急处置工作,突发性、应急性强,对时间、空间、科室协作、后勤保障要求高,因此急诊科要有合理的建筑布局和科室设置、醒目的标识系统、完备的抢救仪器设备,以及高效、专业的急救人才队伍。

一、急诊科的建筑和布局

急诊科必须布局合理,设施齐全,相对独立。急诊科是医院急症诊疗的首诊场所,也是社会医疗服务体系的重要组成部分,必须有利于缩短急诊检查和抢救距离半径,使到医院就诊的急危重症患者能得到及时有效的救治。

急诊科入口应当通畅,并设在医院内便于患者迅速到达的区域,设有无障碍通道、救护车通道和专用停靠处,方便轮椅、平车出入,有条件的可分设普通急诊患者、危重伤病患者和救护车出入通道。入口处应设置急救分诊处,分诊护士24小时值班。

急诊科应当设医疗区和支持区。医疗区包括分诊处、就诊室、治疗室、处置室、抢救室和观察室,三级综合医院和有条件的二级综合医院应当设导管室、急诊手术室和急诊重症监护室(EICU)、中医特色治疗室;支持区包括挂号处、药房、收费处、急诊检验室、急诊超声室、急诊放射科等部门,急诊科应邻近大型影像检查如 CT、MRI 等急诊医疗依赖性较强的部门。

二、急诊科标识系统

急诊科应当设置醒目的路标和标识,夜间有指路灯标明,以方便和引导患者就诊。科内要设置鲜明的标志,路标可采用不同颜色,不同区有不同的标识,便于引导患者就诊。

三、急诊科的仪器配置

急诊科面对的是急危重症患者,需要进行紧急评估和处理,稳定患者的生命体征,所以需要配置急救通信系统、监护仪器、抢救器械、生命支持系统、床旁辅助检查设备。

急诊科应当设有急诊通信装置(电话、传呼、对讲机)。有条件的医院可建立急诊临床信息系统,并逐步实现与院前急救信息系统的对接。应配备除颤器、监护仪、简易呼吸器、呼吸机、喉镜、气管套管、吸痰器、洗胃机、血气分析仪、心电图机、复苏机、床旁血液净化机、中央供氧、供气、负压吸引系统、降温毯、快速血糖自动测定仪等。紧急手术室的麻醉机及手术器械按手术室的标准配置。有条件的医院应该配置体外或临时起搏器、呼吸机(包括用于运送患者的便携式呼吸机)、纤维支气管镜、快速床旁肌钙蛋白测定仪、床旁 X 光机和床旁 B 超等设备。

四、急诊科的人员配置

急诊科应当有固定的急救医师,且不少于在岗医师的75%,其中中医、中西医结合医师应占符合国家标准的比例,值班医师充足,梯队结构合理,受过专门训练,掌握中西医基本理论、基础知识和基本操作技能,具备独立急救工作的能力。三级综合医院急救科主任应由具备急救医学副高以上专业技术职务任职资格的医师担任。二级综合医院的急救科主任应当由具备急救医学(含中医、中西医结合)中级以上专业技术职务任职资格的医师担任。急诊科医师应当具有 3 年以上临床工作经验,具备独立处理常见急诊病症的基本能力,熟练掌握心肺复苏、气管插管、深静脉穿刺、动脉穿刺、心电复律、使用呼吸机、血液净化及创伤急救等基本技能,还要掌握中医急诊常见的诊疗方法。

急诊科应当有固定的急救护士,且不少于在岗护士的 75%,护士结构梯队合理。急诊护士应当具有 3 年以上临床护理工作经验,经规范化培训合格,掌握急救、危重症患者的急救护理技能、常见急救操作技术的配合及急诊护理工作内涵与流程。急诊医护人员要定期接受急救技能的再培训,再培训间隔时间原则上不超过2 年。

急诊科可根据实际需要配置行政管理和其他辅助人员。

第二节　急诊科的管理

一、行政管理

急诊科应由医院医务部门直接领导,负责协调相关科室的协作,实行科主任负责制,科主任应是多年从事急救工作、富有经验的急诊医学学科带头人,负责本科的医疗、教学、科研、预防和行政管理工作,是急诊科诊疗质量、患者安全管理和学科建设的第一责任人,把握急救学科的发展方向、学科建设和管理。护士长主要负责全科护士的管理工作及护理工作。急诊医师和护士均应持有急救专科医师和护士执照。

二、急救管理理念

急诊科的急救理念是"快速、科学、规范、协作"。急诊医生是一个极富挑战性的岗位,急诊患者因其病情重且发展快,所以对医生的要求极高,要求首诊医师对病情判断快速、准确,并迅速根据病情采取相应的科学的专业化治疗措施。急诊患者的处置必须规范。制定相应的诊断与治疗操作流程。急诊工作要有相应的检验科、影像科、药房等辅助,所以急救工作强调团队协作精神。

三、业务管理

急诊科应当建立健全并严格遵守执行各项规章制度、岗位职责和相关诊疗技术规范、操作规程,保证医疗服务质量及医疗安全。

应当制定并严格执行分诊程序及分诊原则,按患者的疾病危险程度进行分诊,对可能危及生命安全的患者应当立即实施抢救。就诊流程要便捷通畅,实行首诊负责制,不得以任何理由拒绝或推诿急诊患者,对危重急救患者按照"先及时救治,后补交费用"的原则救治,确保急诊救治及时有效。医护人员应当按病历书写有关规定书写医疗文书,确保每一位患者都有详细的急救病历。

常备的抢救药品应当定期检查和更换,对抢救设备进行定期检查和维护,保证设备完好。抢救药品、仪器实行程序化管理,职责清楚、分工明确、合理布局,以保证急救药品器材的完好率达100%。

四、预检分诊制度

急诊患者的特点是人数没有计划性、病情没有预见性。急诊科经常出现拥挤和危重患者等候的问题,必须建立有效可行的分检系统,根据病情轻重安排优先就诊顺序,让危重患者得到及时有效的治疗,达到降低病患死亡率、提高急诊效率的目的。

预检分诊制度就是通过使用预检标尺或评分系统,快速地对患者进行分类挑选的操作流程。该系统的核心是"4个正确":正确的时间,正确的地点,给予正确的患者正确的医疗护理。

目前国际上主要的预检系统有:①美国的急诊严重指数(ESI);②澳大利亚预检标尺(ATS),它根据患者可等待医疗救治的时间而将其分为:立即——需复苏,危急——10分钟,紧急——30分钟,亚紧急——1小时,不紧急——2小时,共5个级别;③加拿大急诊预检标尺(CTAS),根据急诊患者的临床表现和严重程度分为需复苏(级别1)、紧急(级别2~3)、非紧急(级别4~5)5个级别来进行救治;④英国曼彻斯特分诊系统(MTS);等等。

2011年,卫生部发布了《急诊病人病情分级试点指导原则(征求意见稿)》,将急诊科从功能结构上分为"三区",将患者的病情分为"四级",简称"三区四级"分类。

从空间布局上将急诊诊治区域分为三大区域:红区、黄区和绿区。红区:抢救监护区,适用于1级和2级患者的处置,快速评估和初始化稳定。黄区:密切观察诊疗区,适用于3级患者,原则上按照时间顺序处置,当出现病情变化或分诊护士认为有必要时,可考虑提前应诊,病情恶化的患者应被立即送入红区。绿区:即4级患者诊疗区。根据患者病情评估结果进行分级,共分为四级。

五、质量控制

急诊科经常进行急危重症患者的抢救,尤其要应对突发公共卫生事件,工作紧急而繁重,应当加强质量控制和安全管理。为保证医疗安全,必须制定主要常见急危重症和群体伤害事件的抢救流程及处置预案,做到急诊科抢救关键措施及相关医技等科室支持配合、有章可循。在实施重大抢救时,特别是在应对突发公共卫生事件或群体伤害事件时,应当按规定及时报告医院相关部门,医院根据情况启动相应的处置程序。应制定中医药救治急危重症和突发公共卫生事件的救治流程、方案和处置预案。

科主任负责质量管理与持续改进工作,建立科室质量管理小组及制度,建立与完善急诊管理信息系统,动态监测影响医疗质量和安全的各种因素,以提高工作效率。每月召开一次科室质量与安全工作会议,进行全面、全过程质量检查和管理。制定全员质量培训计划和业务培训规划,做到知识不断更新,积极引进新技术、新业务,有相关培训内容、讨论记录和操作规程,全员参与质量管理与控制。

六、奖惩措施

急诊科工作急、忙、乱,既有临床诊疗工作,又有团队协作、科室协调等组织管理工作,为保障医疗质量和医疗安全,必须制定科学合理的奖惩制度,引导急诊工作科学、高效、有序进行。

第三节　院前急救和绿色通道

一、院前急救

院前急救是指到达医院前急救人员对急症和/或创伤患者开展现场或转运途中的医疗救治,是急诊医疗服务体系(EMSS)的一个重要组成部分,也是院内急救的基础,为患者接受进一步诊治创造条件、提供机会。

院前急救的主要任务是:①对急症、创伤患者进行现场生命支持和急救处理,包括快速稳定病情和安全转运;②对突发公共卫生事件或灾害事故实施紧急医疗救援;③在特殊重大集会、重要会议、赛事和重要人物活动中承担意外的救护;④承担急救通信指挥,即联络急救中心(站)、医院和上级行政部门的信息枢纽。

广义的院前急救是指伤病员在发病或受伤时由救护人员或目击者对其进行必要的急救,以维持基本生命体征和减轻痛苦的医疗活动和行为的总称。狭义的院前急救则专指由通信、运输和医疗基本要素所构成的专业急救机构,在患者到达医院前实施现场救治和途中监护的医疗活动。

院前急救组织系统包括通信、运输、急救技术、急救器材装备、急救网络、调度管理等。其中,通信、运输和急救技术被认为是院前急救的三大要素。

二、急诊绿色通道

急诊绿色通道是指医院为急危重症患者提供快捷高效的服务系统。危重症患者是急诊患者中发病最急、病情最重、变化最快、危险性最大、死亡率最高、发生医疗纠纷最多的患者群体。急诊绿色通道的建立是救治危重症患者最有效的机制。必须加强急救绿色通道建设,实现院前急救与院内急救系统无缝对接,并与紧急诊疗相关科室的服务保持连续与畅通,在医院挂号、化验、药房、收费等窗口应当有优先抢救患者的措施,从而保障患者获得及时、连贯的治疗。

(孔　立)

复习思考题

1. 简述院前急救的特点、原则及具体内容。
2. 急诊科大致设置为哪两个区？各分区又应具备哪些功能？
3. 什么是"三区四级"分类？

第二章

中西医结合急救医学现状与学科特色

1. 熟悉中西医结合急救医学现状与学科特色。
2. 了解急救医学的现状。

急救医学经过近几年的发展,已经形成系统、科学的急救医疗体系,具体体现在由国家主导的,集人员培训、队伍建设、应急管理、物资储备,以及院前—院中急诊急救—急诊病房(EICU)一体的,社会化、系统化、装备现代化、功能多元化、人员专业化、技术规范化、管理科学化的"急诊医疗服务体系"。中西医结合急救医学也逐步规范化、专业化,并具有中西医结合急救理论、中西医结合急救思维模式、灵活的辨病与辨证相结合的方法、丰富的中西医结合救治手段的特色。

一、急救医学的现状

急救医疗现象一直伴随着人类的繁衍生息,从这点讲,急救医学可谓最早出现的医学专业,这其中也包括中医急救医学。随着医学的发展,人们逐步认识到急危重症有其自身的发展规律,同时由于医学进步和社会需要,人们越来越认识到建立经验丰富、训练有素的急救专业医师队伍和设备齐全、功能完善的急诊科,对救治危重患者、应对突发公共卫生事件的重要性,由急救或急诊医务人员进行紧急医疗救援已成为社会共识。随着急救医学的发展,已经形成系统、科学的急救医疗体系,体现在以下几个方面。

(一)系统化、社会化

急救医学发展的水平不仅代表一个医院、一个科室的水平,更是社会文明和社会进步的标志,急救医学从宏观上讲是社会功能的体现。全民、全社会急救意识的教育、急救常识的普及、常用急救技术的培训是整个社会、国家层面上的系统性工程。世界上急救医学发展最早的是美国。美国有急诊医师进修学院,各地卫生当局设急诊医疗服务办公室,负责计划和组织对危重病、创伤、灾害等突发事件进行急救并提供技术援助,并且负责领导、培训和考核急救工作人员。我国1980年卫生部发布《关于加强城市急救工作的意见》,2008年7月国家成立了国务院应急管理办公室,各地也纷纷成立政府应急管理办公室以应对自然灾害、事故灾难、公共卫生事件,成立各种应急队伍,平素进行演练、培训、研究等。20世纪80年代前后,我国各地纷纷成立了急救中心,其中有些地方的急救中心工作人员编制为公务员,独立于各家医院,并与110、122、119联动。如2004年3月成立北京紧急医疗救援中心,规定城区急救半径为2km,反应时间在5分钟内,郊区急救半径为15～20km,反应时间为10分钟内。各医院应社会和当地政府的要求成立各种应急救援小队,建立院前急救—院中急诊室急救—急诊病房、ICU救治体系,虽然各地、各级医院急诊科发展不平衡,救治病种和特色不尽相同,但都逐步达到卫生部颁布的关于《急诊科建设与管理指南(试行)》对医护人员、场地、科室设置、设备配置、病房及ICU床位等的规定和要求。

（二）规范化

急诊急救虽然需要专家和专家队伍,但更需要一个掌握先进理论和技术方法救治规范的队伍,因此,建立急诊急救医学的理论体系、形成与之相配套的标准化培训是必需的。在理论方面,有各种与急诊急救相关的指南的制定和修正,如《国际心肺复苏指南》心肺复苏(CPR)的方法自2005版至2010版再到2012版在不断改进,标准也日趋严格。为了更方便、直观地掌握各种急危重病的救治,国内各学术团体制定了各种流程,如中毒救治流程、急性冠脉综合征诊治流程、急性心衰诊治流程、脑出血诊治流程、消化道出血诊治流程,以及外科、妇科、儿科、传染病等急诊急救的流程。对于一些既需要争分夺秒,又需要严格规范化治疗的疾病,如急性胸痛(急性心梗)、急性脑血管病,还开通了急性胸痛绿色通道、急性脑血管病绿色通道等。对于一些比较成熟的疾病诊疗方法还制定了比较严格的临床路径。在人员培训和资质方面,国家规定住院医师必须工作满三年以上才有资质独立急诊值班,同时院前急救、院中急诊急救都需要持培训合格证才能上岗,包括护理人员。随着急诊科住院医师规范化培训的执行、普及和推广,使更严格、更规范的培训、资质认证成为制度。

（三）专业化

专业化是现代急救医学的另一个特点。急救医学专业性强,首先需要专业化的队伍和一个专业化的结构。在美国,全国急诊医师实行全科医师制,目前每年有25 000名急诊医师在全国6 000多个急诊室为约1亿名急诊患者提供医疗服务。我国1984年发布了《医院急诊科(室)建设方案(试行)》,2009年卫生部又发布了《急诊科建设与管理指南(试行)》,以及医院等级评审中急诊科在场地设置,科室设置,抢救、观察、住院、EICU等床位设置,设备配置,相关配套科室设置,以及人员配置等都有明确的规定。1986年成立中华医学会急诊医学学会,1981年创刊《中国急救医学》,1990年创刊《急诊医学杂志》,后在2001年更名为《中华急诊医学杂志》,1992年创刊《中国中医急症》,1994 年创刊《中国中西医结合急救杂志》。医学院校设有本科、研究生急诊专业。我国现代急救医学的发展不过 10 多年的历史,目前绝大多数县级以上医院建立了急诊科(室),大医院都建立了重症监护病房(ICU),配备了一定的专业队伍。全国 80 多个大中型城市有一定规模的急救中心,全国统一急救电话号码为"120"。理论上进一步分化、专业化。"急诊医学""急症医学""急救灾害医学""中医急诊学""中西医结合急救医学"等各有侧重,如急症医学主要研究各种急症表现、诊断与鉴别诊断,急救灾害医学主要研究急救方法、急救运输、急救网络等。1997 年中华医学会急诊医学分会下设复苏、院前急救、危重病、创伤、中毒、儿科急诊、灾难医学、继续教育等 8 个亚专业小组。在全国建立起医、教、研专业化的急救医学队伍和专业化的急救医学结构。

(四) 网络化、信息化

随着大数据、信息化的到来,急救医学无论是人员培训还是快速救急都需要更加标准、规范的平台,因此急救医学更需要网络化、信息化。所谓"急诊医疗服务体系(EMSS)",就是在建立了一支专业化、规范化急救医疗队伍,各医疗单位完善了院前急救—急诊室急救—ICU 救治体系的基础上进一步网络化、信息化的结果,使急救医学实现系统化、社会化、专业化的培训,科学化的资源分配。可以展望网络化和信息化将对急救医学带来革命性改变。

二、中西医结合急救医学现状与学科特色

中西医结合急救医学是中医重要的临床专业技术课程,是推动中医学学术发展的核心动力,也是中医学学术发展的重要体现和标志,是现代急救医学的重要组成部分。

从中医学的发展历史上来看,历代都有治疗急症的名医和名著,如汉代张仲景的《伤寒论》奠定了中医急诊急救医学六经辨证和理法方药救治的理论体系。隋唐时期巢元方的《诸病源候论》、孙思邈的《备急千金要方》等阐释了诸多急症病机,记载了丰富的临床救治方法和经验。百家争鸣的金元时期,"金元四大家"在中医急救医学理论和实践方面都有新的创见。明清温病学说的创立和兴盛,极大地丰富和完善了中医急救医学理论,从而推动中医学理论和临床的发展,可以说中医学学术的发展离不开中医急救医学的突破。

中西医结合急救医学发端于 20 世纪 50 年代,1954 年党中央提出"中西医要团结合作,为继承发扬祖国医药学而努力"的口号,1958 年毛泽东主席对卫生部《关于西医学习中医离职班情况成绩和经验给中央的报告》上做出明确批示后,促进了中医、中西医结合急救医学的快速发展。20 世纪 50 年代开始,在吸收古人经验的基础上对中医急诊进行了探索性的研究,且形成了一定的规模,并取得了良好疗效,例如 1954 年,石家庄地区运用中医学温病理论和方法治疗流行性乙型脑炎,取得了显著疗效。此后中西医急救医学的研究范围不断扩大,如急腹症、冠心病心绞痛、急性心肌梗死等,20 世纪 70 年代末至 80 年代初,中西医结合急救医学进入了一个振兴与发展的时期。政府十分重视中医急症研究的组织工作,如 1983 年 11 月,卫

生部中医司在重庆召开了全国中医院急症工作座谈会,专题讨论如何开展中医急症工作,并提出了《关于加强中医急症工作的意见》。1984年,国家中医药管理局医政司在全国组织了外感高热(分南、北方组)、胸痹心痛、胃痛、厥脱、中风、血证和剂改攻关协作组,后又成立了多脏衰、呼吸、痛证协作组,各地也建立了相应组织,在全国范围内有领导、有计划地开展了中医急症工作。以王今达教授为代表的中西医结合急救专家在重症弥散性血管内凝血(DIC)、急性呼吸窘迫综合征(ARDS)等方面的中西医结合救治中取得突破。1984年以来,以这些急症协作组为龙头在中医急症诊疗规范化、临床研究、剂型改革、基础与实验研究等方面,对一些急症进行了较全面的研究,并出版了一些急症学专著,从一个侧面反映了中医急诊学的成就与发展趋势。

但是随着西医急诊急救医学理论和技术的发展,患者和社会中逐步形成中医治慢病、西医治急症的观念。为了提高急诊科的急诊、急救能力,许多中医院补充了西医医生,有的中医院急诊科或变成全是西医医师,基本或完全抛弃了中医药的理论和方法,中西医结合更无从谈起。基于目前的形势,国家中医药管理局加大了对中医院的检查力度,通过医院等级评审规定,专业科室中医从业人员不低于70%,确立科室中医的优势病种,建立科室中医特色疗法治疗室,确保中医药在中医院急诊科的优势地位,为发挥中医药治疗的优势奠定基础。2007年国家中医药管理局成立中医、中西医结合急诊临床基地,后并入国家重点专科建设,成立重点优势病种协作组,归纳、总结优势病种的诊疗方案,推出优势病种的临床路径。定期考核科室中医药的治疗率、参与度及疗效,考核急诊科从业医护人员对优势病种、中医药急诊、急救技术和方法(如急救方药、针灸、中医特殊疗法)的掌握程度,促进中医药理论的普及和推广,培养中医药急救人才。总结起来有以下几方面:

（一）诊断、疗效标准规范化

急救医学与现代科学技术发展紧密相连,随着现代科学技术的发展、先进的治疗理论和方法的不断涌现、大规模的临床循证试验成果的公布,时时更新和修正着各种指南和专家共识。西医学为了更加充分地利用和推广这些新理论、新方法、新技术,制定了许多标准和规范,因此标准化和规范化治疗是西医学的一个标志。中医急救医学要与国内外医学接轨,首先就要依据中医理论、中医特色在临床中进行诊疗标准规范的制定,其内容组成应包含病名、诊断、疗效三个标准。

王永炎院士领导的脑病急症协作组对中风的病名诊断做了深入研究,提出三层诊断法,包括病名、病类、证名的全病名诊断。胸痹急症协作组对胸痹病的诊断做了探讨,提出了"病证相配,组合式分类诊断法"。厥脱协作组明确厥脱证是指邪毒内陷或内伤脏气或亡津失血所致气机逆乱、正气耗脱的一类证候,以脉微欲绝、神志淡漠或烦躁不安、四肢厥冷为主症,并提出西医的各种原因引起的休克可参照本病辨证。在病名方面无法运用传统中医学概括者,就及时地推出西医学的病名,如王今达教授领导的多脏衰协作组不仅在国际上首先提出了"多脏器功能失调综合征"的病名,而且较早地在国内制定了多脏器功能失调综合征危重程度的判定标准,同时归纳总结了本病

"三证三法"的辨证体系,提出了"菌毒并治"的创新理论,在世界危重病医学范围内都具有十分重要的意义。

诊断标准突出诊断要点,从主症与兼症加以描述并指出诱发因素,并合理地吸收西医学生化、细菌、免疫、X线、CT、B超等诊断标准,补充有意义的体征和理化检查内容。疗效标准采用计量评分法,采用四级制。特别是对中医证候学的判断由以往的定性法改为目前的定量法,增强了评定的客观性和可信度。

国家中医药管理局医政司早在1984年就组织制定中风、外感高热、胸痹心痛、血证、厥脱证和胃痛6个内科急症的诊疗规范,于1989年试行,1990年7月1日在全国试行,后又补充了头风、痛证、风温肺热病、温热、多脏衰5个诊疗规范,印成《中医内科急症诊疗规范》一书并在全国推行使用,使中医急症诊疗标准规范化迈出了可喜而扎实的一步。

（二）中医急救理论的建立和突破

急救医学是临床医学的重要组成部分,急救医学和其他临床医学之间,既有区别又有联系,如内科急救所面对的疾病和普通内科疾病基本相似,但作为一门独立的学科,必须有自己独立的理论体系。中医急救医学也一样,也应该有自己的理论体系,经过几代中医、中西医结合急诊、急救医学工作者的努力,逐步建立起中西医结合急救医学的理论体系。如《中医急诊学》中姜良铎教授提出急症中医病机关键是"正气虚于一时,邪气暴盛而突发",病机变化突出"正邪交争"。正邪交争是指致病邪气与人体正气的相互作用,这种相互作用不但关系到疾病的发生发展,而且决定着疾病的预后和转归,在一定意义上讲,中医急症的发生就是邪正交争的过程,并随疾病的变化而变化。病因上急症除强调六淫疫疠、五志过极、饮食劳倦外,同时强调内伤基础在急危重症发病和对疾病发展预后的影响,符合急诊临床实际。在诊疗辨证体系方面总结了急诊的三种状态和三纲辨证体系,即急症存在的虚态、实态、虚实互存态,辨证应重点辨别虚证、实证、虚实互存证,结合急诊的特点,紧扣急症的病机,简化了急症诊断、辨证、治疗过程。形成了中医、中西医结合急诊、急救的理论体系。

（三）辨病与辨证相结合

病作为医学上的概念应该包括疾病的病因、病机、症状体征、发生发展、预后、转归等全过程,也就是说"病"是一个过程,是有内在规律的过程,只有认识了病才能把握病的规律,进而找出治疗病的根本方法。"症"是症状、体征及实验室检查。"证"是疾病发展过程中某一阶段病理本质的概括,可指导具体的治疗原则,如风寒表证应该散寒解表,而症则要求解决具体的治疗手段或方药。三者相互联系组成诊治疾病的全过程,每项的重要性不言而喻,因此必须辨病与辨证相结合。目前在中医、中西医结合急救医学中存在两种观点:其一是中医辨病与辨证相结合,中医的病名不仅体现中医的特色,也是历代中医家不断探索疾病规律的集中体现,如痰饮病、百合病,寒病、温病等,这些"病"包含了疾病的发生发展及预后的规律,也包含着辨证方法、治疗法则、具体方药,是中医学探索疾病规律的成果,也是中医药发展的原动力,这点从中医的经典著作《伤寒论》《金匮要略》《温病条辨》强调的辨病与辨证相结合中也得到充分的体现。其二是西医辨病与中医辨证相结合,以西医突出病的规律性,中医药在疾病发展过程中某一点、某一阶段、某一症状上发挥作用,增加和扩展中医药的参与率。选择好中医的切入点和优势病种等尤为重要。

中西医结合急救医学还体现在急症的诊疗过程中,中西医、中西药并用,取长补短,优势互补和运用现代科学方法,尤其是现代科学的实验方法研究中医药,揭示其理论依据、研发针对急诊急救的有效药物,如血必净等。

三、中医理论与现代急救医学临床思维

急救医学经过几十年的发展和进步,逐步建立了自身的理论体系,其中急救医学的思维与其他临床医学的思维有明显的区别,归纳起来急救医学的思维主要集中在快速诊断和鉴别诊断、快速处理、挽救生命、维持生命体征和防止脏器损伤,是一个横向思维,其救人治病的过程与其他临床医学先明确诊断再进行治疗的纵向思维有明显的不同。关注的是"人"而不是"病",重点关注的是器官的功能状态。急救医学中的急症组织器官的结构异常不一定致死,组织器官的功能异常往往能造成患者的死亡,如全身炎症反应综合征(SIRS)、多器官功能障碍综合征(MODS)、急性呼吸窘迫综合征(ARDS)等。这些概念的提出也是西医突破解剖、系统结构,关注某一损伤、感染,甚至应激对全身的影响。因此急救医学"救人治病"理念的具体体现是中医的整体观辨证论治。中医的理论在急救医学中并不落后,甚至是先进的,中医的方法和技术需要改进,现代先进的技术和方法并不专属于中医和西医,如B超、CT等,这是科学技术对人类的共同贡献,任何科学系统都可以加以利用。目前中医院、中西医结合医院、部分西医院运行的是中西医结合的急救医学思维模式。

四、抢救手段多样化

中西医结合优势互补、不断创新带来的结果和特色是抢救手段的多样化。急症的中医急救,由于急救手段和投药途径受到多方限制,致使其先进的理法特色和专长未能充分发挥。因此,能否发挥急救方药的药效,是影响中医急救疗效的重要环节。近年来,各地集中协作攻关,更新中医的应急手段,使抢救手段多样化。通过采取现代临床验证观察分析方法,参考现代诊断检查数据,验证可靠的有效急救方药;按照现代制剂的先进工艺技术程序进行试制,并进行相应的药理实验,取得安全有效的实验结果;经过临床进行分组对照扩大验证并取得客观的疗效评价。据近年全国9个急症协作组的不完全统计,各种急救中药新制剂共40多个品种,剂型有注射液、吸入剂、舌下给药薄膜、含片、结肠灌注剂、栓剂,以及口服制剂(口服液、冲剂、散剂、片剂)等,如清开灵注射液、双黄连粉针、穿琥宁注射液、脉络宁注射液、生脉注射液、参附注射液、补心气口服液、滋心阴口服液、瓜霜退热灵等。这些新制剂的研制成功大大丰富了急症的救治手段。同时在急诊科建立中医特色治疗室,将中医的针灸、理疗及特殊疗法丰富其中,发挥着中医药简、便、验、灵的技术优势。总之,中西医结合急救医学正在逐步建

立装备现代化、功能多元化、人员专业化、技术规范化、管理科学化、特色中西医结合手段多样化的"中西医结合急救医疗体系"。

（孔 立）

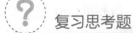 复习思考题

系统、科学的急救医疗体系有何特点？

急诊医学的临床思维与决策

 培训目标

1. 掌握急诊患者的特点。
2. 熟悉急诊临床思维方式。
3. 了解中西医结合急诊思维。

临床思维是医师在诊治过程中采集、分析和归纳相关信息,做出判断和决定的过程。急诊科医师和其他专科医师一样,通过询问病史、体格检查和必要的辅助检查,排除其他疾病后得出诊断,再决定给予医疗干预的方式(药物或非药物)。但急诊不同于其他学科,急诊科患者有自身的特殊性,因而急诊医师临床思维又与其他专科医师有所区别。

一、急诊患者特点

1. 处于疾病的早期阶段,还没有按照疾病发展规律充分展现疾病的全貌就来急诊科就诊,不确定因素多。
2. 发病急骤,变化迅速,时间性强。
3. 危重患者在做出明确诊断前就要给予医疗干预。
4. 来诊患者常以某种症状或体征为主导,而不是以某种病为主导。
5. 随机性大,成批而至,社会性强,如食物或气体中毒、交通或工矿事故、地震、洪涝灾害等所造成的伤病员,多成批就诊。
6. 病情轻重差异甚大。

在急诊诊治过程中,急诊医师没有足够的时间对疾病的发展变化规律进行深入讨论,对疾病发展趋势难以把握,但必须在有限的时间内,依靠有限的信息,诊断出潜在的疾病,因而急诊医生的临床思维明显不同于其他科室,急诊临床思维过程要进行相应的调整。

二、急诊临床思维特点

医师诊断疾病要通过患者的主诉、查体、辅助检查,查找疾病的证据,将这些证据通过自己的思考加以有效整合,取其精华、去其糟粕,透过现象看本质,寻找疾病的本质,即形成诊断,以上过程,就是形成临床诊疗思维的过程。急诊临床思维具有以下特点:

（一）诊断与处理的顺序不同于其他专科

由于存在病情重、时间紧、检查少的特点,所以急诊医师的临床思维与其他专科医师有着明显的区别,这种区别最突出的表现是急诊医师的诊断思维和治疗思维几乎是在同一时间里产生的,有时候治疗的思维甚至要先于诊断的思维。作为急诊医师,要有急救的观念,在接待患者时要抓住主要矛盾,找到威胁患者生命的最主要问题,要分清轻重缓急。所以急诊医师的思维习惯应该是先处理、后检查,或边处理、边检查。

（二）重视生命体征

对于急诊患者,在诊疗过程中,尤其要重视生命体征。生命体征虽只有体温、呼吸、脉搏、血压,但却能直接地反映病情的严重性。血压过高或过低、心率过快或过慢、呼吸过缓或过急、体温过低或过高都要予以重视,并积极处理。

（三）急诊检查应能发现直接威胁患者生命的问题

前来急诊科就诊的患者可能有各种各样的疾病,疾病不同,所需要的检查也就不同,但就急诊医师而言,应该发现直接威胁生命的问题。急诊最常用的检查项目有三大常规(血、尿、便)、电解质、肝功能、肾功能、血糖、血气分析、心电图、胸腹部X线、B超,以及血清酶、急性胰腺损伤等,急诊医师需认识这些检查项目在急诊工作中的重要性,在接待急诊患者时宁可多查也勿漏查,以免遗漏危及生命的严重情况。

（四）检查的顺序要合理安排

对于因某个特殊症状就诊的具体患者而言,在临床思维时不仅要考虑该做哪些检查,同时还要考虑按什么顺序来做这些检查。这种考虑要基于:

1. 患者最可能的诊断有哪些。
2. 哪种疾病最需要首先被确诊,否则有生命危险。
3. 优先选择快速、便捷、无创的检查方式。

三、急诊医学的思维方式

急诊医生在面对急诊患者时,需要冷静的思考:患者死亡的可能性有多大? 是否需要立即采取稳定病情或缓解症状的干预措施? 最可能的病因是什么? 除了这个原因,还有没有其他原因? 哪些辅助检查是必需的? 患者到急诊科后,病情发生了什么变化? 往哪里分流做进一步诊治? 急诊思维方式有:

（一）以稳定生命体征为主的思维方式

专科医师的思维顺序是从诊断到治疗,而在急诊工作中往往是抢救先于一切。当患者就诊时,应首先检查生命体征是否稳定,如血压、心率、呼吸、神志、体温。对生命体征不稳定者,在做出明确诊断前就应给予治疗,如休克者先抗休克,抽搐者先止惊,气促者先给氧。可边抢救,边诊断,详细的诊断和确定性的治疗必须在抢救获得一定成功后才进行。

（二）动态的思维方式

疾病的发生和病情的发展、演化,是一个不断变化的动态过程,急诊患者往往处于疾病的早期,病情变数很大,因此要擅于进行动态分析,把握其动态发展的规律。急诊医学的动态思维方式有两方面:一是诊断的动态性,急症及危重症患者往往发病急、病情重、病情变化快,最初做出的诊断可能是不完全的,甚至是错误的,这就要求急诊科医师要以动态的思维对待诊断,密切监测病情变化,避免遗漏重要病变。二是治疗的动态性,观察患者对干预措施的反应如何,确定下一步的治疗及去向,对转入其他专科的患者应进行随访,了解最后的诊断与预后。

（三）全面的、整体的思维方式

急症、危重症患者发病时间短,疾病谱广,往往涉及多个学科,一个患者往往同时存在循环、呼吸、泌尿、血液、神经系统等问题。如急腹症患者,不仅涉及腹部脏器病变,还可涉及心、肺疾患,这就要求急诊科医师要有全面的思维方式,思路要广,思考问题全面。

（四）从症状学入手的思维方式

急诊患者发病急,往往以症状作为就诊的原因,与专科以疾病作为就诊的原因不同,急诊医师在诊疗过程中应遵从症状学入手的思维方法,牢记某一症状的诊断流程图,在稳定生命体征的同时,经细致的体格检查,进行必要的辅助检查,然后逐一排除,最后确定诊断。

（五）"降阶梯"的思维方式

可以从几方面进行"降阶梯"思维:一是病情评估的"降阶梯"思维,对于危急的患者要立即救治,以稳定生命体征;对重症患者应诊断与治疗相结合,注意寻找危及生命的潜在原因;对普通患者要积极寻找病因,主要以针对病因治疗为主。二是诊断顺序的"降阶梯"思维,在症状鉴别诊断中诊断思路要从重症到轻症,将致命性疾病放在首位,并给予相应处理,不要按概率排序。三是治疗顺序的"降阶梯"思维,对急诊患者首先要解决危及生命的病症或患者最难以忍受的痛苦。四是与患者及其家属沟通的"降阶梯"思维,沟通时应先阐明最坏的可能性,并将可能采取的措施及可能的预后充分交代于患者和家属,获得患者及其家属的认可。

此外,面对急诊抢救患者要尽可能应用快速、有效的措施,遵循救命第一、保护器官第二、恢复功能第三的原则,先救命后治病。

四、中西医结合急诊思维

急危重症有其演变规律,辨证要求迅速抓住证候要点,分清标本虚实,把握病变部位及转变规律,准确辨证,同时注重症状的鉴别诊断,以指导临床救治。

（一）辨证原则

1. 全面分析病情　运用中医"四诊",参考相关理化结果,取得对患者客观情况的全面认识,对病情全面分析。

2. 辨证与辨病相结合　辨证与辨病相结合,二者相辅相成,在辨证的基础上辨病,在辨病的同时辨证,对急诊患者病情进行全面准确的认识。

3. 把握病证病机特点　各科急症都有自身的临床特点和病机变化规律,掌握不同病证的特点和病机,有利于对各种不同病证进行鉴别。

4. 把握疾病动态变化　疾病的过程是邪正斗争、此消彼长、不断变化的过程,疾病的每一个阶段都有不同的病理特点,因此必须把握其动态变化,分阶段进行治疗。外感病证,初期邪气未盛,正气未衰,病较轻浅,可急发散驱邪;进入中期,病邪深入,病情加重,更当着重驱邪,减其病势;后期邪气渐衰,正气未复,既要继续祛除余邪,又要扶正以驱邪,使邪去正复。内伤病证,初病时不宜用峻猛药物;进入中期,大多正气渐虚,治宜轻补;或有因气、血、痰、火郁结而成,需用峻剂而治者,亦只宜暂用;及至末期,久虚成损,则宜调气血,养五脏,兼顾其实。

（二）临床思维

1. 辨疾病的标本缓急　采取"急则治其标,缓则治其本"的方法进行治疗。急症发病急骤,变化迅速,病情危急,预后凶险,临床辨证应分清标本缓急,抓住主要矛盾,解决当前突出的危急证候,以求迅速逆转病情,逐渐趋向康复。

2. 辨疾病的外感与内伤　外感急症由感受六淫疫毒之邪,邪正剧烈交争所致。外感所致者每以热病居多,其中常以高热为主症,可因阳热炽盛,津液耗伤,出现惊、厥、闭、脱等证。内伤急症多因久有宿疾,脏腑已伤,精气亏损,诱发因素加之,正气更伤而症状加重所致。在脏腑阴阳失调的基础上,内生风、火、痰、瘀等病理因素,使病情由轻缓而至重急。

3. 辨疾病的虚实　虚实是辨别邪正盛衰的纲领,急危重症患者临床表现大实大虚者多之,临床辨证要明辨虚实,同时鉴别"大实有羸状,至虚有盛候"。

4. 辨脏腑病位　急危重症病变往往涉及多脏腑,但病变脏腑有先后主次之别。临床辨证时要根据患者的证候表现,首辨病变主病脏腑,再兼辨相关脏腑。

5. 重视症状的鉴别诊断　症状的鉴别诊断对及时、迅速地做出准确诊断十分重要。中医历来重视症状鉴别诊断,症状的鉴别诊断尤其要重视"假象"的鉴别。如寒热真假的鉴别:真寒假热证为身虽热,而反欲得衣被;口虽渴,但喜热饮;脉虽数,而不鼓指,按之乏力,或脉微欲绝;苔虽黑,而润滑。真热假寒证身虽大寒,而反不欲近衣;口渴而喜冷饮;胸腹灼热,按之烙手;脉滑数,按之鼓指;苔黄燥起刺,或黑而干燥。

（方邦江）

复习思考题

1. 急诊患者通常具备哪些特点?
2. 什么是科学的急诊医学思维方式?

第四章

院前急救和绿色通道

 培训目标

1. 掌握院前急救的定义、原则。
2. 掌握现场急救病情评估、抢救措施要点。
3. 掌握院前转运、救治的特点。

第一节　院 前 急 救

现代急诊医疗服务体系可分为 3 个阶段,即院前急救、医院急救、救治缓解后的康复治疗。在这 3 个阶段中,院前急救时间短、情况紧急,是决定危重患者抢救是否成功的关键。

院前急救(pre-hospital care)是指急、危、重症伤病员进入医院前实施的现场救治和途中监护的医疗救护,是急诊医疗服务体系(EMSS)的一个重要组成部分,也是院内急救的基础,为患者接受进一步诊治创造条件、提供机会。

广义的院前急救是指伤病员在发病或受伤时,由救护人员或目击者对其进行必要的急救,以维持基本生命体征和减轻痛苦的医疗活动和行为的总称。狭义的院前急救则专指由通信、运输和医疗基本要素所构成的专业急救机构,在患者到达医院前实施的现场救治和途中监护的医疗活动。

院前急救组织系统包括通信、运输、急救技术、急救器材装备、急救网络、调度管理等。其中,通信、运输和急救技术被认为是院前急救的三大要素(图 4-1-1)。

一、院前急救的任务及重要性

长期以来,院前急救一直是我国急诊医学中较为薄弱的环节,随着我国急救事业的

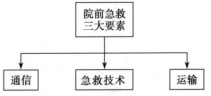

图 4-1-1　院前急救的三大要素

发展,院前急救越来越受到人们的重视。院前急救体现了一个国家对急诊急救的重视程度,为急危重症患者赢得宝贵的抢救时间。准确、合理、快速的院前急救措施,对挽救患者生命,减少伤残率、死亡率起着举足轻重的作用。

1. 帮助遇难者安全、迅速地脱离危险环境。

2. 挽救生命,稳定和改善生命体征,减轻伤残及后遗症,降低死亡率,为专业急救人员的现场抢救及院内的继续救治赢得时间、创造条件。

3. 基层医疗机构或"第一救助者"在抢救患者的同时,应及时拨打急救电话,尽快启动院前急诊医疗服务体系(EMSS),寻求急救中心的紧急医疗救援。

4. 评估病情并将伤病员快速安全地护送到医院。

5. 应对大型活动、群体伤害事件、自然灾害、战争和公共卫生事件。

6. 建设 120 指挥系统,完善急诊医疗服务体系(EMSS)。

二、院前急救的特点

1. 社会性强　院前急救活动涉及社会的各个方面,需要应对群体伤害事件和公共卫生事件,院前急救已跨出了纯粹的医学领域,这是其社会性强的表现。

2. 时间紧迫　急症患者病情紧急、危重,突发性灾害事故发生后,伤员的情况复杂,危重患者多,必须充分体现"时间就是生命",进行紧急、有效的处理,刻不容缓。

3. 病种多样复杂　呼救的患者涉及多科病种,病情程度差异大、变化多样。

4. 流动性大　院前急救流动性很大,主要体现在救护地点可以分散在区域内每个角落,患者流向也不固定,可以是区域内每个综合性医院,也可能会超越行政区域分管的范围,如到邻近省、市、县进行救护等。

5. 随机性强　主要表现在患者呼救无时间限制。

6. 急救环境条件差　现场救护的条件大多较差,表现在急救人员、设备仪器均受限制;环境恶劣、设备受现场条件限制;患者病史不详,缺乏客观资料;运送时救护车的震动和路途颠簸等常影响检查、治疗工作。

7. 以对症治疗为主　院前急救因时间紧迫和医疗条件简陋,故要明确诊断、根本治疗非常困难,只能以对症治疗、挽救生命为主。

8. 对救护人员要求高　院前急救要求救护人员既要有良好的专业素质,又要有良好的身体素质。在救护患者时,因患者病情危急及救护工作劳动强度大,要求医务人员必须有熟练的技术和健康的体魄才能胜任救护工作。

三、院前急救的原则

1. 确保现场安全原则　当急救人员到达现场时应确保自身安全,在排除险情的情况下进行救治,防止急救中发生二次伤害。例如救治车祸伤患者,应将救护车停放在安全位置;再如到达电击伤现场,应在确认切断电源的情况下再行救治。

2. 先复苏后治病、先救治后转运原则　对心跳呼吸骤停患者,应首先行心肺复苏,至患者心跳、呼吸恢复,基本生命体征趋向平稳后,再进行转运。

3. 先止血后包扎原则 大出血且有创口者,首先立即用指压、止血带、药物等方法止血,防止因持续性失血而发生休克,然后再进行消毒、包扎创口。

4. 先重伤后轻伤原则 遇到群伤事件时,急诊医生应分清急缓、轻重,优先抢救急、危、重伤员,后抢救伤势较轻的伤员。

5. 急救与呼救并重原则 当遇到大批伤病员时,又有多人在现场的情况下,要有良好的心理素质和处理经验,应做到忙而不乱、紧张而有序地分工合作,急救和呼救同时进行,以更快地争取急救外援。

6. 急救与转运的一致性原则 急救和转运应在任务要求一致、协调步骤一致、完成任务的指标一致的情况下进行,途中应该继续抢救。

四、院前急救的基本配置

（一）硬件条件配置

1. 人员配备 目前国内大多数院前急救组织是以救护车为单位配备人员。救护车一般有两种类型,即普通型和危重病监护型。普通救护车一般由 1 名急救医师、1 名护士、1 名驾驶员组成;危重病监护车至少由 1~2 名专科急救医师、1~2 名护士及1 名驾驶员组成,必要时可增设担架员。

2. 急救包 急救包可分为四种类型,即常用急救包、外科急救包、产科急救包和中毒急救包。急救包内的器材和药品应尽可能完备。

3. 急救箱 急救箱一般分为两种,一种是大型急救箱,可供各种现场临时救护使用,所盛装的器材和药品种类及数量多,可供数十人甚至更多人同时使用。另一种是小型急救箱,可固定放置于厂矿、工地等工作场所,主要用途是对一些小伤小患或临时发生急症现场急救时的紧急处理用,也可供受过一些专业急救训练的群众自救和互救所用。

4. 救护车及其车内装备 救护车内应配备达到在紧急情况下能在车内进行一般性抢救所需的设施。车内除放置一副供患者躺卧的担架外,还需配备下列器材:①氧气;②输液装置;③吸引装置;④各类抢救药品;⑤其他抢救器材,如气管插管、一次性气管切开包、心肺复苏器、简易呼吸器、电除颤器和心脏起搏器、床边 X 光机、急诊检验设备、洗胃机、心电图机及固定用骨科夹板等。

（二）院前急救的管理模式

1. 按时检查院前急救设施。

2. 加强医务人员院前急救专业培训

（1）强化院前急救专业知识培训。

（2）强化院前急救专业技能培训。

（3）经常性地进行模拟性院前急救演习,不断提高医务人员应急反应能力,接到紧急任务后能迅速出发并赶赴急救现场实施有效准确的救护。

（4）加强急诊人员服务态度及沟通技巧培训。

3. 规范现场急救和运送途中的急救制度,确保信息掌握的及时性与完整性

（1）规范急救科人员值班制度,24 小时专人值班,必须在最短的时间内问清地

点、患者数量、病情特点、联系电话,在最短时间内派出急救人员出诊。

（2）规范现场急救制度,规范急救流程与秩序。

（3）规范运送途中的急救制度,院前急救的患者转运要遵循先"救"后"送"的重要原则。

第二节　现场急救的实施

一、院前急救的目的

院前急救的目的是抢救生命、安全转运。急救人员掌握院前急救的基本程序及扎实的现场急救技能,使现场急救做到科学、高效、快捷和安全。

【典型案例】

男性,21岁,学生。主诉:车祸伤,致左下肢疼痛、不能活动2小时。患者因车祸致左下肢肿痛,活动受限。自述感觉左膝疼痛,不能活动,无开放性伤口。

问题:到达急救现场后,医护人员该采取哪些措施进行现场急救?

思路:

1. 迅速评估病情。查体:意识清楚;生命体征示:体温36.6℃,脉搏110次/min,呼吸22次/min,血压135/75mmHg。头、颈、胸、腹无明显异常。骨科检查:左大腿下1/3肿胀、畸形,被动活动引发剧痛,反常活动(+),可触及明显骨擦感,足趾活动及血运均未见异常。待患者生命体征平稳后,进一步详细询问病史,明确外伤发生的时间、地点、损伤机制、治疗经过、进食时间等。

2. 实施初步急救措施。患者生命体征平稳,无开放性伤口,应迅速建立静脉通道补液、左下肢跨关节夹板固定。

3. 安全转运。搬运轻柔,保持患处平稳。向急救中心汇报病情,做好院内接诊准备。

知识点1

　　现场急救步骤:①院前急救伤员分拣;②院前急救病情评估;③实施初步急救措施;④安全转运。

二、院前急救伤员分拣

当面对自然灾害或大面积人群伤亡险情时,为了节省抢救时间,对伤员的轻、重、缓、急进行有效分拣,给予相应救治,是现场急救的首要因素。

伤员分拣有三个要求:

1. 边抢救边分拣。

2. 由经验丰富、有专业急救技能的技术人员合理安排。

3. 应遵循先危后重、先轻后微的原则。

三、院前急救病情评估

急危重伤病员的情况多种多样,难以制定统一的评估程序,但评估的共同目的是迅速找出主要矛盾,也就是在短时间内找出可危及患者生命的问题。

【典型案例】

男性,64 岁。3 小时前因家庭琐事生气,突发胸痛,疼痛部位以胸骨后为主,呈持续性压榨样剧痛,伴全身大汗、心悸、肩背部及咽喉部放射痛,无恶心、呕吐、无胸闷、气短、乏力,无咳嗽、咳痰、咯血,自服"硝酸甘油"后症状无缓解,家属呼叫120 急救。

问题:作为现场急救医生,如何进行病情评估?

思路:

1. 评估气道,评价有无窒息。

2. 观察患者呼吸的节律与形态。

3. 检查患者脉搏。频率是否规则、有力,心音是否响亮以及血压情况。

4. 体温 36.5℃,呼吸 18 次/min,脉搏 85 次/min,血压 120/90mmHg。双上肢血压、脉搏基本一致。查体:叩诊心界不大,心率 85 次/min,律齐,各瓣膜听诊区未闻及杂音。腹平软,无压痛及反跳痛,肝脾未触及,双下肢无水肿。生理反射存在,病理反射未引出。

5. 根据查体结果做出病情初步判断。老年患者突发胸痛 3 小时,含服硝酸甘油不能缓解,多考虑为急性心肌梗死。心绞痛为发作性胸痛,持续不超过 30 分钟,含服硝酸甘油多能缓解,故排除心绞痛;本案患者病程为 3 小时,可排除急性心包炎、心肌病。意识清楚,双上肢血压、脉搏基本一致,可排除主动脉夹层;口唇无发绀,无颈静脉怒张,无胸闷、气短、乏力,无咳嗽、咳痰、咯血,可排除急性肺动脉栓塞;腹平软,无压痛及反跳痛,肝脾未触及,双下肢无水肿,生理反射存在,病理反射未引出,可排除急腹症。故初步判断为急性心肌梗死。

6. 基于初步病情判断及初步诊断进行进一步检查。初步判断为急性心肌梗死,给予 12/18 导联心电图检查。心电图示 Ⅱ、Ⅲ、aVF 导联 ST 段抬高 0.2~0.4mV,T 波倒置,高度怀疑为 ST 段抬高心肌梗死(STEMI)-下壁型。

7. 采取现场急救措施。以预防心源性休克、房室传导阻滞为主,维持患者生命体征,将基本病情汇报至胸痛中心,启动 STEMI 急救绿色通道,做好院内接诊准备。

现场急救病情判断思路流程图

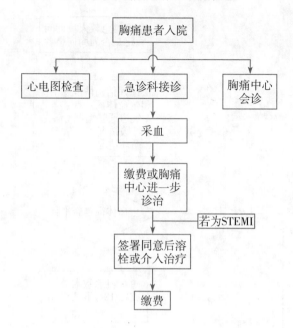

知识点 2

为了便于记忆,建议使用 ABCDE 的程序,这些评估几乎是同时进行的。

1. A(airway,气道)　检查患者的气道是否通畅,留意有无舌根后坠堵塞喉咽,口腔内有无异物、血液、分泌物等,若有应托起下颌使舌根上抬、取出异物、清除分泌物及积血。如患者意识不清,但没有颈椎骨折的可能,可用压额提颏的方法畅通气道。

2. B(breathing,呼吸)　观察患者的呼吸,注意其频率和幅度,考虑呼吸交换量是否足够。具体操作方法:

(1) 检查患者呼吸。将面颊贴在患者口鼻上方,观察胸部起伏情况,听呼吸声,感受呼吸气流,观察 5~10 秒。

(2) 对无呼吸者实施人工呼吸。

3. C(circulation,循环)　检查患者的脉搏是否有力、频率是否规则,心音是否响亮,以及血压情况等。尤其要迅速判断有无心搏骤停,以便立即开始心肺复苏。如患者意识不清,但有呼吸和脉搏,应立即处理可能危及生命的伤势,然后再将患者放置成复原卧位,确保气道通畅。

4. D(decision,决定)　根据呼吸、循环系统的初步检查结果,迅速对患者的基本情况做出评估,并决定要进行哪些紧急抢救措施。

5. E(examination,检查)　经过上述基本检查,如病情需要和许可,再做进一步检查。

正常处理顺序决定了现场救治的成败,需要在 5~10 分钟内快速完成对病情严重程度的评估。评估要迅速而轻柔,病情判断要迅速,不同病因患者评估的侧重点不同,这有赖于评估者的经验和选择,但绝不可因为评估而延误抢救及后送时机。

STEMI 现场急救流程图

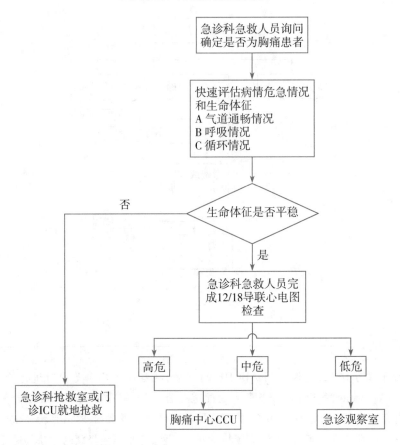

四、现场伤病员的急救标记和急救区划分

现场急救时常用彩色笔或胶布在患者的醒目位置标记数字以示病情和数量。①红色:表示病情严重,危及生命;②黄色:表示虽病情严重,但尚未危及生命;③绿色:表示受伤程度较轻;④黑色:表示伤病员已死亡;⑤蓝色:可与上述颜色同时加用,表示伤病员已被污染,包括放射污染和传染病污染。

在现场有大批伤病员时,应划分为以下四个区,以便有条不紊地进行救护。①收容区:伤病员集中区,在此区挂上分类标签,并提供必要的抢救工作;②急救区:用来接收红色和黄色标志的危重患者,在此做进一步的抢救工作,如对休克及呼吸、心搏骤停者等进行生命复苏;③后送区:该区接收能自己行走或较轻的伤病员;④太平区:停放已死亡者。

五、实施初步急救措施

【典型案例】

地震现场,一名伤员左腰及下肢被倒塌的砖墙压住,震后 8 小时救出,诉口渴,尿少呈暗红色。查体:脉搏 110 次/min,血压 100/70mmHg,左下肢明显肿胀,皮肤有散在瘀斑及水疱,足背动脉搏动较健侧弱,趾端凉,无骨折征。现场急救病情评估,初步诊断为挤压综合征。

问题:在送往接诊医院的过程中,现场急救人员应做哪些措施?

思路:

1. 维护生命体征稳定。

2. 监测各脏器功能。

3. 开放静脉通道。

4. 维持有效循环血容量。

知识点 3

1. 挤压综合征现场急救措施 ①积极扩容(等渗盐水)防治休克;②碱化尿液(1.25%碳酸氢钠溶液)促进血红蛋白结晶溶解,防止肾小管堵塞;③在防治休克、碱化尿液的同时,对伤肢进行有效固定,以防止肌红蛋白、血红蛋白大量进入血液循环,堵塞肾小管;④一般性治疗措施,如止痛、镇静、吸氧等。

2. 根据伤者病史、症状、体征和反应程度决定处理顺序。优先处理以下伤者:①意识不清者:排除头颈外伤,畅通呼吸道,把伤者置于复原卧位;②没有呼吸者:进行人工呼吸;③伤口出血和骨折者:止血,固定骨折。

六、安全搬运、转运

1. 四肢骨折可用各种夹板或替代物进行妥善固定;怀疑脊柱损伤的患者,进行检查、搬动时要平托,颈椎损伤给予颈托或颈部固定器固定,避免脊柱的任何扭曲。

2. 待初步急救后病情允许的情况下,尽快、安全地将患者送至医院急诊科,并将详细病情汇报至急救中心,做好院内接诊准备。

创伤现场急救流程图

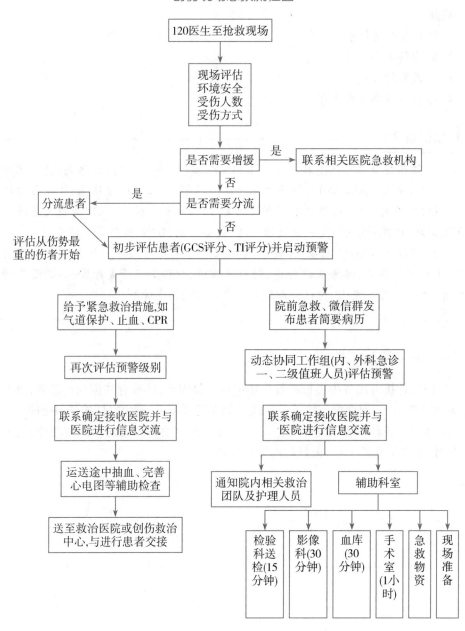

脑卒中现场急救流程图

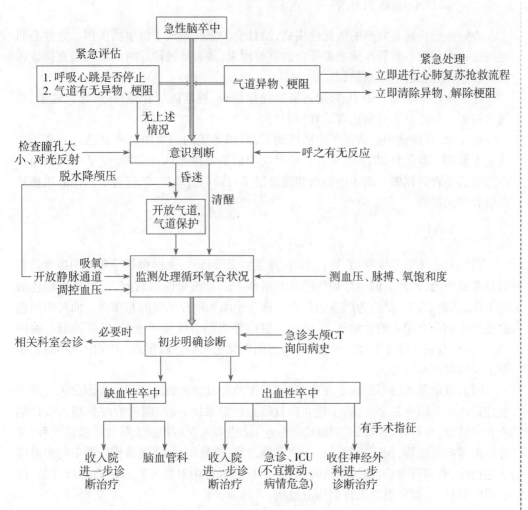

第三节　入院救护及急诊绿色通道

　　建立急诊绿色通道,使患者能够直接顺利进入抢救室;实时监测患者的意识状态和生命体征,做好相应的分诊及会诊工作;尽快进行相关的实验室检查及其他辅助检查。

　　加强急救绿色通道建设,实现院前急救与院内急救系统无缝对接,通过打电话或急救中心调度通知的方式将急危重患者的情况提前告知目的医院,实现院前与院内相关科室的双向互动,使患者送至院内急诊科后,能获得及时连贯的治疗。目前国内多家医院开通了急性心肌梗死、急性脑血管病、创伤等绿色通道急救模式,并逐步加大投入,以完善和实现院前与院内急救绿色通道通畅,使患者得到快速、有效、高质量的救治。

一、急性心脑血管疾病

心脑血管疾病是常见的致死性疾病,给社会和家庭造成了沉重的负担。急性心肌梗死是目前导致心血管疾病患者死亡的首要因素,最有效的治疗时间窗可以直接改善急性心肌梗死患者的预后转归。

建立胸痛中心和卒中中心,通过资源优化整合、规范流程管理,开通绿色通道,可极大缩短急性心脑血管病患者的救治时间。

近年来,在胸痛中心认证工作的推动下,我国各地的胸痛中心建设已进入全新的快速发展期。我国自2013年9月开始启动中国胸痛中心认证,并建立了中国胸痛中心认证云平台数据库。胸痛中心的建设改进了目前的急救模式,促进了急性心肌梗死救治效率的提高。

二、创伤

创伤具有休克发生率高、死亡率高、并发症多等特点,大出血是导致创伤患者死亡的最常见原因,因此院前治疗创伤患者的最佳方法是缩短院前时间,开展创伤绿色通道工作,畅通、高效、尽快为严重创伤患者创造手术和治疗的时间与条件。面对国内急救任务中创伤类患者的救治压力,通过借鉴国外成熟的经验和技术,促进院前与院内信息沟通,有利于建立和完善快速、高效的创伤绿色通道急救模式,为院内成功救治争取宝贵的时间与机会。

随着医学技术的不断提升发展,我国创伤类急救绿色通道流程也逐渐完善。其主要建设内容在以下几个方面:①建立急救信息预警系统,在院前救治时护理人员评估患者的情况,并将评估结果及时反馈给医生;②患者入院后护理人员优化救治流程,并评估患者抢救流程,保证抢救工作有序实施,提高抢救质量;③病情比较严重的患者应优先治疗,并多科会诊,缩短救治时间;④在救治过程中对患者凝血状态进行评估,保证血液的供应,避免患者出现创伤凝血病。

启动创伤急救绿色通道系统,能够有效缩短受伤至住院所需时间、急诊科停留时间与急诊室至手术所需时间,提高了抢救成功率,降低了死亡率及并发症发生率,并且缩短了住院时间。

创伤类急救绿色通道流程图

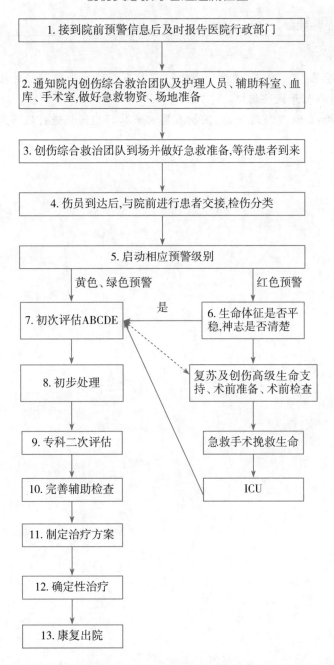

1. 接到院前预警信息后及时报告医院行政部门

2. 通知院内创伤综合救治团队及护理人员、辅助科室、血库、手术室,做好急救物资、场地准备

3. 创伤综合救治团队到场并做好急救准备,等待患者到来

4. 伤员到达后,与院前进行患者交接,检伤分类

5. 启动相应预警级别

黄色、绿色预警　　　　　　　　红色预警

是

7. 初次评估ABCDE

6. 生命体征是否平稳,神志是否清楚

8. 初步处理

复苏及创伤高级生命支持、术前准备、术前检查

9. 专科二次评估

急救手术挽救生命

10. 完善辅助检查

ICU

11. 制定治疗方案

12. 确定性治疗

13. 康复出院

急救医疗体系是公共卫生体系建设的重要组成部分,而院前急救与院内救治的有效衔接是急救医疗体系的重要内容,采取多种措施促进院前院内一体化体系的建立,实现院前急救与院内急诊的密切配合并形成有效衔接机制,以确保生命绿色通道的畅通,保证快速、连续和高效地完成院前院内救治任务。

(张忠德)

扫一扫
测一测

？ 复习思考题

案例分析：

患者李某，男，19岁，学生。半小时前因车祸致左小腿肿痛伴活动受限，外观无畸形，局部无开放性伤口。

请分析：到达急救现场后，医护人员该采取哪些措施进行现场急救？

第五章

急救医学中医、中西医结合住院医师规范化培训要求

第一节　急诊培训总体要求

培训目标

1. 掌握急诊基本理论、基础知识、基本技能。

2. 熟悉急诊常见病、多发病的临床表现、诊断与处理原则和抢救方法，以及急诊常用辅助检查方法。

3. 了解急诊中医特色疗法，初步具备急诊常见病、多发病的临床诊疗能力。

一、培训时间

培训时间不少于 2 个月。其中急诊病房（包括重症监护病房）不少于 1 个月，急诊门诊不少于 1 个月。

二、培训内容与要求

（一）培训内容

1. 掌握

（1）感冒、喘病、哮病、肺胀、头痛、昏迷、血证、呕吐、胸痹、胃痛、腹痛、泄泻、厥证、淋证、水肿、痫证、中风等中医病证的病因病机、辨证论治。

（2）发热、胸痛、腹痛、眩晕、出血、意识障碍等常见症状的鉴别诊断与急救处理。

（3）上呼吸道感染、肺炎、支气管扩张咯血、哮喘急性加重、慢性阻塞性肺疾病急性加重期、气胸、呼吸衰竭、急性冠脉综合征、高血压急症、心律失常、急性心功能不全、急性脑血管意外、癫痫、急性胃肠炎、消化道出血、肝昏迷、急性肾功能不全、糖尿病酮症酸中毒、糖尿病高渗性昏迷、低血糖、各种电解质紊乱、休克、脓毒症、中暑、溺水、急性中毒等常见急症的病因、发病机制、诊断、鉴别诊断和治疗原则。

33

（4）常见急症辅助检查的选择指征、结果判断及临床意义。

（5）常用急救设备与诊疗技术，如心电图、心肺复苏、洗胃、胸腹腔穿刺术、腰椎穿刺术、骨髓穿刺术、留置胃管、留置导尿术、三腔二囊管压迫止血术、电除颤、气管插管、球囊呼吸器使用、无创机械通气。

2. 熟悉

（1）急诊各项相关制度及与院前急救 120 对接的程序。

（2）急性呼吸窘迫综合征（ARDS）、恶性心律失常、顽固性心力衰竭、MODS 等危重病的病因、发病机制、诊断、鉴别诊断和治疗。

（3）心肺复苏、休克、创伤、中毒等疾病的抢救流程。

（4）常用抢救设备如心电监护仪、除颤器、洗胃机、呼吸机的正确使用。

（5）常用危重症诊疗技术，如气管切开术、深静脉置管术、有创血流动力学监测、有创机械通气、经皮心脏起搏术。

（6）中药注射剂的主治、功用、适应证、不良反应及使用方法。

3. 了解

（1）临时心脏起搏、连续性床边血液净化。

（2）急诊介入治疗、主动脉内球囊反搏（IABP）技术。

（3）各类突发及群发公共卫生事件的应急处理流程。

（4）院前急救流程。

4. 病历书写　急诊病历 20 份，住院志 10 份，入院记录（大病历）10 份。

（二）培训要求

1. 学习病种（表 5-1-1）

表 5-1-1　急诊培训学习病种

中医病种	感冒、喘病、哮病、肺胀、头痛、昏迷、血证、呕吐、胸痹、胃痛、腹痛、泄泻、厥证、淋证、水肿、痫证、中风
西医病种	发热、胸痛、腹痛、眩晕、出血、意识障碍等常见症状的鉴别诊断与急救处理；上呼吸道感染、肺炎、支气管扩张咯血、哮喘急性加重、慢性阻塞性肺疾病急性加重期、气胸、呼吸衰竭、急性冠脉综合征、高血压急症、心律失常、急性心功能不全、急性脑血管意外、癫痫、急性胃肠炎、消化道出血、肝昏迷、急性肾功能不全、糖尿病酮症酸中毒、糖尿病高渗性昏迷、低血糖、各种内分泌危象、各种电解质紊乱、休克、脓毒症、中暑、溺水、急性中毒

2. 临床操作技术（表 5-1-2）

3. 基础理论

（1）常用方剂：麻黄汤、桂枝汤、小青龙汤、大承气汤、大黄牡丹汤、小柴胡汤、四逆散、黄连解毒汤、凉膈散、白虎汤、清营汤、香薷饮、清暑益气汤、苇茎汤、清胃散、玉女煎、白头翁汤、龙胆泻肝汤、左金丸、导赤散、理中丸、真武汤、补中益气汤、炙甘草汤、越鞠丸、苏子降气汤、定喘汤、桃核承气汤、血府逐瘀汤、川芎茶调散、天麻钩藤饮、镇肝熄风汤、羚角钩藤汤、平胃散、藿香正气散、八正散、五苓散、防己黄芪汤、温胆汤、清气化痰丸、止嗽散。

表 5-1-2　急诊培训临床操作技术

名称	例数(≥)	名称	例数(≥)
心肺复苏	10	电除颤	2
洗胃	2	气管插管	2
胸腹腔穿刺术	2	球囊呼吸器使用	5
腰椎穿刺术	2	无创机械通气	5
骨髓穿刺和活检术	2	使用心电监护仪	10
留置胃管	5	使用除颤器	2
留置导尿术	5	使用洗胃机	2
三腔二囊管压迫止血术	2	使用呼吸机	2

（2）中成药：参考中医内科与急诊常用中成药。

（3）医疗机构制剂（含经验方、协定处方）：根据各培训基地学科特点，熟悉、了解本单位本学科常用医疗机构制剂、协定方、名老中医验方。

第二节　急诊病房培训内容及要求

一、培训内容

1. 掌握

（1）发热、胸痛、腹痛、眩晕、出血、昏迷等常见症状的鉴别诊断与急救处理。

（2）肺炎、支气管扩张咯血、哮喘急性加重、慢性阻塞性肺疾病急性加重期、呼吸衰竭、心律失常、急性心功能不全、急性脑血管意外、癫痫、消化道出血、肝昏迷、急性肾功能不全、糖尿病酮症酸中毒、糖尿病高渗性昏迷、各种内分泌危象、各种电解质紊乱、脓毒症等常见急症的中医病因病机、类证鉴别、辨证论治和急救方法。

（3）常见急症辅助检查的选择指征、结果判断及临床意义。

（4）急诊常用方剂、中成药、中药注射剂和药物的主治、功用、适应证、副作用及使用方法。

（5）常用急救设备与诊疗技术，如心肺复苏术、电除颤、成人经口气管插管术、胸腹腔穿刺术、腰椎穿刺术、骨髓穿刺术、留置胃管、留置导尿术、球囊呼吸器使用、心电图机的使用、监护仪器的使用、无创机械通气。

2. 熟悉

（1）中医急诊特色诊疗方法。

（2）急性肺栓塞、主动脉夹层的诊断和鉴别诊断、急救处理原则。

（3）三腔二囊管压迫止血术、有创机械通气技术、洗胃术。

3. 了解

（1）近代医家对中风、胸痹、腹痛、眩晕、出血、昏迷的认识及论治要点。

（2）中医急诊急救的最新研究进展,各种急救的最新技术与治疗方法。

4. 病历书写　住院病历 6 份。

二、培训要求

1. 学习病种（表 5-2-1）

表 5-2-1　急诊病房学习病种

中医病种	喘病、哮病、肺胀、头痛、昏迷、血证、呕吐、胸痹、胃脘痛、腹痛、厥脱、淋证、水肿、臌胀、痫证、中风
西医病种	发热、胸痛、腹痛、眩晕、出血、意识障碍等常见症状的鉴别诊断与急救处理;肺炎、支气管扩张咯血、哮喘急性加重、慢性阻塞性肺疾病急性加重期、呼吸衰竭、心律失常、急性心功能不全、急性脑血管意外、癫痫、消化道出血、肝昏迷、急性肾功能不全、糖尿病酮症酸中毒、糖尿病高渗性昏迷、各种内分泌危象、各种电解质紊乱、脓毒症

2. 临床操作技术（表 5-2-2）

表 5-2-2　急诊病房临床操作技术

名称	例数（≥）	名称	例数（≥）
心肺复苏	5	留置导尿术	5
洗胃	2	三腔二囊管压迫止血术	1
胸腹腔穿刺术	2	电除颤	2
腰椎穿刺术	2	球囊呼吸器使用	5
骨髓穿刺术	2	无创机械通气	3
留置胃管	5		

第三节　急诊重症监护病房培训内容及要求

一、培训内容

1. 掌握

（1）急性呼吸窘迫综合征、恶性心律失常、顽固性心力衰竭、多器官功能障碍综合征（MODS）、各种休克等危重病的中医病因病机、类证鉴别、辨证论治和急救方法。

（2）常见急症辅助检查的选择指征、结果判断及临床意义。

（3）常用方剂、中成药、中药注射剂和西药的主治、功用、适应证、副作用及使用方法。

2. 熟悉　常用危重症诊疗技术,如气管切开术、深静脉置管术、有创血流动力学监测、有创机械通气、经皮心脏起搏术。

3. 了解　临时心脏起搏、连续性床边血液净化。

4. 病历书写　住院志6份,入院记录(大病历)3份。

二、培训要求

1. 学习病种　急性呼吸窘迫综合征(ARDS)、多器官功能障碍综合征(MODS)、恶性心律失常、顽固性心力衰竭、各种休克。

2. 临床操作技术(操作者或主要助手)(表5-3-1)

表5-3-1　急诊重症监护病房临床操作技术

名称	例数(≥)	名称	例数(≥)
气管切开术	2	经皮心脏起搏术	2
深静脉置管术	5	临时心脏起搏	1
有创血流动力学监测	2	连续性床边血液净化	1
有创机械通气	5		

第四节　急诊门诊培训内容及要求

一、培训内容

1. 掌握

(1) 急诊各项相关制度。

(2) 与院前急救120对接的程序。

(3) 心肺复苏、休克、创伤、中毒等疾病的抢救流程。

(4) 常见急症辅助检查的危急值及临床意义。

(5) 发热、头痛、昏迷、出血、呕吐、胸痛、腹痛、急性腹泻等常见症状的鉴别诊断及中西医初始处理方法。

(6) 常用方剂、中成药、中药注射剂和西药的主治、功用、适应证、副作用及使用方法。

2. 熟悉　常用抢救设备如心电监护仪、除颤器、洗胃机、呼吸机的正确使用。

3. 了解　各类突发及群发公共卫生事件的应急处理流程。

4. 病历书写　急诊病历12份。

二、培训要求

1. 学习病种　发热、头痛、昏迷、出血、呕吐、胸痛、腹痛、腹泻。

2. 临床操作技术(表5-4-1)

表 5-4-1   急诊门诊临床操作技术

名称	例数(≥)	名称	例数(≥)
使用心电监护仪	5	使用洗胃机	3
使用除颤器	3	使用呼吸机	3

3. 掌握、熟悉本专科常用方剂、协定方、名老中医验方、医疗机构制剂等(具体由各培训基地的培训专科确定)。

（姚卫海）

中 篇

常见急危重症诊疗
常规及病例分析

第六章

常见急症症状的诊断思维与处理原则

第一节 高 热

培训目标

1. 熟练掌握高热的诊断流程。
2. 熟练掌握常用的中西药物及中医辨证论治方案。
3. 掌握常用中成药(中药注射剂)在高热治疗中的应用方法。

由于致热原的作用或各种原因致体温调节中枢功能障碍,体温调定点上移而引起的调节性体温升高(高于正常 0.5℃),称为发热。可见于各种全身性或局部性感染及多种非感染性疾病(如肿瘤、结缔组织病等),是急诊最常见的症状。热程在 2 周以内的发热称为急性发热。

正常人体温保持在一定的范围内,腋下温度为 36～37℃,口腔温度为 36.2～37.2℃,直肠温度为 36.5～37.7℃。正常体温在不同个体之间略有差异,且受机体内、外因素的影响会稍有波动。下午体温较早晨稍高;剧烈运动、劳动、进餐后体温略升高,但一般波动范围不超过 1℃;女性月经前期及妊娠期体温略高于正常;高温环境中,体温略升高;老年人因代谢率偏低,体温略低。

中医认为发热是指体温高于正常标准,或体温正常而患者自觉全身或局部(如手足心)发热,分为外感发热、内伤发热两类。外感发热因感受六淫之邪及疫疠之气所致,多为实证;内伤发热多由饮食劳倦或七情变化,导致阴阳失调,气血虚衰所致,多为虚证。

【典型案例】

女性,54 岁,农民。4 个月前无明显诱因出现发热,伴耳鸣、头晕,于当地卫生院行抗生素及对症支持治疗,体温可降低,随后再次出现发热,呈多次反复发热。近 1 个月症状加重,体温最高达 40.7℃。查体:体温 36.6℃,脉搏 78 次/min,呼吸 20 次/min,血压 124/77mmHg。神情可,查体合作,皮肤、巩膜未见黄染,未见肝掌、蜘蛛痣,浅表淋巴结未触及肿大,口腔黏膜及咽部充血,心律齐,心尖区可闻及收缩期杂音,双肺呼吸音稍粗,可闻及湿啰音,腹平软,无压痛、反跳痛,脾脏明显肿大,肝区叩击痛(+),双下肢无水肿。

问题1:通过病史采集,目前可以获得哪些临床信息? 初步诊断考虑哪些疾病?
思路:
1. 患者病情特点 ①慢性病程;②反复高热,伴脾大,伴两系减少,白细胞不高;③多系统受累;④双肺炎性改变。
2. 初步考虑 ①肺部感染:革兰氏阴性杆菌(伤寒、布鲁氏菌)、结核、病毒、真菌;②败血症;③肿瘤:淋巴瘤、白血病、实体瘤;④结缔组织病。

知识点 1

引起高热的常见疾病举例

1. 感染性疾病 如:①流感;②流行性腮腺炎;③麻疹;④风疹;⑤传染性单核细胞增多症;⑥流行性出血热;⑦急性病毒性肝炎;⑧流行性脑膜炎;⑨艾滋病;⑩支原体肺炎;⑪流行性斑疹伤寒;⑫细菌性肺炎;⑬细菌性痢疾;⑭军团菌肺炎;⑮严重急性呼吸综合征。

2. 非感染性疾病 如:①系统性红斑狼疮;②皮肌炎;③结节性多动脉炎;④药物热;⑤恶性肿瘤发热;⑥血液病发热;⑦甲亢危象;⑧肾上腺皮质功能减退危象;⑨中枢性高热;⑩中暑;⑪恶性高热。

知识点 2

高热的热型及其临床意义

1. 稽留热 指体温恒定在 39~40℃ 或以上,达数天或数周,24 小时内体温波动范围不超过 1℃。常见于肺炎链球菌肺炎、伤寒高热期及斑疹伤寒。

2. 弛张热 又称败血症热、消耗热。体温常在 39℃ 以上,波动幅度大,24 小时内波动范围超过 2℃,但都在正常水平以上。常见于败血症、风湿热、重症肺结核及化脓性炎症等。

3. 间歇热 体温骤升达高峰后持续数小时,又迅速降至正常水平,无热期(间歇期)可持续 1 天至数天,如此高热期与无热期反复交替出现。常见于疟疾、急性肾盂肾炎等。

4. 波状热 体温逐渐上升达 39℃ 或以上,数天后又逐渐下降至正常水平,持续数天后又逐渐升高,如此反复多次。常见于布鲁氏菌病。

5. 回归热 体温急剧上升至 39℃ 或以上,持续数天后又骤然下降至正常水平。高热期与无热期各持续若干天后规律性交替一次。可见于霍奇金病周期热等。

6. 双峰热 体温在 24 小时内出现 2 次高热波峰,形成双峰。主要见于大肠杆菌败血症、铜绿假单胞菌败血症,以及黑热病、恶性疟等。

7. 不规则热 发热的体温曲线无一定规律,可见于结核病、风湿热、渗出性胸膜炎、支气管肺炎、感染性心内膜炎等。

临床上各种感染性疾病具有不同的热型,在病程进展过程中热型也会发生变化,因此了解热型对于诊断、判断病情、评价疗效和预后均有一定的参考意义。但必须注意,由于抗生素的广泛应用,或因解热药或糖皮质激素的应用,可使某些疾病的特征性热型变得不典型或呈不规则热型;热型也与个体反应的强弱有关。

知识点3

病程与疾病诊断

1. 急性发热 绝大多数为感染性发热,尤其以呼吸道、泌尿道和消化道感染最常见。在排除上述系统的感染后,应注意某些急性传染性疾病和其他系统的感染。

2. 超高热 指体温超过 41℃ 的发热,当体温调节中枢功能衰竭时可发生。超高热对人体各组织器官,尤其脑组织损伤严重,引起脑细胞变性,广泛出血,并出现深度昏迷,于数小时内死亡,需要积极抢救。引起超高热的常见原因有中暑或热射病、某些中枢神经系统疾病(如病毒性脑炎、严重脑外伤、脑出血及脑肿瘤等)、输血或输液污染引起的严重热原反应及脓毒症、麻醉药物引起的恶性高热等。

3. 发热与心率 体温每升高 1℃,心率增加 12~15 次/min。如果体温升高 1℃,心率增加超过 15 次/min,见于甲亢、风湿热、脓毒症、心衰合并感染等。如果体温升高 1℃,心率增加不足 12 次/min,见于伤寒、甲状腺功能减退、房室传导阻滞。如果体温升高而心率无增加,应考虑伤寒、支原体感染等。

问题2:为明确诊断,应补充哪些病史内容、完善哪些相关检查?

思路:

1. 完善病史 经详细询问病史,患者现发热伴有寒战、乏力、头晕、咳嗽、咳痰、胸闷、心慌、恶心、呕吐、腹痛、腹泻,大便呈黑色水样便,尿急尿痛、小便色深,无咽痛、皮疹、皮肤黏膜出血、关节肿痛等症状。5 月 28 日,患者于潢川县人民医院行抗生素及对症支持治疗,症状有所缓解,出院后再次发热,伴咳嗽、咳痰,遂于 6 月 7 日就诊于急诊,以"发热待查"收入院。患者自起病以来,精神、饮食、睡眠差,大小便如上所述,体力下降,近半个月体重下降 5kg 左右。

2. 辅助检查 血常规:红细胞计数 $3.5×10^{12}$/L,血红蛋白93g/L,血小板计数 $114×10^9$/L,中性粒细胞百分比 76.1%,淋巴细胞百分比 19.4%。尿常规:尿蛋白 1+,尿酮体 1+,直接胆红素 9.3μmol/L。生化:乳酸脱氢酶 253U/L,降钙素原 1.42μg/L。血沉:66mm/h。CT:双肺炎性改变;纵隔及颈根部、腹膜后小淋巴结稍多,脾脏显著增大。超声心动:二尖瓣轻度关闭不全,左室舒张功能减低。甲状腺超声:甲状腺结节性病灶。

知识点 4

高热的中医辨证论治

急性发热的中医诊断要点：抓虚实、别表里、审标本、辨真假、察传变。治疗原则：祛邪、扶正、退热。

1. 风寒束表证

证候：恶寒重、发热轻，无汗，头身疼痛，鼻塞，流涕，舌淡，苔薄白，脉浮紧。

治法：辛温解表，宣肺散寒。

代表方：麻黄汤。

2. 风热袭表证

证候：发热重、恶寒轻，头痛，面赤，咽痛，咳嗽，口干，舌边尖红，苔薄白，脉浮数。

治法：疏散风热。

代表方：银翘散。

3. 湿热内郁证

证候：身热不扬，午后热盛，头痛如裹，身重肢倦，胸脘痞满，口不渴，苔白腻，脉弦细而濡。

治法：宣畅气机，清热利湿。

代表方：三仁汤。

4. 气分热盛证

证候：大热面赤，大汗，大渴，心烦谵语，甚则抽搐，舌质红，苔黄而燥，脉洪大或滑数。

治法：清热生津。

代表方：白虎汤。

5. 气营两燔证

证候：壮热口渴，烦躁或神昏谵语，可兼见胸腹灼手，斑疹隐隐，舌红绛，脉洪数或细数。

治法：清气凉营。

代表方：清瘟败毒饮。

6. 热入营血证

证候：身热夜甚，烦躁或神昏谵语，斑疹隐隐，口渴少饮，舌红绛，脉细数；或身体灼热，躁扰不安，甚或昏狂谵妄，斑疹密布，色深红或紫黑，或吐衄便血，舌质深绛，脉数。

治法：清营泄热，凉血散血。

代表方：清营汤或犀角地黄汤。

7. 热极生风证

证候：壮热，手足抽搐，颈项强直；兼见神昏谵语，肢厥，两目上视，牙关紧闭；舌干红绛，脉弦数。

治法：清热凉肝息风。

代表方：羚角钩藤汤。

知识点 5

高热的急救处理

1. 西医急救处理

(1) 处理原则:对症支持治疗为主,合并感染者加用抗生素;在发热病因未明确之前,不宜滥用解热药、抗生素和肾上腺皮质激素。无论发热的病因是否明确,无确切激素应用指征时,不可随意应用糖皮质激素类药物。

(2) 对症处理:患者出现神志改变、呼吸窘迫等危及生命的症状和体征时,立即实施心电监护、建立静脉通道、补液及吸氧等,必要时给予呼吸支持治疗。体温低于 38.5℃ 时,一般可不做特殊处理,多喝开水,同时密切注意病情变化,或者应用物理降温方法。遇以下情况需紧急降温处理:①体温超过 40℃;②高热伴惊厥或谵妄;③高热伴休克或心功能不全;④中暑高热。

1) 物理降温:一般可用冷毛巾湿敷额部,每 5~10 分钟更换 1 次,或用冰袋置于额、枕后、颈部、腋下和腹股沟处降温,或用 25%~50% 酒精擦浴,或冰水灌肠、冷盐水洗胃,或将患者置于空调房内(使室温维持在 27℃ 左右)。

2) 药物降温:视发热程度可采用口服或肌内注射解热镇痛药,如萘普生、安痛定等。治疗时应避免体温波动幅度过大,以免由于体温骤降发生虚脱;高热或超高热患者的体温一般不宜降至 37.8℃ 以下。

3) 镇静:高热惊厥或谵妄者,可酌情应用镇静剂,如地西泮 10~20mg 肌注或缓慢静脉注射,必要时 4 小时重复 1 次;苯巴比妥钠 0.1~0.2g,钠盐肌注,必要时 4~6 小时后重复 1 次。

2. 中医急救处理

(1) 药物擦浴降温:风寒表热证者,用荆芥、薄荷、麻黄、青蒿水煎擦浴;里热证者,用石膏、知母、葛根水煎擦浴。

(2) 刺血退热:三棱针点刺百会、人中、大椎、风池、少商等穴放血退热。也可取手三里、曲池、合谷、内关、足三里、阳陵泉、三阴交等穴以泻法针刺。

(3) 中药注射液退热、醒神:复方柴胡注射液,每次 2~4ml,肌内注射;痰热清注射液 20~40ml 加入 5% 葡萄糖注射液或生理盐水 250~500ml 中静脉滴注;醒脑静注射液 10~20ml 加入 5% 葡萄糖注射液 250ml 中静脉滴注;血必净注射液 50ml 加入生理盐水 100ml 中静脉滴注,在 30~40 分钟内滴毕,每日 2 次,病情重者,每日 3 次。

【临证备要】

1. 询问传染病接触史,结合流行病学特点,判断是传染性或非传染性疾病引起的发热。

2. 感染性发热具有以下特点:①起病急,伴或不伴寒战;②血常规:白细胞计数高于 1.2×10^9/L,或低于 0.5×10^9/L;③C 反应蛋白(CRP)测定:阳性提示有细菌性感染或风湿热,阴性多为病毒感染;④有其他定位症状或体征;⑤中性粒细胞碱性磷酸酶增高,对细菌性感染有指导意义,需除外妊娠癌肿、恶性淋巴瘤,应用糖皮质激素后可有假阳性。

3. 明确发热原因。病毒、细菌、支原体、衣原体或其他病原体引起感染性发热;结缔组织病、肿瘤、代谢性疾病、药物热等导致非感染性发热。

4. 原因不明的急性发热应进一步检查明确病因。

（吕文亮）

 复习思考题

1. 简述热极生风证的辨证论治。

2. 试述急性发热的急救处理。

3. 案例分析

患儿,男,4岁,1991年12月7日诊。发热、头痛3天,皮肤瘀斑1天,神志不清3小时。伴头痛、咽痛、鼻塞及轻咳、寒战、全身酸痛不适、精神萎靡不振、不思饮食、呕吐胃内容物4次,呈喷射状,同时发现前胸、后背有出血点,并迅速增多、扩大,渐及四肢和头面部。入院前3小时患儿出现神志不清,阵发性躁动。7天前有流脑患者接触史。

查体:体温40℃,脉搏130次/min,呼吸34次/min,血压95/65mmHg。急性发热面容,昏迷,刺激后易激惹,呼吸急促,全身皮肤散在大小不等瘀点、瘀斑,呈鲜红色,最大者约4mm×3mm,结膜充血,颈部有抵抗,腹软,肋下1cm触及肝脏,脾肋下未触及;腹壁反射减弱,双侧膝反射轻度亢进,巴宾斯基征阳性,克尼格征阳性,布鲁津斯基征阳性。其他查体未见异常。

请分析:

（1）该患儿首先考虑什么疾病?

（2）为明确诊断,需做哪些进一步检查?

（3）如何治疗?

第二节　急性意识障碍

 培训目标

1. 掌握急性意识障碍的诊断思路及中医病机、辨证治疗要点。

2. 掌握急性意识障碍的急救原则。

3. 熟悉导致急性意识障碍的常见原因。

意识是人体对周围环境及自身状态的感知能力。急性意识障碍(acute disorder of consciousness)是指各种原因引起急性起病的对周围环境及自身状态的识别和觉察能力障碍,为常见的临床症状之一。意识障碍包括觉醒障碍、意识内容障碍和特殊类型意识障碍三个方面。

急性意识障碍属于中医学"神昏""厥证""痉病""痫证"等范畴。

一、昏迷

昏迷是意识障碍的最严重阶段,主要表现为意识的持续中断或完全丧失,由于脑功能受到高度抑制而产生意识丧失和随意运动消失,并对刺激反应异常或反射活动异常的一种病理状态。昏迷患者脑功能能否恢复,取决于其原发疾病是否得到正确、及时的治疗,因此,如何迅速对昏迷患者做出判断、提供生命支持及急救处置十分重要。

中医认为昏迷是由于外感、内伤或外伤导致神明受扰、被蒙或失养而表现为"神昏如睡,多困,谵语,不得眠",甚则昏不知人。

【典型案例】

男性,75岁。2年前出现头痛、头晕及健忘等症状,血压160/95mmHg,服用降压药后上述症状缓解。1天前出现剧烈头痛、视物模糊、呕吐及左侧肢体瘫痪,昏迷,呼吸深大,血压210/110mmHg,舌红,苔黄腻,脉弦滑数。

问题1:通过病史采集,目前可以获得哪些临床信息? 为明确诊断,应补充哪些病史内容、完善哪些相关检查?

思路:老年男性,平素有高血压病史,突然出现意识障碍、头痛与呕吐、偏瘫等症状和体征,考虑脑出血的可能性较大。

在对昏迷患者进行诊断时,应迅速确定昏迷的程度,在对神经系统进行评价前应首先关注急性发生的呼吸和循环问题,兼顾电解质和血糖情况。

1. 问诊　许多情形下,能够迅速发现昏迷的原因(如外伤、心搏骤停、已知服药史),但有些时候昏迷的初始情况则很少被了解,需要询问下述关键点,直接或电话询问家庭成员及发病时现场人员能获得较可靠的信息。

(1) 神经系统症状发生的环境和速度。

(2) 神经系统和其他系统症状出现之前的细节情况,如意识模糊、乏力、头痛、发热、惊厥、头昏、复视或呕吐等。

(3) 用药史和饮酒史。

(4) 慢性肝、肾、肺、心脏疾病和其他器官疾病。

2. 体格检查

(1) 生命体征:血压、脉搏、呼吸、体温等。

(2) 一般内科和神经系统检查:特别应注意脑干反射、瞳孔、眼球运动、脑膜刺激征、偏瘫及病理反射等。

3. 理化检查　血常规、急诊生化、血气分析、头部CT及MRI、脑电图、数字减影血管造影(DSA)、脑脊液(CSF)及毒物检测等。

知识点 1

急诊常见昏迷原因

1. 蛛网膜下腔出血　系由脑底或脑表部位血管破裂,血液进入蛛网膜下腔引起的一种临床综合征。腰穿脑脊液压力增高,呈均匀血性;头部 CT 示脑表蛛网膜下腔、脑池含血;脑血管造影可证实脑动脉瘤及脑动静脉畸形等。

2. 低血糖昏迷　多见于既往有糖尿病病史者,起病急,变化快,发病前多有心慌及出冷汗症状,测定血糖易于诊断。

3. 电解质紊乱　查血电解质可以诊断,尤以低钠血症多见,祛除诱因,据电解质检查结果调整水电解质平衡。

4. 糖尿病酮症酸中毒　诱因主要为感染、劳累、饮食或治疗不当及各种应激因素,导致血糖急剧升高,实验室检查表现为尿糖、尿酮阳性,血糖增高(16.7~33.3mmol/L),血气分析显示酸中毒。

5. 药物、酒精及农药等中毒　如镇静催眠药中毒、急性酒精中毒、有机磷类杀虫剂中毒及急性 CO 中毒等,可以通过询问病史、症状及相关检查等明确。

问题2:患者头部 CT 示右侧基底节区出血,下一步如何处理和治疗?

思路:头部 CT 为诊断脑出血的首选检查方法,一旦确诊,为降低死亡率、残疾率和减少复发,需立即住院治疗。

1. 一般治疗　①一般应卧床休息 2~4 周,保持安静,避免情绪激动和血压升高,严密观察生命体征,注意瞳孔和意识改变;②保持呼吸道通畅,必要时气管插管或切开;③注意水电解质平衡和营养,必要时鼻饲饮食。

2. 降低颅内压　脑出血后脑水肿约在 48 小时达到高峰,维持 3~5 天逐渐消退,可持续 2~3 周或更长,脑水肿可使颅内压增高,导致脑疝形成,积极控制脑水肿、降低颅内压是脑出血急性期治疗的重要环节,可选用:①甘露醇:125~250ml,每 6~8 小时 1 次,治疗 7~10 天;②利尿剂:呋塞米较常用,每次 20~40mg,每日 2~4 次静脉注射,常与甘露醇交替使用增强脱水效果,但要注意肾功能和水电解质平衡;③甘油果糖:500ml 静滴,每日 1~2 次,3~6 小时滴完,脱水降颅压作用较缓和,用于轻症患者、重症患者病情好转期和肾功能不全患者。

3. 调整血压　关于脑出血患者的血压控制目前尚无统一标准,一般认为当血压≥200/110mmHg,应采取降压治疗,使血压维持在略高于发病前的水平;当血压<180/105mmHg 时,可暂不使用降压药;在以上两者之间,需密切监测血压,即使给予降压药治疗,也要避免应用强降压药,防止因血压下降过快引起脑低灌注。

4. 止血　止血药物如氨甲苯酸、注射用血凝酶等对高血压动脉硬化性出血作用不大。

5. 亚低温治疗　是脑出血的辅助治疗方法,可能有一定的效果。

6. 防治并发症　感染、应激性溃疡、痫性发作及中枢性高热等。

7. 手术治疗 一般来说,当脑出血病情危重致颅内压过高,内科保守治疗效果不佳时应及时外科手术治疗。

知识点 2

昏迷患者急救处理原则

1. 西医急救处理 尽快找出意识障碍的原因,清除病因;维持生命体征;在对症支持治疗的基础上及时给予专科治疗。

(1) 一般处理 ①迅速建立静脉通道、吸氧、心电监护;②保持呼吸道通畅,必要时建立人工气道、维持循环;③外伤的患者,注意搬运和脊椎的固定;④在病情允许的情况下,积极寻找可逆转原因,尽快完成相关辅助检查及专科会诊;⑤防治并发症:急性心力衰竭、急性呼吸衰竭、消化道出血、急性肾衰竭、急性肝衰竭等。

(2) 病因治疗:①急性脑血管病、颅内占位性病变、脑外伤者,尽快判断是否需要行外科手术治疗;②颅内压增高综合征:脱水降低颅内压,临床常用甘露醇、甘油果糖、高渗盐水等;③糖尿病酮症酸中毒及高渗性昏迷:积极补液治疗,静脉应用胰岛素降血糖;④感染性疾病者寻找病原学证据,尽快经验性抗感染治疗等;⑤低血糖者迅速使用高糖静推;⑥肝性脑病、尿毒症、肺性脑病者针对其基础疾病治疗;⑦中毒患者清除毒物,使用特效解毒药,或血浆置换、血液灌流等方法加快毒物排出。

(3) 对症支持治疗:维持水电解质、酸碱、渗透压平衡,高热者予以降温等。

2. 中医急救处理

(1) 中药治疗:昏迷属中医学"神昏""昏谵"范畴,其病因不外外感、内伤或外伤,由于外感、内伤或外伤之无形之邪(风、寒、热、疫、毒)扰动神明、神明失司,或外感、内伤或外伤之有形之邪(湿、痰、瘀)蒙蔽神明、神明失司,或脏腑功能失调、年老体虚、先天不足等原因导致脏腑精微不足、脑府失养、神明失司。治疗上,外感者为实证,以祛邪为主,对于风、寒、热、疫、毒等无形之邪,仅予驱邪即可,而对于外感湿邪,则还应该辅以开窍;内伤者,一般虚实夹杂,当调理脏腑阴阳气血,湿、痰、瘀为患者,辅以开窍。

(2) 辨证论治

1) 邪气扰神

证候:起病急骤,发热,烦躁,谵语,神昏,舌红,苔薄白或薄黄,脉浮数。

治法:祛邪存神。

选方:邪在卫分,银翘散合升降散加减;邪在气分,白虎汤加减;邪在膜原,柴胡达原饮加减;气营两燔,清瘟败毒饮加减。

2) 邪气蒙神

证候:神昏,烦躁,谵语,高热,大便秘结,舌红绛,苔黄或厚或腻,脉沉实有力。

治法：驱邪，开窍，醒神。

选方：邪气偏寒，苏合香丸；邪气偏热，安宫牛黄丸或紫雪丹。

3）脏腑亏虚、神明失养

证候：昏迷，面色苍白，口唇青紫，气短难续，冷汗淋漓，四肢厥冷，舌淡，苔白腻，脉微。

治法：调理阴阳气血，辅以开窍醒神。

选方：根据不同的脏腑阴阳气血偏盛偏衰，进行辨证治疗。

（3）急救中成药：安宫牛黄丸、紫雪丹，口服或鼻饲。清开灵注射液、醒脑静注射液、生脉注射液、参附注射液静脉滴注。

（4）针灸治疗：选取涌泉、三阴交、百会、人中、内关、十二井穴，用温针灸，中脘、神阙重灸。

【临证备要】

1. 昏迷患者一般属于危重患者，接诊后应立即检查生命体征（包括 SaO_2）和气道是否通畅，并立即转入抢救室监护，予吸氧、建立静脉通道，稳定生命体征非常重要。

2. 对所有昏迷患者应通过各种渠道（120 急救人员、发病时现场人员、家属、朋友或同事等）获取详细的病史，了解发病经过，对于疾病的诊治至关重要，如起病形式、创伤史、系统疾病史（糖尿病、慢性肾衰竭、慢性肝病、癫痫）、近期用药史和饮食情况及患者被发现时的情况（如附近有无高压线、有无药物瓶子、室内有无煤气味）。

3. 针对昏迷患者病史，完善心电图、血糖、血气分析、血氨、毒物检测、肝肾功能、电解质、心肌酶谱、凝血分析、D-二聚体、头部 CT 及胸部 CT 等相关检查，明确病因，针对性治疗。

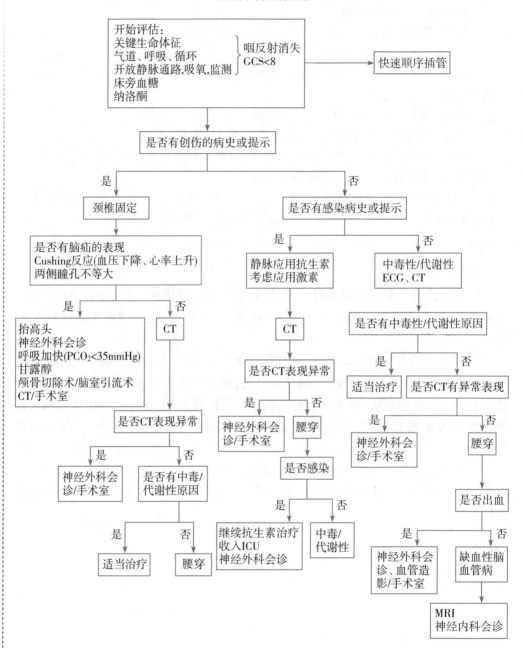

昏迷诊疗流程图

二、晕厥

晕厥(syncope)是由于短暂的全脑组织灌注降低而导致的一过性意识丧失,以快速发作、持续时间短和自限性为特点。可因血管迷走神经反射、直立性低血压、心输出量减少引起全脑低灌注,或由于脑干椎基底动脉缺血引起脑干选择性低灌注所致。

晕厥属中医学"厥证"范畴,是由于各种原因引起气机逆乱、升降乖戾,阴阳不相顺接,清窍壅塞或清窍失养而导致的神明暂时性失用,正如《景岳全书·厥证》言:"厥者尽也,逆者乱也,即气血败乱之谓也。"

【典型案例】

女性,42岁。因"头昏乏力1年,突发晕厥1次"就诊。患者近1年间反复出现头昏乏力,活动后黑矇,休息后可缓解,半小时前突发意识丧失,持续2分钟后缓解。于社区医院行心电图检查提示心动过缓。舌淡,苔薄白,脉沉细。体温37.0℃,脉搏44次/min,血压90/50mmHg,SaO₂ 98%。

问题1:通过病史采集,目前可以获得哪些临床信息? 为明确诊断,应补充哪些病史内容、完善哪些相关检查?

思路:患者病程1年,伴有脑部和心脏供血不足的症状,活动后有黑矇及晕厥表现,心电图显示心动过缓,初步考虑心源性晕厥。

晕厥的诊断很困难,因为其原因很可能只在发作时才明显。接诊晕厥患者时,应首先想到需要紧急处理的原因,如心肌梗死、恶性心律失常、主动脉夹层、心脏压塞、蛛网膜下腔出血、中毒、严重失血性休克和大量内出血。老年人突发晕厥,即使所有检查均正常,也要想到完全性束支传导阻滞和恶性心律失常的可能。

1. 问诊 尽管病史中单一因素对病因诊断并非特异,但晕厥前、中、后发生的事件的过程能提供有用的线索。

(1) 询问晕厥前发生的事件:如静脉穿刺、排尿提示血管张力异常,系领带、转头扭动颈部提示颈动脉窦性晕厥或颈椎疾病。

(2) 问体位:由蹲位或卧位起立时发病,发作后下蹲或平躺后迅速改善,提示血管张力异常,卧位发病一般提示心律失常或痫性发作。

(3) 询问心血管危险因素、合并症及用药史。

2. 体格检查 应包括心律及卧位、坐位、站立位血压。患者做2~3分钟的快速深呼吸可诱发过度通气导致的焦虑发作,瓦尔萨尔瓦(Valsalva)动作可诱发咳嗽性晕厥。尽量避免按摩颈动脉窦,因可诱发脑卒中。

3. 理化检查 根据病史和体格检查选择相关检查。

(1) 血常规、血生化、心肌损伤标志物有助于查找晕厥的原因,如怀疑肾上腺皮质功能不全可进行皮质醇检查。

(2) 所有患者皆应行心电图检查,必要时行24~48小时动态心电图检查。如心电图异常(窦性心动过缓、房室传导阻滞、心动过速等),或超声心动图显示流出道梗阻、心房黏液瘤,提示为心源性晕厥。

(3) 胸部和颈部CT、颈椎基底动脉多普勒超声、颅内磁共振血管成像也可能是需要的检查。

补充检查结果:血常规、生化未见异常;X线胸片正常;心脏彩超:各瓣膜活动良好,左室顺应性差;24小时动态心电图:窦性心动过缓(心率40~46次/min),未见异位心律。

知识点 1

引起晕厥的病因

引起晕厥的病因很多,但任何原因均通过影响脑血流量,引起脑供血障碍所致,可分为反射性晕厥(神经介导的晕厥)、直立性低血压性晕厥、脑源性晕厥、心源性晕厥和血液成分异常性晕厥 5 大类。

1. 反射性晕厥

(1) 血管迷走性晕厥:由情感应激诱发,如恐惧、疼痛、器械操作、晕血;由体位诱发。

(2) 情境性晕厥:咳嗽、喷嚏、胃肠道刺激(吞咽、排便、内脏痛)、排尿(排尿后)、活动后、餐后、其他(如大笑、铜管乐器表演、举重)。

(3) 颈动脉窦性晕厥。

(4) 不典型晕厥(无明确诱因,症状不典型)。

2. 直立性低血压性晕厥

(1) 单纯自主神经异常性晕厥:单纯自主神经衰弱、多系统萎缩、帕金森病合并自主神经衰弱、路易体痴呆。

(2) 继发性自主神经异常性晕厥:糖尿病、淀粉样变性、尿毒症、脊髓损伤。

(3) 药物致直立性低血压:酒精、血管扩张药、利尿剂、吩噻嗪类药物、抗抑郁药。

(4) 血容量不足:出血、腹泻、呕吐等。

3. 心源性晕厥

(1) 心律失常:缓慢型心律失常(窦性心动过缓、窦房传导阻滞、窦性停搏、病态窦房结综合征、房室传导阻滞)、快速型心律失常(有器质性疾病的室上性心动过速、心房颤动合并预激综合征、房扑合并 1:1 房室传导阻滞、室性心动过速)及药物性心律失常等。

(2) 器质性心脏病:①心脏病变:心血管疾病、急性心肌梗死、肥厚型心肌病、心脏占位性病变(心房黏液瘤、肿瘤等)、心包疾病、先天性冠状动脉异常、人工机械瓣膜功能障碍等;②其他:肺栓塞、主动脉夹层、肺动脉高压等。

4. 脑源性晕厥　最常见的为短暂性脑缺血发作,也可见于脑动脉粥样硬化、偏头痛、无脉症、慢性铅中毒性脑病等。

5. 血液成分异常性晕厥　低血糖症、通气过度综合征、重度贫血及高原晕厥。

问题 2:心源性晕厥如何处理和治疗?

思路:心源性晕厥的治疗原则:卧床、吸氧和心电监护,监护期间开放静脉通道,对于心律失常引起的晕厥,特异性治疗引起发病的心律失常,如阵发性室上性心动过速引起的晕厥可使用射频消融术治疗。本例患者心动过缓伴有心脑供血不足症状,建议行心脏起搏治疗。对于器质性心脏病引起的晕厥,需积极治疗原发疾病;同时请心内科会诊。

 知识点2

晕厥的急救处理原则

1. 西医急救处理　晕厥发作时以尽快恢复脑灌注为基本原则。

（1）晕厥发作后立即平卧位或头低脚高位。

（2）松解衣领、裤带,通畅气道,必要时吸氧;低血压者,迅速升压。

（3）尽快排除引起晕厥的致死性病因。

（4）治疗原发病,心律失常者纠正心律失常,脑血管意外者按专科要求救治,急性失血者予液体复苏或输血治疗,神经精神疾病者予抗焦虑或抗精神病治疗。

2. 中医急救处理

（1）中药治疗:厥证因情志内伤、体虚劳倦、亡血失津及饮食不节等原因,导致气机逆乱、阴阳乖戾,气血阴阳不相顺接而发。治疗分虚实两端,实者泻之,予理气、活血、豁痰、消食、祛暑之法,必要时辅以开窍;虚者补之,予益气养血之法。

（2）辨证论治

1）气厥实证

证候:由情志异常、精神刺激而发,突然昏倒,不知人事,或四肢厥冷,呼吸气粗,口噤握拳,舌苔薄白,脉伏或沉弦。

治法:顺气,解郁,开窍。

选方:通关散合五磨饮子加减。

2）气厥虚证

证候:素体虚弱,发病前有明显的情绪紧张、恐惧、疼痛或站立过久等诱发因素,发作时眩晕昏仆,面色苍白,呼吸微弱,汗出肢冷,舌质淡,脉沉细微。

治法:补气,回阳,醒神。

选方:四味回阳饮合参附汤加减。

3）血厥实证

证候:多因急躁恼怒而发,突然昏倒,不省人事,牙关紧闭,面赤唇紫,舌暗红,脉弦有力。

治法:平肝潜阳,理气通瘀。

选方:羚角钩藤汤合通瘀煎加减。

4）血厥虚证

证候:常因失血过多而发,突然晕厥,面色苍白,口唇无华,四肢震颤,自汗肢冷,目陷口张,呼吸微弱,舌质淡,脉细数无力。

治法:补养气血。

选方：急用独参汤灌服，继服人参养营汤。

5）痰厥

证候：素有咳喘宿痰，多湿多痰，恼怒或剧烈咳嗽时突然昏厥，喉有痰声，或呕吐涎沫，呼吸气粗，舌苔白腻，脉沉滑。

治法：行气豁痰。

选方：导痰汤加减。

6）暑厥

证候：暑热夏季发病，突然昏仆、眩晕，面色潮红，汗出，头痛，舌红，脉洪。

治法：清暑益气，开窍醒神。

选方：紫雪丹冲服，清暑益气汤加味。

（3）急救中成药：醒脑静注射液、清开灵注射液、天麻素注射液、丹参注射液、红花注射液、生脉注射液、参附注射液、安宫牛黄丸、紫雪丹等中成药可辨证使用。

（4）针灸和其他治疗

1）针灸疗法

针刺：针刺人中、内关、百会、素髎、十宣、十井等。实证者，可针刺十宣少量放血。

灸法：灸百会、神阙、关元、气海、足三里等。用于虚证。

耳针：针皮质下、肾上腺、内分泌、交感、心肺、升压点、呼吸点。

2）外治法：凡属厥之实证者，均可用生半夏末或皂荚末，取少许吹入鼻中，使之喷嚏不已；或以石菖蒲末吹鼻中，肉桂末纳舌下，均有通窍醒神之效。

【临证备要】

1. 由于晕厥多为一过性发作，且发作后不留后遗症，患者往往未予重视，但可能存在心血管和/或神经系统的致命性病变，在临床上应引起重视。

2. 心律失常是心源性晕厥的最常见病因，且存在潜在致命性，此类患者需要心内科专科处理。

3. 如晕厥患者伴呕吐，应将头转向一侧，防止误吸及舌后坠堵塞气道，恢复意识前禁食，平卧位。

晕厥诊疗流程图

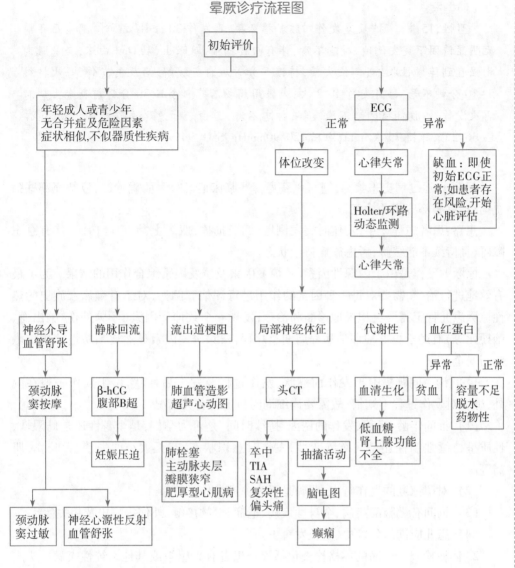

三、惊厥

惊厥是因大脑皮质神经元异常同步放电引起的躯体骨骼肌不自主收缩,使受累肌群表现为暂时性强直或阵挛性抽动,大多伴有不同程度的意识丧失,其发病机制尚未明了,目前认为可能由于运动神经元的异常放电所致。

惊厥属中医学"痫证""痉病""抽风"范畴,指由于筋脉失养所引起的以项背强急,四肢抽搐,甚至角弓反张为主要特征的临床常见病。筋脉属肝所主,肝失濡养,筋脉刚劲太过,失去柔和之性而发病。另外与心、脾、胃、肾等脏腑密切相关,如热陷心包,逆乱神明;或脾失健运,痰浊阻滞;或胃热腑实,阴津耗伤;或肾精不足,阴血亏虚等均与惊厥有关。

【典型案例】

男性,15岁。因"反复发作四肢抽搐2年,再发作30分钟"就诊。患者2年前无明显诱因下突发倒地,神志不清,伴有四肢抽搐,双眼上翻,口吐白沫,全身肌肉由强直到阵挛性收缩,二便失禁,持续5分钟后自行缓解,后反复发作,每次持续5~10分钟不等,每月发作1~2次,未服用药物治疗。今日30分钟前患者上课时再次发作,四肢抽搐持续不能缓解,神志不清,遂由老师急送医院就诊。查体:体温36.2℃,脉搏75次/min,血压120/90mmHg,SaO_2 94%。

问题1:通过病史采集,目前可以获得哪些临床信息? 为明确诊断,应补充哪些病史内容、完善哪些相关检查?

思路:患者病程2年,发作时突发倒地,四肢抽搐,双眼上翻,口吐白沫,伴有意识障碍,且持续不能缓解,考虑癫痫持续状态。

惊厥的发作是由于内源性因素、致惊厥因素及诱发因素综合作用的结果。为了最有效地进行治疗,需要对每一种因素的作用进行评估。例如,对于有癫痫家族史的热性惊厥患儿肯定需要更积极地诊断和治疗;发现一个致惊厥因素(颅脑外伤、脑出血、脑梗死等)有助于更好地评估病程周期及疗程;祛除诱发因素显然比预防性使用抗癫痫药安全。

1. 问诊　问题集中于发作前症状、发作过程及发作后症状,由于发作一般在院外,患者对发作过程不知情,故需要详细询问目击者有关情况。

(1) 询问年龄、病程、发作的诱因、持续时间,是否为孕妇,是全身性还是局限性,性质呈持续强制性还是间歇阵挛性,发作时意识状态,有无大小便失禁、舌咬伤、肌痛等。

(2) 对照惊厥的发作特点,明确是否为惊厥发作。

(3) 询问有无脑部疾病、全身性疾病、癔症、毒物接触、外伤等病史及相关症状。

(4) 患儿应询问分娩史、生长发育史。

2. 体格检查　全面的体格检查包括检查患者有无感染或其他系统性疾病。头皮损伤可能提示颅脑外伤;心脑血管检查有助于提示是否易患脑血管病;所有患者均应进行详细的神经系统检查,特别是大脑半球的体征,运动功能检查(如旋前肌张力、腱反射、步态及运动的协调性等)有助于运动皮质病变的诊断。

3. 理化检查　在疾病允许的情况下,尽快行血常规、生化、病原学、颅脑影像学(CT、MRI)及脑脊液检查。脑电图和动态脑电图对不典型惊厥发作的诊断有确定意义。

知识点 1

癫痫发作与假性癫痫发作的鉴别（表 6-2-1）

表 6-2-1　癫痫发作与假性癫痫发作鉴别

特点	癫痫发作	假性癫痫发作
发作场合	任何情况下	有精神诱因及有人在场
发作特点	突然刻板发作	发作形式多样,有强烈的自我表现,如闭眼、哭叫、手足抽动和过度换气等
眼位	上睑抬起,眼球上窜或向一侧偏转	眼睑紧闭,眼球乱动等
面色	发绀	苍白或发红
瞳孔	散大,对光反射消失	正常,对光反射存在
对抗被动运动	不能	可以
摔伤、舌咬伤、尿失禁	可有	无
持续时间及终止方式	数分钟,自行停止	可长达数小时,需安慰及暗示
巴宾斯基(Babinski)征	常(+)	(-)

问题 2:何为癫痫持续状态? 应如何选择药物?

　　思路:癫痫持续状态是癫痫连续发作之间意识尚未完全恢复又频繁再发,或癫痫发作持续 30 分钟以上未自行停止的状态。为终止癫痫持续状态,减少癫痫发作对脑部神经元的损害,应选用具有以下特点的药物进行治疗:①能静脉给药;②可快速进入脑内,阻止癫痫发作;③无难以接受的不良反应,在脑内存在足够长的时间以防止再次发作。

 知识点 2

惊厥的急救原则

　　1. **西医急救处理**　持续的痫性发作的后果包括吸入性肺炎、低氧血症、低血压、高热、自主神经不稳定合并心律失常、高钾血症、乳酸酸中毒、肌红蛋白尿、脑灌注降低和死亡。长时间全身强直阵挛性抽搐可导致永久性神经细胞损害。因此,持续的痫性发作必须得到紧急处理。

　　(1) 一般措施:①保持呼吸道通畅,吸氧,必要时气管插管、机械通气;②监护生命体征(呼吸、血压、脉搏、体温和血氧饱和度等),并建立静脉通道。

　　(2) 控制痫性发作(尽量在 30 分钟内终止抽搐):鉴于进行性的大脑和全身损害的风险,及时控制痫性发作是临床治疗的关键。常用药物有:①地西泮:适用于各年龄段,起效快,半衰期短(0.5~4 小时),成人首次剂量为 10~20mg,有效而复发者,30分钟后可重复使用,或在首次用药后将地西泮20~40mg加入葡萄糖注射液100~250ml中缓慢静脉滴注。②苯妥英钠:无呼吸抑制,静脉给药能迅速达到脑内有效浓度,150~250mg加入生理盐水100~250ml中缓慢静脉滴注,半小时后可以重复给药(100~150mg)。③苯巴比妥钠:若足量的苯妥英钠仍不能有效控制发作,可立即给予苯巴比妥钠,按100mg/kg缓慢静脉注射,直至发作停止,可再追加50mg。

如上述治疗无效,应考虑请神经科会诊,并试用以下药物:①丙戊酸钠:15~30mg/kg静脉推注后,以1mg/(kg·h)速度静脉滴注维持;②丙泊酚:首先给予2~3mg/kg静脉推注,随后再静脉推注1~2mg/kg,直至发作抑制,再以4~10mg/(kg·h)的速度维持;③咪达唑仑:其有效的静脉注射初始剂量是0.2mg/kg,随后以0.05~0.4mg/(kg·h)的速度维持。

(3)病因治疗:如电解质紊乱、血糖过高或过低、颅内感染、肿瘤或血管畸形。

(4)祛除诱因:如抗感染、吸氧纠正低氧、限制饮酒、抗焦虑治疗等。

(5)处理并发症:如脑水肿、误吸、消化道出血等。

(6)口服抗癫痫药:对于痫性发作持续状态的患者,痫性发作控制后应立即给予口服抗癫痫药,如卡马西平、加巴喷丁、丙戊酸钠、左乙拉西坦等;对于非持续发作患者,根据基础疾病及危险因素决定是否加用口服药物。

2. 中医急救处理

(1)中药治疗:急则舒筋解痉以治其标,缓则扶正益损以治其本,故祛邪扶正是治疗大法。具体治疗时,治实宜祛风、散寒、除湿、清热、涤痰、祛瘀;治虚当滋阴养血,或标本虚实并举,运用泄热存阴、益气化瘀等法。

(2)辨证论治

1)肝经热盛证

证候:口噤龂齿,甚则项背强急,四肢抽搐,角弓反张,高热头痛,舌质红绛,苔薄黄或少苔,脉弦细而数。

治法:清肝潜阳,息风镇痉。

选方:羚角钩藤汤加减。

2)心营热盛证

证候:项背强急,四肢抽搐,甚则角弓反张,高热烦躁,神昏谵语,舌质红绛,苔黄少津,脉细数。

治法:清心透营,开窍止痉。

选方:清营汤加减。

3)痰瘀内阻证

证候:既往有脑外伤或中风病史,头痛如刺,项背强直,胸闷,形瘦神疲,四肢抽搐,舌质紫暗,边有瘀斑,苔白腻,脉沉细而涩。

治法:化痰行瘀,活络止痉。

选方:通窍活血汤合三生饮加减。

4）气血亏虚证

证候:或失血、或汗下太过、或久病,项背强急,四肢抽搐,头晕目眩,自汗,神疲气短,舌淡红,苔薄而少津,脉沉细。

治法:益气补血,缓急止痉。

选方:圣愈汤加减。

（3）急救中成药:痰证、热证可选用醒脑静注射液、清开灵注射液,安宫牛黄丸、至宝丹、紫雪丹也可酌情选用。瘀血证可选用丹参注射液、血塞通注射液、红花注射液和脉络宁注射液。虚证可选用参麦注射液或参附注射液。

（4）针灸治疗:急性发作时不应予针刺治疗,因可诱发惊厥发作。

【临证备要】

1. 抽搐和惊厥都属于不随意运动,抽搐是指全身或局部成群骨骼肌非自主的抽动或强烈收缩,常可引起关节运动和强直,当肌群表现为强直性和阵挛性,称为惊厥,惊厥表现的抽搐一般为全身性的、对称性、伴或不伴意识丧失,惊厥的概念与癫痫有相同点也有不同点,癫痫大发作与惊厥的概念相同,而癫痫小发作则不应该称为惊厥。

2. 引起惊厥的原因有很多,仔细询问病史及伴随症状对于疾病的诊断非常重要。如伴有发热,多见于小儿的急性感染,也可见于胃肠功能紊乱、重度失水等;如伴血压增高,可见于高血压、肾炎及铅中毒等;如伴脑膜刺激征,可见于脑膜炎、脑膜脑炎和蛛网膜下腔出血等;如伴瞳孔扩大与舌咬伤,可见于癫痫大发作;如惊厥发作前有剧烈头痛,可见于高血压、颅脑外伤及颅内占位性病变等。

惊厥诊疗流程图

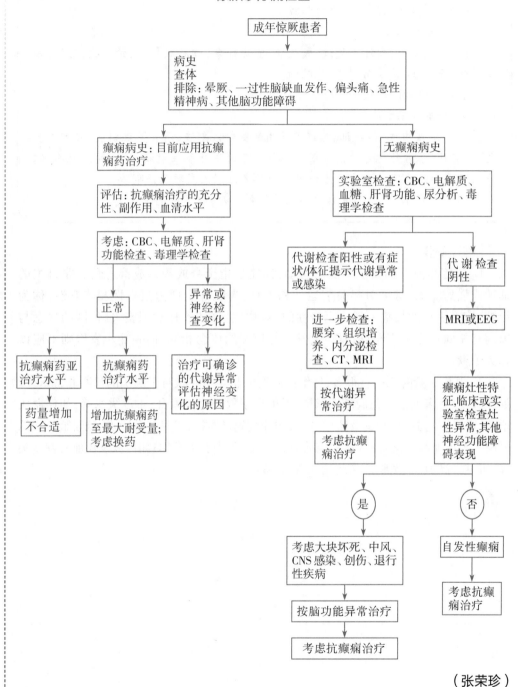

（张荣珍）

扫一扫
测一测
扫一扫 测一测

? 复习思考题

1. 急性意识障碍按程度分级可分为哪些？

2. 心源性晕厥如何处理？

第三节　急性呼吸困难

PPT 课件

培训目标

1. 掌握急性呼吸困难的临床分类、表现特点、诊断、治疗及抢救常用的气管插管、氧气疗法。

2. 熟悉急性呼吸困难的病因、发病机制及基本技能中的呼吸机使用。

3. 了解急性呼吸困难的鉴别诊断及气管切开术。

急性呼吸困难是呼吸功能不全的一个主要症状,发病较急。患者主观上感到空气不足、呼吸费力,客观上表现为用力呼吸。严重时可见辅助呼吸肌参与呼吸运动,并可有呼吸频率、深度和节律的改变,严重者出现张口呼吸、鼻翼扇动、端坐呼吸,甚至发绀。

【典型案例】

男性,78 岁。因"胸闷气闭 4 天,加重伴呼吸困难 1 天"入院。患者于 4 天前因受凉出现胸闷气闭,纳差,自服感冒药(具体不详)无好转,出现胸闷气闭加重,伴有呼吸困难、不能平卧。无胸痛,无发热,无咳嗽、咳痰。由急救车送入急诊科。X 线胸片示两肺多发性浸润性病变,不排除合并部分水肿可能,两侧胸腔积液。

问题 1:应完善哪些病史信息? 下一步需做哪些检查?

思路:

1. 完善既往史　患者既往有高血压病史 50 余年,血压控制尚可。3 年前因"左下肢动脉血栓形成"行支架植入术。

2. 补充查体　体温 36.7℃,脉搏 82 次/min,呼吸 30 次/min,血压 168/81mmHg,可调式通气面罩吸氧 50% 下 SaO_2 84%。神志清,气喘貌,颈静脉怒张,双肺叩诊音清,双肺听诊可闻及干湿啰音。心率 82 次/min,心律不齐,房颤心律。

3. 辅助检查　血常规:WBC $16.3×10^9$/L,N 86.3%,Hb 150g/L,PLT $143×10^9$/L,超敏 CRP 100.59ng/L。生化:CK 215.0U/L,ALT 97U/L,LDH 832.0U/L,CK-MB 25.9U/L,肌钙蛋白 T>2pg/ml。血浆脑钠肽:2 163pg/ml。血气分析:pH 7.46,PaO_2 30mmHg,$PaCO_2$ 48mmHg,HCO_3^- 21.3mmol/L,lac 2.9mmol/L。

知识点 1

急性呼吸困难的主要病因

1. 呼吸系统疾病

(1) 气道阻塞:如喉、气管、支气管的炎症、水肿、肿瘤或异物所致的气管狭窄或阻塞等。

（2）肺部疾病：如肺炎、肺脓肿、肺结核、肺不张、肺淤血、肺水肿、弥漫性肺间质疾病等。

（3）胸壁、胸廓、胸膜腔疾病：如胸壁炎症、严重胸廓畸形、胸腔积液、自发性气胸、广泛胸膜粘连、结核、外伤等。

（4）神经肌肉疾病：如脊髓灰质炎病变累及颈髓、急性多发性神经根炎、重症肌无力累及呼吸肌、药物导致的呼吸肌麻痹等。

（5）横膈疾病与运动受限：如膈肌麻痹、大量腹腔积液、腹腔巨大肿瘤、胃扩张和妊娠晚期。

2. 心血管系统疾病　心力衰竭、急性冠脉综合征、瓣膜性心脏病、高血压心脏病、心肌炎、心包积液等。

3. 中毒性疾病　各种中毒所致，如糖尿病酮症酸中毒、吗啡类药物中毒、有机磷类杀虫剂中毒、氰化物中毒、亚硝酸盐中毒和急性一氧化碳中毒等。

4. 血液及内分泌系统疾病　重度贫血、白血病、高铁血红蛋白血症、输血反应等。

5. 神经精神性疾病

（1）器质性颅脑疾病：如脑出血、脑外伤、脑肿瘤、脑炎、脑膜炎、脑脓肿等引起呼吸中枢功能障碍。

（2）精神或心理疾病：如癔症等。

6. 其他　中暑、高原病等。

知识点 2

急性呼吸困难的临床分类及表现特点

1. 肺源性呼吸困难　主要是由于呼吸系统疾病引起的通气、换气功能障碍而导致缺氧和/或二氧化碳潴留而引发的急性呼吸困难。临床上常分为 3 种类型。

（1）吸气性呼吸困难：主要特点为吸气显著费力，严重者吸气时可见"三凹征"，表现为胸骨上窝、锁骨上窝和肋间隙明显凹陷，此时亦可伴有干咳及高调吸气性喉鸣。

（2）呼气性呼吸困难：主要特点为呼气费力、呼气缓慢、呼气时间明显延长，常伴有呼气期哮鸣音。

（3）混合性呼吸困难：主要特点为吸气时及呼气时均感费力，呼吸频率增快、深度变浅，可伴有呼吸音异常或病理性呼吸音。

2. 心源性呼吸困难　主要原因是左心或右心功能不全。患者常有重症心脏疾病存在，表现为混合性呼吸困难，劳动时加重，休息时减轻；坐位时减轻，卧位时加重；夜间阵发性呼吸困难、端坐呼吸；大汗、咳粉红色泡沫痰，肺底可闻及湿啰音、哮鸣音，心率快，奔马律；X 线检查可有心影异常及肺淤血表现。

3. 中毒性呼吸困难

（1）代谢性酸中毒：出现深长而规则的呼吸，可伴有鼾音，即库斯莫尔（Kussmaul）呼吸。

（2）药物中毒：有些药物（如吗啡类、巴比妥类等中枢神经抑制药）和有机磷类杀虫剂中毒时，可抑制呼吸中枢引起呼吸困难，表现为呼吸缓慢、变浅伴有呼吸节律异常改变，如潮式呼吸或间停呼吸（Biot's 呼吸）。

（3）化学毒物中毒：尿毒症、糖尿病酮症时有呼吸气味异常。

4. 神经精神性呼吸困难　主要由于机体呼吸中枢供血减少，颅内压增高受到刺激所导致。

（1）颅脑疾病：呼吸深而慢，常伴有呼吸节律的改变，如双吸气（抽泣样呼吸）、呼吸遏制（吸气突然停止）。常见于脑出血、脑炎、脑膜炎等。

（2）癔症：呼吸浅而快，常伴有叹息样呼吸或出现手足搐搦。

（3）神经症：叹息样呼吸，自觉胸闷气短。

5. 血源性呼吸困难　主要由于血液中的红细胞异常减少，导致血液氧供给由于携氧减少而不充分，引发机体有关组织与器官出现缺血缺氧。表现为呼吸浅、心率快。

问题2：具体诊断和治疗措施有哪些？

思路：

1. 入院诊断

（1）冠状动脉粥样硬化性心脏病急性冠脉综合征？急性左心衰竭？心房颤动。

（2）重症肺炎？

（3）高血压3级极高危组。

（4）股动脉切开取栓支架植入术后。

2. 治疗措施

（1）气管插管，呼吸机辅助通气。

（2）建立基本血流动力学检测，深静脉置管，有创动脉血压测定。

（3）头孢他啶抗炎。

（4）左卡尼汀营养心肌，乌斯他丁抑制心肌抑制因子释放。

知识点 3

治 疗 原 则

1. 保持呼吸道通畅　开放气道，解除支气管痉挛，清除气道内分泌物及异物。

2. 纠正缺氧

（1）根据病情采取不同的氧疗方法（经鼻导管或面罩供氧）。

（2）气管插管或气管切开术：大量痰液潴留或严重低氧血症可给予气管插管、

呼吸机辅助呼吸。上呼吸道阻塞不能插管或气管插管时间延长时可考虑气管切开。

3. 支持治疗　纠正电解质紊乱和酸碱平衡紊乱,加强心、脑、肾等重要器官的功能支持。

4. 病因治疗　针对不同病因采取相应的治疗措施是解除急性呼吸困难的根本方法。

(1) 考虑为急性肺水肿者,给予吗啡、利尿剂、硝酸甘油、血管紧张素转化酶抑制剂(ACEI)等治疗。

(2) 考虑为过敏或支气管痉挛者,给予支气管扩张药、肾上腺素、糖皮质激素、抗组胺药。

(3) 考虑为肺炎或胸腔积液者,给予抗生素及糖皮质激素治疗。

(4) 考虑为肺栓塞、心绞痛等栓塞性疾病者,给予溶栓抗凝治疗。

(5) 如为创伤、气胸、血胸则予手术治疗。

知识点4

急性呼吸困难常用的抢救操作技术

1. 氧气疗法(图6-3-1)

(1) 鼻导管法:将带有插头的导管插入鼻前庭。

(2) 面罩法:以面罩罩住患者的口及鼻部。

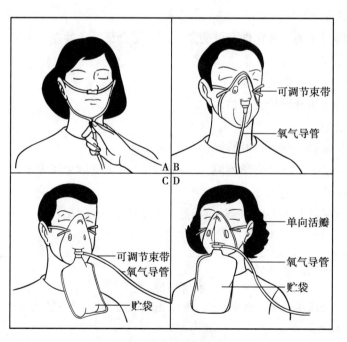

图6-3-1　氧气疗法
A.双侧鼻导管　B.简单面罩　C.部分重复呼吸面罩　D.无重复呼吸面罩

2. 气管插管

（1）准备器械（图 6-3-2）。

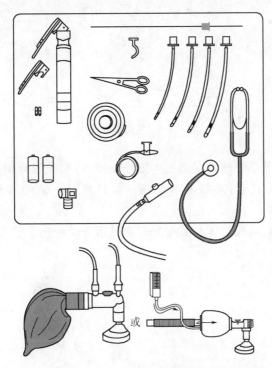

图 6-3-2　气管插管器械准备

（2）患者仰卧位,肩下垫枕约 10cm 高,头后仰,使口腔、咽喉及气管处于同一纵轴方向（图 6-3-3）。

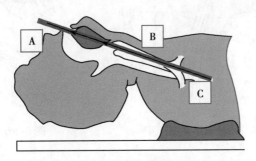

图 6-3-3　气管插管体位

（3）术者左手持喉镜,沿舌背曲度徐徐插入,至舌根部轻轻挑起会厌软骨,即可显露声门。待吸气声门开放,右手持气管导管迅速插入气管内（成年男性气管导管内径一般为 7.0~8.0mm,成年女性气管导管内径一般为 6.5~7.5mm）。拔出管芯,放置牙垫,退出喉镜（图 6-3-4）。

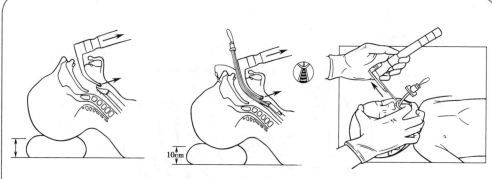

图 6-3-4　气管插管操作

（4）检查气管导管外口有无气体随呼吸排出，或听诊两侧肺部呼吸音是否一致。确认插管无误后，再将其和牙垫一起固定。导管尖端至门齿的距离为 20~24cm（图 6-3-5）。

（5）向导管前端气囊注入空气 5ml，以封闭导管和气管壁之间的空隙（图 6-3-6）。

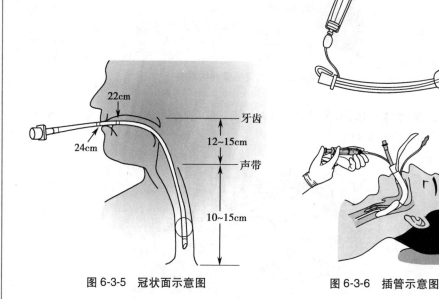

图 6-3-5　冠状面示意图　　　　图 6-3-6　插管示意图

3. 气管切开术

（1）体位：一般取仰卧位，肩下垫一小枕，头后仰，使气管接近皮肤，暴露明显，以利于手术；助手坐于患者头侧，固定头部，保持正中位。常规消毒，铺无菌巾。

（2）局麻：沿颈前正中，上自甲状软骨下缘，下至胸骨上窝，以利多卡因浸润麻醉，对昏迷、危重或窒息患者，若已无知觉，也可不予麻醉。

（3）切口：多采用直切口（全麻患者可用横切口），自甲状软骨下缘至接近胸骨上窝处，沿颈前正中线切开皮肤和皮下组织。

（4）分离气管前组织：用血管钳沿中线分离胸骨舌骨肌及胸骨甲状肌，暴露甲状腺峡部，若峡部过宽，可在其下缘稍加分离，用小钩将峡部向上牵引，必要时也可将峡部夹持切断缝扎，以便暴露气管。分离过程中，两个拉钩用力应均匀，使手术视野始终保持在中线，并经常以手指探查环状软骨及气管是否保持在正中位置。

（5）切开气管：确定气管后，一般于第2~4气管环处，用尖刀片自下向上弧形切开1~2个气管环前壁，形成气管前壁瓣（切开4~5个气管环者为低位气管切开术），待插管后固定皮下（术后气管套管脱出者，有利于气管套管插入），刀尖勿插入过深，以免刺伤气管后壁和食管前壁而引起气管食管瘘。

（6）插入气管套管：以弯钳或气管切口扩张器撑开气管切口，插入大小适合、带有管芯的气管套管，插入外管后，立即取出管芯，放入内管，吸净分泌物，并检查有无出血。

（7）创口处理：将气管套管上的带子系于颈部，打成死结以牢固固定。切口一般不予缝合，以免引起皮下气肿，最后用一块开口纱布垫于伤口与套管之间。

4. 呼吸机辅助呼吸

（1）连接电源、气源（压缩气和氧气），湿化罐中加入灭菌注射用水并安装，正确紧密连接管道。

（2）依次打开压缩机开关→主机开关→湿化器开关。

（3）根据病情，遵医嘱选择呼吸模式，正确设置参数及报警范围。

（4）接模拟肺，观察呼吸机运行是否正常。

（5）脱模拟肺，将呼吸机与患者人工气道正确连接。

（6）观察胸廓起伏，听诊两肺呼吸音，评估患者通气后状况。

（7）严密观察神志、血氧饱和度、呼吸、循环等各项指标，及时排除呼吸机故障，并做好记录。

（8）通气半小时后抽动脉血，做血气分析，根据结果调节参数。

（9）掌握脱机指征，患者自主呼吸恢复、血气分析正常可试脱机。

（10）备好氧气装置和呼吸囊。

（11）脱离呼吸机，吸氧。

（12）按脱机→关主机→关压缩机→关湿化器→拔电源、气源的程序关机。

（13）整理床单位，协助患者舒适体位。

（14）清洁消毒呼吸机管道，清洁呼吸机表面。

（15）洗手，正确记录护理单。

【临证备要】

1. 诊断除根据原发病和低氧血症导致的临床表现外,主要依靠动脉血气分析。

2. 肺功能检查有助于判断原发疾病的种类和严重程度,也有助于判断气道阻塞的严重程度。

3. 呼吸肌功能测试能够提示呼吸肌无力的原因和严重程度。

4. 胸部影像学检查有助于分析引起呼吸困难的原因。

5. 其他检查,如血常规、心电图、BNP、D-二聚体、毒理分析、生化等有助于鉴别呼吸困难的病因。

【章节梳理】

1. 急性呼吸困难的本质是氧含量不足。

2. 导致急性呼吸困难的主要原因为呼吸系统疾病,其次为心血管系统疾病。因此,临床上常见肺源性及心源性呼吸困难,两者的鉴别主要依靠实验室检查。

3. 急性呼吸困难的诊断主要依据临床表现及血气分析。

4. 急性呼吸困难的治疗主要为纠正缺氧及祛除病因。

5. 掌握急性呼吸困难的常用抢救操作,如气管插管、氧气疗法、呼吸机使用等。

急性呼吸困难诊疗流程图

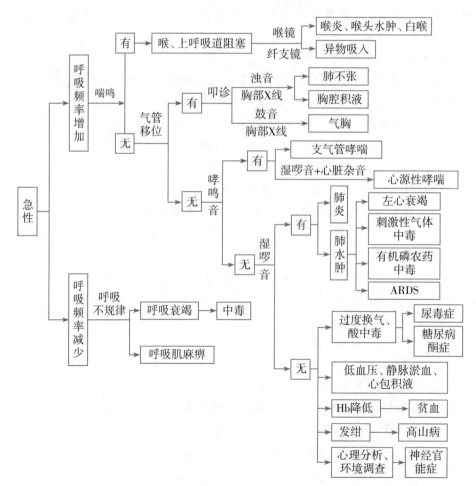

知识拓展

　　由心肺疾病导致的急性呼吸困难临床表现没有很特别的差异性,仅通过 X 线、心电图和血气分析等很难对致病原因做出正确的诊断。近年来,有研究调查显示 BNP 可作为初步鉴别心源性呼吸困难与肺源性呼吸困难的一个敏感指标。BNP 是一组多肽类物质,是利尿钠肽家族的重要成分,其在人类心脏组织中所含的比例最高,外周血中 60% 的 BNP 由心室分泌,故血中 BNP 浓度能直接反映心室功能状态。在生理上,其具有利钠、利尿、扩张血管、拮抗肾素-血管紧张素-醛固酮系统等作用;在病理下,心功能障碍可以激活利钠肽系统,心室负荷增加会导致 BNP 的释放增加,且其增高的程度与心力衰竭的严重程度成正比。

　　另外,研究的实验结果也显示心源性呼吸困难患者的 BNP 水平明显高于肺源性呼吸困难患者,心源性呼吸困难患者的 BNP 水平为(415±54)pg/ml,肺源性呼吸困难的患者 BNP 水平为(62±14)pg/ml,而健康成人为(54±16)pg/ml,因此 BNP 可以诊断呼吸困难是否由心力衰竭所致。

(梁　群)

扫一扫
测一测

 复习思考题

1. 急性呼吸困难的辅助检查有哪些?

2. 急性呼吸困难的病因有哪些? 其中主要包括哪些系统疾病?

3. 简述肺源性呼吸困难与心源性呼吸困难的鉴别。

4. 案例分析

　　患者,男,68 岁,因咳嗽、憋闷、喘促反复发作 30 余年,神志不清 1 天,急诊入院。患者咳嗽、咳痰 30 余年,多于冬季发作,每次发作持续 2~3 个月,反复不愈。近 6 年活动后渐感喘憋,2 周前受凉后咳喘加剧,痰色黄,不易咳出,伴低热,双下肢水肿,嗜睡。今日晨起家属发现患者神志不清,呼之不应,急送医院。既往有吸烟史 40 年,15 支/d。

　　请分析:

（1）该患者的初步诊断是什么?

（2）需要行哪些辅助检查?

（3）治疗方法有哪些? 预后如何?

第四节　急性头痛

> **培训目标**
>
> 1. 熟练掌握急性头痛相关疾病的特点。
> 2. 掌握急性头痛的诊断流程。
> 3. 掌握急性头痛的中西医急救处理。

　　头痛是指外眦、外耳道与枕外隆凸连线以上部位的疼痛,一般发病 2 周以内的称为急性头痛。根据国际分类,头痛可分为原发性头痛、继发性头痛、痛性脑神经病、其他面痛和其他头痛。原发性头痛不能归因于某一确切病因,也可称为特发性头痛,常见的如偏头痛、紧张性头痛、丛集性头痛和三叉自主神经性头痛;继发性头痛病因可涉及各种颅内病变(如脑血管病、颅内感染、颅脑外伤)、全身性疾病(如发热、内环境紊乱)及滥用精神活性药物等。临床上原发性头痛较为常见,但继发性头痛更为重要和严重,部分可危及生命,需要鉴别诊断。

　　本病属中医"头痛"范畴。头痛的中医病机分为外感和内伤两大类。外感头痛以风邪为主,且多兼夹寒、湿、热等邪;内伤头痛多与肝、脾及肾密切相关。

　　中西医结合诊治急性头痛需要在西医明确疾病诊断的前提下进行中医的辨证诊断,从而既确保患者安全又提高临床疗效。

【典型案例】

　　王某,女性,27 岁。患者 1 小时前与同事聚餐情绪激动后突然出现剧烈头痛,伴有恶心、喷射状呕吐,意识不清,呼吸急促,面色通红,同事遂呼叫 120,由急救车送至急诊。

　　查体:体温 36.8℃,脉搏 120 次/min,呼吸 30 次/min,血压 176/110mmHg。双侧瞳孔等大等圆,直径 3mm,对方反射存在。双肺呼吸音粗,未闻及干湿啰音,心率 120 次/min,律齐,心脏各瓣膜区未闻及病理性杂音。腹软,无压痛、反跳痛,肝脾肋下未触及,肠鸣音 3 次/min。四肢无水肿。四肢肌力查体不能配合,肌张力正常,颈项强直(+),脑膜刺激征(+),病理征(−)。舌质红苔白,脉弦数。

　　既往史:否认高血压、癫痫病史。

　　问题 1:如何识别及初步治疗危及生命的头痛?

　　思路:当患者生命体征(血压、呼吸、心率及意识)不稳定时,往往提示病情危重,需要积极治疗。安置患者于抢救室,密切监测生命体征、心电监护、建立静脉通道、保持气道通畅、吸氧。急诊医师的首要任务是稳定生命体征、排除引起头痛的严重病因,如蛛网膜下腔出血、脑出血、硬膜外血肿、脑肿瘤、脑脓肿、脑膜炎、颞动脉炎、高血压急症、青光眼。为了明确诊断,在确保患者生命体征稳定的同时,需补充了解以下病史:头痛的起病方式、发作频率、发作时间、持续时间;头痛的程度及其他伴随症状;头痛的诱发因素、前驱症状、加重和减轻的因素；患者睡眠和职业状况、既往史和伴随疾病、外伤史、服药史、中毒史。

问题2:在急诊应先进行哪些检查?

思路:完善病史和神经系统查体后进行如下检查:①血常规;②肝肾功能、电解质、血糖;③动脉血气分析;④血沉(怀疑颞动脉炎者);⑤碳氧血红蛋白(怀疑一氧化碳中毒者);⑥心电图;⑦头部CT。

📋 知识点 1

1. 头痛多作为一种症状出现在某一疾病的发生发展过程当中,应当注意鉴别,可通过头部CT、头部MRI加以明确。

2. 问诊时应着重询问头痛部位、性质、时间、起病速度、诱因、伴随症状等关键问题。

(1) 突然剧烈头痛,起病快,进展迅速,并出现呕吐及意识障碍,提示大面积脑梗、血管瘤或颅内肿瘤破裂出血而引起的蛛网膜下腔出血或脑出血,需要尽快行头部CT检查。

(2) 急性头痛伴有发热,提示有急性感染,考虑脑炎、脑膜炎,需行脑脊液检查。

(3) 急性头痛伴有外伤史,考虑脑震荡、脑出血、脑挫裂伤、硬膜下血肿,应立即行头部CT检查。

(4) 急性头痛突发突止、持续时间短暂,考虑头痛型癫痫,需要行脑电图检查。

(5) 急性头痛伴有一过性视力障碍、复视或眩晕,见于椎基底动脉供血不足,可行血管超声、经颅多普勒超声检查。

(6) 急性头痛伴有血压急剧升高,考虑高血压急症,需要评估器官的损伤情况。

(7) 急性头痛伴有一过性失明,颞动脉压痛,血沉加快,考虑颞动脉炎可能。

(8) 老年患者急性头痛、眼痛、视物不清、睫状体充血、瞳孔散大,考虑急性青光眼,应立即请眼科会诊。

3. 对患者进行快速、准确的神经系统检查,有助于区分原发性或继发性头痛,恰当地选用神经影像学或腰穿脑脊液等辅助检查,能为颅内器质性病变提供客观依据。注意观察患者的生命体征,时刻警惕是否存在威胁生命的疾病,及时采取挽救生命的措施。

4. 急诊检查要在保证患者生命安全的前提下进行,要时刻关注患者的生命体征,及时发现及处理危险情况。

问题3:该患者可能的诊断是什么?

思路:青年患者,急性发病,伴呕吐、意识不清,神经系统查体有阳性体征,结合头部CT可以明确诊断,考虑为脑血管意外。

知识点 2

西医常见疾病及诊断

1. **急性脑血管意外** 包括急性脑出血、急性脑梗死及蛛网膜下腔出血,为急诊常见病、多发病,常在劳累或情绪激动时突然发生,表现为剧烈头痛,伴恶心、呕吐或意识障碍。其中以蛛网膜下腔出血头痛最明显,有明显的脑膜刺激征;急性脑梗死的头痛程度不如急性脑出血及蛛网膜下腔出血剧烈,可有不同程度的意识障碍,伴局灶神经系统定位体征;急性脑出血多有血压升高,有明显的肢体瘫痪症状和体征。头部 CT 检查可鉴别。如果头部 CT 见蛛网膜下腔高密度影,或腰穿脑脊液呈血性,镜检见大量红细胞,可明确诊断为蛛网膜下腔出血;如头部 CT 见脑实质和/或脑室内高密度影,则为脑出血;如果头部 CT 正常,可于 24 小时或 48 小时后复查,或行头部 MRI 检查,以明确或除外急性脑梗死。

2. **高血压脑病** 在原来高血压的基础上,血压进一步升高,可达 200～260/140～180mmHg,常引起脑水肿和颅内压增高,主要表现为剧烈头痛、喷射性呕吐、神志改变、视力障碍(如偏盲、黑矇),有时出现一过性偏瘫、半身感觉障碍、失语及癫痫样抽搐,眼底检查有局限性或弥漫性视网膜小动脉痉挛。本病为排除性诊断,应先除外脑血管意外、头外伤、脑炎等疾病。

3. **颅内静脉窦血栓形成** 较多发生于海绵窦,其次为乙状窦和上矢状窦。最常由于眼睑、鼻部、上唇等处的化脓性病变,通过眼静脉进入海绵窦发病。本病有两大特征,即全身感染症状和海绵窦损害症状。患者有急性或亚急性全身感染症状,如头痛、恶心、呕吐、表情淡漠或昏迷;继而出现患侧眼球突出,眼睑、结膜及前额部明显水肿,眼底可见视网膜静脉扩张、迂曲,视网膜水肿、出血,甚至有轻度视盘水肿。由于通过海绵窦的动眼神经、滑车神经、展神经受压迫,可引起瞳孔散大,直接、间接对光反射消失,眼外肌麻痹,眼球固定,角膜知觉消失,以及三叉神经第一支分布区疼痛等。上述静脉回流受阻及脑神经受累的症状,可因疾病的进展而于数日内迅速扩延至对侧。可行头部 CT 及 MRI 检查明确诊断。

4. **颅内肿瘤** 可引起急性头痛,头痛开始为间歇性,以后为持续性逐渐加重或发作剧烈;高颅压时头痛为全头痛,伴呕吐和眼底视盘水肿。早期由于肿瘤对颅内敏感组织的牵引、压迫,在病灶侧有逐渐加重的头痛,随后出现颅内压增高,为持续性弥漫性头痛,咳嗽和排便等用力动作均可使头痛加剧。在早期,2/3 的患者头痛位于肿瘤同侧,在临床上有定位价值,幕上肿瘤的头痛多位于头顶、前额或颞部,幕下肿瘤的头痛常位于枕部或上颈部,鞍部肿瘤的头痛位于前额和眼眶周围。头部 CT 和 MRI 可示肿瘤病灶。

5. **颅内感染** 包括各种原因所致的脑膜炎和脑炎,伴有发热、呕吐,头痛程度往往剧烈,部位多在全头部,查体有不同程度的意识障碍、脑膜刺激征,可通过腰椎穿刺行脑脊液常规、生化及脑脊液培养检查,以进一步明确感染原因。头痛的特点是痛前先有发热,或头痛与发热同时出现,头痛在颅内感染的急性期或疾病极期最为剧烈,随疾病好转而减轻,为弥漫性胀痛、跳痛或撕裂样痛。

6. **偏头痛**　是一种周期性发作的神经-血管功能障碍引起的头痛。女性发病率为男性的 3~4 倍,发病年龄多在 25~34 岁,发作时常伴有恶心、呕吐。最常见的有有先兆偏头痛及无先兆偏头痛两种类型。有先兆偏头痛多有家族史,发作时多有先兆,以视觉表现最常见,随即发生搏动性头痛,开始多偏向一侧,头痛常从额部、颞部及眶后部开始,向半侧或全头部扩散,多持续数小时至十余小时,反复发作。无先兆偏头痛发作无先兆,头痛发作的部位、性质和伴发症状等均与有先兆偏头痛相似,头痛持续时间较长,可达数天。

7. **神经性头痛**　也称功能性头痛,临床特点是部位不定或弥漫不定,头痛性质多样;头痛常年存在,头痛的轻重与情绪的改变、精神紧张、疲劳、失眠等有关;常合并大脑皮质功能减弱症状,如头晕、失眠、早醒、多梦等,常见于神经症、脑震荡后遗症、更年期综合征。

8. **低颅压性头痛**　脑脊液压力降低(<60mmH$_2$O)导致的头痛,多为体位性。患者常在直立 15 分钟内出现头痛或头痛明显加剧,卧位后头痛缓解或消失。分为原发性和继发性两种,继发性以硬膜或腰穿后低颅压性头痛最为多见。

问题4:患者的中医病因病机是什么?

思路:该患者情绪激动后突然出现剧烈头痛,快速进展达到高峰,伴有呕吐、意识不清,符合"肝风"的特点,舌质红苔白,脉弦数,提示肝阳上亢,肝风内动,直冲犯脑,导致窍闭神昏。

知识点 3

1. **西医急救处理**　在以头痛为主诉的疾病中,需迅速分辨是否存在威胁生命的疾病。对于威胁生命的疾病,如蛛网膜下腔出血、高血压脑出血、大面积脑梗死,急救以稳定生命体征为重点;对于诊断明确的患者,在稳定生命体征的前提下,积极进行病因治疗。

(1) 稳定生命体征,对症治疗:①保持呼吸道通畅,防止因呕吐导致窒息;吸氧,必要时气管切开或插管行人工辅助通气。②对症治疗:高颅压者给予降颅压药物,如 20% 甘露醇、呋塞米(速尿)、甘油果糖等降低颅内压,必要时进行侧脑室穿刺引流等;予地西泮(安定)、苯巴比妥(鲁米那)等制止抽搐;血压过高时,可用拉贝洛尔、尼卡地平等控制高血压。对于病因不能立即纠正的继发性头痛及各种原发性头痛急性发作,可给予止痛治疗。③维持生命体征稳定:生命体征不稳定时行气管插管,予人工辅助通气,维持生命体征,为进一步的病因治疗提供机会。

(2) 病因治疗:对于诊断明确的患者,在积极稳定生命体征的前提下,进行病因治疗。如出血量大的脑出血患者,有手术适应证的可转脑外科进行治疗;颅内感染者,针对不同病原微生物给予抗菌治疗或抗病毒治疗。

2. 中医急救处理　对于急性头痛,无论是否存在威胁生命的疾病,均可视患者具体病情,单独或中西医结合采用中药辨证施治、中成药治疗、针灸治疗等。急救处理时采用针灸和中药注射剂可以快速起效,缓解病情;后期辨证治疗可以巩固疗效。

（1）针灸治疗

1）内伤头痛:中风肝风内动证可采用"十宣放血法";痰浊蒙窍证取太阳、头维、丰隆、阴陵泉等穴;瘀血痹阻证取血海、合谷、三阴交、阿是穴。

2）外伤头痛:以太阳、风池、百会为主穴。风寒配风门、合谷;风热配曲池、合谷;风湿配合谷、头维、阴陵泉。

针灸的辨证治疗如表6-4-1所示。

表6-4-1　急性头痛的针灸辨证治疗

辨证	外感头痛	内伤头痛
治则	祛风通络,散邪止痛	疏通经络,清利头窍,滋养脑髓
主穴	百会、太阳、风池、列缺	百会、头维、风池
配穴	风寒:加风门、合谷 风热:加大椎、鱼际 风湿:加偏历、阴陵泉	肝阳上亢:太冲、太溪、侠溪 痰浊:太阳、中脘、丰隆、阴陵泉、头维 瘀血:阿是穴、内关、血海 血虚:气海、膈俞、足三里 肾虚:太溪、肾俞、悬钟

（2）急救中成药:醒脑静注射液常用于治疗痰热蒙窍、肝阳上亢型头痛,热毒灵注射液用于治疗风热型头痛,瘀血痹阻型头痛可选用川芎嗪注射液、苦碟子注射液等。

3. 中医辨证论治　急性头痛是指以头痛为主症,起病急骤,或慢性头痛突然加重,疼痛较剧烈者。

（1）治疗原则:外感头痛属实证,以风邪为主,故治疗主以疏风,兼以散寒、清热、祛湿。内伤头痛多属虚证或虚实夹杂证,虚者以滋阴养血、益肾填精为主;实证当平肝、化痰、行瘀;虚实夹杂者,酌情兼顾并治。

（2）证治分类

1）外感头痛

①风寒头痛

证候:头痛连及项背,常有拘急收紧感,或伴恶风畏寒,遇风尤剧,口不渴,苔薄白,脉浮紧。

治法:疏风散寒止痛。

选方:川芎茶调散加减。

②风热头痛

证候:头痛而胀,甚则头胀如裂,发热或恶风,面红目赤,口渴喜饮,大便不畅,或便秘,溲赤,舌尖红,苔薄黄,脉浮数。

治法:疏风清热止痛。

选方:芎芷石膏汤加减。

③风湿头痛

证候:头痛如裹,肢体困重,胸闷纳呆,大便或溏,苔薄白,脉濡。

治法:祛风胜湿通窍。

选方:羌活胜湿汤加减。

2)内伤头痛

①肝阳头痛

证候:头昏胀痛,两侧为重,心烦易怒,夜寐不宁,口苦面红,或兼胁痛,舌红苔黄,脉弦数。

治法:平肝潜阳息风。

选方:天麻钩藤饮加减。

②痰浊头痛

证候:头痛昏蒙,胸脘满闷,纳呆呕恶,舌苔白腻,脉滑或弦滑。

治法:健脾燥湿,化痰降逆。

选方:半夏白术天麻汤加减。

③瘀血头痛

证候:头痛经久不愈,痛处固定不移,痛如锥刺,或有头部外伤史,舌紫暗,或有瘀斑、瘀点,苔薄白,脉细或细涩。

治法:活血化瘀,通窍止痛。

选方:通窍活血汤加减。

问题5:急性头痛留院观察的指征是什么?

思路:

1. 症状持续未获缓解。

2. 诊断不明的剧烈头痛。

3. 颅脑外伤后头痛。

问题6:急性头痛的住院指征是什么?

思路:

1. 所有急症病因患者。

2. 器质性病变相关头痛。

3. 院外难以控制的头痛。长期偏头痛,剧烈呕吐,不能进食。

4. 顽固性呕吐病例。

5. 有明确内、外科疾病的复杂性头痛。

6. 颅内感染、占位、出血、血栓。

7. 下列情形收入监护病房:①急性脑血管意外;②颅内压增高;③外伤后剧烈头痛;④颅内感染;⑤怀疑动脉瘤;⑥高血压急症。

问题7:头痛的出院标准是什么?

思路:头痛的出院标准为偏头痛、紧张性头痛、丛集性头痛症状缓解。明确告诫患者及家属,如头痛加重、精神意识状态改变、神经功能缺陷时及时就诊。神经内科随诊。

【临证备要】

1. 急性头痛需要在西医明确疾病诊断的前提下进行中医的辨证诊断,在确保患者安全的前提下提高临床疗效。

2. 急性头痛的中医病因病机可分为外感与内伤两个方面。病因有感受外邪、情志失调、先天不足、房事不节、饮食劳倦、体虚久病、头部外伤或久病入络(表6-4-2、表6-4-3)。

表6-4-2　急性外感头痛的病因病机

病因	兼夹	病机
风邪为主	风邪夹寒	凝滞血脉,络道不通,不通则痛
	风邪夹热	风热炎上,清空被扰,而发头痛
	风邪夹湿	阻遏阳气,蒙蔽清窍,可致头痛

表6-4-3　急性内伤头痛的病因病机

病位	病因	病机
肝	肝失疏泄	气郁化火,阳亢火升
	肝肾阴虚,肝阳偏亢	上扰清窍而致头痛
肾	房劳、先天不足	肾精久亏,髓海空虚,发为头痛
脾	脾虚气血亏虚	清阳不升,头窍失养
	脾失健运	痰浊内生,阻塞气机,浊阴不降,清窍被蒙
瘀血	瘀血阻滞经络	血行不畅,不通则痛

急性头痛诊疗流程图

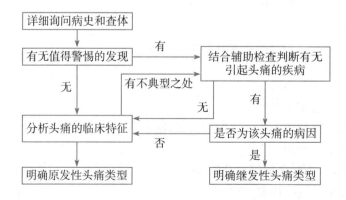

（方晓磊）

复习思考题

案例分析：

张某，男，46岁。晨起突然出现剧烈头痛，伴有恶心、喷射状呕吐，意识不清，呼吸急促，面色通红，由急救车送至急诊。生命体征：体温36.8℃，血压220/110mmHg，脉搏120次/min，呼吸30次/min。查体：双侧瞳孔等大等圆，直径3mm，对光反射迟钝。双肺呼吸音粗，未闻及干湿啰音，心率120次/min，律齐，心脏各瓣膜未闻及病理性杂音。腹软，无压痛、反跳痛，肝脾肋下未触及，肠鸣音3次/min。四肢无水肿。四肢肌力查体不能配合，肌张力正常，颈项强直(-)，脑膜刺激征(-)，左侧巴宾斯基征(+)。舌质红苔白，脉弦数。既往有高血压病史10年，否认癫痫病史。

请分析：

（1）该患者是否需要送入抢救室？

（2）该患者可能的西医疾病诊断是什么？

（3）应采取的治疗措施有哪些？

第五节　急性胸痛

PPT 课件

 培训目标

1. 掌握急性胸痛的常见病因及诊断流程。
2. 掌握急性冠脉综合征、主动脉夹层、肺栓塞的诊断要点及处理原则。
3. 掌握急性胸痛的中医病因病机、分型论治及急救处理。

急性胸痛是指颈与胸廓下缘之间脏器、组织、体表的急性疼痛，是临床常见急症。急性胸痛的病因复杂，病情轻重不一。多数情况下急性胸痛可能预示着严重的不良预后，如果被误诊或漏诊就有可能导致严重的后果。在临床急诊工作中，应首先确定就诊的急性胸痛患者是否患有急性冠脉综合征、主动脉夹层、肺栓塞、张力性气胸等危及生命的疾病。

中医认为胸痛是由于外伤、邪热、阴寒、瘀血、痰浊等阻遏心、肺、胸膈、食管，壅结胸中，气滞血瘀所致，是以自觉胸部闷痛，甚则胸痛彻背、喘息不得平卧为主症的一种病证。

【典型案例】

男性患者，因胸痛1天加重2小时来诊。伴胸闷气短，舌胖大，苔腻，脉滑。既往体健，有长期大量吸烟史。心电图提示ST-T改变。

问题1：通过病史采集，可以获得的临床信息有哪些？为了明确诊断和证型，需要补充哪些病史资料？

思路：患者男性，胸痛伴胸闷、气短，胸痛有急性加重史，既往长期大量吸烟，心电

图提示异常。为了明确诊断,需补充了解以下病史:

1. 患者的年龄,以及胸痛发生的部位、性质、时间、诱发因素、缓解方式,以及疼痛放射的部位、伴随症状等。

2. 监测生命体征,体格检查应全面,如双上肢血压、心脏及颈部血管杂音等。

3. 针对性选择理化检查项目,心电图异常提示高危胸痛。

完善病史:男性,46 岁,形体肥胖,无明显诱因出现胸骨后及心前区压榨样疼痛,伴紧缩感,放射至左侧手臂、手指,间断发作,每次症状持续几分钟至几小时不等,伴胸闷痞满,周身困重。心尖区可闻及 4/6 级收缩期吹风样杂音。心电图提示 Ⅱ、Ⅲ、aVF 导联 ST 段弓背向上抬高;心肌损伤标志物显著升高。

知识点 1

胸痛患者病史信息的采集

病史采集中应重点询问胸痛的部位、放射部位、疼痛性质、持续时间、诱发因素、缓解方式、伴随症状、发病年龄等。另外,还应了解既往史、外伤史、用药史、中毒史。全面而有重点的体格检查,有助于区分高危及低危胸痛。适时恰当地选用心肌酶、肌钙蛋白、D-二聚体等实验室检查,心电图、胸部 X 线、胸部 CT 血管成像(CTA)、心脏彩超等辅助检查,能为进一步判断高低危胸痛提供客观依据。密切观察患者生命体征变化,做好必要的抢救准备。

1. 问诊

(1) 发病年龄:青壮年的急性胸痛,应注意自发性气胸、心肌炎、心肌病、风湿性心脏病。40 岁以上发生急性胸痛者,应注意心绞痛、心肌梗死与主动脉夹层的可能性。

(2) 胸痛部位:位于胸骨后的胸痛,常提示心绞痛、急性心肌梗死、主动脉夹层、食管疾病及纵隔疾病等;以心前区为主的胸痛,见于心绞痛、急性心包炎、左侧肋间神经炎、肋软骨炎、带状疱疹等;胸部侧面的疼痛,往往发生于急性胸膜炎、急性肺栓塞、肋间肌炎;肝脏或膈下病变可以表现为右侧胸痛;局限于心尖区或左乳头下方的胸痛,多为心脏神经症等引起的功能性胸痛,也可以是脾曲综合征等。

(3) 胸痛放射部位:与胸痛部位一样,放射部位也是提示胸痛病因的重要线索。放射到颈部、下颌、左臂尺侧的胸痛往往是心脏缺血性胸痛的典型症状,此外也可见于急性心包炎。放射到背部的胸痛可见于主动脉夹层、急性心肌梗死。放射到右肩的右胸痛常常提示可能为肝胆或膈下病变。

(4) 胸痛性质:心绞痛呈绞榨样并有重压窒息感,心肌梗死则疼痛更为剧烈并有恐惧、濒死感;夹层动脉瘤常突然发生胸背部撕裂样疼痛;肺梗死可突然发生胸部剧痛或绞痛;胸膜炎常呈隐痛、钝痛或刺痛;食管炎多呈烧灼痛;肋间神经痛为阵发性灼痛或刺痛;带状疱疹呈刀割样或灼热样疼痛。

(5) 胸痛时限:疼痛持续的时间对胸痛具有较强的鉴别诊断价值,特别是对于心肌缺血性胸痛与非心肌缺血性胸痛的鉴别。一瞬间或持续不超过 15 秒的胸痛,不支持心肌缺血性胸痛诊断,而更可能为肌肉骨骼神经性疼痛、食管裂孔疝导致的疼痛或功能性疼痛;持续 2~10 分钟的胸痛,多为稳定性胸痛;持续 30 分钟以上甚至数小时的胸痛,可以是急性心肌梗死、心包炎、主动脉夹层、带状疱疹、骨骼疼痛,这些疾病疼痛的持续时间长,不易在短时间内缓解。

（6）诱发或缓解因素:心绞痛发作可在劳累或精神紧张时诱发,休息后或含服硝酸甘油后于 1~2 分钟内缓解,而服药对心肌梗死所致的疼痛无效;食管疾病多在进食时发作或加剧,服用抗酸药和促胃动力药可减轻或消失;胸膜炎、自发性气胸的胸痛常因咳嗽或深呼吸而加剧,屏气时可以减轻;胸壁疾病所致的胸痛常于压迫局部或胸廓活动时加剧,局部麻醉后痛即缓解;肌肉骨骼或神经性胸痛往往在触摸或胸部运动时加重,而功能性胸痛多与情绪波动有关,常在活动后好转;过度通气性胸痛则因呼吸过快诱发,用纸袋罩住口鼻,增加呼吸道死腔后胸痛可缓解;某些胸痛常有特定的缓解体位,如心包炎所致胸痛取坐位及前倾位时可缓解;二尖瓣脱垂所致胸痛平卧位可缓解,食管裂孔疝所致胸痛则立位缓解。

（7）伴随症状:不同病因引起的胸痛有不同的伴随症状。伴皮肤苍白、大汗、血压下降或休克可见于急性心肌梗死、主动脉夹层、主动脉窦瘤破裂或急性肺栓塞;伴咯血提示可能是肺栓塞、支气管肺癌等呼吸系统疾病;伴随发热可见于大叶性肺炎、急性胸膜炎、急性心包炎等急性感染性疾病;伴有吞咽困难的胸痛则提示食管疾病的存在;当胸痛患者出现明显的焦虑、抑郁、叹气症状时应考虑心脏神经症等功能性胸痛的可能。

2. 体格检查

（1）生命体征:测血压、脉搏、呼吸、体温等,怀疑主动脉夹层时应测四肢血压。

（2）颈部:检查有无异常血管搏动。有时主动脉弓部的夹层可以在胸骨上窝出现异常搏动;颈静脉充盈或怒张可见于心脏压塞、肺栓塞等引起的急性右心衰竭;尚需注意气管有无偏移等。

（3）胸部:胸廓有无单侧隆起,有无局部皮肤异常,有无触痛、压痛;肺部呼吸音改变情况,有无胸膜摩擦音;心界大小,心音强弱、杂音及心包摩擦音等。

（4）腹部:有无压痛,尤其是剑突下、胆囊区部位。

（5）下肢:怀疑肺栓塞者应检查下肢是否有深静脉血栓形成等。

3. 理化检查　血常规、尿常规、便常规、心肌酶、肌钙蛋白、D-二聚体、动脉血气分析、心电图、胸部 X 线、心脏彩超、腹部 B 超、主动脉螺旋 CT、冠状动脉造影等。

所有急性胸痛的患者就诊后应立即完成 12 导联心电图检查。心电图异常提示为高危心源性胸痛。心肌损伤标志物对急性心肌梗死具有较好的敏感性,有助于诊断和鉴别诊断。高度怀疑急性冠脉综合征(acute coronary syndrome, ACS)的急性胸痛患者,要动态观察心电图、心肌损伤标志物的变化。床旁心脏超声检查有助于发现心包积液、主动脉夹层等。

知识点 2

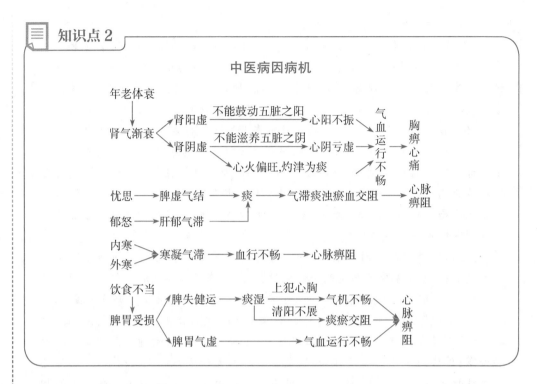

问题 2:急性胸痛常见于哪些疾病？诊断要点是什么？

思路:结合患者病史特点,心脏听诊及心电图、心肌损伤标志物等要点,考虑为 ST 段抬高型急性冠脉综合征。

知识点 3

急性胸痛常见疾病的诊断要点

1. 急性冠脉综合征(ACS)　是指由于冠状动脉斑块破裂(或侵蚀)致血栓形成和急性狭窄或闭塞而产生的临床综合征。ACS 包括 ST 段抬高心肌梗死(STEMI)、非 ST 段抬高心肌梗死(NSTEMI)和不稳定型心绞痛(UA)。其中,后两种类型统称为非 ST 段抬高型急性冠脉综合征(NSTE-ACS)。

(1) STEMI 诊断要点

1) 典型表现:胸骨后及心前区疼痛,常为压榨样、紧缩感,甚至濒死感,放射至左侧手臂、手指,持续数分钟至数小时不等,伴或不伴心律失常。

2) 心电图:2 个或 2 个以上相邻导联 ST 段抬高≥1mm;新发的左束支传导阻滞;缺血相关导联的 T 波高耸提示为 STEMI 超急性期;在既往合并束支传导阻滞的患者中,对比发病前的心电图有重要的鉴别意义。

3) 心肌损伤标志物:cTnI 或 cTnT、肌红蛋白、CK-MB 急性期内出现升高;心脏彩超示新发室壁运动障碍。

(2) NSTE-ACS 诊断要点

1) UA:有 ACS 的症状,但心肌损伤标志物正常,或 cTnT 轻度升高。

2）NSTEMI：有 ACS 的症状，ST 段不变或压低，心肌损伤标志物升高。

3）危险分层对于 ACS 患者的预后判断和治疗策略选择具有重要价值。STEMI 患者具备如下危险因素：高龄、女性、收缩压<100mmHg、心率>100 次/min、肺部啰音、Killip 分级 Ⅱ~Ⅳ级、心房颤动、前壁心肌梗死、cTn 显著升高、既往有心肌梗死病史、糖尿病等预示死亡风险增高。

2. **主动脉夹层** 由于主动脉内膜撕裂，血液进入血管壁内，造成主动脉剥离或破裂。约半数的主动脉夹层由高血压引起，尤其是急进性及恶性高血压，或者长期未予控制及难以控制的顽固性高血压。本病凶险，死亡率极高。

诊断要点：

（1）常以骤然发生的剧烈胸痛为主，其性质多为刀割样、撕裂样或针刺样的持续性疼痛，程度难以忍受，可伴有烦躁、面色苍白、大汗、四肢厥冷等休克表现。

（2）胸痛的部位与夹层的起源部位密切相关，随着夹层血肿的扩展，疼痛可随之向近心端或远心端蔓延。

（3）伴随症状及体征也与夹层累及的部位相关。夹层累及主动脉根部，可导致主动脉瓣关闭不全及反流，查体可闻及主动脉瓣杂音；夹层破入心包引起心脏压塞，临床出现贝氏三联征（颈静脉怒张、脉压减小、心动过速）；累及无名动脉或颈总动脉，可导致脑血流灌注障碍，而出现头晕、嗜睡、失语、定向力障碍、肢体瘫痪等表现；血肿压迫锁骨下动脉可造成脉搏短绌、双侧收缩压和/或脉搏不对称等；夹层累及腹主动脉或肠系膜动脉，可伴有反复腹痛、恶心、呕吐、黑便等症状；累及肾动脉时，可引起腰痛、少尿、无尿、血尿，甚至急性肾衰竭。

（4）主动脉 CT 血管成像是首选的影像学检查。经胸和/或食管超声心动图可辅助诊断部分累及主动脉根部的主动脉夹层。部分主动脉夹层患者的胸片可见纵隔增宽。

3. **肺栓塞** 包括肺血栓栓塞症、脂肪栓塞综合征、羊水栓塞等。其中，肺血栓栓塞症为最常见类型，通常肺栓塞所指的即为肺血栓栓塞症。深静脉血栓形成是引起肺血栓栓塞症的主要血栓来源，多发生于下肢或骨盆深静脉。本病容易漏诊，预后凶险，死亡率高。

诊断要点：

（1）有骨折、创伤、手术、恶性肿瘤和口服避孕药等危险因素或病史。

（2）呼吸困难及气促是肺栓塞最常见的症状，见于 80% 的肺栓塞患者。严重者可出现烦躁不安、惊恐，甚至濒死感，可能与低氧血症有关；晕厥或意识丧失可以是肺栓塞的首发或唯一症状。

（3）呼吸频率增快是最常见的体征，可伴有口唇发绀。循环系统体征主要为急性肺动脉高压、右心功能不全及左心室心搏量急剧减少。常见心动过速、肺动脉瓣第二心音亢进或分裂、颈静脉充盈或异常搏动、三尖瓣反流产生的心脏杂音、右心奔马律、肝大、肝颈静脉反流征阳性、下肢水肿等体征。

（4）多数急性肺栓塞患者血气分析 $PaO_2<80mmHg$ 伴 $PaCO_2$ 下降。血浆 D-二聚体阴性基本排除急性肺栓塞可能。肺动脉造影、放射性核素肺通气/血流灌注扫描、下肢深静脉超声可发现栓子病灶。

4. 呼吸系统疾病　如气胸、胸腔积液、胸膜炎等，常伴有咳嗽、咳痰等症，胸片、胸部 B 超等检查有助于确诊。

5. 食管疾病　多呈烧灼样疼痛，多在进食时发作或加重，服用抗酸药或促胃动力药后减轻或消失。

6. 带状疱疹　疼痛呈持续性刀割样或烧灼样，剧烈难忍，局部可见皮疹，沿神经分布。

对于暂时无法确诊病因的患者，需进行跟踪随访，尽可能最终确定病因，以确保患者获得及时治疗。

问题3：中医如何辨证论治胸痛？其辨证要点是什么？

思路：患者形体肥胖，胸闷痞满，周身困重，舌胖大，苔腻，脉滑，辨证为痰浊闭塞证，治以祛痰开窍，通络止痛。

知识点4

胸痛的中医辨证论治

胸痛的治疗原则为先治其标，后治其本。采用调畅气机、活血化瘀、辛温通阳、豁痰泄浊等治法。权衡气血阴阳之不足，采用补气温阳、滋阴养血等治法。

分型论治：

1. 心血瘀阻

证候：刺痛固定，面晦唇青，怔忡不宁，指甲发青，发枯肤糙，舌质紫暗或见紫斑，或舌下脉络紫胀，脉沉涩。

治法：活血化瘀，通络止痛。

选方：血府逐瘀汤。

2. 痰浊闭塞

证候：闷痛痞满，口黏乏味，纳呆脘胀，身困重，恶心呕吐，痰多体胖，苔黄腻或白滑，脉滑或数。

治法：祛痰开窍，通络止痛。

选方：瓜蒌薤白半夏汤。

3. 寒凝心脉

证候：胸痛彻背，胸闷气短，心悸不宁，神疲乏力，形寒肢冷，舌质淡暗，苔白腻，脉沉无力迟缓或结代。

治法：温补心阳，散寒通脉。

选方：当归四逆汤。

4. 气滞心胸

证候:胸痛,胸闷,时欲太息,每遇情志不遂诱发或加重,或兼脘腹胀闷,得嗳气或矢气则舒,舌红,苔薄,脉弦或涩。

治法:疏肝理气,通络止痛。

选方:柴胡疏肝散。

5. 心阳不振

证候:闷痛时作,形寒心悸,面白肢凉,神疲倦怠,汗多胀肿,舌淡胖,苔薄白,脉沉迟细弱或结代。

治法:温阳宣痹,通络止痛。

选方:桂枝甘草龙骨牡蛎汤。

6. 阳脱阴竭

证候:心胸剧痛,四肢厥逆,大汗淋漓,或汗出如油,虚烦不安,皮肤青灰,手足青至节,甚则神情淡漠或神志不清,口舌青紫,脉微欲绝。

治法:回阳救逆。

选方:四逆汤合人参汤。

问题4:急性胸痛是临床常见的急危重症,其急诊抢救流程是什么?

思路:患者考虑为ST段抬高型急性冠脉综合征,急诊抢救流程参考第九章第一节"急性冠脉综合征"相关内容。

知识点5

急性胸痛的急救处理

1. 急性胸痛的处理原则

(1) 快速排除最危险、最紧急的疾病,如急性心肌梗死、主动脉夹层、肺栓塞、张力性气胸等。

(2) 对不能明确诊断的患者应常规留院观察病情演变,严防发生离院后猝死的严重心脏事件。

2. 处理流程

(1) 首先判断病情严重性,对生命体征不稳定的患者,应立即开始稳定生命体征的治疗;同时开始下一步处理。

(2) 对生命体征稳定的患者,首先获取病史和体征。

(3) 进行有针对性的辅助检查。

(4) 在上述程序完成后,对能够明确病因的患者立即开始有针对性的病因治疗,如急性心肌梗死者尽快进行冠脉再通,对急性气胸患者尽快予以胸腔闭式引流等。

(5) 对不能明确病因的患者,留院观察一段时间,一般多建议6小时左右。

3. 西医急救处理

（1）稳定生命体征及对症处理：监测生命体征、卧床休息、维持呼吸道通畅及吸氧等，适当镇痛、镇静，心肌梗死患者如胸痛剧烈难忍可给予吗啡皮下注射，维持水电解质平衡，必要时予以抗低血压及心源性休克治疗，维持血流动力学稳定。

（2）病因治疗

1）ACS 的治疗：参考第九章第一节"急性冠脉综合征"相关内容。

2）主动脉夹层的治疗

①内科治疗：缓解疼痛：吗啡 3mg 皮下注射，必要时每 5 分钟重复 1 次，总量不宜超过 15mg；控制血压和降低心率：联合应用 β 受体阻滞剂和血管扩张药，目标血压 100~120/60~80mmHg 或更低，目标心率 55~65 次/min。

②介入治疗及手术治疗：根据主动脉夹层类型，及早选择介入或手术治疗。

（3）肺栓塞的治疗

1）一般治疗：密切监测生命体征、心电图及动脉血气的变化；绝对卧床休息，保持大便通畅，避免用力；适当使用镇静、止痛、镇咳、呼吸支持等相应的对症治疗。

2）溶栓治疗：心源性休克和/或持续低血压的高危肺栓塞患者，如无绝对禁忌证，溶栓治疗是首选的疗法。对非高危患者不推荐常规溶栓治疗，但对一些中危患者，在全面考虑出血风险后，可给予溶栓治疗。溶栓治疗不用于低危患者。常用的溶栓药物有尿激酶、链激酶、重组组织型纤溶酶原激活剂。

3）抗凝治疗：怀疑肺栓塞的患者在等待进一步确诊过程中即应开始抗凝治疗。对于中、低危患者，抗凝治疗是基本的治疗措施，对高危患者予溶栓后序贯抗凝治疗。抗凝血药主要有普通肝素、低分子肝素钠、华法林、磺达肝葵钠及利伐沙班、达比加群酯等。对于一般口服华法林抗凝患者，抗凝疗程至少为 3 个月；栓子来源不明者至少抗凝治疗 6 个月；复发性静脉血栓栓塞症或危险因素长期存在者，抗凝时间 12 个月或以上，甚至终生抗凝。

4. 中医急救处理

（1）急救中成药：速效救心丸 10~15 丸舌下含服，以行气活血止痛，缓解心绞痛；麝香保心丸 1~2 丸口服，以改善心肌供血、止痛；参麦注射液 100ml 静滴，以益气固脱，养阴生脉；参附注射液 100ml 静滴，以温阳益气固脱。

（2）针灸治疗：①针刺膻中、心俞、肺俞等穴。②平衡针：取胸痛穴（位于前臂背侧尺桡骨之间，腕、肘关节连线下 1/3 处），向上斜刺进针 1.5~2.0 寸，上下提插。

【临证备要】

1. 急性胸痛可见于任何年龄段，应注意结合病史特点，排除致命性胸痛，包括急性冠脉综合征、主动脉夹层、肺栓塞、张力性气胸等。

2. 对即刻威胁生命的胸痛,血流动力学不稳定者,一定要先稳定生命体征,积极处理并寻找原因。

3. 所有胸痛患者都应查心电图、心肌酶、胸片等,病因仍不能明确者,注意复查,反复评估。

4. 经过反复评估、完善相关检查仍未发现问题,家属要求回家或转院者,一定要履行告知和完成签字手续。

急性胸痛诊疗流程图

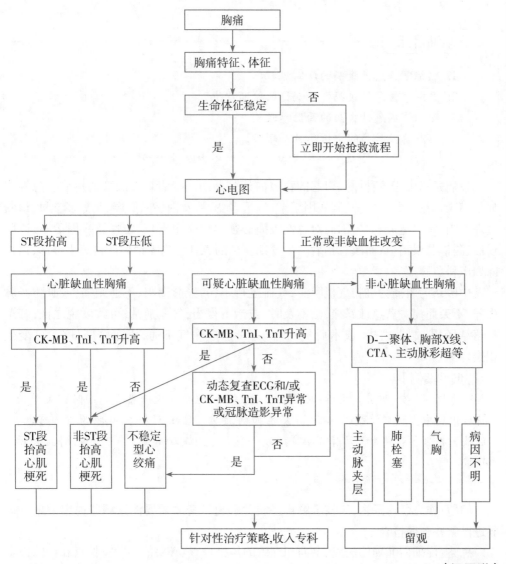

（杨思进）

扫一扫
测一测

PPT 课件

06章06节PPT

 复习思考题

1. 引起急性胸痛的常见疾病有哪些？其诊断要点和处理原则是什么？
2. 简述急性胸痛的急救处理。

第六节　急　性　腹　痛

 培训目标

1. 熟练掌握急性腹痛的诊断流程。
2. 熟练掌握急性腹痛常见病证的诊断要点。
3. 熟练掌握急性腹痛的西医急救处理。
4. 熟悉急性腹痛的中医急救处理。

腹痛是指由于各种原因引起的腹腔内外脏器的病变表现在腹部的疼痛。急性腹痛是临床常见的急症之一，其病因繁杂，病情多变，涉及内、外、妇产、儿等多学科，诊断处理不当，常可造成恶果，因而对急性腹痛必须尽快做出定位、定性及病因诊断，以防误诊、漏诊及误治，从而改善预后。生育期女性的急性腹痛需请妇产科医生会诊，以排除妇产科急腹症。

中医认为腹痛为脏腑气机阻滞，气血运行不畅，经脉闭阻，不通则痛；或脏腑经脉失养，不荣而痛。若急性暴痛，治不及时，或治不得当，气血逆乱，可致厥脱之证；若湿热蕴结肠胃，蛔虫内扰，或术后气滞血瘀，可造成腑气不通，气滞血瘀日久，可变生积聚。

【典型案例】

男性，42岁，职员。主诉：腹痛8小时，恶心、呕吐3次。患者8小时前大量饮酒后出现中上腹部持续性疼痛，阵发性加剧，恶心、呕吐3次，呕吐物为胃内容物，自服保护胃黏膜药物（具体不详）疼痛无缓解，且逐渐加重，病程中无明显大便异常。

问题：作为急诊医生，应该了解哪些相关病史？查体需要注意哪些内容？患者需要进行哪些辅助检查？

思路：详细而准确的病史、全面和细致的体格检查、必要的实验室检查和特殊检查是诊断急性腹痛的基础。

1. 问诊

（1）腹痛部位：腹痛的定位是病史采集的第一步，包括发病时最先疼痛的部位、腹痛的转移部位、腹痛的扩散及牵涉痛的部位。疼痛部位多为病变所在部位。如胃、十二指肠和胰腺疾病，疼痛多在中上腹部；胆囊炎、胆石症、肝脓肿等疼痛多在右上腹部;急性阑尾炎疼痛常发生在右下腹麦氏点;小肠疾病疼痛多在脐部或脐周;结肠疾病疼痛多在左下腹部;弥漫性或部位不定的疼痛见于急性弥漫性腹膜炎、机械性肠梗阻、急性出血性坏死性肠炎、腹型过敏性紫癜等。

（2）腹痛性质:突发的中上腹剧烈刀割样痛、烧灼样痛,多为胃、十二指肠溃疡穿孔;中上腹持续性隐痛多考虑慢性胃炎及胃、十二指肠溃疡;上腹部持续性钝痛或刀割样疼痛呈阵发性加剧多为急性胰腺炎;胆石症或泌尿系统结石常为阵发性绞痛;阵发性剑突下钻顶样痛是胆道蛔虫病的典型表现;持续性、广泛性剧烈腹痛伴腹壁肌紧张或板样强直,提示急性弥漫性腹膜炎。

（3）腹痛程度:梗阻或化学性刺激引起的腹痛最为剧烈,如脏器穿孔、胰腺炎、输尿管结石、胆道蛔虫病等;出血性腹痛次之,如肝脾破裂、宫外孕等;急性炎症更次之。

（4）伴随症状:腹痛的伴随症状在鉴别诊断中尤为重要。①呕吐:腹痛明显时可反射性引起恶心呕吐,一般不需特殊处理;剧烈呕吐常为肠梗阻表现,呕吐物呈酸性胃液、胆液为高位梗阻,呕吐物呈粪臭味则为低位梗阻。②发热:先发热后腹痛一般为内科疾病;先腹痛后发热则以外科疾病为主。③腹泻:多见于急性胃肠炎、急性中毒、阑尾炎等。④血便:多见于肠套叠、绞窄性肠梗阻、急性出血性坏死性肠炎、缺血性结肠炎、腹腔内大血管急性阻塞。⑤血尿:多为泌尿系统结石或感染。⑥休克:多见于急性内出血、急性梗阻性化脓性胆管炎、急性胰腺炎、绞窄性肠梗阻、胃十二指肠溃疡急性穿孔、腹腔脏器扭转、急性心肌梗死等。

（5）既往史:应重点询问既往是否有引起急性腹痛的病史、有无类似发作史、手术史、经带胎产史、外伤史及有害毒物接触史等。

该患者为中上腹部疼痛,恶心呕吐 3 次,因此可能为胃、十二指肠及胰腺疾病,也可能为胆石症、早期阑尾炎或高位肠梗阻等。追问病史,患者腹痛前饮白酒 200g,因急性胆囊炎及急性胰腺炎常见诱因是饮酒及油腻饮食,因此高度怀疑此类疾病。

2. 体格检查

（1）视诊:应观察腹壁有无切口瘢痕、腹股沟嵌顿疝、肠型及肠蠕动波。腹式呼吸减弱或消失多见于弥漫性腹膜炎;舟状腹多为急性胃、十二指肠溃疡穿孔的早期表现;全腹膨隆多见于肠梗阻、肠麻痹、急性内脏出血;上腹胀满见于急性胃扩张;肠型和蠕动波见于肠梗阻。

（2）触诊:检查的重点是压痛、反跳痛、腹肌紧张的部位和程度,是诊断腹部疾病的重要环节。急性胃肠穿孔可见压痛、反跳痛、腹肌紧张呈板状腹;局限性腹膜炎可见局部腹肌紧张;弥漫性腹膜炎可见全腹硬如板状;结核性腹膜炎的腹壁多呈柔韧感。

（3）叩诊:移动性浊音多提示内脏出血、腹膜炎;肝浊音界消失和缩小多提示胃肠穿孔或高度肠胀气;全腹叩诊鼓音多为肠梗阻;肾区叩击痛多为泌尿系统结石。

（4）听诊:主要检查肠鸣音存在、亢进或消失,肠鸣音减弱或消失见于腹膜炎、肠麻痹;肠鸣音亢进见于肠道炎症;气过水声为机械性肠梗阻的典型表现;上腹部震水声多见于幽门梗阻或急性胃扩张。

（5）直肠指诊:直肠指诊有时可发现对腹痛诊断有重要意义的线索,应列为常规检查。对盆腔脓肿、肿瘤、肠套叠、肠梗阻、阑尾炎等疾病指诊时有触痛、饱满感或触及包块,以此提供诊断线索。

　　该患者查体时听诊肠鸣音 1~2 次/min,左中上腹部、剑突下压痛阳性,高度怀疑急性胰腺炎。

　　3. 理化检查　急性腹痛患者需根据病情选择血常规、急检血生化、血气分析、血淀粉酶、脂肪酶、腹腔穿刺等常规或生化检查,以及腹部影像学检查、心电图、内镜检查等。该患者血常规示白细胞计数 15.8×10^9/L,中性粒细胞百分比 92.4%,提示腹部有炎症,血淀粉酶 578U/L,支持急性胰腺炎诊断,无高血糖、低血钙、低血氧及酸碱平衡失调,提示轻型胰腺炎,立位腹部平片未见气液平面及膈下游离气体,可排除急性消化道穿孔及肠梗阻,腹部 CT 提示胰腺肿大,支持急性轻型胰腺炎诊断。

> ### 知识点 1
>
> #### 西医常见疾病的诊断
>
> 　　1. 胃、十二指肠溃疡穿孔　多有溃疡病史或服用非甾体抗炎药等诱因,突发上腹部撕裂样或刀割样疼痛,迅速扩散至全腹,伴恶心呕吐。全腹压痛、反跳痛,腹肌紧张呈板状腹,肝浊音界减小,移动性浊音,肠鸣音减弱或消失。立位 X 线检查可见膈下游离气体,血常规见白细胞增高。
>
> 　　2. 急性胰腺炎　常有胆囊炎或胆石症病史及暴饮暴食、高脂饮食等诱因。突发剧烈上腹部疼痛,常向背部放射,伴腹胀、恶心、呕吐、发热,黄疸等;重症可见腹膜炎及心动过速、血压下降等休克表现;腰脐部皮肤青紫[格雷·特纳(Grey Turner)征、卡伦(Cullen)征]。血淀粉酶、脂肪酶及尿淀粉酶测定是本病诊断的主要手段之一。血钙低于 2.0mmol/L 与血糖高于 11.0mmol/L 提示病情危重。血白细胞计数、动脉血气分析对病情程度的分期有意义,超声、CT 及 MRI 可显示病变程度,作为病情严重程度分级及预后判别的标准。
>
> 　　3. 急性阑尾炎　典型的腹痛开始发作于中上腹或脐周,6~8 小时后转移并局限于右下腹,伴恶心、呕吐,严重时出现中毒症状。右下腹麦氏点压痛是本病的重要体征。出现反跳痛、腹肌紧张、肠鸣音减弱或消失等提示炎症加重,可见化脓、坏疽或穿孔等病理改变。血常规检查可见白细胞计数升高,腹部平片、B超检查均可协助诊断。
>
> 　　4. 急性梗阻性化脓性胆管炎　急性起病,腹痛、寒战、发热及黄疸,可出现休克和意识障碍。脉搏和呼吸增快,体温达 39~40℃,有明显的腹膜刺激征,肝大并有触痛,胆囊亦肿大。本病的理化检查中常见血常规白细胞计数及中性粒细胞数升高,细胞质内出现中毒性颗粒。血清胆红素、谷丙转氨酶、碱性磷酸酶、谷氨酰转肽酶升高。B超、CT 及 MRI 可显示肝肿大、肝内胆管及胆总管扩张,胆管内结石、虫体及肿瘤的影像;内镜逆行胰胆管造影及经皮经肝胆道造影可准确地显示梗阻的部位及结石、虫体、肿块等。
>
> 　　5. 急性肠梗阻　主要表现为痛、吐、胀、闭。阵发性绞痛多在腹中部或偏于梗阻所在的部位。早期呕吐呈反射性,吐出物为食物或胃液。腹胀程度与梗阻部位有关,高位肠梗阻腹胀不明显,低位肠梗阻及麻痹性肠梗阻腹胀遍及全腹,

停止肛门排气排便。机械性肠梗阻常可见肠型和蠕动波,单纯性肠梗阻可有轻度压痛,但无腹膜刺激征。绞窄性肠梗阻有固定压痛和腹膜刺激征,压痛的包块常为受绞窄的肠袢。绞窄性肠梗阻时腹腔有渗液,移动性浊音阳性。机械性肠梗阻有肠鸣音亢进、气过水声或金属声。麻痹性肠梗阻时肠鸣音减弱或消失。立位或侧卧位 X 线片见多个液平面及气胀肠袢。

6. **急性肠系膜上动脉栓塞**　临床表现为突发剧烈持续性腹痛,伴有呕吐或腹泻。腹痛以症状和体征分离为特征:初期腹痛剧烈而腹部体征轻微;当呕吐血性水样物或排暗红色血便时,腹痛症状反而减轻,但腹膜刺激征、肠鸣音减弱等体征却明显。腹部叩诊有移动性浊音时,腹腔穿刺可抽出血性渗出液,提示肠管已发生梗死。选择性肠系膜上动脉造影是诊断急性肠系膜上动脉栓塞的金标准,可以在肠梗死及剖腹探查术前明确诊断。CT 血管成像诊断的特异性和敏感性可高达 100% 和 73%。

7. **胆道感染、胆石症**　好发于中年以上女性,可有类似发作史,腹痛发作与油腻饮食有关。以右上腹剧烈绞痛阵发性加剧,并向肩背部放射为特点。胆道结石超声表现多为高振幅回声及声后阴影。

8. **胆道蛔虫病**　患者多有蛔虫病史,多见于青少年及儿童,痛前常有服驱蛔虫药史。腹痛以上腹剑突下阵发性剧烈绞痛,有钻顶感,并有明显间歇期为主。早期血常规白细胞及中性粒细胞计数正常或轻度升高,出现合并症时则显著增高,嗜酸性粒细胞多增高。呕吐物、十二指肠引流液、胆汁或粪便中可查见蛔虫虫卵。

9. **泌尿系统结石**　以侧腹部阵发性剧烈绞痛,并向会阴部或腰部放射为主症,腰部有叩击痛,尿常规可见大量红细胞。

10. **急性胃肠炎**　多表现为上腹部、脐周或全腹阵发性绞痛,常有饮食不洁史,伴有呕吐或腹泻,腹软,无固定压痛,肠鸣音亢进,便常规可见大量白细胞。

11. **心绞痛、心肌梗死**　多见于中老年人,有高血压、动脉硬化等病史。多表现为胸骨后或上腹部压迫性发闷或紧缩性疼痛,疼痛常向左肩、左臂或颈部放射。心电图检查可见典型的 ST 段和 T 波改变。

12. **宫外孕破裂**　以一侧下腹部剧烈腹痛扩展至全腹为主要临床表现,伴面色苍白、休克,下腹部压痛、反跳痛。妇科检查可见宫颈抬举痛,后穹窿穿刺可见血性液体。

13. **卵巢囊肿蒂扭转**　多表现为一侧下腹部阵发性剧烈绞痛,痛侧下腹部有压痛、反跳痛,妇科双合诊检查可触及包块。

知识点 2

中医辨证论治

1. 寒邪内阻

证候:腹痛拘急,遇寒痛甚,得温痛减,恶寒身蜷,手足不温,口淡不渴,小便清长,大便清稀或秘结,舌质淡,苔白腻,脉沉紧。

治法：散寒温里，理气止痛。

选方：良附丸合正气天香散加减。

2. 湿热壅滞

证候：腹部胀满，痞满拒按，胸闷不舒，烦渴引饮，潮热汗出，大便秘结或溏滞不爽，小便短黄，舌质红，苔黄燥或黄腻，脉滑数。

治法：泄热通腑，行气导滞。

选方：大承气汤加减。

3. 饮食积滞

证候：腹部胀满，疼痛拒按，嗳腐吞酸，恶食呕恶，痛而欲泻，泻后痛减，粪便奇臭或大便秘结，舌苔厚腻，脉滑。

治法：消食导滞，理气止痛。

选方：枳实导滞丸加减。

4. 肝郁气滞

证候：腹痛胀闷，痛无定处，痛引少腹，或兼痛窜两胁，时作时止，得嗳气或矢气则舒，遇忧思恼怒则剧，舌质红，苔薄白，脉弦。

治法：疏肝解郁，理气止痛。

选方：柴胡疏肝散加减。

5. 瘀血内停

证候：少腹疼痛，痛势较剧，痛如针刺，痛处固定，甚则腹有包块，经久不愈，舌质紫暗，脉细涩。

治法：活血化瘀，和络止痛。

选方：少腹逐瘀汤加减。

6. 中虚脏寒

证候：腹痛绵绵，时作时止，喜温喜按，饥饿、劳累后加重，得食、休息后痛减，形寒肢冷，神疲乏力，气短懒言，胃纳欠佳，面色无华，大便溏薄，舌质淡，苔薄白，脉沉细。

治法：温中补虚，缓急止痛。

选方：小建中汤加减。

知识点 3

急性腹痛的急救处理原则

1. 西医急救处理

（1）快速评估：迅速检查呼吸、脉搏、血压、神志和体温，并据病情及时给予对症处理。

1）危重：先救命后治病。如腹主动脉瘤破裂、异位妊娠破裂并休克等，快速纠正休克、给予生命支持，采用急诊手术或介入方法控制出血。

2）较重:诊断治疗结合。如消化道穿孔、绞窄性肠梗阻等。在尽快完成各项有关检查的同时,改善患者状况,及时请外科医师会诊,准备急诊手术或相关治疗。

3）普通:有潜在危险性。寻找危及生命的潜在因素,如消化性溃疡、胃肠炎、泌尿系统结石等。按急诊常规诊疗程序诊治,及时判读相关辅助检查结果,尽早明确诊断,切忌贻误病情。

（2）稳定生命体征:对症支持治疗。

1）防治休克,纠正电解质紊乱和酸碱平衡失调。

2）对伴有发热、有感染迹象的急性腹痛,应用抗生素有效控制感染。

3）需禁食、胃肠减压者,注意补充营养。

4）慎用镇痛药,未能排除肠坏死、肠穿孔者不用灌肠剂和泻药。

（3）去除病因:必要时剖腹探查,指征为:

1）怀疑腹腔内持续性出血。

2）怀疑有肠坏死或肠穿孔伴有严重腹膜炎。

3）经密切观察和积极治疗后腹痛不缓解,腹部体征不减轻,全身情况无好转,反而加重者。

2. 中医急救处理　以通腑、行气止痛为主。

（1）内科治疗:根据病情予大承气汤水煎内服或灌肠。

（2）中医外治:四黄水蜜外敷痛处,中药热奄包或温水袋局部热敷。

（3）平衡针

主穴:①胃痛穴（口角下20mm,以针刺三叉神经第3支后出现的针感为宜）:男取左侧,女取右侧,平刺,向对侧口角下进针25~40mm,针感以局部酸、麻、胀为主;②腹痛穴:腓骨小头前下方凹陷处,以针刺腓总神经或腓浅神经后出现的针感为宜,采用上下提插针刺法,直刺,进针25~40mm。

配穴:伴有恶心呕吐者加胸痛穴,以针刺前臂背侧皮神经和骨间背侧神经出现的针感为宜,采用上下提插针刺法,斜刺,进针40~50mm,针感以局部酸、麻、胀为主。获得针感后立即出针,针刺时间在3秒以内。

（4）体针与电针:以上脘、中脘、梁门、天枢、气海、关元、足三里、合谷、内关等穴为主。由于急腹症多属里实热证,故多用泻法。

（5）穴位注射:根据不同病证采用不同的药物与穴位治疗。如胆道蛔虫病,取鸠尾穴,用阿托品0.5mg注射;胆绞痛,取胆囊穴,用维生素K_3 4mg注射;阑尾炎,取阑尾穴,用红花注射液1ml注射。

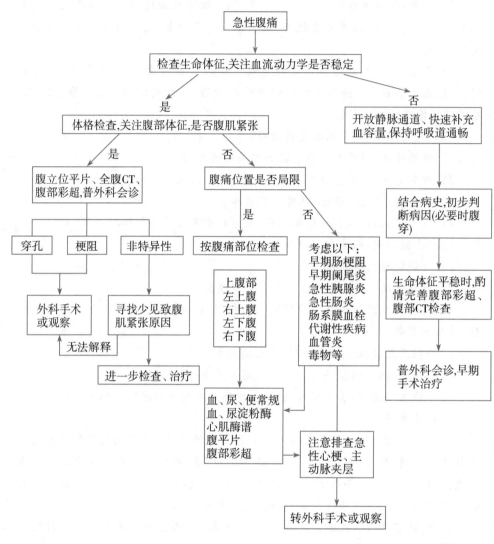

急性腹痛诊疗流程图

（房 莉）

扫一扫
测一测

? 复习思考题

案例分析：

患者，男，65岁，患胃溃疡9年余。近1个月来，上腹部胀满不适，反复呕吐带酸臭味的宿食，呕吐后自觉胃部舒适。

查体：皮肤干燥、弹性差，唇干；上腹部膨隆，可见胃型和蠕动波，手拍上腹部可闻及振水声。经检查后拟行手术治疗而收治入院。

请分析：

（1）胃溃疡的好发部位。

（2）目前该患者最主要的护理问题是什么？

第七节 急性出血

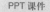

PPT 课件

> **培训目标**
>
> 1. 熟练掌握急性出血相关疾病的特点。
> 2. 掌握急性出血相关疾病的诊断流程。
> 3. 掌握急性出血相关疾病的中西医急救处理。
> 4. 了解急诊内镜检查的时机及内镜下止血的方法。

出血是临床许多内、外科疾病的伴随症状,其定义为血液自心、血管腔溢出,外出的血液溢入体腔或组织内者称为内出血;血液流出体外者称为外出血。因机体自身的出、凝血调节机制,出血轻者可自行停止,但急性大量出血或慢性长时间出血则会对机体造成不同程度的影响,主要表现为头晕、乏力等症状,出血量大、重要器官出血或出血性休克可导致死亡。

急性出血一般起病急、出血量大,临床当引起高度重视,为明确出血原因,必须将临床及实验室资料综合分析,并结合当前出血情况以得出正确结论。

急性出血属中医"血证"范畴,是指由多种原因引起火热熏灼或气虚不摄,致使血液不循常道,或上溢于口鼻诸窍,或下泄于前后二阴,或渗出于肌肤所导致的病证。

【典型案例】

女性,49 岁。因吐血伴意识不清半小时于 2013 年 3 月 15 日送入抢救室。患者半小时前如厕时突发吐血,色鲜红、量多,被发现时意识不清,摔倒在地,四肢抽搐。急救人员到达现场时患者唇及四肢末梢发绀,SaO_2 低,予面罩吸氧,转送途中又吐鲜血 1 次,量约 200ml。

问题 1:应完善哪些病史? 进行哪些进一步检查?

思路:既往史:16 年前患"左上肺结核",于当地医院正规治疗 2 年,复查提示已治愈。4 年前发作大咯血 1 次,住院治疗 1 个月后出院。

查体:血压 80/40mmHg,呼吸 24 次/min,储氧面罩吸氧下 SaO_2 60%~70%,意识模糊,双侧瞳孔无特殊,心率 120 次/min,律齐,左肺呼吸音低,双肺可闻及干湿啰音,全身发绀明显,四肢冰冷。生理反射存在,病理反射未引出。

入 EICU 时查体:体温 37.2℃,脉搏 74 次/min,呼吸 18 次/min,血压 108/64mmHg。镇静状态,带气管插管(芬太尼+咪达唑仑),平车推入病房,左肺呼吸音偏低,两肺可闻及少量细湿啰音,心率 74 次/min,律齐,无杂音。腹软无特殊。双下肢无水肿,四肢末梢皮温较低。

辅助检查:血常规:Hb 117g/L,WBC 11.9×10^9/L,NEUT% 55.5%,CRP 10mg/L,PLT 364×10^9/L;急诊生化:GLU 20.30mmol/L,AST 48U/L,Cr 54μmol/L,CK-MB 46U/L;肌钙蛋白定量<0.01μg/L;NT-proBNP 74pg/ml。

知识点 1

急性出血的诊断流程

病史询问能为急性出血的诊断提供第一手资料,在病史采集中应重点询问急性出血的起病方式、发生时间、诱发因素、前驱症状、伴随症状,以及伴随症状的加重和减轻因素;估计出血量;了解患者既往史、外伤史、服药史、中毒史;判断生命体征是否稳定;快速、准确的体格检查,有助于区分急性出血的基础疾病;判断病情是否适合立即进行相关辅助检查,必要时在病情稳定后或在监护下进行;尽早选用急诊内窥镜等辅助检查,能为急性出血的诊断提供客观依据;密切观察患者的生命体征,时刻警惕是否为威胁生命的急性大出血,及时采取挽救生命的措施。

1. 问诊

1）出血方式:血从口中呕出,首先需确定是否为上消化道出血,需与假性呕血及咯血鉴别。假性呕血是指来自鼻腔、口腔、咽部的出血,或咯血咽下后,刺激胃黏膜引起的呕吐,被误认为呕血。若为黑便,需与进食含铁食物或口服某些药物(铁剂、铋剂、活性炭)鉴别。

2）确定消化道出血的部位:一般认为上消化道出血以呕血、黑便为主,下消化道出血以鲜红血便为主。幽门以上部位出血以呕血、黑便为主,幽门以下部位出血常以黑便为主。但幽门以上如食管或胃的病变,其出血量少且出血速度较慢,常无呕血,仅见黑便;幽门以下如十二指肠的病变,出血量大且出血速度较快,血液可反流入胃,也可出现黑便伴呕血。因此,临床通过相关症状判断消化道出血部位的方式并非十分可靠。

3）初步判断消化道出血的病因:慢性周期性发作伴有上腹部节律性疼痛提示消化性溃疡;有肝病病史伴有周围血管体征者应考虑门静脉高压、食管-胃底静脉曲张;服用阿司匹林、糖皮质激素等药物和过量饮酒可发生胃黏膜损伤,引起呕血或便血;剧烈呕吐、干呕引起腹内压或胃内压骤然增高,造成贲门-食管远端黏膜和黏膜下层撕裂而引起大量出血,可诊断为食管-贲门黏膜撕裂综合征;伴发慢性消耗性体征、持续大便隐血试验阳性,可能为消化道恶性肿瘤;各种消化系统血管瘤、动静脉畸形及胃黏膜下恒径动脉破裂出血,主要表现为突然发生的呕血和柏油样大便,病势凶猛,但常由于急性发病前病灶极小而隐匿,内窥镜下不易发现;伴有黄疸及上腹部疼痛,可能为胆道或胰腺疾病造成的上消化道出血。

4）排除呼吸道出血:鉴别要点见表6-7-1。

表 6-7-1 呕血和咯血的鉴别

鉴别要点	呕血	咯血
颜色	暗红	鲜红
血中混合物	食物	痰及气泡
pH 值	酸性	碱性
伴随症状	恶心	咳嗽
病史	消化系统疾病史	呼吸系统疾病史

5）出血量的估计：每日消化道出血>5～10ml，大便隐血试验即出现阳性；每日出血量50～100ml可出现黑便；胃内积血超过250ml可引起呕血；一次出血量不超过400ml时，一般不引起全身症状；出血量超过400～500ml，可出现全身症状，如头晕、心悸、乏力等；短期内出血超过1 000ml，可出现周围循环衰竭表现，如由平卧位改为坐位时出现血压下降（下降幅度>5～20mmHg）、心率加快（增加幅度>10次/min），提示血容量明显不足，是紧急补充血容量的指征。如收缩压<80mmHg，心率>120次/min，即已进入休克状态，属严重大量出血，需紧急抢救。

2. 体格检查

1）生命体征：血压、脉搏、呼吸、体温等。

2）注意有无黄疸、周围血管体征（毛细血管扩张、蜘蛛痣、肝掌），与肝病所致的消化道出血鉴别。

3）腹部触诊：腹部仔细触诊对初步诊断会有很大帮助，如有无压痛及肿块、有无肝脾肿大，如触及肿块则首先考虑肿瘤可能。

4）肛门指诊：有助于发现肛门、直肠病变。

3. 理化检查　血常规、急诊血生化、动脉血气分析、急诊内窥镜、床旁超声、CT、MRI等。

4. 急诊检查要在保证患者生命安全的前提下进行，要时刻关注患者生命体征，及时发现和处理危险情况。

知识点2

急性出血的诊断要点

1. 西医常见疾病的诊断

（1）咯血：声门以下呼吸道或肺组织出血，并经口排出者称为咯血。其表现可以是痰中带血或大量咯血。大咯血指一次咯血量超过100ml，或24小时内咯血量超过600ml者。其临床特点有：

1）多有慢性咳嗽、支气管扩张、肺结核等呼吸系统疾病史。

2）血由肺、气道而来，经咳嗽而出，或觉喉痒胸闷，一咯即出，血色鲜红，或夹泡沫；或痰血相兼、痰中带血。

3）白细胞计数及分类、血沉、痰培养、痰检查抗酸杆菌及脱落细胞、胸部X线检查、支气管镜检或造影、胸部CT等，有助于进一步明确咯血的病因。

（2）呕血：血液由胃经口腔呕出即为呕血。短期内失血量大于1 000ml，或超过循环血量的20%者，称上消化道大出血。其临床特点有：

1）有食管炎、消化性溃疡、胃泌素瘤、急性糜烂性胃炎、消化道肿瘤、胃血管异常、门静脉高压引起的食管-胃底静脉曲张破裂等消化系统疾病史。

2）发病急骤，呕血前多有恶心、胃脘不适、头晕等症。

3）血随呕吐而出,常会有食物残渣等胃内容物,血色多为咖啡色或紫暗色,也可为鲜红色,大便色黑如漆,或呈暗红色。

4）呕吐物及大便隐血试验、纤维胃镜、上消化道钡餐造影、B超等检查可进一步明确病因。

（3）便血:血液由肛门排出,便血颜色可呈鲜红、暗红或柏油样黑色。少量出血不造成粪便颜色改变,需经隐血试验才能确定者,称为隐血。其临床特点有:

1）有消化性溃疡、炎症、息肉、憩室或肝硬化等病史。

2）大便色鲜红、暗红或紫暗,或黑如柏油样,次数增多。

3）大便隐血试验阳性。

2. 中医辨证论治　急性出血属中医学"血证"范畴,包括"咯血""呕血""便血"等。可由感受外邪、热入营血等外感病,以及情志过极、饮食不节、劳倦失度等内伤病引起。其病机有虚实之分,实证责之于火热熏灼、迫血妄行,或瘀血不去、新血不生;虚证责之于气虚不摄、血溢脉外。其病位有肺火逆乱而使血不循经,络伤外溢,自肺而出而咯血;或血由胃而来,多归于胃热壅盛,热伤胃络,或肝火横逆犯胃,胃络损伤而呕血;或脾气亏虚,统摄无能,血液外溢而呕血;或胃肠脉络受损,血液随大便排出而便血。

（1）治疗原则:急性出血治疗应分清虚实,辨证论治。实火则清热泻火,虚火当滋阴降火;气实当清气降气,气虚则补虚摄血;治血当止血、祛瘀、宁血、补虚。实证和虚证虽各有不同的病因病机,但在疾病的发生发展过程中,两者可发生转化,或呈虚实夹杂之证,临床当酌情兼顾并治。

（2）证治分类

1）咯血

①肺热壅盛

证候:咳痰色黄带血,或咯血量多,血色鲜红,口干而渴,咽痛,或伴发热,便秘溲赤,舌质红,苔黄,脉洪数。

治法:清热泻肺,凉血止血。

选方:桑杏汤合泻白散加减。

②肝火犯肺

证候:咳嗽阵作,痰中带血,或咳吐鲜血,头痛眩晕,胸胁胀痛,烦躁易怒,口苦咽干,小便黄短,舌质红,苔薄黄,脉弦数。

治法:清肝泻肺,降逆止血。

选方:咳血方合黛蛤散加减。

③阴虚肺热

证候:干咳少痰,或痰少难以咳出,咯血鲜红,血多痰少,反复咯血,颧红,手足心热,舌红,少苔或无苔,脉细数,尺脉无力。

治法:滋阴润肺,宁络止血。

选方:百合固金汤加减。

2）呕血/便血

①脾虚不摄

证候:吐血暗淡,绵绵不断,时轻时重,体倦神疲,形色憔悴,心悸,头晕,大便色黑,舌淡,苔白,脉沉细无力。

治法:益气健脾,养血止血。

选方:归脾汤加减。

②胃中积热

证候:胃脘灼痛,恶心泛呕,吐血量多,色鲜红或紫暗,或夹有食物残渣,口臭,便秘而色黑,舌红,苔黄,脉滑数。

治法:清胃泻火,凉血止血。

选方:泻心汤合十灰散加减。

③肝火犯胃

证候:吐血鲜红,口苦胁痛,心烦善怒,寐少梦多,烦躁不安,舌质红绛,脉弦数。

治法:泻肝清胃,凉血止血。

选方:丹栀逍遥散合清胃散加减。

④肠道湿热

证候:下血鲜红,肛门下坠疼痛,先血后便,大便不畅,苔黄腻,脉滑数。

治法:清热除湿,凉血止血。

选方:槐花散合地榆散加减。

⑤气血衰脱

证候:吐血或便血,盈碗倾盆,面色、唇甲苍白,心悸眩晕,烦躁口干,冷汗淋漓,四肢厥逆,尿少色黄,神志昏恍或昏迷,舌质淡红,脉细数无力或微细欲绝。

治法:益气摄血,回阳固脱。

选方:参附汤、独参汤加味。

问题2:该病例的初步诊断有哪些? 应采取哪些紧急处理措施?

思路:结合病史、查体、影像学检查,初步诊断:

1. 左肺毁损伴感染。

2. 左侧支气管动脉大出血栓塞术后窒息Ⅱ型呼吸衰竭。

3. 失血性休克。

4. 陈旧性肺结核。

紧急处理:

1. 监测生命体征,机械通气。

2. 莫西沙星 0.4g qd+头孢地嗪 2.0g bid 静滴抗感染;垂体后叶素、普鲁卡因、氨甲环酸、尖吻蝮蛇血凝酶止血,以及镇静、镇痛等对症支持治疗,稳定病情。

3. 全麻下行左肺切除术,术中见左侧胸膜广泛粘连,全肺实变,质地硬,其内充满干酪样坏死组织。肺门周围见增生的异常血管。切除左肺,观察支气管残端无明显漏气,止血后留置胸腔引流管 1 根,关胸。

知识点 3

咯血的急救处理原则

1. 西医急救处理

（1）卧床休息,避免活动:少量咯血,如痰中带血者,一般无需特殊处理,对症治疗即可;中等量的咯血应卧床休息;大量咯血则应绝对卧床休息,以患侧卧位为宜,尽量避免血液溢入健侧肺内,若不能明确出血部位,则暂取平卧位。

（2）适当镇静,对症治疗:对精神紧张、恐惧不安者,应解除不必要的顾虑,必要时可予少量镇静药。咳嗽剧烈的大咯血者,可适当给予镇咳药,注意禁用吗啡,以免过度抑制咳嗽,使血液及分泌物淤积气道,引起窒息。慢性阻塞性肺疾病患者应使用支气管扩张药。如有指征可适当使用抗生素控制感染。

（3）加强护理,密切观察:大、中量咯血者,应定时测量血压、脉搏、呼吸。鼓励患者轻微咳嗽,将血液咳出,以免滞留于呼吸道内。为防止患者用力大便,加重咯血,应保持大便通畅。对大咯血伴有休克的患者,应注意保温。须注意患者早期窒息迹象,做好抢救窒息的准备。大咯血窒息时,应立即体位引流,或用吸引器将喉或气管内的积血吸出。

（4）开放气道,保证氧供:大、中量咯血者,注意保持呼吸道通畅,及时清除口、鼻及咽中血液及其他分泌物,以免堵塞气道引起窒息。急性失血导致有效循环血量下降,适当吸氧以保证机体氧供充足,必要时行气管插管,并补充血容量。

（5）完善检查,明确诊断:包括血常规、动脉血气分析、DIC 检查、胸部 X 线检查、纤维支气管镜检查等。通过相关检查快速评估出血量、出血部位及严重程度,以便及时干预治疗。

（6）血型鉴定,及时输血:急性出血严重者可出现失血性休克而导致死亡,需快速进行血型鉴定并联系血库进行交叉配血,及时输注血液制品以保证有效循环血量;存在凝血功能障碍时可输注新鲜冰冻血浆纠正 DIC。

（7）止血药物的应用

1）垂体后叶素:可直接作用于血管平滑肌,具有强烈的收缩血管作用。

用法:垂体后叶素 5~10IU 加入 25% 葡萄糖注射液 20~40ml 中,缓慢静注（10~15 分注毕）;或垂体后叶素 10~20IU 加入 5% 葡萄糖注射液 250~500ml 中,静滴。必要时 6~8 小时重复 1 次。

用药过程中,若患者出现头痛、面色苍白、出汗、心悸、胸闷、腹痛、便意及血压升高等副反应时,应注意减慢静注或静滴速度。

2）血管扩张药：通过扩张肺血管，降低肺动脉压及肺毛细血管楔压；同时体循环阻力下降，回心血量减少，肺内血液分流到四肢及内脏循环当中，使肺动脉和支气管动脉压力降低，达到止血目的。

①酚妥拉明：为α受体阻滞剂。用法：酚妥拉明 10~20mg 加入 5%葡萄糖注射液 250~500ml 中，静滴，1 次/d，连用 5~7 日。该药副作用较少，对血容量不足者，应在补足血容量的基础上使用。

②普鲁卡因：用法：普鲁卡因 50mg 加入 25%葡萄糖注射液 20~40ml 中，静注，间隔 4~6 小时一次；或普鲁卡因 300~500mg 加入 5%葡萄糖注射液 500ml 中，静滴，1 次/d。首次使用此药者应做皮试。

3）一般止血药：主要通过改善凝血机制，加强毛细血管及血小板功能而起作用。如氨基己酸和氨甲苯酸，通过抑制纤维蛋白的溶解起到止血作用。

用法：氨基己酸 6.0g 加入 5%葡萄糖注射液 250ml 中，静滴，2 次/d；氨甲苯酸 0.4g 加入 5%葡萄糖注射液或 0.9%氯化钠注射液 250ml 中，静滴，1 次/d。

（8）选择性支气管动脉造影及栓塞治疗：对药物治疗无效，又不宜行手术治疗的大咯血者，是一个有效治疗方法。可使部分病例的大咯血长期缓解，或使咯血减轻和暂时控制，但需严格掌握适应证。

（9）纤维支气管镜下止血：用纤维支气管镜插入出血侧支气管，将血液吸出，注入血管收缩药、止血药，或做气囊压迫，控制出血。

（10）紧急外科手术：适应证为：①咯血量大，如 24 小时内超过 600ml，或咯血过猛，如 16 小时内达 600ml，且内科治疗无止血趋向者；②反复大量咯血，发生窒息及休克者；③一叶肺或一侧肺有慢性不可逆病变，如纤维空洞、肺不张、毁损肺、支气管扩张症、慢性肺脓肿，且对侧肺健全或病变已稳定，适于手术治疗者；④全身情况及主要器官可接受大手术者；⑤出血部位明确者。

2. 中医急救处理

（1）《景岳全书·血证》云："凡治血证，须知其要。而血动之由，惟火惟气耳。故察火者，但察其有火无火；察气者，但察其气虚气实，知此四者，而得其所以，则治血之法无余义矣。"《先醒斋医学广笔记·吐血》亦强调："宜降气不易降火，气有余即是火，气降即火降，火降则气不上升，血随气行，无溢出上窍之虞矣。"其不但阐明了气与火是咯血病机的关键，而且道出了治血的根本法则。

（2）急救中成药：云南白药胶囊。功效：化瘀止血。用法：口服，每次 0.25~0.5g，每日 3 次。

（3）针灸治疗：选取尺泽、孔最、鱼际、肺俞、足三里、太溪，每次选用 3~4 穴，施平补平泻法，留针 20~30 分钟。

知识点 4

呕血的急救处理原则

1. 西医急救处理

（1）卧床休息，保持呼吸道通畅：尽量卧床休息，大量出血者需绝对卧床，血压低者去枕平卧或抬高下肢，以保证回心血量。避免呕血时血液进入气道引起窒息，必要时吸氧。消化道活动性出血期间需要禁食，溃疡、黏膜病变者，出血停止 12 小时后可进流食，食管-胃底静脉曲张破裂者，出血停止 48 小时后试进流食。

（2）关注生命体征及理化检查：如心率、脉搏、血压、尿量及神志变化；观察呕血及便血情况，定期复查血红蛋白、红细胞计数、红细胞比容与血尿素氮；必要时进行中心静脉压测定。对出血量、出血部位、出血严重性及可能的病因做出判断，以采取相应的急救措施。

（3）积极补充血容量：应立即建立有效的静脉通道，深静脉置管为优先选择。根据失血量的多少在短时间内输入足量液体，以纠正血容量不足。对高龄、伴心肺肾疾病的患者，应防止输液量过多，以免引起急性肺水肿。尽可能监测心率、血压、中心静脉压、下腔静脉宽度变异率等，以指导液体的输入量。常用液体有 5% 葡萄糖氯化钠注射液、0.9% 氯化钠注射液、平衡液、血浆或其他血浆代用品。

（4）非静脉曲张上消化道出血的治疗

1）抑酸止血：在胃内 pH>6 时，才能发挥体液及血小板诱导的止血作用，血小板聚集和血液凝固才能完成。因此，通过抑制胃酸的分泌，提高胃内 pH，可显著提高消化道出血的止血效果，对控制和预防上消化道出血在理论上有很大意义。常用药物有：

①质子泵抑制剂：奥美拉唑静脉使用，止血率达 84%，疗效明显优于 H2 受体拮抗剂。国外推荐奥美拉唑首剂 80mg 静脉推注，随后以 8mg/h 静脉维持；国内研究显示，奥美拉唑 40mg 加入 5% 葡萄糖注射液 100ml 中，静脉滴注，2 次/d，仍可达目标 pH，3 日止血率达 90% 以上。或采用埃索美拉唑 80mg 静脉推注，再以 8mg/h 维持 72 小时，随后以 40mg，2 次/d，静滴维持。

②H2 受体拮抗剂：西咪替丁、雷尼替丁、法莫替丁，三种 H2 受体拮抗剂抑制胃酸分泌的相对能力相差 20~50 倍。常规用法：西咪替丁 400mg，2~3 次/d，静滴；雷尼替丁 100mg，2~3 次/d，静滴；法莫替丁 20mg，2 次/d，静滴；疗程 3~5 日，以持续静滴为宜。

2）内镜下止血夹止血：通过内镜孔道送入金属夹，对肉眼可见的出血性血管和病灶，通过钳夹血管及周围组织达到止血的目的。

3）手术治疗的指征：消化道大出血内科治疗无效；既往有反复出血史者；有幽门梗阻者；可能有恶性病变者。

（5）静脉曲张上消化出血的治疗

1) 药物止血,常用:

①血管升压素(VP)或垂体后叶素:静脉滴注能选择性减少 60%~70% 的内脏动脉血流,通常首剂以 5~10IU 作为负荷剂量,然后以 0.2~0.4IU/min 持续静滴,血止后以 0.1~0.2IU/min 的速度静滴维持 36~48 小时。也可通过腹腔动脉造影导管直接滴入。使用过程中要注意副反应,如不可接受的高血压等,必要时可与硝酸甘油合用。同类制剂甘氨酸加压素,为甘氨酰-赖氨酸的衍生物,注入体内后经酶分解,生成具有活性的 VP 并平稳释放,因此可加大剂量给药,且可避免单独使用垂体后叶素时所产生的副作用。

②生长抑素:可抑制胃酸分泌、抑制胃泌素和胃蛋白酶的作用、减少内脏血流、降低门静脉压力,又能协同前列腺素对胃黏膜起保护作用,因此对消化性溃疡、急性胃黏膜病变出血具有良好的止血作用。生长抑素类似物奥曲肽,首剂 100μg,加入生理盐水 20ml 中缓慢静脉推注(10 分钟注完),继而以 25~50μg/h 的速度持续静滴,疗程 3~5 日。生长激素释放抑制激素,首剂 250μg 静注,后以 250μg/h 静滴维持 48~72 小时。

③β 受体阻滞剂:常用普萘洛尔,可使心率减慢,心排血量减少;又可阻断 β 受体而使 α 受体兴奋,使内脏血管阻力增加,减少门静脉的血流量和压力,不影响脑和肾的血流量。不仅在急性出血时用于止血,还可用于预防出血。用量:40~80mg,2 次/d。心率下降至原心率的 25%,药量宜在 3~6 日渐增,至心率减慢 50% 为宜。需注意头痛、恶心、呼吸困难及心动过缓等不良反应。

2) 经内窥镜栓塞硬化结扎:在内窥镜下做选择性分次结扎,或将硬化剂(5% 鱼肝油酸钠、5% 氨乙醇酸钠等)注射在食管静脉曲张的静脉周围,引起非感染性反应,导致纤维组织增生及血管内血栓,达到止血目的。

3) 三腔二囊管压迫法:紧急止血有效率为 50%~80%。一般胃囊先充气压迫观察止血效果,大部分患者可达到止血目的,则食管囊不必充气,以减轻并发症及患者痛苦,只有当胃囊压迫后仍有出血者才将食管囊充气。气囊持续压迫时间不应超过 24 小时,每 12 小时放松牵引或放气一次为宜。使用三腔二囊管压迫法,患者的痛苦大,吸入性肺炎、窒息、食管黏膜压伤、心律失常等并发症较多,一般放置不超过 3~5 日。

2. 中医急救处理

(1) 辨证论治:胃热炽盛者治以清胃泻火,化瘀止血;肝火犯胃者当泻肝清胃,凉血止血;气虚血溢者治当健脾摄血;若出血过多,气随血脱,应急服独参汤益气固脱。

(2) 急救中成药:云南白药、裸花紫珠片、一清胶囊常用于实证所致呕血;云南白药及归脾丸可用于气虚血溢之虚证所致呕血;气随血脱时可选用生脉注射液、参附注射液。

(3) 针灸治疗:主穴选用足三里、中脘、胃俞、内关。胃热炽盛加脾俞、内庭、行间;脾不统血加关元、气海、隐白;气随血脱加关元、命门、百会。

知识点 5

便血的急救处理原则

1. 西医急救处理

（1）一般急救措施及补充血容量：同呕血。

（2）止血治疗

1）凝血酶保留灌肠：有时对左半结肠出血有效。

2）内窥镜下止血：急诊结肠镜检查如果能发现出血病灶，可于内窥镜下止血。

3）血管活性药物应用：血管升压素、生长抑素静脉滴注可能有一定作用。

4）动脉栓塞治疗：对动脉造影后动脉输注血管升压素无效的病例，在出血灶注入栓塞剂。

5）紧急手术治疗：经内科保守治疗仍出血不止危及生命者，无论出血病变是否确诊，均是紧急手术的指征。

2. 中医急救处理

（1）辨证论治：便血辨证属肠道湿热者予以清热化湿，凉血止血；脾胃虚寒者当温阳健脾，养血止血。

（2）急救中成药：大黄粉、田七粉或云南白药、紫地宁血散均可用于止血治标。人参归脾丸可用于脾虚不摄之便血；热毒清片可用于热毒内结、三焦火盛之便血；生脉注射液或参附注射液静滴、独参汤煎服可用于便血之气虚血脱者。

（3）针灸治疗：便血属湿热者，可配合针刺曲池、大椎、三阴交，用泻法以清热泻火，凉血止血；便血属虚寒者，可取足三里、太白、脾俞、肾俞等，施用补法或温针，或艾灸百会、气海、关元、命门等，以健脾补肾，益气摄血。

（齐文升）

扫一扫
测一测

日日测测

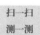 **？** 复习思考题

1. 呕血和咯血的鉴别要点有哪些？

2. 请简述咯血的定义和临床特点。

3. 请简述咯血的临床分型、治法及选方。

4. 请简述呕血/便血的临床分型、治法及选方。

第七章

危 急 重 症

第一节 心搏骤停与心肺脑复苏

培训目标

1. 掌握呼吸、心搏骤停的早期识别方法及心肺脑复苏的适应证。

2. 能独立与团队合作实施高质量的心肺脑复苏术,熟练掌握常用的复苏药物及电除颤技术。

3. 掌握心肺脑复苏的中医治疗。

4. 熟悉亚低温治疗在心肺脑复苏中的应用时机和基本方法。

心搏骤停(sudden cardiac arrest)是指心脏在正常或无重大病变的情况下受到严重打击,心脏泵血功能机械活动突然停止,造成全身血液循环中断、呼吸停止和意识丧失,引起全身严重的缺血、缺氧。常见病因如急性心肌缺血、电击、低血容量、低氧血症、严重电解质紊乱和代谢紊乱、低体温、中毒、心脏压塞、张力性气胸、冠状动脉栓塞、肺动脉栓塞等。及时采取正确有效的复苏措施,是恢复的关键。心肺复苏(cardiopulmonary resuscitation,CPR)是一系列提高呼吸、心搏骤停后患者生存几率的抢救措施,主要包括基础生命支持(basic life support,BLS)、加强生命支持(advanced life support,ALS)、复苏后处理(post-resuscitation care)。

心搏骤停属于中医学"卒死"范畴,是指各种内外因素导致心、肺、脑等重要脏器受损,阴阳之气突然离决,气机不能复反的危象。"卒死"之名始见于《灵枢·五色》:"人不病卒死,何以知之?黄帝曰:大气入于脏腑者,不病而卒死矣。"晋·葛洪《肘后备急方》:"卒死……皆天地及人身自然阴阳之气,忽有乖离否隔上下不通,偏竭所致。"

【典型案例】

闵某,女性,24岁。2018年2月9日下午5时,患者被发现晕倒在家中,呼之不应,不伴抽搐、口角流涎、怪叫等。急救医务人员到达现场后发现患者双侧瞳孔散大固定,对光反射消失,呼吸、心跳停止,大动脉搏动消失,血压0/0mmHg,立即予心肺复苏术,置喉罩简易机械通气,升压药维持血压等处理后,患者呼吸、心跳、血压恢复,转送至附近医院ICU。

问题1:通过病史采集,目前可以获得哪些临床信息? 对于此类患者应该如何救治?

思路:患者青年女性,突发意识丧失,呼之不应,呼吸、心跳停止,不伴抽搐、口角流涎、怪叫等。首先考虑为心搏骤停。对于此类急危重症患者,应以抢救生命为先,而不以辨证为要,应立即进行高质量的心肺复苏术。

知识点1

心搏骤停的判断及CPR的实施

1. 心搏骤停的判断

(1) 意识丧失:拍打或摇动患者,并大声呼唤患者,均没有反应。

(2) 呼吸异常或停止:观察胸廓有无起伏,同时将耳及面部靠近患者口鼻,感觉和倾听有无气息。若不能肯定,应视为呼吸不正常,立即采取复苏措施。

(3) 心脏停搏:示指和中指触摸到甲状软骨,向外侧滑到甲状旁沟即可触及颈总动脉搏动,若未扪及则视为心脏停搏。

2. 心肺复苏术的实施　一旦诊断为心搏骤停,应立即进行心肺复苏术。心肺复苏程序分为三个阶段:基础生命支持、加强生命支持和复苏后处理。

(1) 基础生命支持:指心搏骤停发生后就地进行的抢救,多为徒手心肺复苏,以在尽可能短的时间里进行有效的人工循环、呼吸,为心脑提供最低限度的血流灌注和氧供为主要目标。BLS包括胸外心脏按压、开放气道、人工呼吸三大措施。

1) 胸外心脏按压:胸外按压通过心泵和胸泵机制产生血流。高质量的胸外按压要点如下:①患者仰卧于硬质平面;②按压部位为胸骨下半段的中间,按压点为双乳头连线中点;③一手掌根置于按压点,另一手掌重叠于其上,手指紧扣,下方手指翘起,以手掌根部为着力点进行按压,身体稍前倾,使肩、肘、腕位于同一轴线上,与患者身体平面垂直,利用上身的重力快速下压胸壁,按压和放松的时间相当,放松时确保胸廓完全回弹,手掌不离开胸壁;④成人按压深度不少于5cm,不超过6cm,速率为100~120次/min,儿童按压深度应控制在5cm左右,婴儿约为4cm;⑤按压/通气比为30:2(实施双人儿童及婴儿CPR时,按压/通气比为 15 : 2）；⑥尽量减少中断按压的时间和次数，避免过度通气。如有多位施救者，每 2 分钟更换一次按压者，如感觉疲劳可提早更换。如舒张压＜20mmHg，应设法改进心肺复苏质量。

2）开放气道：先行 30 次心脏按压，再开放气道。开放气道前须清除气道及口腔异物，取下义齿。方法包括：①抬头举颌法：针对除外颈椎损伤的患者，施救者一手示指、中指抬起下颌，另一手放于患者前额部用力向后推，使头后仰，下颌角、耳垂连线垂直于地面。②双手托颌法：适用于怀疑存在颈椎损伤的患者，施救者双手放置于患者头部两侧，肘部支撑，托紧下颌角，用力向上托下颌，并用拇指轻轻向前推动颏部使口张开。

3）人工呼吸：应用气囊-面罩单人施救时，一手拇指和示指扣压面罩，中指及其他手指抬起下颌，另一手捏气囊。通气量需使胸廓隆起，频率保持在 10~12 次/min，避免快速和过分用力加压通气。通常情况下有效胸外按压可以保证心搏骤停情况下足够的通气。院外心肺复苏过程中可采用口对口、口对鼻人工呼吸或仅开放气道即可。

4）电除颤：针对可电击心律，包括室颤（ventricular fibrillation，VF）和无脉性室性心动过速（ventricular tachycardia，VT），早期除颤可增加复苏成功率。在除颤器准备好前持续胸外按压，心律分析证实为 VF/无脉性 VT 应立即行电除颤，之后做 5 组 CPR，再检查心律，必要时再次除颤。单相波形颤器首次电除颤能量选择 360J，双相波形除颤器首次电除颤能量的选择应根据除颤器的品牌或型号推荐，一般为 120J 或 150J；最常用的电除颤部位是胸骨心尖位，电极分别置于胸骨右缘第 2 肋间和左第 5 肋间腋中线。对于院外心搏骤停患者，若现场有双相波形除颤器，施救者应从胸外按压开始心肺复苏，并尽快使用双相波形除颤器；如果院外心搏骤停的目击者不是急救人员，现场没有双相波形除颤器，则急救人员到达后先进行 2 分钟的心肺复苏，然后再尝试除颤。对于院内有心电监护的患者，从心室颤动到给予电除颤的时间不应超过 3 分钟，并且应在等待除颤器就绪的过程中进行心肺复苏。单次除颤后立即 CPR，完成 5 个 30 : 2 周期（约 2 分钟）CPR 后，再检查是否恢复自主心律。

5）BLS 的终止

院前：①恢复自主循环；②治疗交给高级抢救队伍接手；③抢救人员由于自身筋疲力尽不能继续复苏、在对自身产生危险的环境中或继续复苏将置其他人员于危险境地时；④确认为死亡；⑤发现有效的书面"不复苏遗嘱"。

院内：持续 CPR 30 分钟以上，仍无自主呼吸、循环，瞳孔散大，各导联心电图均为直线，并经两名医务人员确认，可终止复苏。

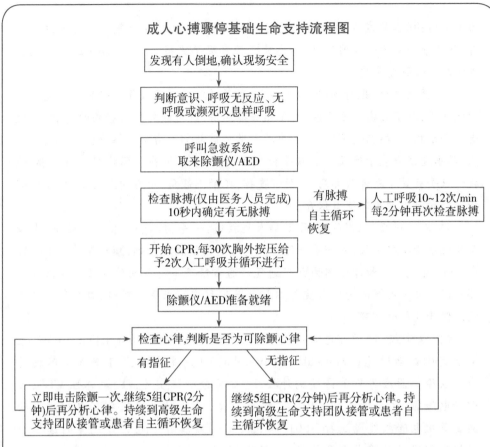

成人心搏骤停基础生命支持流程图

发现有人倒地,确认现场安全

判断意识、呼吸无反应、无呼吸或濒死叹息样呼吸

呼叫急救系统
取来除颤仪/AED

检查脉搏(仅由医务人员完成)
10秒内确定有无脉搏 —— 有脉搏 自主循环恢复 —— 人工呼吸10~12次/min
每2分钟再次检查脉搏

开始CPR,每30次胸外按压给予2次人工呼吸并循环进行

除颤仪/AED准备就绪

检查心律,判断是否为可除颤心律

有指征 —— 立即电击除颤一次,继续5组CPR(2分钟)后再分析心律。持续到高级生命支持团队接管或患者自主循环恢复

无指征 —— 继续5组CPR(2分钟)后再分析心律。持续到高级生命支持团队接管或患者自主循环恢复

3. 加强生命支持 ALS 指由专业医务人员在现场,或在向医疗机构转送途中进行的抢救。

(1) 气道管理和通气:ALS 需继续维持气道的开放状态,无自主呼吸患者应及早进行气管插管,利用简易球囊、呼吸机进行机械通气,频率 10 次/min(每 6 秒一次),保证氧分压在正常范围,避免再灌注时氧供突然增加而引起大量氧自由基形成。气管插管时应尽量减少暂停胸外按压。气管插管患者,可用定量的 CO_2 波形图监测 CPR 质量、优化胸外按压和检测有无自主循环恢复(return of spontaneous circulation,ROSC)。

(2) 复苏药物治疗:急救人员在开始 BLS 后,应尽快建立静脉通道,同时考虑应用药物抢救,抢救药物的给药途径限于静脉通道或经骨通道。

1) 肾上腺素:是 CPR 首选药物,应用于电除颤无效 VF/无脉性 VT、心脏停搏或无脉电活动。用法:1mg 静脉推注,每 3~5 分钟重复 1 次。每次从周围静脉给药后应使用 20ml 生理盐水冲管,以保证药物能够到达心脏。

2) 胺碘酮:针对除颤难治性 VF/无脉性 VT 患者,在除颤无效时使用。用法:初始剂量为 300mg,静脉注射,无效时可再加 150mg。维持剂量为 1mg/min,持续静脉滴注 6 小时。一般建议每日最大剂量不超过 2g。

3）利多卡因:顽固性 VF/无脉性 VT 而无胺碘酮可用时,或复发性 VF/无脉性 VT 具有挑战性时,可能考虑在特定情况下(如急诊医疗服务转移期间)预防性使用利多卡因。初始剂量为 1~1.5kg/min 静推,如 VF/VT 持续,可给予额外剂量 0.50~0.75mg/kg,5~10 分钟一次,最大剂量为 3mg/kg。

4）硫酸镁:硫酸镁仅用于尖端扭转型室性心动过速(与长 Q-T 间期相关的多形性室速)。用法:对于尖端扭转型室性心动过速,紧急情况下可用硫酸镁 1~2g 稀释后静注,5~20 分钟注射完毕。

5）碳酸氢钠:pH<7.1(BE<−10mmol/L)时可考虑应用。患者原有代谢性酸中毒、高钾血症、三环类抗抑郁药过量时使用可能有益。初始剂量为 1mmol/kg,在血气分析检测指导下使用。

问题2:经积极抢救治疗,患者自主循环恢复,转入 ICU 进一步治疗。为了明确诊断及证型,需完善哪些病史内容?

思路:为了明确诊断,需补充了解以下病史:

1. 询问患者相关发病史及心搏骤停的诱因、持续时间、急救措施等。
2. 询问伴随症状,如有无伴抽搐、口角流涎、怪叫、半身不利等。
3. 收集中医望、闻、问、切四诊内容。
4. 询问患者相关既往史、个人史。

完善病史:患者于发病前 2 天因劳累受凉后出现心悸、乏力,活动后加剧,随即出现呕吐、腹痛等消化系统症状,自行服用"胃药"及"感冒药"后无明显改善。就诊前意识丧失,呼之不应,不伴抽搐、口角流涎、怪叫等。

入院后查体:体温测不出,心率 124 次/min,血压 50/30mmHg,SaO₂ 65%。昏迷,四肢瘫软,双瞳孔直径均约 4.0mm,对光反射消失,双肺呼吸音清,未闻及干湿啰音,心律不齐,心音弱。双下肢无水肿。病理征阴性。

辅助检查:血常规:WBC $8.81×10^9$/L,Hb 40g/L,PLT $69×10^9$/L,CRP 64.8mg/L。生化:BUN 18.76mmol/L,Cr 155.7μmol/L,ALT<6U/L,TB 35μmol/L,CK 4 029U/L,CK-MB>200U/L,Myo>1 000μg/L,cTnI 8.07ng/ml,BNP 34 560pg/ml,Pct 5.77ng/ml。床旁 ECG 示心房颤动,室性早搏连发,左束支传导阻滞。心脏彩超示左室收缩功能测值减低。头部 CT 无异常发现。余无特殊。

考虑诊断:暴发性心肌炎,心肺复苏术后,复苏后综合征,MODS(脑功能障碍,急性肝损伤,急性胃肠损伤,急性肾损伤,凝血功能障碍),心源性休克(图 7-1-1)。

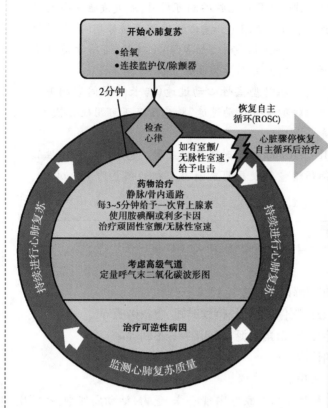

心肺复苏质量

- 用力(深度至少5cm)并快速(速度100~120次/min)按压,并让胸廓完全回弹。
- 尽量减少按压的中断。
- 避免过度通气。
- 每2分钟更换一次按压员,如出现疲劳,可更早更换。
- 如果未建立高级气道,按压-通气比为30∶2。
- 定量二氧化碳波形图
  - 如果P_{ETCO_2}<10mmHg,应设法改进心肺复苏质量。
- 动脉内血压监测
  - 如果舒张期血压<20mmHg,应设法改进心肺复苏质量。

除颤电击能量

- **双相波除颤器**:制造商推荐能量(例如,初始剂量为120~200J);如果未知,请使用可用的最高能量。第二次和随后的能量应与初始能量相当,可考虑使用更高能量。
- **单相波除颤器**:360J。

药物治疗

- **静脉/骨内肾上腺素给药剂量**:每3~5分钟1mg。
- **静脉/骨内胺碘酮给药剂量**:第一剂:300mg推注。第二剂:150mg。
  或者
  利多卡因静脉/骨内注射剂量:第一剂:1~1.5mg/kg。第二剂:0.5~0.75mg/kg。

高级气道

- 气管内插管或声门上高级气道。
- 通过二氧化碳波形描记或二氧化碳检查仪确认及监测气管内插管的位置。
- 建立高级气道后,每6秒给予1次呼吸(10次呼吸/min),进行持续胸外按压。

心脏骤停后自主循环恢复(ROSC)

- 脉搏和血压。
- P_{ETCO_2}突然持续升高(通常≥40mmHg)。
- 动脉内血压监测到自主脉压波形。

可逆性病因

- 低血容量
- 张力性气胸
- 缺氧
- 心包填塞
- 氢离子(酸中毒)
- 毒素
- 低/高钾血症
- 肺栓塞
- 低体温症
- 冠状动脉血栓

图 7-1-1　成人心搏骤停环形流程图

(摘自:2018 AHA 关于心肺复苏及心血管急救指南的重点更新:高级心血管生命支持及儿童高级生命支持)

知识点 2

西医病因鉴别

复苏成功后,应尽快明确诊断,特别注意鉴别主要诱发心搏骤停的 5H 和 5T 可逆病因,其中 5H 指低血容量(hypovolemia)、缺氧(hypoxia)、低血糖/高血糖(hypoglycemia/hyperglycemia)、低钾血症/高钾血症(hypokalemia/hyperkalemia)和低体温/体温过高(hypothermia/hyperthermia),5T 指张力性气胸(tension pneumothorax)、心脏压塞(cardiac tamponade)、中毒(toxins)、肺栓塞(pulmonary embolism)和冠状动脉血栓形成(coronary thrombosis),并对心搏骤停的病因和诱因进行积极的治疗和处理。

知识点 3

中医鉴别诊断要点(表 7-1-1)

表 7-1-1　中医鉴别诊断

病名	卒死	厥证	中风	痫证
证候	神昏,脉微欲绝,或六脉全无	昏仆或四肢冷	或伴昏迷,有语言不利,半身不遂	神志异常,抽搐时间短暂,醒后如常人
发病特点	起病急骤,突然意识丧失,发病前常有先兆症状,一般有较明显的诱因	虚证多在体质虚弱时因情志和外伤疼痛、劳累而发;实证多与恼怒有关	以老年人为多见,昏迷持续时间较长,病势重,不易自醒	多见于青少年,有类似发作史,口吐涎沫,两目上视,喉中吼叫
病因	情志刺激,痰盛宿疾,大失血或暴饮暴食	骤逢惊恐及暴感邪气	高年之体,上盛下虚,水不涵木	先天因素,痰浊
病机	气机逆乱,阴阳离决	气血逆乱	肝阳化风	痰浊内盛,侵及心肝
治法	醒神救逆	醒神回厥	平肝息风	治痰为主
预后	重者预后不良	轻者预后良好	有失语、半身不遂等后遗症	难以根治,反复发作

问题 3：患者转送至 ICU 后,下一步应注重哪方面治疗？

思路:患者自主循环恢复后,由于心脏停搏等因素导致全身长时间缺血,机体进入新的病理生理过程,如脑损伤、心肌损伤、全身性缺血-再灌注损伤、原发病对相应器官的进行性损伤等。这种病理生理状态被称为复苏后综合征(post-resuscitation syndrome,PRS)。此时应在 ICU 等场所实施以脑复苏为中心的器官支持治疗。

> **知识点 4**

复苏后处理

1. **复苏后监测**　应进行血流动力学、脑电图、血气分析、电解质、凝血及其他各器官功能的动态监测,根据监测结果调整器官支持的强度。

2. **呼吸支持**　无自主呼吸或恢复不完善者应机械通气。对脑功能障碍者,应气管插管以保障气道通畅及通气氧合。有肺损伤者,需小潮气量通气(4~7ml/kg),在循环稳定后维持正常的动脉氧分压。

3. **循环支持**　全脑缺血后可发生脑水肿,需更高的脑灌注压才能维持充分的脑血流量,适当提高血压水平是合理的,至少不应低于患者平时的血压水平。需行有创动脉血压监测,有条件者,可在颅内压监测的导向下,维持平均动脉压≥颅内压+脑灌注压(60~90mmHg)。如有心力衰竭,可在血流动力学监测的引导下使用血管活性药物或机械性辅助装置增加心搏量,以满足机体的需要。

4. **急性冠脉综合征处理**　心搏骤停患者 ROSC 后应尽快完成 12 或 18 导联心电图检查,以帮助判断是否存在 ST 段抬高。对所有疑似心源性心搏骤停患者都应实施急诊冠状动脉造影。当出现 ST 段抬高心肌梗死,应及早行经皮冠脉介入术(PCI),恢复冠脉灌注。不应因患者昏迷或接受亚低温疗法而延缓介入治疗。

5. **中枢神经系统支持**　由于心搏骤停患者几乎皆有不同程度的中枢神经功能损害,且脑功能的损害程度决定患者的远期预后,故脑功能的监测和支持就显得尤为重要。

(1) 减轻脑水肿:较长时间的心脏停搏,必然会出现不同程度的脑水肿,治疗脑水肿的措施可一定程度上减轻脑细胞的继发损害。可用 20% 甘露醇 0.25~0.75g/kg,快速静脉滴注,2~4 次/d,或高渗盐水快速静脉滴注。

(2) 亚低温治疗:在恢复自主循环后几分钟至几小时开始实施,要点:①适应证:ROSC 后仍无意识的成人;②中心体温控制在 32~36℃,降温越早越好,至少持续 24 小时;③降温方法:常用降温毯或降温头盔等,静脉输注冷液体降温可以更快地将中心体温精确控制在目标体温;④并发症:亚低温治疗过程中患者会出现寒战、心律失常、电解质紊乱、凝血功能障碍和感染等并发症,应进行严密监测和对症处理,避免加重病情;⑤复温:每小时回升 0.25~0.5℃为宜。复温过程中应避免出现高热。对于复苏后血流动力学稳定、自发出现的轻度低温(>32℃),不必主动升温。有研究表明,复温后的发热可加重心搏骤停患者的神经功能损伤,因此,亚低温治疗结束后 72 小时内应尽量避免再次发热。

(3) 神经功能监测:目前推荐使用的评估方法有临床症状体征(瞳孔、昏迷程度、肌阵挛等)、神经电生理检查(床旁脑电图、躯体感觉诱发电位等)、影像学检查(CT、MRI)及血液标志物(星形胶质源性蛋白、神经元特异性烯醇化酶)等。

(4) 癫痫/抽搐的控制:5%~20% 的心搏骤停昏迷存活者都会发生。一旦出现需立即控制。

6. 镇静/镇痛管理 对需机械通气或抑制寒战的危重患者,要考虑使用镇静药及镇痛药。

7. 血糖调整 心搏骤停后患者可发生代谢异常。对于 ROSC 者,适度控制血糖在 8~10mmol/L,避免低血糖。

8. 高压氧治疗 成功心肺复苏患者往往因缺血缺氧性脑病成为植物状态。血流动力学稳定、器官功能恢复者可应用高压氧改善脑功能。

9. 其他 包括感染控制、营养支持、皮肤保护等。

10. 中医治疗

(1) 治疗原则:复苏成功后以扶正祛邪,调理脏腑阴阳、气血,挽欲绝之脏气为法。针灸治疗可参照厥证、脱证、高热、痉病等。

(2) 辨证论治

1) 元阳暴脱

证候:神志不清,面色苍白,四肢厥冷,舌质淡暗,脉微欲绝或伏而难寻,或六脉全无。

治法:回阳固脱。

选方:通脉四逆汤或破格救心汤加减。

中成药:可静滴参附注射液。

2) 心气不足,心血亏损

证候:呼吸短促,唇淡面白,或汗出肢冷,口唇青紫,神志模糊或昏迷,苔少或无,脉细数。

治法:益气补血,温阳活血。

选方:柴牡四物汤加味。

3) 中焦阻滞

证候:腹部胀满或疼痛,或呕吐,甚或呕血、黑便,舌淡,苔白腻或黄腻,脉弦数。

治法:行气燥湿,益气通腑。

选方:加减正气散加减。

4) 邪实正虚,肺气欲绝

证候:气促烦躁,点头伸颈,汗出如油,面色发绀,脉数。

治法:温肾潜阳,纳气平喘。

选方:潜阳丹加味。

5) 肾阳不足,气化失司

证候:尿少甚或点滴不出,或有水肿,舌质淡红,苔白或白腻,脉沉。

治法:温阳化气,行水通滞。

选方:济生肾气丸加味。

6) 元气离散,气不摄血

证候:全身各个部位出血,或出血倾向。

治法:温肾固涩,大补元气。

选方:破格救心汤加味。

7）痰瘀蒙窍

证候:神志恍惚或昏不知人,气息粗涌,喉间痰鸣,或息微不调,面色晦暗或面赤、口唇、爪甲暗红,舌质隐青,苔厚浊或白或黄,脉沉实或沉伏。

治法:豁痰化瘀,开窍醒神。

选方:菖蒲郁金汤加减。

中成药:可静脉滴注醒脑静注射液。

8）气阴两脱

证候:神昏不语,面白肢冷,大汗淋漓,尿少或无尿,舌质深红或淡,少苔,脉虚极,或微,或伏而不出。

治法:益气救阴。

选方:生脉散加减。

中成药:可静脉滴注参麦注射液。

【临证备要】

1. 当发现患者无反应,一经诊断为心搏骤停,应当立即进行心肺复苏术,治疗当以抢救生命为先。

2. 在专业医务人员到达现场后,当立即实施加强生命支持。

3. 患者自主循环恢复后,早期进行脑保护,注重亚低温治疗,应积极明确病因,针对原发病进行救治,并可应用机械通气、持续肾脏替代治疗等改善后期多器官功能衰竭,维持内环境稳定。

4. 复苏成功后以扶正祛邪,调理脏腑阴阳、气血,挽欲绝之脏气为法。针灸治疗可参照厥证、脱证、高热、痉病等。

心搏骤停诊疗流程图

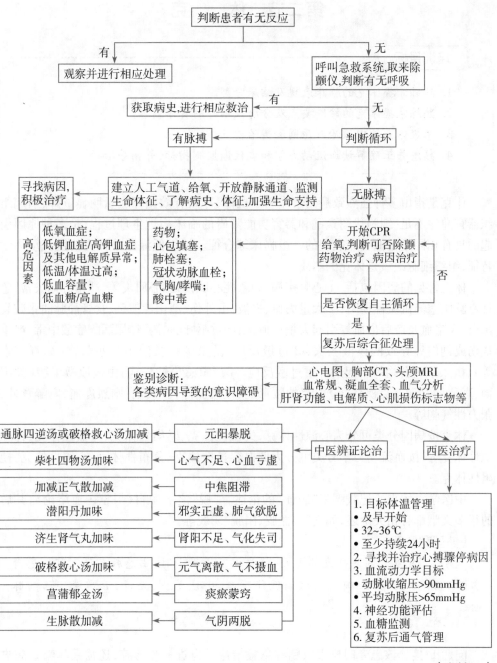

（高培阳）

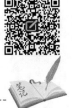

? 复习思考题

1. 何为高质量的心肺复苏？

2. 院外终止心肺复苏的指征有哪些？

第二节 休 克

课件
07章02节PPT

> **培训目标**
>
> 1. 熟练掌握休克的临床表现及临床分型。
> 2. 熟练掌握休克的诊断要点及分阶段治疗的具体内容。
> 3. 掌握休克的中医治疗原则和辨治要点。
> 4. 熟悉并正确解读血流动力学和氧代谢监测指标,并指导治疗。

休克是指由多种强烈致病因素作用于机体,导致有效循环血量明显下降,引起组织器官灌注不足,细胞代谢紊乱和器官功能障碍的临床病理生理过程,是多种原因引起的具有相同或相似临床表现的一组临床综合征。组织低灌注是休克的血流动力学特征,组织细胞缺氧是休克的本质。

休克常见的病因包括:①心脏疾病:如急性心肌梗死、心肌炎等,严重心律失常,急性心脏压塞等机械性梗阻;②大量失血、失液:由外伤、消化性溃疡、食管静脉曲张破裂出血、大咯血及产后出血等引起大量失血,因严重呕吐、腹泻、糖尿病酮症酸中毒、严重烧伤或创伤等导致的体液丢失;③过敏反应:昆虫刺伤及使用某些药物(如青霉素等)、摄入某些食物等引起的严重过敏反应;④严重感染性疾病:由病原微生物(如细菌、真菌、病毒、立克次体等)引起的脓毒症、败血症等;⑤其他:剧烈疼痛、麻醉意外、张力性气胸等。

休克按病因分类可分为心源性休克、失血性休克、感染性休克、过敏性休克、神经源性休克等;按血流动力学分类可分为低血容量性休克、分布性休克、心源性休克、梗阻性休克。

中医学对休克的记载溯于"脱证"的论述。"脱"之名源自《灵枢·血络论》,其后的很多文献都有相关论述,如气脱、血脱、阳脱、阴脱等。

【典型案例】

男性,79 岁。因寒战发热 1 天,伴意识不清半小时,由急救车送入院。患者意识不清,呼吸喘促,四肢皮温偏低伴花斑,小便量少,无汗,舌质淡,苔薄,脉细数。

问题 1:接诊该患者时应采取哪些急救措施? 为进一步诊疗,还需采集哪些病史信息?

思路:老年男性,急性起病,意识不清,呼吸喘促,四肢皮温低,皮肤花斑,尿少,首先考虑患者生命体征不平稳,循环差,病情重,应立即开放静脉通道,予气管插管、呼吸机辅助呼吸,同时监测生命体征。

为进一步诊疗,还应完善相关病史采集,询问患者家属具体发病过程、既往史及用药情况。

完善病史:患者 1 天前因受凉后出现寒战发热(体温最高达 39℃),伴咳嗽、咳白色黏痰,呼吸喘促,夜间不能平卧,无胸痛心慌,无头晕头痛,无恶心呕吐,无腹痛腹泻,无呕血及黑便,自行口服"感冒药"后症状缓解不明显。半小时前家属发现其意识不清,呼之不应,四肢皮温偏低伴花斑,小便量少,无强直抽搐,无大小便失禁。既往有高血压病史多年,平日口服降压药,血压控制在 140/80mmHg 左右。

体格检查:体温 36.2℃,脉搏 156 次/min,呼吸 44 次/min,血压 74/42mmHg,SaO_2 65%。神志不清,双侧瞳孔等大等圆,直径约 3mm,对光反射迟钝,双肺听诊呼吸音粗,可闻及广泛湿啰音及痰鸣音,心率 156 次/min,律齐,未闻及器质性杂音,腹软无肌紧张,四肢皮温偏低,可见花斑,病理征(-)。

中医四诊:患者神志淡漠,咳嗽,气促,无汗,四肢不温,皮肤花斑,尿少,舌质淡,苔薄,脉细数。

初步考虑患者休克状态,目前感染病情存在,颅内病变导致意识障碍不能除外,需进一步完善相关检查深入了解病情并明确病因。

问题2:该患者需进一步完善哪些检查? 如何评估检查转运过程中的风险?

思路:应在评估生命体征的情况下完善头部、肺部 CT 检查,并完善血常规、血气分析了解内环境。患者已予气管插管、呼吸机辅助呼吸,开放静脉通道,意识不清,需考虑转运检查途中病情变化风险,在医护人员陪同下前往检查,并应向患者家属交代病情,告知检查风险。

相关检查结果:头部、胸部 CT:头颅未见明显异常,右肺上叶及双肺下叶大片实变。血常规:WBC $3.23×10^9$/L,N 85%,Hb 102g/L,HT 30.9%,CRP 166mg/L。血气分析:pH 7.489,$PaCO_2$ 33.3mmHg,PaO_2 56.5mmHg;Lac 9.1mmol/L。

初步诊断:感染性休克,双肺炎,Ⅰ型呼吸衰竭。

治疗:

1. 书面通知病危,镇痛镇静,建立中心静脉通道及行有创血流动力学监测,气管插管有创机械通气,动态监测生命体征、血气及血乳酸变化。

2. 抗感染,液体复苏,应用血管活性药物维持血压及心输出量、参附注射液回阳救逆等。

3. 中医辨证属元阳不足,阴邪弥漫。治以温肾潜阳、通调水道法。予潜阳丹加麻黄。

制附子 15g(先煎半小时)　　麻黄 10g　　干姜 15g　　龟甲 20g

炙甘草 15g

4 剂,水煎鼻饲,4 次/d,100ml/次,每日 2 剂。

4. 加强液体、气道和导管管理,关注各个器官的功能状况,逐渐撤除血管活性药物,预防呼吸机相关性肺炎及导管相关性感染。

知识点 1

休克的中医病因病机和西医分型及病因

休克 —

中医病因病机
- 阴血不足,阳气欲绝
  - 见于呕吐、腹泻、呕血、便血、外伤出血等各种失血失液
  - 参附汤合生脉饮加针对各种原发疾病的方剂,如呕血加理中汤、便血加黄土汤
- 热毒炽盛,阳气欲绝
  - 外感六淫之邪,或染疫毒邪气,或七情内伤化火
  - 清瘟败毒饮
- 元阳不足,阴邪弥漫
  - 见于厥脱证液体治疗后浮肿、四肢欠温
  - 潜阳丹加麻黄
- 心阳不振,阳气欲绝
  - 久病宿疾,正气暗耗
  - 真武汤合参附汤

西医分型及病因
- 低血容量性休克
  - 包括创伤、烧伤、出血、失液等原因引起的休克
- 分布性休克
  - 包括感染性、神经源性、过敏性休克
- 心源性休克
  - 直接原因为心肌损害,如心肌梗死、心力衰竭、严重心律失常、急性心肌炎、终末期心肌病等
- 梗阻性休克
  - 如腔静脉梗阻、心包缩窄或填塞、心脏瓣膜狭窄、肺动脉栓塞、张力性气胸及主动脉夹层动脉瘤等

知识点 2

休克的临床特征

1. 一般临床表现

（1）意识:烦躁不安或表情淡漠,甚至昏迷。这是大脑不同程度的缺氧的表现。

（2）皮肤和黏膜:早期苍白、潮湿,有时可发绀,末梢血管充盈不良;中晚期可见肢端发凉、皮肤花斑。

（3）血压变化:血压只能反映心输出压力和周围阻力,不能代表组织的灌注情况。血压变化有重要的参考价值,但不能以血压下降作为诊断休克的唯一标准。在休克早期,由于代偿的原因,周围血管阻力增加,血压能维持正常,甚至可能有短暂的血压升高。只有失代偿时,才出现血压下降。

（4）脉搏:由于血容量不足,回心血量下降,心率代偿性增快,以维持组织灌注,但每次心搏出量甚少,故脉搏细弱而快。以后更由于心肌缺氧、收缩乏力,致脉搏无力细如线状,桡动脉、足背动脉等周围动脉摸不清。

（5）呼吸:呼吸快而深可以是血容量不足急性失代偿的表现,也可能是缺氧和酸中毒的代偿表现。早期尚可有呼吸性碱中毒。除胸部损伤或并发心、肺衰竭外,呼吸困难者少见。

（6）尿量：尿量减少早期为肾前性,反映血容量不足、肾血液灌注不良；后期还可能是肾实质损害。

（7）原发疾病的表现：根据原发疾病的不同,可以有所在系统的各自临床表现。

2. 临床分型 根据循环中主要影响血流动力学的阻力血管（动脉和小动脉）、毛细血管、容量血管、血容量和心脏五个方面,分为：

（1）低血容量性休克：是指各种原因引起的外源性和/或内源性容量丢失而导致的有效循环血量减少、组织灌注不足、细胞代谢紊乱和功能受损的病理生理过程。临床主要表现为中心静脉压、肺动脉楔压降低,由于回心血量减少、心排血量下降所造成的低血压,以及通过神经-体液调节引起外周血管收缩、血管阻力增加和心率加快以维持血压和保证组织灌注,血流动力学表现为"低排高阻"的低动力型循环。主要包括创伤、烧伤、出血、失液等原因引起的休克。

（2）分布性休克：由于血管收缩-舒张调节功能异常,容量血管扩张,循环血容量相对不足导致的组织低灌注。主要包括感染性休克、神经源性休克、过敏性休克。其中感染性休克是临床最多见、发病机制最复杂、病情变化最凶险、死亡率最高的一类休克,是脓毒症进一步发展的结果。该型休克的血流动力学早期表现为"高排低阻",随着休克的进展,有效循环血量进行性减少,可表现为"低排高阻"。

（3）心源性休克：其基本机制为心泵功能衰竭,心排血量减少导致的组织低灌注。该型休克主要的直接原因为心肌损害,如心肌梗死、心力衰竭、严重心律失常、急性心肌炎、终末期心肌病等。此外,心脏前后负荷过重、心脏机械性障碍、心外原因等均可导致心源性休克。

（4）梗阻性休克：其基本机制为心脏内外流出道梗阻而引起心输出量减少。如腔静脉梗阻、心包缩窄或填塞、心瓣膜狭窄、肺动脉栓塞、张力性气胸及主动脉夹层动脉瘤等。根据梗阻部位的不同再将其分为心内梗阻和心外梗阻型休克。

临床研究表明,分布性休克约占休克患者的66%,其中感染性休克约占62%,低血容量性休克和心源性休克均约占16%,而梗阻性休克约占2%。四种类型的休克不是相互割裂的,低血容量性休克持续一定时间,由于炎症介质的激活可以合并分布性休克；感染性休克后期由于心脏负荷过重及心肌抑制因子等可以合并心源性休克；心源性休克合并严重感染时也可有分布性因素存在。

知识点3

休克诊疗常规

1. **休克的诊断**　有典型临床表现时,休克的诊断并不难,关键在于能否早期识别并及时处理。应重视病史,凡遇到严重损伤、大量出血、重度感染、过敏和有心功能不全病史者,应警惕发生休克的可能。

凡符合下述①~④中两项及⑤中的一条异常即可确诊休克。

①具有休克的诱因;②意识障碍;③脉搏>100次/min或不能触及;④四肢湿冷、胸骨皮肤指压试验阳性(压后再充盈时间>2秒),皮肤花斑、黏膜苍白或发绀,尿量<0.5ml/(kg·h)或无尿;⑤收缩压<90mmHg;脉压<30mmHg,原有高血压者收缩压较基础血压下降30%以上,乳酸增高或新出现的器官功能不全。

(1) 低血容量性休克:休克的诊断标准加上容量丢失病史及中心静脉压(CVP)<5mmHg或肺动脉楔压(PAWP)<8mmHg等指标。

(2) 感染性休克:休克的诊断标准加上感染的证据及全身炎症反应综合征诊断标准。

全身炎症反应综合征(SIRS):如出现两种或两种以上的下列表现,可以认为有SIRS存在:①体温>38℃或<36℃;②心率>90次/min;③呼吸频率>20次/min,或$PaCO_2$<32mmHg(4.3kPa);④血白细胞>$12×10^9$/L,或<$4×10^9$/L,或幼稚杆状白细胞>10%。

(3) 心源性休克:休克的诊断标准加上:①急慢性心脏病、严重恶性心律失常、心肌毒性药物中毒及心脏手术史等;②心脏指数(CI)<2.2L/(min·m^2)。

(4) 梗阻性休克:休克的诊断标准加上有梗阻性病因和相应的临床表现。

2. **休克的监测**

(1) 一般监测:包括意识状态、皮肤温度和色泽、心率、血压、尿量等。

(2) 特殊监测

1) 血流动力学监测

①中心静脉压(CVP):中心静脉压代表右心房或胸段腔静脉内的压力变化,在反映全身血容量及心功能状态方面早于动脉压。CVP的正常值为5~10cmH_2O。CVP<5cmH_2O表示血容量不足;>15cmH_2O提示心功能不全、静脉血管床过度收缩或肺循环阻力增高;若CVP超过20cmH_2O,则表示存在充血性心力衰竭。临床上强调对CVP进行连续测定,动态观察其变化趋势,较单次测定的价值大。

②肺动脉楔压(PAWP):经锁骨下静脉或颈内静脉将Swan-Ganz漂浮导管置入肺动脉及其分支,可分别测得肺动脉压(PAP)和肺毛细血管楔压(PAWP)。与CVP相比,PAWP所反映的左心房压更为确切。PAP的正常值为10~22mmHg;PAWP的正常值为6~15mmHg。若PAWP低于正常值则提示血容量不足;PAWP增高则常见于左心负荷增高。

③心排血量和心脏指数:心排血量(CO)是每搏排出量与心率的乘积,成人

CO 为 4~6L/min。单位体表面积的心排血量称为心脏指数(CI),正常值为 2.5~3.5L/(min·m²)。总外周血管阻力(SVR)正常值为 100~130kPa·s/L。

④胸内总血容量/指数(ITBV/ITBVI)、全心舒张末期容积/指数(GEDV/GEDVI):ITBV 是心脏四个腔室及肺血管内血液量的总和,ITBVI 的参考范围为 850~1 000ml/m²;GEDV 是心脏舒张末期心腔内血液的总量,GEDVI 的参考范围为 680~800ml/m²。上述参数能较准确地反映心脏的前负荷。

⑤每搏输出量变异度(SVV)、脉压变异度(PVV):SVV 反映呼吸时胸腔内压力变化影响回心血量所致的 SV 的变化(%);PVV 代表脉压的变化情况,临床意义与 SVV 相似。两者的正常值均为≤10%,若大于正常值则提示血管内容量不足。

⑥下腔静脉变异度:随着呼吸运动,胸腔压力的改变将引起回心血量的改变,下腔静脉的直径相应地出现改变。下腔静脉直径伴随吸气呼气的变化称为下腔静脉变异度。当血容量不足时,由于吸气引起的回心血量增加会引起下腔静脉直径明显缩小。研究证实,当患者机械通气、无明显自主呼吸运动时,下腔静脉变异度>18%定义为容量有反应;而当患者存在自主呼吸时,下腔静脉变异度>50%提示为容量有反应。

2) 氧代谢指标

①氧输送和氧消耗:氧输送(DO₂)是指单位时间内机体组织所获得的氧量,氧消耗(VO₂)是指单位时间内组织所消耗的氧量。DO₂ 的正常值为 400~600ml/(min·m²),VO₂ 的正常值为 150~200ml/(min·m²)。氧输送和氧消耗在休克监测中的意义在于:当 VO₂ 随 DO₂ 而提高时,提示此时的 DO₂ 还不能满足机体代谢的需要,应该努力提高 DO₂,直至 VO₂ 不再随 DO₂ 升高而增加为止。只要达到这种状态,即使此时 CO 低于正常值,也表明 DO₂ 已满足机体代谢需要。

②混合静脉血氧饱和度(SVO₂)或中心静脉血氧饱和度(ScVO₂):SVO₂ 反映全身组织的氧供需状态,参考范围为 65%~75%,当氧输送减少或氧需求大于氧供并且超过机体的代偿能力时,SVO₂ 下降,反之,当氧输送增加或氧消耗小于氧供,SVO₂ 上升。ScVO₂ 是上腔静脉或下腔静脉的氧饱和度,反映上半身(包括脑)循环或腹部及下肢的氧平衡情况,而 SVO₂ 则评估的是全身氧供需状态,因氧的需要不同,两者在量值上不能等同,但两者的变化趋势具有相关性已得到证实。

③动脉血乳酸及乳酸清除率:无氧代谢必然导致高乳酸血症的发生,监测其变化有助于估计休克程度及复苏趋势。正常值为 1~1.5mmol/L,危重患者可能增至 2mmol/L。乳酸盐值越高,预后越差。若超过 8mmol/L,几乎无生存的可能。仅以血乳酸浓度尚不能充分反映组织的氧合状态,研究表明乳酸清除率计算法可以更好地反映患者的预后。复苏 6 小时内乳酸清除率≥10%/h 的感染性休克患者,血管活性药用量明显低于清除率低的患者,且死亡率也明显降低。

3) 微循环监测

①经皮氧分压(PtcO$_2$)和二氧化碳分压(PtcCO$_2$):PtcO$_2$和PtcCO$_2$可以反映休克患者的组织灌注和氧代谢。Tremper等人发现在非休克状态下,PtcO$_2$随动脉氧分压和吸氧浓度的增加而增加;而在低血容量性休克时,PtcO$_2$与心输出量和氧输送的关系更为密切,与动脉氧分压和吸氧浓度的关系明显下降。PtcCO$_2$在循环正常时与动脉二氧化碳分压的改变一致,但在严重休克CI<1.5L/(min·m^2)时,微循环灌注明显减少,使得组织局部产生的二氧化碳很难排出,导致PtcCO$_2$升高,PtcCO$_2$与CI的改变呈负相关。CI越低PtcCO$_2$越高,一定程度上PtcCO$_2$可以反映休克时的组织灌注。

②动静脉血二氧化碳分压差:血流动力学稳定时,动、静脉血二氧化碳分压非常接近,动、静脉血二氧化碳分压差正常范围为2~5mmHg,组织灌注越差,静脉血二氧化碳含量越低,动、静脉血二氧化碳分压差越大。研究发现,感染性休克患者动、静脉血二氧化碳分压差>6mmHg,病死率显著增加。

(3) 实验室检查:血常规测定以了解血液稀释或浓缩情况,血浆电解质测定和血气分析可以了解血液氧合、二氧化碳和酸碱变化情况。根据需要,可进行大小便常规、胃内容物隐血试验、肝肾功能、心肌损伤标志物、C反应蛋白(CRP)、降钙素原(PCT)、凝血功能、EKG、X线、心脏彩超等检查。如拟诊为感染性休克,则需在应用抗生素前留取病原微生物培养的标本。

3. 休克的西医治疗　早期、足够的血流动力学支持对预防休克患者器官功能进一步损伤至关重要。容量复苏与寻找病因应同时进行。一旦休克病因明确,应立即快速纠正,如:控制继续出血,急性冠脉综合征患者尽早行PCI,肺栓塞者予溶栓或外科手术取栓,尽早使用抗生素控制感染。

除了病情急剧变化之外,应尽早行有创动脉血压监测、留取标本、安置中心静脉导管进行液体复苏和使用血管活性药物。

除病因治疗外,休克的主要治疗措施包括三个部分:通气(氧气管理)、灌注(液体复苏)、泵(血管活性药物管理)。

(1) 通气:氧疗可以为鼻导管、面罩吸氧到机械通气,如鼻导管和面罩吸氧不能满足病情需要,则应尽快给予机械通气。无创机械通气一旦出现技术故障,会导致患者呼吸、心搏骤停。严重呼吸困难、难治性低氧血症和持续酸中毒(pH<7.30)的患者应尽早气管插管。有创机械通气的好处是通过增加胸腔内压力来降低呼吸肌氧耗及左心室后负荷。气管插管后动脉血压突然降低应考虑因血容量不足、回心血量减少所致。

(2) 灌注:液体复苏因能增加微循环血流量、提高心输出量而成为治疗各型休克的关键。即使心源性休克患者也可从补液中获益,因急性水肿可导致有效循环血量减少。然而液体管理仍需精确调控,以避免过多液体带来水肿、组织器官缺氧等不必要的风险。

液体复苏的目标在临床治疗过程中难以界定,目的是提高心输出量,通过增加心脏前负荷以提高心输出量(如:达到 Frank-Starling 的第一折点),但临床中难以评估。液体复苏首选晶体液,如生理盐水、林格液。机械通气患者在液体治疗过程中对其反应性可以通过心输出量监测仪直接测定每搏输出量,也可以通过观察呼吸周期中脉压变异度而间接测得。液体复苏的目标可以定为随着液体的给予,患者生命体征、神志、尿量、动脉血乳酸等恢复正常,或心输出量、脉压变异度不再改善,或出现急性心功能不全,氧合急剧恶化。

(3)泵功能:对于容量复苏后仍有严重或持续低血压患者,可考虑使用血管活性药物。在继续液体复苏的同时临时使用血管活性药物,直至低血容量得以纠正为止。

1)肾上腺受体激动剂:因具有快速起效、高效能及半衰期短等优点而成为一线血管活性药物。

①去甲肾上腺素:首选药物,同时具有激动 α 及 β 受体的作用,能升高平均动脉压,但对心率及心输出量影响很小。常用剂量为 $0.01\sim0.2\mu g/(kg\cdot min)$。

②多巴胺:小剂量多巴胺激动 β 受体,较大剂量激动 α 受体。极小剂量多巴胺[$<3\mu g/(kg\cdot min)$]选择性扩张内脏血管。

③肾上腺素:小剂量使用可激动 β 受体,较大剂量时激动 α 受体。因肾上腺素与增加心律失常发生率、减少内脏血流、通过增加机体代谢升高血乳酸等相关,有研究显示感染性休克中肾上腺素并不优于去甲肾上腺素,因此肾上腺素为二线血管活性药物。

2)正性肌力药物

①多巴酚丁胺:无论是否使用去甲肾上腺素,多巴酚丁胺均可提高心输出量。因其能显著兴奋 β 受体,故较异丙肾上腺素更少引起心律失常。往往小剂量使用便能大幅提高心输出量,当剂量$>20\mu g/(kg\cdot min)$时,患者不能获得额外的好处。

②左西孟旦:主要通过与心肌蛋白 C 结合,增加心肌细胞对钙离子的敏感性。但因半衰期长,而限制了其在急性休克中的使用。

3)扩血管药物:如硝酸甘油和硝普钠,通过降低心脏后负荷来提高心输出量,不增加心肌氧耗。其主要局限性在于有降低血压的风险而影响组织灌注。然而对于某些患者,谨慎使用硝酸盐类及其他扩血管药物可改善微循环灌注及细胞功能。

(4)机械支持:主动脉内球囊反搏(IABP)能降低左室后负荷和增加冠脉血流。然而最近一项随机对照试验显示,心源性休克患者并不能从 IABP 中获益,在心源性休克中不推荐使用 IABP。体外膜氧合(ECMO)可作为可逆性心源性休克及心脏移植患者的一种挽救性措施。

(5)其他治疗:包括控制全身炎症反应、防治 DIC、肠黏膜保护、各器官功能的监测支持治疗等。

4. 休克的中医治疗

(1)治疗原则:本病以气血耗伤、阴阳欲绝为基本病机,治疗以救阴、回阳、固脱为先,随证审因而治或病因同治。

（2）辨证论治

1）阴血不足，阳气欲绝

证候：见于呕吐、腹泻、呕血、便血、外伤出血等各种失血失液，神志淡漠或烦躁，甚或昏不知人，面色苍白，四肢厥冷，尿少，舌质淡乏津，脉细数。

治法：益气补阴，回阳固脱。

选方：参附汤合生脉饮加减。针对不同原发疾病，可配合不同方剂，如呕血加理中汤，便血加黄土汤。

中成药：生脉注射液或参麦注射液。

2）热毒炽盛，阳气欲绝

证候：发热神昏，斑疹隐隐或紫暗，胸腹灼热，面赤汗出，烦渴躁妄，溲赤便秘，或四肢不温，舌燥，苔黄，脉洪大或沉细而数。

治法：清气透营，凉血止血。

选方：清瘟败毒饮。

中成药：清开灵注射液、醒脑静注射液。

3）元阳不足，阴邪弥漫

证候：见于厥脱证液体治疗后，水肿、四肢欠温，舌淡胖，苔水滑，脉细微。

治法：温肾潜阳，通调水道。

选方：潜阳丹加麻黄。

中成药：参附注射液。

4）心阳不振，阳气欲绝

证候：喘促不止，咳嗽或咯血，胸痛胸闷，心悸，四肢不温，神昏，舌质淡，脉促或釜沸脉、鱼翔脉、虾游脉、屋漏脉、雀啄脉、解索脉、弹石脉。

治法：温通心阳，回阳固脱。

选方：真武汤合参附汤。

中成药：参附注射液、芪苈强心胶囊。

【临证备要】

1. 早期识别　患者出现血压下降或组织灌注不足的表现，应即刻进行相关评估及处理，例如判断病因、评估监测（一般临床监测、有创及功能性血流动力学监测、组织灌注监测、氧代谢监测、超声检测、床旁微循环监测），注意结合临床症状和体征，动态观察各指标的变化，并注重多项指标的综合评估。

2. 早期复苏　尽快改善组织灌注，纠正组织细胞缺血缺氧，恢复器官的正常功能，加强气道管理、早期进行液体复苏、维持灌注压和优化氧输送，选择适当参数指标作为阶段性复苏目标。

3. 器官功能保护　组织细胞缺血缺氧造成器官功能损伤，毛细血管通透性增加使液体复苏时容易发生组织器官水肿、内环境紊乱等，更加重了器官功能障碍，因此在治疗过程中应该通过 CVP 水平、心率、肺部啰音、氧合情况、组织水肿程度等严密监测评估各器官功能状态，在保持循环功能稳定的同时，注意采取措施（如脱水、利尿等）减轻组织器官水肿，纠正内环境紊乱和酸中毒，改善凝血功能和微循环，促进器官功能恢复。

休克诊疗流程图

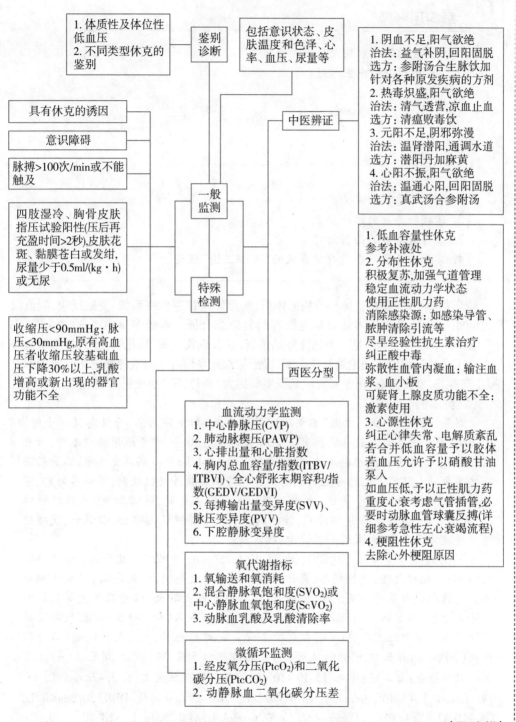

1. 体质性及体位性低血压
2. 不同类型休克的鉴别

鉴别诊断

包括意识状态、皮肤温度和色泽、心率、血压、尿量等

具有休克的诱因

意识障碍

脉搏>100次/min或不能触及

四肢湿冷、胸骨皮肤指压试验阳性(压后再充盈时间>2秒),皮肤花斑、黏膜苍白或发绀,尿量少于0.5ml/(kg·h)或无尿

收缩压<90mmHg;脉压<30mmHg,原有高血压者收缩压较基础血压下降30%以上,乳酸增高或新出现的器官功能不全

一般监测

特殊检测

中医辨证

1. 阴血不足,阳气欲绝
治法:益气补阴,回阳固脱
选方:参附汤合生脉饮加针对各种原发疾病的方剂
2. 热毒炽盛,阳气欲绝
治法:清气透营,凉血止血
选方:清瘟败毒饮
3. 元阳不足,阴邪弥漫
治法:温肾潜阳,通调水道
选方:潜阳丹加麻黄
4. 心阳不振,阳气欲绝
治法:温通心阳,回阳固脱
选方:真武汤合参附汤

西医分型

1. 低血容量性休克
参考补液处
2. 分布性休克
积极复苏,加强气道管理
稳定血流动力学状态
使用正性肌力药
消除感染源:如感染导管、脓肿清除引流等
尽早经验性抗生素治疗
纠正酸中毒
弥散性血管内凝血:输注血浆、血小板
可疑肾上腺皮质功能不全:激素使用
3. 心源性休克
纠正心律失常、电解质紊乱
若合并低血容量予以胶体
若血压允许予以硝酸甘油泵入
如血压低,予以正性肌力药
重度心衰考虑气管插管,必要时动脉血管球囊反搏(详细参考急性左心衰竭流程)
4. 梗阻性休克
去除心外梗阻原因

血流动力学监测
1. 中心静脉压(CVP)
2. 肺动脉楔压(PAWP)
3. 心排出量和心脏指数
4. 胸内总血容量/指数(ITBV/ITBVI)、全心舒张末期容积/指数(GEDV/GEDVI)
5. 每搏输出量变异度(SVV)、脉压变异度(PVV)
6. 下腔静脉变异度

氧代谢指标
1. 氧输送和氧消耗
2. 混合静脉氧饱和度(SVO_2)或中心静脉血氧饱和度($ScVO_2$)
3. 动脉血乳酸及乳酸清除率

微循环监测
1. 经皮氧分压($PtcO_2$)和二氧化碳分压($PtcCO_2$)
2. 动静脉血二氧化碳分压差

(马骏麒)

扫一扫
测一测
扫码测一测

课件
07章03节PPT

复习思考题

1. 休克的临床表现是什么?
2. 论述休克的中医治疗。

第三节　脓　毒　症

培训目标

1. 掌握脓毒症的定义。
2. 掌握脓毒症的诊断要点。
3. 掌握脓毒症的西医治疗。
4. 掌握中西医结合治疗脓毒症的"三证三法"理论。

脓毒症(sepsis)是指机体感染病原体后,病原体与宿主免疫系统、炎症反应、凝血反应之间相互作用,造成机体器官功能损害的复杂综合征。本病多属中医学"暴喘""伤寒""温病"等范畴。本病是一类急性外感热病,具有热象偏重、易化燥伤阴、耗气动血等特点。王今达运用中医理论解释脓毒症,提出脓毒症系邪毒入侵或各种创伤导致正邪交争、正气耗伤、邪毒阻滞、正虚邪实。其证型概括为"毒热证""血瘀证""急性虚证"三证。

【典型案例】

刘某,男性,65岁。主因"右侧腰腹疼痛1天,加重伴高热、呼吸急促4小时"于2012年6月7日入院。既往有2型糖尿病病史10年,平素服用格列本脲,血糖控制可,近半年来血糖控制不佳,空腹血糖8.0mmol/L;冠心病病史5年;右肾结石病史5年。入院前1天患者无明显诱因出现右侧腰腹阵发性绞痛,活动后好转,不伴大汗、恶心、呕吐,未予重视,未予治疗。入院前4小时,疼痛加重,为持续性疼痛,伴有发热,体温最高达39.8℃,伴寒战、气促,不伴呼吸困难、恶心呕吐、腹痛腹泻。遂就诊于急诊,为求进一步诊治,收入院。

入院时查体:体温39.2℃,脉搏100次/min,呼吸27次/min,血压80/60mmHg。精神欠佳,急性病容,意识障碍,嗜睡,呼之能应,语无伦次,不能正确对答。皮肤黏膜未见黄染及皮疹、出血点,浅表淋巴结无肿大,双瞳孔等大等圆。双肺呼吸音粗,右下肺可闻及湿啰音。心音有力,律齐,心率100次/min,未闻及病理性杂音。右中上腹压痛(+),右侧输尿管走行部位压痛(+),无反跳痛,右肾区叩痛(+),肠鸣音正常,移动性浊音(-)。四肢肌力5级,双侧巴宾斯基征(-)。

辅助检查:血常规:WBC 15.19×10^9/L,N 91.7%。血生化:K^+ 3.42mmol/L,Na^+ 148.6mmol/L,Cl^- 105.8mmol/L,CP 8mmol/L,TBIL 43.0mmol/L,DBIL 20.3mmol/L,CK-MB 32.8U/L,BUN 11.6mmol/L,Cr 67.6μmol/L,ALB 28.1g/L,ALT 19.3U/L,CK 117.6U/L;GLU 45.6mmol/L。尿常规:WBC 2+,PRO 1+,GLU 2+。

中医证候:高热寒战,神昏谵语,呼吸急促,咽干咽痛,纳呆,大便干结,小便黄赤,舌质暗红,苔黄燥,脉沉数。

问题1：目前患者暂考虑何种诊断？

思路：目前患者各项化验指标仍不完善，根据《第三版脓毒症与感染性休克定义的国际共识》的诊断标准，采用快速SOFA评分，患者呼吸频率＞22次/min，收缩压＜100mmHg，评分≥2分，因此可诊断为脓毒症。其余根据患者症状、体征及化验检查，最终诊断为：

西医诊断：①脓毒症；②重症肺炎？③2型糖尿病；④尿路感染；⑤冠心病（分级诊断）；⑥低钾血症。

中医诊断：暴喘（热毒炽盛证）。

知识点1

脓毒症的诊断标准

对于感染或疑似感染的患者，当序贯器官衰竭评分（sequential organ failure assessment，SOFA）较基线上升≥2分可诊断为脓毒症（表7-3-1）。

表7-3-1 SOFA评分表

系统	评分（分）				
	0	1	2	3	4
呼吸系统 PaO₂/FiO₂[mmHg(kPa)]	≥400 (53.3)	<400 (53.3)	<300 (40.0)	<200 (26.7)+	<100 (13.3)+
呼吸支持（是/否）				是	是
凝血系统 血小板（×10⁹/L）	≥150	<150	<100	<50	<20

由于SOFA评分操作起来比较复杂，临床上也可以使用床旁快速SOFA（quick SOFA，qSOFA）标准识别重症患者，如果符合qSOFA标准中的至少2项时，应进一步评估是否存在器官功能障碍。

问题2：患者入院后应暂给予何种治疗？

思路：患者喘憋，呼吸频率较快，提示处于缺氧状态，应紧急予小流量吸氧呼吸支持；患者高热，白细胞升高，尿常规白细胞2+，听诊双肺呼吸音粗，右下肺可闻及湿啰音，故尿路感染诊断基本成立，不排除肺部感染，予头孢米诺钠2.0g加入0.9%氯化钠注射液100ml中静滴，每8小时一次，经验性抗感染治疗；患者静脉血糖45.6mmol/L，给予小剂量持续胰岛素8U/h缓慢泵入降血糖；患者既往有冠心病病史，目前处于脓毒症应激状态，同时血压为80/60mmHg，给予少量糖皮质激素甲基强的松龙20mg静滴，每日1次，退热、抗炎治疗，单硝酸异山梨酯20mg静滴，每日2次，扩冠及液体复苏。中医辨证为热毒炽盛，予中药汤剂清瘟败毒饮合凉膈散加减。方药：牛蒡子、黄芩、黄连各20g，酒大黄（后下）、薄荷（后下）、板蓝根、连翘各15g，芒硝（冲）、栀子、桃仁、红花各10g，生姜、炙甘草各6g。煎取200ml，分2次经胃管给药。

问题3：患者入院后需完善哪些检查？

思路：患者需完善动脉血气分析，以了解是否存在呼吸衰竭及酸碱平衡紊乱；CRP、PCT、ESR，以了解感染程度；血培养、尿培养、痰培养，以明确感染部位及致病菌；胸腹部CT、泌尿系统B超，以直观了解病情及病位；同时复查血常规、尿常规、血生化。

相关检查结果：

动脉血气分析（鼻导管吸氧，氧流量3L/min）：pH 7.426，$PaCO_2$ 24.7mmHg，PaO_2 71.26mmHg，SaO_2 92.6%（$PaO_2/FiO_2<300$）。

血常规：WBC $27.2×10^9$/L，N 96.3%，CRP 50mg/L，PCT 32.87ng/ml。

尿常规：WBC 1+，GLU 3+。

ESR：80mm/h。

血培养：大肠杆菌、克雷伯菌；尿培养：大肠埃希菌。

生化：Cr 136μmol/L，K^+ 2.1mmol/L，余正常。

凝血：PT 16.7s，INR 1.45，APTT 36.9s。

泌尿系统B超：右侧输尿管上段结石并右肾轻度积液。

胸腹部CT平扫：①右肾结石、右侧输尿管上段结石并右肾及右侧输尿管上段轻度扩张、积液，右肾周围炎；②双下肺及左上肺下舌段炎症，双下肺含气不全；③双侧胸腔少量积液，右侧为著。

问题4：根据上述检查结果，应如何调整治疗方案？

思路：在上述治疗方案的基础上，加用氯化钾3g加入0.9%氯化钠注射液500ml中，以0.5g/h的速度静滴，纠正低钾，2小时后复查血钾2.9mmol/L，继续补钾；加用左氧氟沙星0.2g加入0.9%氯化钠注射液50ml中静滴，每6小时一次，抗尿路感染。

问题5：入院3天，患者经以上治疗病情未见好转，仍高热昏迷，呼吸困难，血氧进行性下降，该如何处理？

思路：患者体温38.5℃，脉搏101次/min，呼吸19次/min，血压86/69mmHg。复查血气、血尿常规、生化、出凝血时间、电解质，血尿培养，结果示：

动脉血气分析（鼻导管吸氧，氧流量3L/min）：pH 7.226，$PaCO_2$ 65.7mmHg，PaO_2 44.2mmHg，SaO_2 92.6%（$PaO_2/FiO_2<200$）。

血常规：WBC $12.2×10^9$/L；PCT 32.87ng/ml。

尿常规：WBC 1+，GLU 1+。

血培养：军团菌、大肠埃希菌、克雷伯耐药菌；尿培养：白念珠菌。

生化：Cr 786μmol/L，K^+ 4.1mmol/L。

凝血：PT 16.7s，TT 43.5%，INR 1.45，APTT 36.9s。

调整治疗方案：紧急气管插管，先后给予咪达唑仑、异丙酚、芬太尼。插管后接呼吸机，血氧回升缓慢，即刻行2次肺复张策略，采用PEEP递增法，每20秒调大5cmH_2O，最大30cmH_2O，血氧明显好转。神志转清，精神弱，继续给予18cmH_2O PEEP维持。液体复苏后血压仍持续下降，继续扩容并加用去甲肾上腺素0.6μg/min缓慢泵入升压，同时深静脉置管监测中心静脉压（CVP），CVP为3cmH_2O，加快扩容速度，随后血压回升。

抗生素改为头孢哌酮钠舒巴坦钠2g加入0.9%氯化钠注射液50ml中静滴，每8小时一次,左氧氟沙星 0.2g 加入 0.9%氯化钠注射液 50ml 中静滴,每 2 小时一次,氟康唑 100mg 口服,每日 1 次,抗感染治疗;加用硫普罗宁 0.2g 加入 5%葡萄糖注射液 250ml 中静滴,护肝治疗;予血必净注射液 40ml 加入 0.9%氯化钠注射液 100ml 中静滴,每日 2 次,前列地尔 10μg 加入 0.9%氯化钠注射液 100ml 中静滴,每日 2 次,改善血循环;严密监测中心静脉压、血糖、尿量,并予口服安宫牛黄丸,每日 1 丸,待热退神清停药。

中医辨证为脏腑虚衰,予十全大补汤加减。方药:党参、茯苓各 20g,熟地黄、川芎、白术各 15g,当归、白芍各 10g,生甘草 6g。煎取 200ml,分 2 次经胃管给药。

后续情况:

入院治疗 8 天后,患者仍低热,体温最高达 38℃,神清,停用安宫牛黄丸,腰腹疼痛较前好转。心率 95 次/min,呼吸 32 次/min,血压 120/85mmHg。复查血常规:WBC 10.28×10⁹/L,N 93.9%。血压稳定,停用去甲肾上腺素。稍烦躁,予异丙酚维持。PEEP 降至 15cmH₂O,FiO₂ 60%,停用糖皮质激素。当日中午 PEEP 降至 12cmH₂O,患者逐渐出现呼吸急促,遂给予肺复张一次,维持 PEEP 15cmH₂O;物理降温;经静脉予免疫球蛋白 10g/d,α1 胸腺肽 1.6mg 皮下注射,每日 1 次,生脉注射液 100ml 静滴,每日 1 次,提高免疫力。

入院治疗 12 天后,患者诸症进一步好转,偶见发热,体温未超过 38℃。复查血常规:WBC 6.4×10⁹/L,N 78.8%。胸片示肺部阴影变淡。抗生素减量为每日 1 次。无烦躁,停用异丙酚。PEEP 12cmH₂O,病情稳定,改为口服补钾。

入院治疗 13 天后,患者病情继续好转,未再发热,体温 37℃,脉搏 72 次/min,呼吸 22 次/min,血压 92/69mmHg。动脉血气分析:pH 7.48,PaCO₂ 26.8mmHg,PaO₂ 98.3mmHg。复查血常规:WBC 4.8×10⁹/L,N 90.5%。继续下调 PEEP 至 10cmH₂O,FiO₂ 40%。复查血糖 7.1mmol/L,予皮下注射胰岛素,控制血糖。

入院治疗 14 天后,患者病情稳定,体温 36.4℃,脉搏 82 次/min,呼吸 20 次/min,血压 87/66mmHg。复查动脉血气分析基本正常,停机 4 小时后拔除气管插管,停用抗生素。继续观察 2 天,患者无病情反复。

入院治疗 17 天后,患者痊愈出院。

📄 **知识点 2**

脓毒症的病因及中医病机

脓毒症发病机制涉及感染、炎症、免疫、凝血及组织损害等,是过度的炎症反应与代偿性抗炎症反应失衡的结果。根据原发病,可将脓毒症分为烧伤型脓毒症、急性胰腺炎型脓毒症、肺炎型脓毒症、急性重症胆管炎型脓毒症、阴性菌感染型脓毒症、阳性菌感染型脓毒症。

中医学认为,脓毒症的发生主要责之于正气不足,毒邪内蕴,内陷营血,络脉、气血、营卫运行不畅,致毒热、瘀血、痰浊内阻,瘀滞脉络,进而致各脏器损伤。其基本病机是正虚毒损、络脉瘀滞。临床上将脓毒症分为四大证候,即毒热证、腑气不通证、血瘀证、急性虚证。

知识点 3

脓毒症的西医治疗

脓毒症的治疗提倡尽早有序地进行液体复苏、抗生素治疗,及早地进行各器官的功能支持,同时应结合中医药综合治疗。

1. 控制感染 抗生素的应用遵循早期经验用药原则,明确病原体后改予针对性治疗,及时观察用药后疗效,合理更换抗生素。若感染灶明确,如腹腔内脓肿、胃肠穿孔、胆囊炎或小肠缺血,应在复苏开始的同时控制感染。若为脓肿等需外科干预的感染,应在诊断后 12 小时内行外科引流术。若考虑为深静脉导管等血管内有创装置导致的严重感染或感染性休克,在建立其他的血管通路后,应立即去除血管内有创装置。

本案例患者早期炎症指标提示严重感染,病原体尚不明确,且伴肾功能不全,早期经验用药,予覆盖多重病原体且肾损害小的头孢三代抗生素头孢米诺钠,效果欠佳;后期依据病原学证据,针对性使用头孢哌酮钠舒巴坦钠、左氧氟沙星及氟康唑等抗感染、抗真菌治疗,感染得到有效控制。

2. 及早进行器官功能支持

(1) 循环支持:1 小时内启动液体复苏。启动液体复苏的标准是低血压和/或血乳酸>4mmol/L,初始液体复苏量>1 000ml 或至少 30ml/kg 晶体液,液体复苏中应进行容量负荷试验,监测指标包括脉压、心排血量(CO)、动脉压及心率的变化。6 小时内达到复苏目标:①中心静脉压(CVP)8~12cmH$_2$O;②平均动脉压≥65mmHg;③尿量≥0.5ml/(kg·h);④中心静脉或混合静脉血氧饱和度(ScvO$_2$ 或 SvO$_2$)≥70%。

经过充分的液体复苏,若仍不能恢复动脉血压和组织灌注,则需要应用血管活性药物,多中心给予多巴胺,剂量 5~20μg/(kg·min),以及去甲肾上腺素,剂量 0.01~5μg/(kg·min),不建议为保护肾脏而使用低剂量多巴胺,以维持平均动脉压(MAP)≥65mmHg。

本案例患者为严重脓毒症,紧急给予液体复苏后,血压仍持续下降,即给予扩容并用去甲肾上腺素升压,同时留置深静脉管监测 CVP,CVP 为 3cmH$_2$O,加快扩容速度,后达到复苏目标。

(2) 呼吸支持:ARDS 在脓毒症中常为较早出现的临床表现,治疗也较为困难,因此应及早进行呼吸支持,机械通气仍是目前采用的主要方法,通常采用小潮气量(6ml/kg)保护性机械通气策略,一般要求气道压力<30cmH$_2$O,PEEP 为 5~18cmH$_2$O 和允许性高碳酸血症,动脉血气分析保持 pH 值为 7.2~7.5,动脉血氧分压>60mmHg 或血氧饱和度>90%。

(3) 肾脏支持:对肾功能的支持治疗主要在于预防急性肾衰竭的发生。常用连续性动-静脉血液滤过(CAVH)、连续性静脉-静脉血液滤过(CVVH)、连续性动-静脉血液透析(CAVHD)、连续性静脉-静脉血液透析(CVVHD)等。

（4）胃肠道及代谢支持：应激性溃疡出血常见，应预防性应用质子泵抑制剂；胃肠道血管缺血缺氧时也影响胃肠道的功能，常用前列腺素 E1 10μg/d 静脉注射以改善胃肠道血供；在脓毒症的应激状态下，分解代谢较强，因此保证营养及能量支持尤为重要，建议每天给予蛋白质 1.5~2g/kg、碳水化合物 4~5g/kg、脂肪 0.5~1g/kg。

（5）肝脏及凝血支持：如出现肝功能损伤，需及时进行保护肝脏的干预治疗，因为肝脏与白蛋白和凝血因子的产生密切相关，肝脏损伤后易造成低蛋白血症与出血。同时脓毒症常易并发 DIC，因此应在 DIC 的各阶段采取相对应的干预措施，如在高凝期使用肝素，在纤溶亢进期补充凝血因子及血小板等。

3. 激素治疗 严重感染者，糖皮质激素消耗增加，机体糖皮质激素的分泌相对不足。小剂量、长时间、维持糖皮质激素治疗可以提高存活率，明显减少血管活性药物的使用剂量。

本案例患者为严重脓毒症，机体处于急性应激状态，糖皮质激素相对不足。在有效抗感染的基础上予甲基强的松龙中小剂量维持治疗 8 天。在呼吸稳定、体温平稳后停药，未见病情反复，治疗效果颇佳。

知识点 4

中西医结合"三证三法"治疗脓毒症

中国危重病急救医学的开拓者和奠基人王今达教授对于脓毒症的中西医结合治疗提出了著名的"三证三法"理论，指出在脓毒症的发生发展过程中，均会出现毒热证、血瘀证及急性虚证三种证型，可以给予相对应的三种治疗。

1. 毒热证与清热解毒法 感染属于毒热证范畴，用清热解毒法治疗。主要包括凉膈散、白虎汤及安宫牛黄丸的应用。

当危重患者发生腑气不通时，往往可以造成肠道屏障功能破坏，进一步导致肠源性内毒素血症和菌群移位，并继发细胞因子和炎症介质的连锁反应，加重病情，这就是常说的"肺与大肠相表里"，因此给予通里攻下的方法，可以提高患者的治愈率。应保持脓毒症患者肠道通畅。一旦发生腹胀、肠鸣音消失，确诊为中毒性肠麻痹，则应立即采用通里攻下的方法，用凉膈散、大承气汤、通腑颗粒等口服或鼻饲及灌肠同时进行，每 4 小时或 6 小时一次，以清热通腑。再配合血必净和前列腺素 E1 改善肠供血，防止毛细血管内微血栓形成，再配合针灸足三里、阳陵泉、气海、天枢、子宫穴、太冲、支沟等穴，促进肠蠕动，改善肠缺血，这就是治疗脓毒症肠功能紊乱的"四联"中西医结合治疗。

当患者出现高热、大汗、大渴、脉洪大、苔黄燥时，可以应用白虎汤加减退热。若伴有神志障碍，则加用安宫牛黄丸。

　　本案例患者初期高热、便秘，辨证为热毒炽盛，在常规抗感染、补液、呼吸支持等治疗的基础上加清瘟败毒饮合凉膈散对症治疗，以通畅气机，进而使肺脏恢复正常的宣降，同时予血必净联合前列地尔等改善肠道血循环，安宫牛黄丸改善神志状态。

　　2. 血瘀证和活血化瘀法　血瘀证，中医以活血化瘀为治疗原则。血必净注射液早期与抗生素联合应用，发挥活血解毒功效。用于脓毒症的治疗，可降低脓毒症的死亡率。血必净是以血府逐瘀汤为基础，以红花、川芎、当归、赤芍、丹参为主要药物组成的复方静脉制剂，具有很强的拮抗内毒素、清除氧自由基、改善微循环障碍、调节免疫功能、保护重要脏器等作用。

　　本案例患者持续高热，应用抗生素后仍偶有低热，加用血必净，既改善微循环又抗炎调免疫，4天后热退，感染得到控制，病情好转。

　　3. 急性虚证和扶正固本法　中医学的急性虚证即急性营养衰竭和急性免疫功能低下，以扶正固本为根本治疗大法。急性虚证可分为气虚、血虚、阳虚、阴虚四大类。邪盛亡阴者，以生脉养阴、益气固脱为主，静脉大量给予生脉注射液或参麦注射液，配合口服或鼻饲大量生脉散或独参汤；邪盛亡阳者，以回阳救逆、补火助阳为主，方用参附注射液，配合大剂量参附汤。同时，在脓毒症后期容易出现体液免疫及细胞免疫低下的状态，可酌情应用免疫球蛋白及胸腺肽，以增强免疫功能。

　　本案例患者后期气血不足，予十全大补汤、免疫球蛋白、胸腺肽、生脉注射液等补益正气，增强机体免疫力，治疗急性虚证。

【临证备要】

　　1. 对于临床中的感染性疾病，如患者出现低血压、呼吸急促或意识障碍，应考虑脓毒症的可能。

　　2. 脓毒症可损害全身多个器官或打破多个体内平衡，因此治疗时应全面，不可遗漏任何需要干预的环节。

　　3. 对于脓毒症的治疗，应多发挥中医药的优势，采取中西医结合的综合治疗手段，以提高治疗效果。

脓毒症诊疗流程图

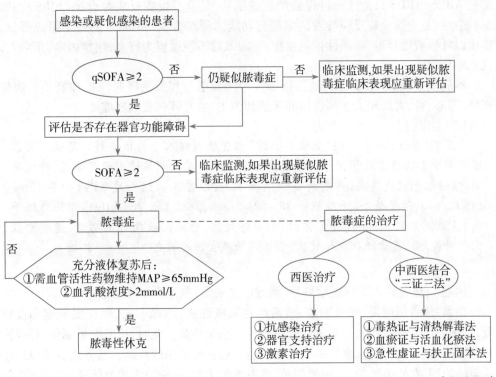

（李志军）

扫一扫
测一测

课件

复习思考题

1. 全身炎症反应综合征的诊断标准是什么？
2. 试述脓毒症的诊断标准。
3. 简述重度脓毒症的定义。
4. 简述脓毒性休克的定义。
5. 脓毒症应如何治疗？

第四节 急性呼吸窘迫综合征

培训目标

1. 掌握急性呼吸窘迫综合征的概念、临床表现、诊断要点、病因鉴别、急救处理原则与中西医急救方法。
2. 掌握急性呼吸窘迫综合征的常见中医证型、治法及选方。

急性呼吸窘迫综合征（acute respiratory distress syndrome，ARDS）是多种急性、危重疾病过程中迅速发展的渗透性肺水肿和急性进行性缺氧性呼吸衰竭。ARDS 是急性

笔记

肺损伤(acute lung injury,ALI)的一个阶段,所有的 ARDS 都有 ALI,但并非所有的 ALI 都是 ARDS,ARDS 只是这一过程最严重的结局,是全身炎症反应综合征(SIRS)在肺部的表现,是全身炎症反应导致的多器官功能障碍综合征(MODS)的一个组成部分,临床以呼吸频数窘迫、顽固性低氧血症、一般氧疗不能缓解为特点,病情凶险,预后差,死亡率较高。

本病属中医学"暴喘"范畴,是指肺气壅闭而引起猝发的呼吸急促和窘迫。病位在肺,与心、肾、大肠相关。病性以邪实壅肺为主,亦有肺气衰败之虚证。

【典型案例】

王某,男性,38 岁。因"喘促 6 小时"由骨伤科转入重症医学科。患者 7 天前因髋部受重物撞击致骨盆骨折收住骨伤科,6 小时前无明显诱因出现喘促,呼吸困难,咳粉红色浆液性痰,神志清楚但烦躁不安,经皮血氧饱和度 83%,心率 136 ~ 148 次/min,节律整齐,呼吸频率 38 ~ 52 次/min,血压 135/76mmHg。骨伤科给予吸氧(氧流量 10L/min)、端坐体位、利尿等处理,患者症状改善不明显,遂转重症医学科救治。患者既往身体健康,否认药物及食物过敏史。

问题 1:患者转入重症医学科后,通过病史采集,首先要如何处理?

思路:患者以喘促,呼吸困难,咳粉红色浆液性痰,烦躁不安,经皮血氧饱和度较低,心率、呼吸频率较快,一般氧疗效果不佳为临床特征。此时,患者发生喘促、呼吸困难的原因不是主要问题,患者的疾病诊断也不是首要考虑的问题。当务之急是应用急诊救治原则,在心电监护下,用最简单、最有效的手段,迅速稳定生命体征,纠正严重低氧血症。尽快给予无创机械通气,有条件者应尽早建立高级人工气道,实施有创机械通气,为后续的诊断与救治赢得时间。

 知识点 1

机械通气指征

1. 经积极治疗病情恶化。

2. 意识障碍。

3. 呼吸严重异常,如呼吸频率>35~40 次/min 或<6~8 次/min,或呼吸节律异常,或自主呼吸消失。

4. 严重的通气或氧合障碍,如 $PaO_2 < 50mmHg$,尤其是充分氧疗后仍 < 50mmHg。

5. $PaCO_2$ 进行性升高,pH 动态下降。

问题 2:在上述初步救治的基础上,下一步应重点做什么?

思路:在生命体征相对稳定后,应该展开重点理化检查,进行鉴别诊断,尽早明确诊断,实施对因治疗。

边抢救,边诊断,重点检查。本病主要与急性左心衰竭、急性肺梗死、自发性气胸、大面积肺不张等疾病相鉴别。结合患者病史、症状、体征,应重点行血气分析、心肌酶、心电图、胸部 X 线或胸部 CT 等检查。

知识点 2

ARDS 诊断要点

1. 有致病高危因素。

2. 急性起病,呼吸频数和呼吸窘迫,呼吸频率>28 次/min。

3. 氧合指数≤200mmHg(不论 PEEP 高低)。

4. X 线胸片显示两肺浸润阴影。

5. 临床排除急性左心衰竭或肺毛细血管楔压(PCWP)≤18mmHg。

上述 ARDS 的诊断要点并非特异性的,建立诊断时必须排除大片肺不张、自发性气胸、上气道阻塞、急性肺栓塞和心源性肺水肿等。通常通过详细询问病史、查体和 X 线胸片等能做出鉴别。与心源性肺水肿鉴别时,应注意心源性肺水肿者卧位时呼吸困难加重,咳粉红色泡沫样痰,肺湿啰音多在肺底部,对强心、利尿剂等反应较好,鉴别有困难时,可通过测定肺毛细血管楔压做出判断。

知识点 3

ARDS 胸部 X 线特点

早期可无异常,或呈轻度间质改变,表现为边缘模糊的肺纹理增多。继之出现斑片状,以至融合成大片状浸润阴影,大片阴影中可见支气管充气征。其演变过程符合肺水肿的特点,快速多变。后期可出现肺间质纤维化的改变。但 X 线胸片与病情严重程度的相关性较差。

知识点 4

ARDS 动脉血气分析特点

典型的改变为 PaO_2 降低,$PaCO_2$ 降低,血 pH 升高。根据动脉血气分析和吸入气氧浓度可计算肺氧合功能指标,如肺泡-动脉血氧分压差($P_{A-a}O_2$)、肺内静动脉血分流(Qs/QT)、呼吸指数($P_{A-a}O_2/PaO_2$)、氧合指数(PaO_2/FiO_2)等,对建立诊断、严重性分级和疗效评价等均有重要意义。目前以氧合指数(动脉血氧分压与吸入气氧浓度的比值,PaO_2/FiO_2)最为常用。氧合指数降低是 ARDS 诊断的必要条件,正常值为 400~500mmHg,急性肺损伤时≤300mmHg,ARDS 时≤200mmHg。

知识点 5

ARDS 血流动力学监测特点

通常仅用于与急性左心衰竭鉴别有困难时。肺毛细血管楔压(PCWP)是反映左房压的较可靠的指标。通常 ARDS 的 PCWP<12mmHg,若>18mmHg,则支持急性左心衰竭的诊断。

 知识点 6

ARDS 常见病因

1. 休克 脓毒性、失血性、心源性、过敏性。

2. 严重创伤 灼伤、肺挫伤、非胸廓创伤(尤其是头部创伤)。严重创伤常于创伤后6~10天发生 ARDS。

3. 淹溺。

4. 严重感染 革兰氏阴性杆菌败血症、病毒性肺炎、细菌性肺炎、真菌性肺炎等所致严重脓毒症,以及肺孢子菌肺炎、血行播散型肺结核。

5. 误吸胃内容物,吸入有毒气体,药物过量。

6. 严重代谢紊乱 尿毒症、糖尿病酮症酸中毒。

7. 其他 重症急性胰腺炎、大量输血、弥散性血管内凝血、白细胞凝集反应、子痫、空气或羊水栓塞、肺淋巴管癌、心肺转流术(体外循环)。

知识点 7

ARDS 病理生理特点及救治原则

ARDS 的发病机制尚不清楚。早期(ALI)阶段是全身性炎症反应过程的一部分。肺损伤的过程除与基础疾病的直接损伤有关外,重要的是炎症细胞及其释放的介质和细胞因子的作用,最终引起肺毛细血管损伤,通透性增加和微血栓形成,肺泡上皮损伤,表面活性物质减少或消失,致肺水肿,肺泡内透明膜形成和肺不张,从而引起肺的氧合功能障碍,导致顽固性低氧血症。

ARDS 的主要病理改变是肺广泛性充血水肿和肺泡内透明膜形成。病理过程可分为三个阶段:渗出期、增生期和纤维化期。三个阶段常重叠存在。大体上,ARDS 肺呈暗红或暗紫红的肝样变,可见水肿、出血,重量明显增加,切面有液体渗出,故有"湿肺"之称。约经 72 小时后,凝结的血浆蛋白、细胞碎片、纤维素及残余肺表面活性物质混合形成透明膜,伴灶性或大片肺泡萎陷。可见 I 型肺泡上皮受损坏死。

经 1~3 周以后,逐渐过渡到增生期和纤维化期。可见 II 型肺泡上皮、成纤维细胞增生和胶原沉积。部分肺泡的透明膜,经吸收消散而修复;亦可有部分形成纤维化。ARDS 患者容易合并肺部继发感染,可形成肺小叶脓肿等炎症改变。

根据 ARDS 病理生理学特点,治疗原则包括改善肺氧合功能,纠正缺氧,生命支持,保护器官功能,防治并发症和基础病的治疗。

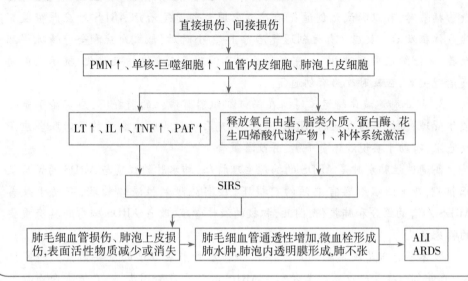

知识点 8

ARDS 治疗措施

ARDS 的治疗措施包括抗炎、呼吸支持和防治肺损伤、纠正肺泡液体转运障碍、改善血流动力学、中医药、对因治疗。

1. 抗炎治疗　中医药有显著优势,可选用血必净注射液、痰热清注射液及辨证使用中药汤剂等。肾脏替代治疗有可能部分清除炎症介质。大剂量糖皮质激素对早期 ARDS 没有治疗作用。

全身和局部的炎症反应是 ALI/ARDS 发生和发展的重要机制,持续的过度炎症反应和肺纤维化是导致 ARDS 晚期病情恶化和治疗困难的重要原因。糖皮质激素不降低晚期 ARDS 病死率,但可明显改善低氧血症和肺顺应性,缩短休克持续时间和机械通气时间。对于过敏原因导致的 ARDS,或严重感染并发 ARDS,如合并肾上腺皮质功能不全,可考虑应用替代剂量的糖皮质激素。ARDS 患者循环中有大量炎症介质,肾脏替代治疗有可能部分清除这些炎症介质。

2. 呼吸支持　ARDS 患者经高浓度吸氧仍不能改善低氧血症时,应气管插管进行有创机械通气,并尽早应用呼气末正压通气(PEEP)或持续气道正压通气(CPAP)。

ARDS 吸氧的目的是改善低氧血症,使动脉血氧分压(PaO$_2$)达到 60～80mmHg。可根据低氧血症改善的程度和治疗反应调整氧疗方式,常规氧疗是纠正 ALI/ARDS 低氧血症的基本手段,但是,ARDS 往往低氧血症严重,大多数患者一旦诊断明确,常规的氧疗常常难以奏效,机械通气仍然是最主要的呼吸支持手段。

当 ARDS 患者神志清楚、血流动力学稳定,并能够得到严密监测和随时可行气管插管时,可以尝试无创通气治疗。应用无创通气治疗 ARDS 时应严密监测生命体征及治疗反应。如无创通气治疗 1~2 小时后,低氧血症和全身情况得到改善,可继续应用无创通气。若低氧血症不能改善或全身情况恶化,提示无创通气治疗失败,应及时改为有创通气。

3. 纠正肺泡液体转运障碍　在保证组织器官灌注的前提下,应实施限制性液体管理;有低蛋白血症的 ARDS 患者,补充白蛋白等胶体溶液的同时联合应用呋塞米,有助于实现液体负平衡,并改善氧合。

高通透性肺水肿是 ARDS 的病理生理特征,肺水肿的程度与 ARDS 的预后呈正相关,在保证组织器官灌注的前提下,应实施限制性液体管理,有助于改善 ARDS 患者的氧合和肺损伤,因此,积极的液体管理,改善 ARDS 肺水肿具有重要的临床意义。

胶体渗透压是决定毛细血管渗出和肺水肿严重程度的重要因素。研究证实,低蛋白血症是严重感染患者发生 ARDS 的独立危险因素,而且低蛋白血症可导致 ARDS 病情进一步恶化,并使机械通气时间延长,增加病死率。因此,对于有低蛋白血症的 ARDS 患者,补充白蛋白等胶体溶液的同时联合应用呋塞米,有助于实现液体负平衡,并改善氧合。

知识点 9

ARDS 的机械通气策略

根据 ARDS 肺水肿、肺泡顺应性降低、肺容量显著减小、肺泡表面透明膜形成的病理生理特点,机械通气应用低潮气量高频率通气、使用最佳 PEEP、允许性高碳酸血症策略。

问题 3:中医如何认识 ARDS?

思路:本病的发生可由多种原因引起。感受温热、疫疠,热邪伤肺,肺气受伤,肺气上逆而成暴喘;疔疮痈疡诸病,可因热毒炽盛,疔毒内陷发生疔疮走黄而发暴喘;跌仆外伤,重者损及五脏六腑,引起气机逆乱,升降失常,水湿停聚于肺,而生暴喘;厥脱重症,脏腑真气受伤,“五络俱竭”,造成肾失纳气之职,脾失生气之能,心失统运气血之功,终使肺无肃降之力,逆气乱胸,宗气外泄而成暴喘。其他如产褥伤、大面积烧伤、秽毒气体(烟雾、光气)直接吸入肺中、大手术后、大量输血、长期高浓度吸氧、胸部放射性治疗等,都可引起暴喘。

知识点 10

ARDS 的中医学辨治

中医学认为 ARDS 的救治,须宣肺理气,降逆平喘,恢复肺主气之功能,以"实者泻之""留者攻之"为治则,以益气活血、清热解毒、宣肺平喘、通腑泻肺为治法。

辨证论治:

1. 气分热盛

证候:喘促,口渴欲饮,面红目赤、汗出,小便短赤,舌红,苔黄厚燥,脉洪大。

治法:清气分热,宣肺平喘。

选方:白虎汤。药用石膏、知母、粳米、甘草等。

2. 阳明腑实

证候:气喘,腹胀、腹痛、便秘,舌绛,苔黄或黑或起芒刺,脉沉数。

治法:通腑泄热,清肺平喘。

选方:大承气汤。药用大黄、厚朴、枳实、芒硝等。

3. 热入营血

证候:气促,嗜睡,谵语或烦躁,发热,舌红少津,苔白或黄,脉细数。

治法:清营解毒,凉血护心平喘。

选方:清营汤。药用水牛角、生地黄、玄参、竹叶心、麦冬、丹参、黄连、银花、连翘等。

4. 水饮射肺

证候:气喘,心悸,咳嗽痰多,质黏或呈泡沫状,舌淡苔白,脉沉滑。

治法:宣肺渗湿,活血化瘀。

选方:宣肺渗湿汤。药用杏仁、桂枝、葶苈子、赤芍、桑白皮、丹参、当归、郁金、黄芪、血竭等。

5. 痰瘀阻肺

证候:喘促,痰声辘辘,喉中痰鸣,胸闷,舌暗苔白腻,脉滑。

治法:豁痰逐瘀。

选方:桃核承气汤合菖蒲郁金汤。药用桃仁、大黄、桂枝、芒硝、甘草、石菖蒲、郁金、栀子、连翘、菊花、滑石、竹叶、丹皮、牛蒡子、竹沥、姜汁、玉枢丹等。

6. 心肾阳衰

证候:气喘,面色㿠白,肢冷,小便清长,大便溏,舌淡胖,苔水滑,脉微欲绝。

治法:回阳固脱。

选方:参附汤送服黑锡丹。药用人参、炮附子等。

7. 肺气欲绝

证候:气喘,吸少呼多,少气懒言,语声低微,口唇紫绀,舌淡暗苔白,脉沉细。

治法:益气救肺。

选方:参归鹿茸汤。药用人参、当归、黄芪、炙甘草、鹿茸、龙眼肉、生姜等。

以上所论乃暴喘之常见证候。除此之外,有厥脱重症致喘者,先按厥脱进行救治,并结合宣肺渗湿利水及活血化瘀之治法和方药。

(叶 勇)

扫一扫
测一测

扫一扫 测一测

课件

07章05节PPT

 复习思考题

1. 急性呼吸窘迫综合征的最主要诊断依据是什么？
2. ARDS 机械通气的策略是什么？

第五节　多器官功能障碍综合征

 培训目标

1. 掌握多器官功能障碍综合征的定义及诊断标准。
2. 了解多器官功能障碍综合征的发病机制。
3. 熟悉多器官功能障碍综合征的监测与治疗。

　　多器官功能障碍综合征（multiple organ dysfunction syndrome，MODS）是指严重创伤、感染、大手术、大面积烧伤等疾病发病 24 小时后，同时或序贯出现 2 个或 2 个以上器官功能障碍，即急性损伤患者多个器官功能改变且不能维持内环境稳定的临床综合征，受损器官可包括肺、肾、肝、胃肠、心、脑，以及凝血和代谢功能等，该综合征不包括各种慢性疾病终末期的器官功能衰竭，但若原有慢性器官功能障碍或处于代偿状态，因感染、创伤、手术等而恶化，发生 2 个以上器官功能障碍者，可诊断为 MODS。

　　临床上，MODS 多数由脓毒症发展而来。本病可参照中医学"脏竭"辨证救治。

【典型案例】

　　男性，32 岁。主诉：间断腹胀伴左上腹疼痛 1 天。

　　现病史：患者于 1 天前午餐后出现腹部不适，阵发性腹胀，1 小时后出现上腹疼痛，呈阵发性钝痛，伴反酸烧心、呃逆、嗳气和恶心，无呕吐，无腹泻。

　　查体：体温 38.6℃，脉搏 145 次/min，呼吸 24 次/min，血压 148/86mmHg，BMI 33。形体肥胖，步入病房，心肺查体未见明显异常；腹部轻度膨隆，上腹部轻压痛，无反跳痛，肝脾肋下未及，肠鸣音减弱，约 2 次/min。余未见明显异常。舌淡红，苔黄腻，脉滑数。

　　辅助检查：

　　血常规：WBC $19.39×10^9/L$，RBC $6.16×10^{12}/L$，Hb 194g/L，N 83.74%，PLT $244×10^9/L$，CRP 7mg/L。

　　尿常规：尿糖 4+，酮体 3+，隐血（±）。

　　生化：血淀粉酶 410U/L，脂肪酶 438U/L，末梢随机血糖 23mmol/L。

　　腹部 CT：胰头体部增大，边缘模糊，胰周脂肪层密度增高、模糊，内可见小圆形气体影，局部可见少许液性密度影，胰管无扩张。肝脏密度普遍减低。胆囊大小、形态尚可。余未见异常。

问题1:通过病史采集,目前可以获得哪些临床信息? 为明确诊断及证型,需要补充哪些病史内容?

思路:青年男性,形体肥胖,出现上腹钝痛,伴有恶心、呕吐,脂肪酶和淀粉酶均升高超过正常值3倍,腹部CT提示急性胰腺炎,初步诊断考虑急性胰腺炎。

下一步需要明确有无胆道结石、感染、梗阻等胆源性因素,以及胰腺、胆道、十二指肠或壶腹周围肿瘤和高脂血症等其他可能引起急性胰腺炎的病因。除依靠腹部超声和CT检查外,需要补充问诊及完善查体。

询问现病史:腹痛的诱因,发作规律,疼痛定位,疼痛性质,是否有放射痛,尿量、排气排便情况。是否有胸闷、喘息、心慌、头晕、乏力等症状。

询问既往史:是否有酗酒、结石、慢性胰腺炎等。

完善查体:观察意识状态,判断是否有嗜睡、烦躁等;观察呼吸频率;观察皮肤情况,是否有黄疸,是否有皮肤瘀斑、出血点等。

完善病史:患者进食油腻后出现腹痛,以左上腹为主,呈阵发性,腹胀明显,无明显放射痛,恶心、呕吐少量墨绿色胃内容物,自发病起无排气排便。患者就诊初期烦躁,入院后出现嗜睡、乏力、呼吸急促,诉胸闷憋气、心慌,伴头晕。既往有高血压病史5年(收缩压最高150mmHg)、血糖升高3年(具体数值不详)、血脂升高3年(具体数值不详),未予饮食控制和药物治疗,无其他慢性病史。有吸烟史,无酗酒史。

查体:体温38.6℃,双肺呼吸音粗,未闻及明显干湿啰音。心界叩诊不大,心率145次/min,各瓣膜听诊区未闻及病理性杂音。腹部轻度膨隆,上腹部压痛,无反跳痛,肝脾肋下未及,肠鸣音减弱。双下肢无水肿,双侧足背动脉搏动正常。四肢肌力、肌张力均正常。四肢腱反射正常,双侧巴宾斯基征(-)。皮肤干燥,未见黄疸,无皮肤瘀斑和出血点。舌淡红,苔黄腻,脉滑数。

📋 **知识点1**

多器官功能障碍综合征的病因

MODS是多因素诱发的临床综合征。严重的创伤感染及在此过程中出现的低血容量性休克、脓毒症、感染性休克、再灌注损伤等均可诱发MODS。

重症感染引发MODS的机制除直接引起细胞损伤外,更重要的是通过激活内源性炎症介质的过度释放,炎症细胞的激活、组织缺氧和氧自由基的产生,肠道屏障功能破坏和细菌/毒素易位等,导致机体炎症反应失控。其中炎症反应是MODS发病机制的基石,内源性感染特别是肠源性感染与MODS发生密切相关,胃肠道是MODS的"靶器官",同时也可能是MODS的"启动器官"。

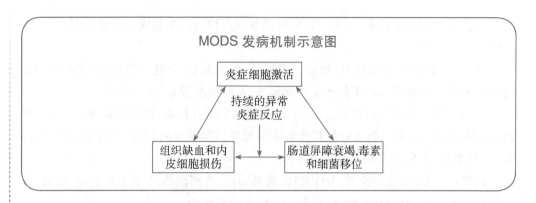

问题 2：患者目前是否存在多器官功能障碍？需要对病情严重程度分级并进行预后判断，那么如何评估病情？

思路：入院后 24 小时根据改良的 Marshall 评分（MODS 严重程度评分标准），单一器官系统的改良 Marshall 评分≥2 分属于器官功能衰竭，有 1 项器官功能衰竭提示为重症胰腺炎；48 小时再次评估，如果器官功能恢复则属于中度重症胰腺炎，否则属于重度重症胰腺炎（表 7-5-1）。

表 7-5-1　改良的 Marshall 评分

器官	分值				
	0	1	2	3	4
呼吸（PaO_2/FiO_2）	>400	300~400	200~300	100~200	<100
循环（收缩压，mmHg）	>90	≤90，可补液纠正	≤90，补液不能纠正	<90，pH<7.3	<90，pH<7.2
肾脏（血清肌酐，μmol/L）	<134	134~169	170~310	311~439	>439
备注	吸入氧气浓度计算： 空气（21%），2~3L/min（25%），4~5L/min（30%），6~8L/min（40%）， 9~10L/min（50%）				

完善检查：血气分析（吸氧浓度 50%）：pH 7.367，$PaCO_2$ 35.90mmHg，PaO_2 64.60mmHg，碱剩余 -4.20mmol/L，细胞外液剩余碱 -5.20mmol/L，阴离子间隙 21.50mmol/L，乳酸 3.76mmol/L。生化：Cr 208μmol/L。

经过补液 1 000ml 后，体温 38.4℃，脉搏 122 次/min，呼吸 24 次/min，血压 135/83mmHg，SaO_2 97%。

根据上述信息，患者目前氧合指数（PaO_2/FiO_2）为 129，Cr 208μmol/L，Marshall 评分为 5 分，属于重症胰腺炎。转入 ICU 治疗。

知识点 2

多器官功能障碍综合征的病情评估

所有 MODS 患者原则上都应进入 ICU 抢救治疗,因此病情评估十分重要。常用的评分系统包括非特异性病情严重程度评分(如 APACHE Ⅱ、TISS)、多器官功能障碍评分(如 MODS、SOFA)、特定器官功能障碍评分[如 Ranson(胰腺炎)、心力衰竭评分]等。评分量表除可判断病情严重程度,还可以评估新药及治疗措施的有效性等。

目前仍缺乏国内外公认的 MODS 统一诊断标准。MODS 严重程度评分标准由 Marshall 提出,涉及最常发生功能障碍的 6 个器官系统,并从中选出 1 个最具代表性的变量,每一个器官系统变量的得分≥3 作为该器官系统障碍的标准。改良的 Marshall 评分系统目前应用更为广泛,单一器官系统的改良评分≥2 分可诊断为器官功能障碍,存在 2 个或 2 个以上的器官功能障碍可诊断为多器官功能障碍。

2016 年 2 月发布的第三次脓毒症和脓毒性休克定义国际共识(Sepsis 3.0)将脓毒症核心评价指标定为器官功能障碍,选择的评价标准是序贯器官衰竭评分(sequential organ failure assessment,SOFA)(表 7-5-2),即感染引起的 SOFA 总分急性改变≥2 分。并提出预测脓毒症不良预后的 3 个最有效指标:呼吸频率≥22 次/min,收缩压≤100mmHg 和意识状态改变,这 3 项指标被命名为 Quick SOFA(qSOFA)。

表 7-5-2　序贯性器官功能衰竭评分

器官系统	检测项目	1	2	3	4	得分
呼吸	PaO_2/FiO_2(mmHg)	300~400	200~300	100~200	<100	
	呼吸支持(是/否)			是	是	
凝血	血小板(10^9/L)	100~150	50~100	20~50	<20	
肝	胆红素(μmol/L)	20.5~32.5	34.2~100.9	102.6~203	>205	
循环	平均动脉压(mmHg)	<70mmHg				
	多巴胺[μg/(kg·min)]		≤5	>5	>15	
	肾上腺素[μg/(kg·min)]			≤0.1	>0.1	
	去甲肾上腺素[μg/(kg·min)]			≤0.1	>0.1	
	多巴酚丁胺(是/否)		是			
神经	GCS 昏迷评分	13~14	10~12	6~9	<6	
肾脏	肌酐(μmol/L)	110~170	171~299	300~440	>440	
	24 小时尿量(ml/24h)			<500	<200	

问题 3：明确诊断并评估病情后该如何治疗？

思路：脂源性胰腺炎的早期内科治疗包括病因治疗和全身治疗。病因治疗主要包括抑制胰酶分泌、控制血脂、控制血糖等；全身治疗包括液体复苏、器官功能维护、空肠营养、抗感染等。

治疗方案：

1. 禁食水，持续胃肠减压，面罩氧疗（5L/min）。

2. 醋酸奥曲肽 0.25mg/h 静脉持续泵入；乌司他丁 10 万 U 静脉滴注，每 8 小时一次；依诺肝素钠 4 000U 皮下注射，每 12 小时一次；胰岛素持续泵入，监测血糖，控制血糖在 10~13mmol/L。

3. 以晶体液为主的液体复苏；艾司奥美拉唑 40mg，每日 1 次静脉滴注，抑制胃酸分泌、保护胃黏膜；亚胺培南西司他丁钠 0.5g，每 6 小时一次静脉滴注，抗感染；还原型谷胱甘肽 1.2g 联合多烯磷脂酰胆碱 10ml，每日 1 次静脉滴注，保护肝细胞；10% 葡萄糖酸钙 1~2g 静脉滴注，纠正低钙血症。

4. 中药治疗，予参附注射液 100ml 静滴，每日 1 次；喜炎平注射液 40ml 静滴，每日 1 次。考虑患者肠麻痹较严重，暂时禁食水，予大承气汤灌肠通腑。

知识点 3

多器官功能障碍综合征的治疗原则

1. **积极消除引起 MODS 的病因和诱因** 控制原发病是 MODS 治疗的关键。①对于严重感染患者，应用有效抗生素，积极引流感染灶；②创伤患者，早期清创、充分引流，预防感染发生；③保护胃肠功能，避免肠胀气、肠麻痹的出现，及时予以胃肠减压或恢复肠道功能，防治细菌或毒素的移位和播散；④尽快改善休克患者的组织器官灌注，避免进一步加重器官功能损害。

2. **代谢支持与调理** MODS 患者处于高度应激状态，导致机体出现以高分子代谢为特征的代谢紊乱。机体分解代谢明显高于合成代谢，蛋白质分解、脂肪分解和糖异生明显增加，但糖的利用能力降低。在 MODS 早期，营养支持和调理的目的是提供适当的营养底物，防止细胞代谢紊乱，支持器官、组织的结构功能，参与调控免疫功能，减少器官功能障碍的产生。而在 MODS 后期，代谢支持和调理的目标是进一步加速组织修复，促进患者康复。

3. **器官功能支持**

（1）呼吸衰竭：临床上 MODS 最早受累的器官多为肺，表现为 ARDS，肺作为 MODS 发生的启动器官，有效地控制和治愈 ARDS 是治疗 MODS 的关键。

（2）心脏及循环衰竭：如心功能不全，应该根据心脏血流动力学情况给予利尿、扩血管、强心、扩容等治疗，对右心室后负荷增高者使用硝普钠或行主动脉内球囊反搏。休克者应恢复循环容量，保证器官的灌注，纠正代谢性酸中毒；在补充血容量、纠正酸中毒的基础上，若血压仍不回升需应用血管活性药物，如多巴胺、多巴酚丁胺等。

（3）肾衰竭：积极治疗休克，保证有效循环血量；用血管扩张药增加肾血流量;维持水电解质及酸碱平衡,防治水分过多和高血钾。少尿者应用利尿剂,可根据实际情况采用肾脏替代治疗。避免过多使用蛋白制剂,也避免使用对肾脏有损害的药物。

(4) 肝功能衰竭:维持适当的循环及营养支持,在限制蛋白质的同时增加葡萄糖和维生素等营养物质,对合并脑病者应用支链氨基酸,可纠正氨基酸代谢的不平衡。口服乳果糖使肠内呈酸性,减少氨的形成和吸收,降低血氨。有条件者可使用人工肝及血浆交换等以清除血中有害物质。

(5) 胃肠功能衰竭:使用 H2 受体阻滞剂或质子泵抑制剂,出血不能控制或穿孔时需手术治疗。使用胃肠促动药恢复胃肠运动功能,也可选用中药大黄等。尽早实施胃肠营养,补充足够的谷氨酰胺。

(6) 脑功能衰竭:防治脑水肿,可用 20%甘露醇、20%白蛋白、地塞米松及利尿剂。有条件、有适应证者可使用高压氧治疗。早期可予头部局部降温。

(7) 血液系统功能衰竭:早期及时给予抗凝、溶栓治疗,抗凝药可选用肝素、阿司匹林等,溶栓药可选用尿激酶、链激酶。纤溶期在肝素治疗的基础上配合使用抗纤溶药物,如氨基己酸、氨甲环酸等。根据病情输注冷冻新鲜血浆、浓缩血小板及凝血因子。

4. 中医辨证治疗

(1) 脱证(休克)

1) 阴脱证

证候:大汗淋漓,烦躁不安,面色潮红,口渴咽干,尿少,舌红而干,脉细数无力。

治法:养阴益气固脱。

选方:生脉散加减。

中成药:(参麦)生脉注射液静脉推注或滴注。

2) 阳脱证

证候:大汗淋漓,身凉肢冷,面色苍白,神情淡漠,气息微弱,口淡不渴,舌淡而润,脉微欲绝。

治法:回阳固脱。

选方:参附汤。

中成药:参附注射液静脉推注。

3) 阳脱阴竭证

证候:神志昏迷,目呆口张,瞳仁散大,身冷肤寒,汗出如油,少息促,二便失禁,舌卷不展,脉微欲绝。

治法:阴阳两救。

选方:参附汤合生脉饮加减。

中成药:参附注射液联合(参麦)生脉注射液静脉推注或滴注。

（2）肺衰（急性肺损伤/急性呼吸窘迫综合征）

肺气衰竭,肺热传腑证

证候:呼吸急促或微弱,痰涎壅盛,舌淡或青紫,脉微弱而数。

治法:益气养阴,泻肺通腑。

选方:生脉散合宣白承气汤加减。

中成药:(参麦)生脉注射液静脉推注或滴注。

（3）关格（急性肾功能障碍）

浊毒内盛证

证候:小便量极少,色黄赤,倦怠乏力,不思饮食,恶心,时有呕吐,舌质淡暗,苔黄腻,脉细数或濡数。

治法:温阳泻下,化浊解毒。

选方:大黄附子汤加减。

中成药:脾肾阳虚者可选参附注射液静脉滴注。

（4）肠痹（急性胃肠功能障碍）

阳明腑实证

证候:腹痛,或腹胀,或呕吐,大便数日不下;或热结旁流,气味恶臭;甚则神昏谵语,小便短黄,舌质红,苔黄厚,脉沉实有力。

治法:通腑泄热。

选方:大承气汤加减。

（5）心力衰竭（急性心功能不全及循环障碍）

阳虚水泛证

证候:全身水肿,心悸喘促,小便不利,畏寒肢冷,舌淡胖,苔白滑,脉无力而数。

治法:温阳利水。

选方:真武汤合五苓散加减。

中成药:心气虚者可选(参麦)生脉注射液静脉推注或滴注;心阳虚者可选参附注射液静脉推注或滴注。

（6）神昏（急性脑功能障碍）

痰热蒙窍证

证候:神志模糊,甚至昏睡不醒,呼之不应,不省人事,舌红,苔黄腻,脉滑数。

治法:清热涤痰,醒神开窍。

选方:安宫牛黄丸。

中成药:醒脑静注射液。痰湿蒙窍者,可用苏合香丸或至宝丹。

（7）血证（急性凝血功能障碍）

1）瘀血内阻证

证候:疼痛固定,势如针刺,口唇发绀,皮肤见瘀点、瘀斑,舌质紫暗,脉细涩。

治法:活血化瘀。

选方:血府逐瘀汤加减。

中成药:血必净注射液、醒脑静注射液、丹参注射液、丹红注射液等。

2) 热迫血溢证

证候:头痛胸痛,胸闷呃逆,心悸,发热,唇暗,舌质红,边有瘀斑或瘀点,脉涩或弦紧。

治法:凉血散血。

选方:犀角地黄汤加减。

3) 气虚不摄证

证候:便血色紫暗,面色萎黄,头晕目眩,体倦乏力,心悸,少寐,舌质淡,脉细。

治法:益气摄血。

选方:归脾汤加减。

中成药:气虚不摄者可予(参麦)生脉注射液静脉滴注;阳虚不摄者可予参附注射液静脉滴注。

入院第 2 天患者病情变化:

入院第 2 天,患者持续发热,烦躁,诉胸闷气短,轻微活动即气短及心慌明显,腹胀明显。生命体征:脉搏 112 次/min,SaO$_2$ 97%(面罩吸氧 50%),呼吸 25 次/min,血压 119/68mmHg。前 24 小时总入量 6 587ml,总出量 3 440ml,其中尿量 2 740ml,胃肠减压 300ml,灌肠后大便 400ml。阳性体征:双肺底可闻及少量湿啰音,全腹胀满、轻度压痛,无明显反跳痛,肠鸣音未及。舌淡红,苔白腻,脉弦滑。

辅助检查:PaO$_2$/FiO$_2$ 140,Cr 170μmol/L,乳酸 2.42mmol/L;血小板计数 177×10^9/L;尿蛋白 3+,尿酮体(±),尿胆原 2+,尿隐血 3+;B 型钠尿肽前体测定 85.78pg/ml;血清脂肪酶 338.40U/L,淀粉酶 362.00U/L,AST 85.20U/L,总胆红素 34.90μmol/L,白蛋白 32.91g/L,钙 1.53mmol/L,总胆固醇 10.40mmol/L,甘油三酯 14.82mmol/L,糖化血红蛋白 11.10%;大便隐血试验阳性,大便转铁蛋白测定阳性。

问题 4:入院第 2 天,患者病情是否有所缓解? 治疗方案是否需要调整?

思路:根据上述指南,48 小时再次依据改良的 Marshall 评分评估病情,患者呼吸功能未见明显恶化,肾功能有改善但未正常,循环稳定,判定为重度重症胰腺炎。患者尿量尚可,可继续前述方案治疗。因患者肠麻痹较明显,暂时不能使用肠内营养,故增加肠外营养,补充氨基酸、葡萄糖、结构脂肪乳、氯化钾、维生素等。供能按照 2 000kcal/d 计算。

知识点4

多器官功能障碍综合征需进行动态病情评估,及时调整治疗方案

入院第 3~5 天,患者体温持续在 37.5~38℃,每日尿量维持在 2 000~2 500ml,胃肠减压<200ml/d,腹胀仍较明显,肠鸣音弱,腹部压痛缓解。PaO_2/FiO_2 逐渐恢复至 200 以上,肌酐恢复至 100μmol/L 以下,血压控制良好,淀粉酶和脂肪酶也恢复正常。患者病情稳定,于第 5 天开始经鼻空肠管予葡萄糖水,耐受性良好。中药以大柴胡汤加减。

入院第 6~13 天,患者体温稳定在 37.5℃ 以下,胸闷、心慌等症状缓解,腹胀好转,腹部压痛不明显,肠鸣音 3~4 次/min。复查腹部 CT:胰腺肿胀,胰头为著,与十二指肠分界不清,周围可见较多渗出,双侧肾周筋膜、腹膜增厚,胰管无扩张。双侧胸膜腔可见少许液性密度影,双肺下叶可见条片影。影像学表现滞后,临床症状已明显缓解。给予行鼻空肠管喂养。

入院第 14~21 天,患者病情进一步稳定,体温逐步恢复正常,鼻空肠管喂养量达到 2 000ml。

住院 28 天,患者生命体征平稳,带鼻空肠管出院,每月复查。

【临证备要】

1. 遇严重创伤、感染、大手术、大面积烧伤等疾病时,需要警惕 MODS 的发生。

2. MODS 临床表现复杂多样,无特异性,严重程度可以参考 Marshall 评分和 SOFA 评分等。

3. 一旦确诊 MODS,需立即转入 ICU 监护治疗。

4. MODS 治疗原则包括病因治疗、维持组织灌注和氧供、器官功能支持、中医药辅助治疗等。

(杨志旭)

扫一扫
测一测
日书·测一测

？复习思考题

1. MODS 的治疗主要包括哪些内容?

2. 简述 MODS 的发病机制。

第八章

呼吸系统急症

第一节　慢性阻塞性肺疾病急性加重期

课件

08章01节PPT

培训目标

1. 熟练掌握慢性阻塞性肺疾病的临床表现。
2. 熟练掌握慢性阻塞性肺疾病急性加重期的诊断和治疗。
3. 熟练掌握慢性阻塞性肺疾病急性加重期的中医诊断及辨证论治。
4. 了解慢性阻塞性肺疾病急性加重期的中、西医鉴别诊断。

慢性阻塞性肺疾病(chronic obstructive pulmonary disease,COPD)是一种以持续存在的气流受限为特征的可以预防和治疗的疾病,但其气流受限不完全可逆,多呈进行性发展,主要累及肺,也可引起肺外各器官的损害。与气道和肺组织对烟草、烟雾等有害气体或有害颗粒的慢性炎症反应增强有关。目前,我国40岁以上人群中慢性阻塞性肺疾病的患病率高达8.2%。慢性阻塞性肺疾病急性加重期(acute exacerbation of chronic obstructive pulmonary disease,AECOPD)是指呼吸道症状急性恶化导致需要额外治疗。特征为呼吸系统症状加重,痰量增多,呈脓性或黏液脓性,可伴发热等炎症明显加重的表现。

中医学中没有慢性阻塞性肺疾病这一病名,但根据其临床表现可归属于中医学"咳嗽""喘病""暴喘""肺胀"等范畴。

【典型案例】

高某,男性,66岁,于2017年11月9日就诊。主诉:反复咳嗽、咳痰、气急10余年,加重5天。刻下症见:咳嗽咳痰,胸闷气促,舌暗红,苔黄腻,脉滑。

辅助检查:胸部正位片示肺气肿征,双肺纹理增多、紊乱。

问题1:目前获得的临床信息有哪些? 为明确诊断,还需要补充询问哪些病史?

思路:老年男性,反复咳嗽咳痰伴气急10余年,加重5天,结合胸片,首先考虑为心、肺疾病。

为明确诊断,需补充了解以下病史:

1. 诱因　有无呼吸道、胸膜、心血管疾病,有无服用血管紧张素转化酶抑制剂或β受体阻滞剂。

2. 主要症状特点　咳嗽的性质(干性或湿性)、程度、时间与节律(清晨起床或体位改变时加剧)、音色、音量;痰的颜色、性状、气味、痰量;咳痰与体位的关系。

3. 伴随症状　有无发热、头晕、胸痛、呼吸困难、发绀、咯血;怀疑支气管扩张、支气管肺癌、特发性肺纤维化等疾病时要注意有无杵状指。

4. 全身状态　结合中医十问歌,询问发病以来饮食、睡眠、大小便情况及体重变化等。

5. 诊疗经过　发病以来是否到医院就诊,曾做过哪些检查和治疗,使用过哪些药物,治疗是否有效。

6. 相关病史　既往有无类似病史,有无百日咳、麻疹、支气管肺炎、支气管哮喘、结核病等病史,有无吸烟史、过敏史等。

问题2:患者可能存在的阳性体征有哪些? 需要完善哪些体格检查、辅助检查以明确诊断?

思路:

1. 体格检查　包括基本生命体征、一般情况、颈静脉怒张、肺的视触叩听四诊、心脏视触叩听四诊、腹部触诊、肝颈静脉反流征、肝肾区叩击痛、双下肢水肿、生理反射、病理征等。

2. 辅助检查　包括血常规、CRP、PCT、SAA、BNP、肝肾功能、电解质、血气分析、尿常规、痰培养、心电图、肺功能、胸部 CT 及 MRI 等。

完善病史:高某,男性,66 岁,于 2017 年 11 月 9 日。主诉:反复咳嗽、咳痰、气急10 余年,加重 5 天。患者于 5 天前受凉后出现咳嗽,咳痰,痰黄质黏,气急不能平卧,口唇发绀,口干苦,头晕,胸闷,夜寐差,时汗出,纳差,大便干,小便尚可,下肢水肿,无发热、咯血、粉红色泡沫痰,无胸痛,无恶心、呕吐,舌暗红,苔黄腻,脉滑。既往有高血压病史 10 年,控制尚可;否认肝炎、结核病史,否认外伤、手术及药物过敏史,无输血史。

体格检查:神志清,精神萎,半卧位,查体合作。气管居中,桶状胸,两肺呼吸运动均等,叩诊呈过清音,呼吸音粗,双肺可闻及散在干湿啰音,未闻及胸膜摩擦音。心前区无隆起,心尖搏动及触诊不明显,未触及震颤,叩诊心浊音界左下扩大,心率82 次/min,律齐,A2>P2,各瓣膜听诊区未闻及病理性杂音,未闻及心包摩擦音。腹平软,无压痛及反跳痛,双肾区无叩击痛。双下肢轻度水肿,生理反射存在,病理征未引出。

辅助检查:胸部正位片:肺气肿征,双肺纹理增多、紊乱。心电图:左心室高电压,肺型 P 波。血常规:WBC 9×10^9/L,NEUT% 73.2%。BNP:308.5ng/L。肝肾功能、便常规、尿常规均正常。

知识点 1

慢性阻塞性肺疾病急性加重期西医诊疗

1. 临床表现

（1）有慢性支气管炎、支气管哮喘、支气管扩张等慢性肺病史或有危险因素接触史，如吸烟、环境污染等。

（2）咳嗽、咳痰、气急、呼吸困难、胸闷等症状较前加重，同时具有桶状胸、肺部叩诊过清音、听诊呼吸音低或啰音等体征。

2. 辅助检查

（1）血常规：合并细菌感染时白细胞计数可升高，中性粒细胞百分比增加，血红蛋白、红细胞计数和红细胞比容可升高。

（2）血气分析：可诊断低氧血症、高碳酸血症、酸碱平衡失调、呼吸衰竭及其类型。

（3）痰培养：合并感染时，痰涂片中可见大量中性粒细胞，痰培养可检出各种病原体。

（4）心电图：一般正常或呈低电压，合并肺源性心脏病时可出现右心房、心室肥大的改变，如电轴右偏、顺钟向转位、肺型 P 波等。

（5）影像学表现：①X 线：肋骨平行、肋间隙增宽，胸廓呈桶状，横膈活动度减弱、位置低平，肺野透亮度增加，肺纹理紊乱，或夹有片状阴影，心影缩小，常呈垂直位，后期可见心影扩大。②胸部 CT：CT 对辨别小叶中心型或全小叶型肺气肿及确定肺大疱的大小和数量有很高的敏感性和特异性，对预测肺大疱切除或外科手术等的效果有一定价值。

（6）肺功能：第一秒用力呼气量占用力肺活量百分率（FEV_1/FVC）是评价气流受限的一项敏感指标，$FEV_1/FVC<70\%$ 提示为不能完全可逆的气流受限。第一秒用力呼气量占预计值百分比（$FEV_1\%$预计值）常用于 COPD 病情严重程度的分级评估，还可见肺总量（TLC）、功能残气量（FRC）、残气量（RV）增高和肺活量（VC）减低。严重程度分级见表 8-1-1。

表 8-1-1　COPD 临床严重程度分级

分级	临床特征
Ⅰ（轻度）	$FEV_1/FVC<70\%$，$FEV_1\%\geqslant80\%$预计值，有或无慢性咳嗽、咳痰症状
Ⅱ（中度）	$FEV_1/FVC<70\%$，$80\%>FEV_1\%\geqslant50\%$预计值，有或无慢性咳嗽、咳痰症状
Ⅲ（重度）	$FEV_1/FVC<70\%$，$50\%>FEV_1\%\geqslant30\%$预计值，有或无慢性咳嗽、咳痰症状
Ⅳ（极重度）	$FEV_1/FVC<70\%$，$FEV_1\%<30\%$预计值或 $FEV_1\%<50\%$预计值，伴呼吸衰竭或心力衰竭

3. 诊断 本病主要根据吸烟等高危因素史、临床症状、体征及肺功能等综合分析确定诊断。不完全可逆的气流受限是 COPD 诊断的必备条件。吸入支气管扩张药后第一秒用力呼气量占用力肺活量百分率(FEV_1/FVC)<70%,即可诊断。

4. 鉴别诊断 本病主要与支气管哮喘相鉴别,见表8-1-2。

表 8-1-2 COPD 与支气管哮喘鉴别表

鉴别要点	COPD	支气管哮喘
起病方式	多于中年后起病	多在儿童或青少年期起病
病程进展	症状进展缓慢,逐渐加重	症状起伏大,时重时轻,甚至突然恶化
病史	多有长期吸烟史和/或有害气体、颗粒接触史	常伴过敏体质、过敏性鼻炎和/或湿疹等,部分患者有哮喘家族史
气流受限情况	气流受限基本为不可逆;少数患者伴有气道高反应性,气流受限部分可逆	多为可逆性;但部分病程长者已发生气道重塑,气流受限不能完全逆转
支气管激发、扩张试验	阴性	阳性
最大呼吸流量昼夜变异率	<20%	≥20%
特殊情况	在少部分患者中,这两种疾病可重叠存在	

5. 治疗

(1) 避免或防止吸入粉尘、烟雾及有害气体,确定急性加重的原因及病情严重程度:如为感染所致,初始抗感染治疗应根据患者所在地常见病原体类型及药物敏感情况积极选用抗生素,并在抗感染治疗前留取痰液等标本进行病原微生物培养及药物敏感试验,及时根据药敏结果选用抗生素。

(2) 氧疗:发生低氧血症者可鼻导管吸氧,或通过面罩吸氧,一般采取低流量(1~3L/min)。若因低流量吸氧不能使血氧饱和度达到88%以上,而给予高流量吸氧时,要注意二氧化碳潴留及呼吸性酸中毒的发生。

(3) 支气管扩张药:主要有β2肾上腺素受体激动药(如沙丁胺醇气雾剂、特布他林气雾剂)、抗胆碱药(如异丙托溴铵气雾剂、噻托溴铵)和茶碱类(如氨茶碱、二羟丙茶碱、胆茶碱、茶碱乙醇胺、多索茶碱、恩普菲林等)。

(4) 糖皮质激素:根据病情轻重程度可予二丙酸倍氯米松、布地奈德、丙酸氟替卡松等吸入,也可考虑口服泼尼松龙,以及静脉注射甲泼尼龙、氢化可的松。

(5) 磷酸二酯酶4(PDE-4)抑制剂:PDE-4 抑制剂的主要作用是通过抑制细胞内环腺苷酸降解来减轻炎症,如罗氟司特等。

(6) 祛痰药:因气道内产生大量黏液分泌物,影响气道通畅,可予祛痰药,如氨溴索、乙酰半胱氨酸、溴己新等。

（7）机械通气：根据病情需要，可选用无创或有创方式给予机械通气。

本病例的西医诊疗方案：

（1）持续低流量（1~3L/min）吸氧，卧床休息。

（2）完善血气分析、心脏彩超等检查。

（3）静推氨溴索化痰，静滴氨茶碱、雾化吸入异丙托溴铵解痉平喘。

（4）完善C反应蛋白、降钙素原、痰涂片、痰培养等检查，以确定是否合并细菌感染，有指征者抗感染治疗。

知识点2

慢性阻塞性肺疾病急性加重期中医辨证论治

1. 疾病鉴别

（1）咳嗽与喘病：咳嗽与喘病均为肺气上逆之病证，临证中咳喘常可并见。区别而言，咳嗽以气逆有声、咳吐痰液为主要表现；喘病以呼吸急促困难，甚则张口抬肩、不能平卧为临床特征。

（2）喘病和哮病：喘病和哮病都有呼吸急促困难的表现，哮必兼喘，但喘未必兼哮。哮指声响言，喉中哮鸣有声，哮病是一种反复发作的独立疾病；喘指气息言，为呼吸气促困难，是多种肺系急慢性疾病的一个症状。

（3）肺胀和喘病：肺胀和喘病均以咳而上气、喘满为主症。区别言之，肺胀是多种慢性肺系疾病日久积渐而成，除喘咳外，尚有心悸、唇甲发绀、胸腹胀满、肢体水肿等症状；喘是多种急、慢性疾病的一个症状，以呼吸急促困难为主要表现。肺胀可以隶属于喘病的范畴，喘病日久不愈可发展成为肺胀。

2. 治疗原则 根据标本虚实，分别选用祛邪扶正之法。邪实当祛邪宣肺（辛温、辛凉）、化痰（温化、清化）、温阳利水、开窍；本虚则扶正，如补益肺、脾、肾；正气欲脱则扶正固脱、救阴回阳。

3. 辨证论治

（1）初起阶段

1）外寒内饮

证候：头痛、身痛，发热畏寒，咳嗽，气急，喉中痰声辘辘，痰色白清稀，胸闷气憋，舌质淡，苔薄白，脉浮紧或弦紧。

治法：解表散寒，温肺化饮。

选方：小青龙汤加减。

2）风热犯肺

证候：发热，恶风或恶热，头痛、肢体酸痛，咳嗽咽痛，气急，痰黄，舌质红，苔薄白或黄，脉滑或脉浮数。

治法：疏风散热，宣肺平喘。

选方：银翘散合麻杏石甘汤加减。

（2）进展阶段

1）痰浊壅肺

证候：咳嗽喘息，咳唾痰涎，量多色灰白，胸胁胀满，气短，不得平卧，心胸憋闷，苔白腻，脉弦滑。

治法：通阳泄浊，豁痰开结。

选方：二陈汤合三子养亲汤加减。

2）痰热壅肺

证候：喘促气急，胸膈满闷，张口抬肩，不能平卧，咳黄黏痰，或发热，或痰中带血，大便秘结，口干欲饮，舌质红，舌苔黄，脉滑数。

治法：清热化痰平喘。

选方：定喘汤合清气化痰丸加减。

中成药：痰热清注射液。

3）肺气郁闭

证候：平素多忧思抑郁，失眠、心悸，常因情志刺激而诱发，发作时突然呼吸短促，息粗气憋，胸闷，咽中如窒，但喉中痰鸣不甚，或无痰声，苔薄，脉弦。

治法：开郁降气平喘。

选方：五磨饮子加减。

（3）危重证阶段

1）水气凌心

证候：喘促气急，痰涎上涌，不得平卧，动则喘咳更甚，心悸气短，烦躁不安，尿少肢肿，形寒肢冷，颜面灰白，口唇青紫，舌体胖，边有齿痕，苔白，脉沉滑数。

治法：温阳利水。

选方：真武汤合五苓散加减。

中成药：参附注射液。

2）痰热蒙窍

证候：咳逆喘促，神志恍惚，躁烦不安，狂言躁动、撮空理线，表情淡漠，嗜睡，甚则昏迷，舌质暗红，苔白腻或黄腻，脉细滑数。

治法：清热涤痰开窍。

选方：涤痰汤加减。

中成药：安宫牛黄丸、清开灵或醒脑静注射液。

4. 外治法

（1）针灸：根据病情，可选取定喘、天突、肺俞等穴。外邪束表者，配风池、列缺；痰浊壅盛者，配足三里、丰隆；痰蒙神窍者，选人中、涌泉、太冲；体虚者，配足三里、大包、血海、阴陵泉、腹哀。

（2）穴位贴敷：将白芥子、川椒、全蝎研末，用姜汁调拌后，掺入冰片适量，贴敷双侧肺俞、天突、膻中等穴。

（3）中药灌肠：根据病情，选用大黄、芒硝、枳实、厚朴等药物，水煎取液，保留灌肠。

（4）中药雾化治疗：将具有清热解毒、化痰排脓等作用的中药注射液（如痰热清等）雾化吸入。

本病例的中医辨证治疗：

患者久病肺脾气虚,偶感外邪,痰浊内蕴,郁而化热,宣肃失司。治以清热化痰,降逆平喘。方用桑白皮汤加减。

桑白皮 15g	桑叶 9g	杏仁 9g	黄芩 12g
川贝母 3g	全瓜蒌 12g	法半夏 9g	紫苏 9g
野荞麦 12g	胡颓叶 12g	嫩射干 9g	葶苈子 9g
大枣 9g	炒谷麦芽各 15g		

水煎温服,2 次/d,150ml/次,每日 1 剂。

【临证备要】

1. 既往有慢性阻塞性肺疾病病史者,若出现咳嗽、咳痰、气短和/或喘息加重,痰量增多,应考虑慢性阻塞性肺疾病急性加重期。

2. 若存在喘憋、双下肢水肿,应考虑有合并心源性哮喘的可能,需要心电图、超声心动、心肌酶、BNP 等辅助检查以明确诊断。

3. 40 岁以上长期吸烟的男性患者,伴咯血、胸痛,经抗生素治疗无效,首先要排除肺癌,结合胸部 CT、痰脱落细胞、纤维支气管镜可明确诊断。

4. 慢性阻塞性肺疾病急性加重期并发症可有慢性呼吸衰竭、自发性气胸、慢性肺源性心脏病。

5. 严重呼吸困难、意识障碍、氧疗或无创呼吸机辅助通气后仍持续低氧血症、严重呼吸性酸中毒无缓解是慢性阻塞性肺疾病急性加重期转入 ICU 的指征。

慢性阻塞性肺疾病急性加重期诊疗流程图

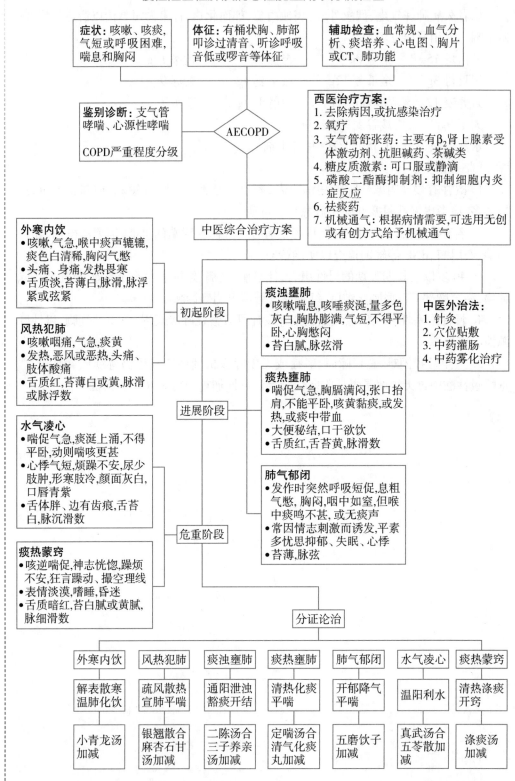

症状：咳嗽、咳痰、气短或呼吸困难、喘息和胸闷

体征：有桶状胸、肺部叩诊过清音、听诊呼吸音低或啰音等体征

辅助检查：血常规、血气分析、痰培养、心电图、胸片或CT、肺功能

鉴别诊断：支气管哮喘、心源性哮喘

COPD严重程度分级

AECOPD

西医治疗方案：
1. 去除病因,或抗感染治疗
2. 氧疗
3. 支气管舒张药：主要有β₂肾上腺素受体激动剂、抗胆碱药、茶碱类
4. 糖皮质激素：可口服或静滴
5. 磷酸二酯酶抑制剂：抑制细胞内炎症反应
6. 祛痰药
7. 机械通气：根据病情需要,可选用无创或有创方式给予机械通气

中医综合治疗方案

外寒内饮
- 咳嗽,气急,喉中痰声辘辘,痰色白清稀,胸闷气憋
- 头痛、身痛,发热畏寒
- 舌质淡,苔薄白,脉滑,脉浮紧或弦紧

风热犯肺
- 咳嗽咽痛,气急,痰黄
- 发热,恶风或恶热,头痛、肢体酸痛
- 舌质红,苔薄白或黄,脉滑或脉浮数

水气凌心
- 喘促气急,痰涎上涌,不得平卧,动则喘咳更甚
- 心悸气短,烦躁不安,尿少肢肿,形寒肢冷,颜面灰白,口唇青紫
- 舌体胖、边有齿痕,舌苔白,脉沉滑数

痰热蒙窍
- 咳逆喘促,神志恍惚,躁烦不安,狂言躁动、撮空理线
- 表情淡漠,嗜睡,昏迷
- 舌质暗红,苔白腻或黄腻,脉细滑数

初起阶段

进展阶段

危重阶段

痰浊壅肺
- 咳嗽喘息,咳唾痰涎,量多色灰白,胸胁膨满,气短,不得平卧,心胸憋闷
- 苔白腻,脉弦滑

痰热壅肺
- 喘促气急,胸膈满闷,张口抬肩,不能平卧,咳黄黏痰,或发热,或痰中带血
- 大便秘结,口干欲饮
- 舌质红,舌苔黄,脉滑数

肺气郁闭
- 发作时突然呼吸短促,息粗气憋,胸闷,咽中如窒,但喉中痰鸣不甚,或无痰声
- 常因情志刺激而诱发,平素多忧思抑郁、失眠、心悸
- 苔薄,脉弦

中医外治法：
1. 针灸
2. 穴位贴敷
3. 中药灌肠
4. 中药雾化治疗

分证论治

外寒内饮	风热犯肺	痰浊壅肺	痰热壅肺	肺气郁闭	水气凌心	痰热蒙窍
解表散寒温肺化饮	疏风散热宣肺平喘	通阳泄浊豁痰开结	清热化痰平喘	开郁降气平喘	温阳利水	清热涤痰开窍
小青龙汤加减	银翘散合麻杏石甘汤加减	二陈汤合三子养亲汤加减	定喘汤合清气化痰丸加减	五磨饮子加减	真武汤合五苓散加减	涤痰汤加减

（闫国良　方邦江）

复习思考题

1. 临床上如何诊断 COPD 和 AECOPD？

2. COPD 与支气管哮喘如何鉴别？

3. 简述咳嗽与喘病、喘病与肺胀的鉴别要点。

4. 案例分析

张某，男，64岁。反复咳喘10余年，多于每年冬季发作，3天前出现喘促气急，痰涎上涌，不得平卧，动则喘咳更甚，心悸气短，烦躁不安，尿少肢肿，形寒肢冷，颜面灰白，口唇青紫，舌体胖、边有齿痕，舌苔白，脉沉滑数。

请分析：

（1）该患者的中西医诊断是什么？

（2）为明确诊断，需进一步完善哪些检查？

（3）中医治法和方药各是什么？

（4）西医治疗方案是什么？

第二节 重症哮喘

课件

08章02节PPT

培训目标

1. 熟悉重症哮喘对机体的致命性危害。

2. 掌握重症哮喘的临床特征和诊治要点。

3. 掌握重症哮喘的救治原则。

重症哮喘是指哮喘急性发作的严重状态，其特点是气流持续受限或病情迅速加重以至通气衰竭，发生高碳酸血症进而危及生命。治疗不当也可产生气道不可逆性缩窄。本病的发病率，在发达国家高于发展中国家，城市高于农村。

本病可参照中医学"哮病"辨证救治。

【典型案例】

男性，61岁。反复气喘25年，突然加重1小时伴呼吸困难，不能讲话，躁动不安。患者于25年前开始每于闻烟雾、油漆或受凉感冒出现咳嗽、气喘。春冬季好发，每年发作2~3次。近2年加重，每年发作4~5次。平时服用长效氨茶碱、特布他林、溴己新等治疗，缓解期无症状。1小时前受凉，气喘再次发作，并伴呼吸困难、不能讲话、大汗淋漓。

体格检查：体温37.3℃，脉搏87次/min，呼吸28次/min，血压108/68mmHg。神志恍惚，口唇发绀，双肺呼吸音粗，满布哮鸣音，心率87次/min，律齐。腹部（-），双下肢无水肿。

辅助检查：血常规：WBC $14.4×10^9$/L，RBC $4.22×10^{12}$/L，Hb 128g/L，NEUT%

78.9%,LYMPH% 14.4%,M 5.9%,E 0.7%,B 0.1%。动脉血气分析:pH 7.124,PaO_2 69mmHg,$PaCO_2$ 86mmHg,BE-0.5mmol/L。

中医四诊:平素形寒怕冷,面色青晦,突发呼吸急促,喘憋气逆,胸膈满闷如塞,舌苔白滑,脉弦紧。

问题1:重症哮喘的临床特点有哪些?

思路:

1. 反复发作的气喘,冬春好发。

2. 呼吸困难。

3. 生命体征不稳定,神志改变,口唇发绀,双肺呼吸音粗,满布哮鸣音。

 知识点 1

重症哮喘的疾病特征

1. 临床表现

(1) 重度哮喘:患者在静息状态下也存在呼吸困难、端坐呼吸,语言受限,常有烦躁、焦虑、发绀、大汗淋漓症状。呼吸频率常大于 30 次/min,辅助呼吸肌参与呼吸运动。双肺满布响亮的哮鸣音,脉率>110 次/min,常有奇脉。呼气流量峰值(PEF)昼夜变异率 > 30%。吸入空气的情况下,$PaCO_2$ > 45mmHg,PaO_2 <50mmHg,SaO_2<91%,pH 降低。

(2) 危重型哮喘:除上述重度哮喘的表现外,患者常不能讲话,嗜睡或意识模糊,呼吸浅快,胸腹矛盾呼吸,三四征,呼吸音减弱或消失(沉默肺),心动徐缓,动脉血气表现为严重低氧血症和呼吸性酸中毒,提示危险征兆,患者呼吸可能很快停止,于数分钟内死亡。原因可能为广泛痰栓阻塞气道,呼吸肌疲劳衰竭,或并发张力性气胸、纵隔气肿。根据其临床特点,危重型哮喘可分为缓发持续型和突发急进型两种基本类型。

1) 缓发持续型:即致死性哮喘 I 型,多见于女性,约占致死性哮喘的 80%~85%。患者症状控制不理想,常反复发作,或长时间处于哮喘持续状态不能缓解,常规治疗效果不佳,病情进行性加重,在几天至几周内恶化,以迟发性炎症反应为主,病理改变为气道上皮剥脱,黏膜水肿、肥厚,黏膜下嗜酸性粒细胞浸润,黏液栓堵塞气道。

2) 突发急进型:即致死性哮喘 II 型,较少见,主要发生在青壮年,尤其是男性。病情突然发作或加重,若治疗不及时,可于短时间内(几小时甚至几分钟内)迅速死亡,故也称为急性窒息性哮喘。以速发性炎症反应为主,主要表现为严重气道痉挛,病理变化表现为气道黏膜下以中性粒细胞浸润为主,而气道内无黏液栓。若治疗及时,病情可迅速缓解。

2. 体征

(1) 哮喘急性发作时的典型体征为两肺闻及广泛的哮鸣音。

（2）呼吸频率>30 次/min，形成浅快呼吸。

（3）辅助呼吸肌活动增强，过度收缩。

（4）心率>120 次/min，但是严重的低氧血症也可损害心肌，反使心率减慢。

（5）哮喘严重发作时血压常升高，但当静脉回心血量明显减少、心肌收缩力减弱时血压反会下降，因而血压降低是病情严重的指标。

（6）心排血量吸气相降低现象放大，可出现奇脉。但需注意在哮喘患者衰竭时，不能产生显著的胸膜腔内压波动也会导致脉压减少，因而不出现奇脉并不总是轻症发作。

（7）不能平卧、出汗、感觉迟钝及不能讲话均提示患者处于严重状态。

问题2：如何诊断重症哮喘？重症哮喘急性发作该如何治疗？

思路：反复发作的气喘，尤以春冬季好发，伴呼吸困难，不能讲话，躁动不安、大汗淋漓。神志恍惚，口唇发绀，双肺呼吸音粗，满布哮鸣音，心率 87 次/min，律齐，腹部（-），双下肢无水肿。首先需要考虑的是重症哮喘。重症哮喘的特征是气道炎症，以抑制炎症反应为主的规范治疗能够控制哮喘临床症状。

 知识点2

重症哮喘诊疗常规

1. 诊断

（1）反复发作的哮喘病史，以及存在上述导致哮喘严重发作持续的因素。

（2）极度呼吸困难、烦躁、端坐呼吸、不能言语或言语不连续、大汗淋漓、胸腹矛盾呼吸、发绀、嗜睡、意识模糊、心率>120 次/min 或心动过缓、出现肺性奇脉、血压下降、哮鸣音可减弱甚至消失。

（3）$PaO_2<60mmHg$，$PaCO_2>45mmHg$，$SaO_2<90\%$，$pH<7.35$。

（4）常规平喘治疗无效。

2. 影像学表现　缓解期哮喘患者胸部 X 线多无明显异常，哮喘发作时可见两肺透亮度增加，呈过度充气状态。如并发呼吸道感染，可见肺纹理增粗及炎症浸润阴影。同时要注意肺不张、气胸或纵隔气肿等并发症的存在。

3. 辅助检查

（1）肺功能：哮喘控制较好的患者肺通气功能多正常。在哮喘发作时，由于呼气流速受限，表现为第一秒用力呼气量（FEV_1）、第一秒用力呼气量占用力肺活量百分率（FEV_1/FVC）、最大呼气中期流速（MMER）、呼出 50% 与呼出 75% 肺活量时的最大呼气流量（MEF 50% 与 MEF 75%）及最大呼气流量（MEF）均减少。可有用力肺活量减少、残气量增加、功能残气量和肺总量增加，残气量占肺总量百分比增加。经过治疗后可逐渐恢复。肺功能检查对确诊哮喘非常有帮助，是评价疾病严重程度的重要指标,同时也是评价疗效的重要指标。哮喘患者应定期复查肺功能。日常监测 PEF 有助于评估哮喘控制程度。

（2）痰嗜酸性粒细胞或中性粒细胞计数:痰嗜酸性粒细胞或中性粒细胞计数可用来评估与哮喘相关的气道炎症。

（3）呼出气 NO 浓度测定:呼出气 NO 也可作为哮喘发作时气道炎症的无创性标志物。痰液嗜酸性粒细胞和呼出气 NO 浓度测定有助于选择最佳治疗方案。

（4）变应原检查:可通过变应原(即过敏原)皮试或血清特异性 IgE 测定证实哮喘患者的变态反应状态,以帮助了解导致个体哮喘发生和加重的危险因素,也可帮助确定特异性免疫治疗方案。

4. 治疗　气道炎症几乎是所有类型哮喘的共同特征,也是临床症状和气道高反应性的基础,气道炎症存在于哮喘的各个阶段。虽然哮喘目前尚不能根治,但以抑制炎症为主的规范治疗能够控制哮喘的临床症状。哮喘应采取综合性治疗手段,包括避免接触过敏原及其他哮喘触发因素、规范化的药物治疗、特异性免疫治疗及患者教育。

急性发作的处理:

（1）控制哮喘

①给氧:予高浓度鼻导管吸氧,及时纠正缺氧,使 $PaO_2 > 60mmHg$。缺氧严重时应用面罩或鼻罩给氧。

②控制哮喘:急诊治疗急性哮喘主要予吸入 β2 受体激动剂和抗胆碱药。气雾剂/雾化溶液最有效的颗粒大小为 $1 \sim 5\mu m$,更大的颗粒因沉积于口腔而无效,小于 $1\mu m$ 的颗粒则因太小而在气道中进行布朗运动,无法进入更小的气道。

标准给药方法:沙丁胺醇,成人口服 $2 \sim 4mg$/次,3 次/d;或喷雾剂吸入,成人 2 喷/次,$3 \sim 4$ 次/d。对治疗无反应或反应差者,应用 β2 受体激动剂常有较好效果,如特布他林或肾上腺素皮下注射。

（2）药物治疗

①糖皮质激素:局部应用糖皮质激素;全身应用糖皮质激素。

②β2 肾上腺素受体激动剂。

③色甘酸钠。

④茶碱。

⑤细胞膜稳定剂。

问题3:哮病的中医治疗原则是什么?

思路:根据中医望、闻、问、切四诊所得,判断哮病的寒热虚实,遵循热者寒之,寒者热之,实则泻之,虚则补之的治疗原则。

知识点 3

重症哮喘的中医治疗及辨证论治

1. 治疗原则　重症哮喘发时以邪实为主，当攻邪治标，分别寒热，予以温化宣肺或清化肃肺。缓解期的治疗不在本章论述。

2. 辨证论治

（1）寒哮

证候：呼吸急促，喉中哮鸣如水鸡声，喘憋气逆，胸膈满闷如塞，咳不甚，痰少咳吐不爽，色白而多泡沫，口不渴或渴喜热饮，形寒怕冷，天冷或受寒易发，面色青晦，苔白滑，脉弦紧或浮紧。

治法：温肺散寒，化痰平喘。

选方：射干麻黄汤加减。

（2）热哮

证候：喉中痰鸣如吼，喘而气粗息涌，胸高胁胀，咳呛阵作，痰色黄或白，黏浊稠厚，咳吐不利，口苦，口渴喜饮，汗出，面赤，或有身热，甚至有好发于夏季者，舌质红，苔黄腻，脉滑数或弦滑。

治法：清热宣肺，化痰降逆。

选方：定喘汤加减。

（3）喘脱危证

证候：哮病反复久发，喘息鼻塞，张口抬肩，气短息促，烦躁，昏蒙，汗出如油，四肢厥冷，舌质青暗，苔腻或滑，脉浮大无根。

治法：补肺纳肾，扶正固脱。

选方：回阳救急汤合生脉饮加减。

【临证备要】

1. 反复发作的气喘、呼吸困难，既往有哮喘病史，应考虑哮喘急性发作的可能性。

2. 明确哮喘发作后，应辨别疾病的虚实、寒热。实证需分清痰之寒热及是否兼有表证。本病属邪实正虚，发作时以邪实为主，缓解期以正虚为主，但久病正虚者，发时每多虚实错杂，故当结合病程新久及全身症状以辨明虚实主次。虚证当进一步明确虚之阴阳属性和虚之脏腑所在。

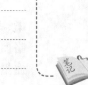

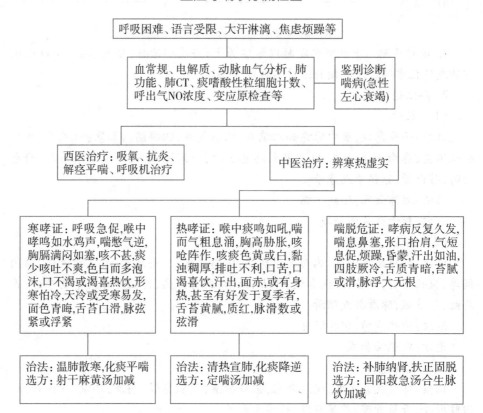

重症哮喘诊疗流程图

呼吸困难、语言受限、大汗淋漓、焦虑烦躁等

血常规、电解质、动脉血气分析、肺功能、肺CT、痰嗜酸性粒细胞计数、呼出气NO浓度、变应原检查等

鉴别诊断喘病(急性左心衰竭)

西医治疗: 吸氧、抗炎、解痉平喘、呼吸机治疗

中医治疗: 辨寒热虚实

寒哮证: 呼吸急促,喉中哮鸣如水鸡声,喘憋气逆,胸膈满闷如塞,咳不甚,痰少咳吐不爽,色白而多泡沫,口不渴或渴喜热饮,形寒怕冷,天冷或受寒易发,面色青晦,舌苔白滑,脉弦紧或浮紧

热哮证: 喉中痰鸣如吼,喘而气粗息涌,胸高胁胀,咳呛阵作,咳痰色黄或白,黏浊稠厚,排吐不利,口苦,口渴喜饮,汗出,面赤,或有身热,甚至有好发于夏季者,舌苔黄腻,质红,脉滑数或弦滑

喘脱危证: 哮病反复久发,喘息鼻塞,张口抬肩,气短息促,烦躁,昏蒙,汗出如油,四肢厥冷,舌质青暗,苔腻或滑,脉浮大无根

治法: 温肺散寒,化痰平喘选方: 射干麻黄汤加减

治法: 清热宣肺,化痰降逆选方: 定喘汤加减

治法: 补肺纳肾,扶正固脱选方: 回阳救急汤合生脉饮加减

（高培阳）

扫一扫
测一测

课件
08章03节PPT

？复习思考题

简述重症哮喘的中医治疗原则及辨证论治。

第三节　支气管扩张咯血

培训目标

1. 掌握支气管扩张咯血的诊疗思路、急诊处理方法及中西医结合治疗方法。
2. 熟悉支气管扩张咯血的临床诊治要点。
3. 掌握支气管扩张咯血的救治原则。

　　支气管扩张（bronchiectasis）是咯血的常见病因之一。表现为反复咯血、慢性咳嗽、大量脓痰。主要病因是支气管-肺组织感染和支气管阻塞,按咯血量将其分为少量咯血、中等量咯血和大咯血。通常大咯血是指1次咯血量超过100ml,或24小时内咯血量超过600ml者。需要强调的是,对咯血病情严重程度的判断,不要过分拘泥于咯血量的多少,而应当结合患者的一般情况,包括营养状况、面色、脉搏、呼吸、血压及有无发绀等,进行综合判断。

支气管扩张咯血属于中医学"血证-咯血"范畴,血由肺及气管外溢,经口而咳出,表现为痰中带血,或痰血相兼,或者纯血鲜红,间夹泡沫,均称为咯血。

【典型案例】

李某,女性,65 岁。反复咳嗽,咳黄脓痰,伴咯血 8 年,经当地医院治疗后症状好转,于 2013 年 10 月 9 日因感冒诱发咳嗽,咯血量多。

问题 1:通过病史采集,目前可以获得哪些临床信息? 为了明确诊断、中医辨证论治、评估病情,需要补充哪些病史及体格检查内容?

思路:老年女性,有反复咳嗽、咳黄脓痰、伴咯血病史 8 年,此次因感冒诱发咳嗽,咯血量多,首先考虑咯血。为了明确诊断,需要补充了解的病史及查体要点如下:

1. 咯血的发病情况(急骤或缓慢),咯血量的多少,病程的长短。

2. 咯血的颜色及性状。

3. 咯血的伴随症状,有无咳嗽、咳痰、呼吸困难、发热、胸痛、心悸等。

4. 有无呼吸系统、心血管系统、血液系统、风湿病、急性传染病等病史,有无疫区接触史,有无胸部外伤史。

5. 中医四诊内容。

体格检查要点:

1. 注意观察咯血的性质、颜色、出血量。

2. 注意观察体温、神志、失血量及皮肤、黏膜、肝、脾、淋巴结情况,注意检查血压、心率、肺部呼吸音及啰音情况。

完善病史及检查后情况:患者反复咳嗽,咳黄脓痰,伴咯血 8 年,多次发作,曾行胸部 X 线检查,提示右中下肺炎,支气管扩张,经当地医院治疗后症状好转。于 2013 年 10 月 9 日因感冒诱发,咳嗽咯血量多,最多 1 天 400ml 以上,伴面部水肿,午后低热,头晕目眩,胸闷气短,心烦急躁,大便干结。既往无高血压、糖尿病、冠心病等病史。神志清,精神可,生命体征稳定,双侧胸廓对称平坦,呼吸稍促,双侧语颤正常,双中、下肺叩诊呈浊音,双肺呼吸音粗,无哮鸣音,可闻及少量湿啰音。舌红少苔,脉细数。

据以上病史及体格检查,考虑支气管扩张咯血。

问题 2:支气管扩张是咯血的常见原因之一,除了病史及体格检查外还有哪些方法支持诊断?

思路:通过完善以下检查协助诊断。

1. 痰液　通过痰涂片和培养,查找一般致病菌、结核菌、真菌、寄生虫卵及肿瘤细胞等。痰液收集于玻璃瓶中静置后分 4 层,上层为泡沫,下层为脓性成分,中层为浑浊黏液,底层为坏死组织沉淀物。

2. 胸部 X 线　轻症患者常无特殊发现,或仅有一侧或双侧下肺纹理局部增多增粗,排列紊乱。支气管柱状扩张典型的 X 线表现是轨道征,系增厚的支气管壁影;囊状扩张特征性改变为卷发样阴影,表现为粗乱的肺纹理中有多个不规则的蜂窝状透亮阴影,感染时阴影内出现液平面。

3. 胸部 CT　显示管壁增厚的柱状扩张或成串成簇的囊状改变,并能显示次级肺小叶为基本单位的肺内细微结构,目前已基本取代支气管造影。

4. 纤维支气管镜　可发现部分患者的出血部位或阻塞原因。可取灌洗液做细菌学和细胞学检查。

5. DSA　可对支气管动脉和周围血管进行选择性血管造影,有指征时可进行动脉栓塞介入止血。

6. 实验室检查　血常规、凝血四项、降钙素原,C 反应蛋白等。

本案患者急诊胸部 CT 提示右下肺粗乱肺纹理中有多个不规则的蜂窝状透亮阴影,其内出现液平面,血常规、降钙素原、C 反应蛋白均升高,明确诊断为支气管扩张咯血,肺部感染,中医诊断为咯血,燥热犯肺证。

问题 3:如何评估大咯血?

思路:评估咯血量的同时须观察生命体征、意识状态等。评估咯血量:1 次咯血量超过 100ml,或 24 小时内咯血量超过 600ml 者为大咯血;评估生命体征,生命体征不稳定;存在意识障碍、窒息先兆症状。以上情况需紧急处置。

知识点 1

支气管扩张咯血诊断要点

1. 多在童年有肺炎、百日咳等肺部严重感染病史。

2. 慢性反复发作,病程长,主要症状是咳嗽、咳痰、咯血。

3. 反复肺部感染,特点为同一部位反复感染或迁延不愈。

4. 病变局部可闻及局限性粗、中湿啰音,咳嗽后可暂时减少或消失,部分患者有杵状指。

5. 胸部 X 线平片见肺纹理增粗,或粗乱的肺纹理中见环状或条状透亮阴影,或呈卷发样阴影。支气管碘油造影可确诊,并能明确病变部位、范围、性质及严重程度。

6. 支气管造影、胸部 CT、纤维支气管镜检查可出现相应改变。

知识点 2

支气管扩张咯血鉴别诊断

需与慢性支气管炎、肺脓肿、肺结核、先天性肺囊肿、肺癌等相鉴别,参见相关章节。

知识点 3

支气管扩张咯血中医辨证要点

1. **燥热犯肺**　咳嗽痰血,鼻燥咽干,发热喉痒,咳痰不爽,舌质红,少津,苔薄黄,脉数。

2. **肝火犯肺**　咳嗽阵作,痰中带血,胸胁牵痛,烦躁易怒,目赤口苦,便秘溲赤,舌质红,苔薄黄,脉弦数。

3. **阴虚肺热**　咯血少痰,痰中带血,经久不愈,血色鲜红,口干咽燥,两颧红赤,潮热盗汗,舌质红,苔少,脉细数。

4. **气虚失摄**　体虚气弱,神疲乏力,久咳不已,痰中带血或咯鲜血,动则喘促汗出,头晕心慌,舌淡胖,苔薄白,脉细弱无力。

知识点 4

支气管扩张咯血的救治原则

首要目标为保持气道通畅,迅速控制出血;第二目标才是治疗原发病,消除咯血的病因。

1. 一般处理

(1) 绝对卧床:使身体与床成 $40°\sim90°$ 角。大咯血时患者取侧卧位,保持健侧肺及气道通畅,维持氧供。

(2) 高流量吸氧:予鼻导管吸氧,氧流量 $3\sim6L/min$。

(3) 镇静:患者常有恐惧、精神紧张,对无严重呼吸障碍者可适当给予镇静剂,$2\sim3$ 次/d。严重者可用苯巴比妥口服或肌内注射,0.1g/次,必要时可重复。

(4) 镇咳:原则上不用镇咳药,但剧烈咳嗽可引发再次出血,因此必要时可口服镇咳药。

(5) 输血:持续大咯血出现血容量不足者,应及时输血以补充血容量。

2. 大咯血急救

(1) 药物止血

1) 垂体后叶素:可直接作用于血管平滑肌,具有强烈的收缩血管作用。具体用法:垂体后叶素 $5\sim10U$ 加入 5% 葡萄糖注射液 $20\sim40ml$ 中,缓慢静注($10\sim15$ 分钟注毕);或垂体后叶素 $10\sim20U$ 加入 5% 葡萄糖注射液 $250\sim500ml$ 中静滴,必要时 $6\sim8$ 小时重复 1 次;或首剂 $12\sim18U$ 入壶,原液 $1\sim2ml/h$($0.1\sim0.2U/min$)。用药过程中,若患者出现头痛、面色苍白、出汗、心悸、胸闷、腹痛、便意及血压升高等副反应,应注意减慢静注或静滴速度。对患有高血压、冠心病、动脉硬化、肺源性心脏病、心力衰竭及妊娠者,均应慎用或不用垂体后叶素。

2) 抗纤溶药物:均通过抑制纤维蛋白的溶解起到止血作用。具体用法:氨基己酸 $6.0g$ 加入 5% 葡萄糖注射液 $250ml$ 中静滴, 每日 2 次;或氨甲苯酸 $0.1\sim0.2g$

加入 5% 葡萄糖注射液 20~40ml 中，缓慢静注，每日 2 次，或氨甲苯酸 0.2g 加入 5% 葡萄糖注射液 250ml 中静滴，每日 1~2 次。

3）其他：酚磺乙胺具有增强血小板功能和黏合力、减少血管渗透的作用，从而达到止血效果。具体用法：酚磺乙胺 0.25g 加入 5% 葡萄糖注射液 40ml 中静注，每日 1~2 次；或酚磺乙胺 0.5~1g 加入 5% 葡萄糖注射液 500ml 中静滴，每日 2~3 次。

此外，止血药还包括：减少毛细血管渗漏的卡巴克络、参与凝血酶原合成的维生素 K、对抗肝素的鱼精蛋白及中成药云南白药和各种止血粉剂等。

鉴于临床大咯血多由于支气管或肺血管破裂所致，故上述药物一般只作为大咯血的辅助治疗药物。

（2）防治窒息：因咯血窒息是导致患者死亡的主要原因，防治重点在于保持呼吸道通畅和纠正缺氧。如自主呼吸极弱或消失，应行气管插管或机械通气；心搏骤停应立即行心肺复苏。

（3）介入治疗：用于药物不能控制、无手术指征的急性大咯血，如经纤维支气管镜局部止血、DSA 支气管动脉栓塞止血。

3. 控制感染　选择有效的抗生素是急性感染期的主要治疗措施，可根据痰培养及药敏试验选择敏感抗生素，在结果未回时尽可能根据症状、体征、痰液性状予经验性用药。轻症患者一般可选用口服药物，如阿莫西林、三代头孢、喹诺酮类；感染严重者应考虑静脉用药。

4. 保持引流通畅　以祛痰药稀释痰液、支气管扩张药促进排痰、体位引流清除排痰。祛痰药可选用溴己新、氨溴索等。支气管扩张药可用 β2 受体激动剂或异丙托溴铵喷雾吸入，或氨茶碱口服。如体位引流痰液仍难排出，可经纤维支气管镜吸痰，以及用生理盐水冲洗稀释痰液。

5. 手术治疗　手术前应对患者进行胸片、纤维支气管镜等检查，明确出血部位。同时应对患者的全身状况及心、肺功能进行全面评价。对无法接受心、肺功能测试的患者，应根据病史、查体等进行综合判断。

支气管扩张咯血诊疗流程图

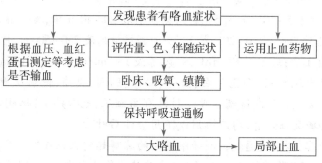

（曹得胜）

❓ 复习思考题

1. 如何评估大咯血？
2. 支气管扩张咯血的救治原则有哪些？
3. 简述支气管扩张咯血的手术适应证及禁忌证。

第九章

心血管系统急症

第一节　急性冠脉综合征

PPT 课件

09章01节PPT

培训目标

1. 掌握急性冠脉综合征的临床分类及快速诊断要点。
2. 掌握急性冠脉综合征的急诊处理要点。
3. 熟悉中西医结合治疗急性冠脉综合征的措施。

急性冠脉综合征(acute coronary syndrome,ACS)是指一组由急性心肌缺血引起的临床综合征。包括急性心肌梗死及不稳定型心绞痛,或心源性猝死。其中急性心肌梗死又分为 ST 段抬高心肌梗死及非 ST 段抬高心肌梗死。这一组疾病共同的病理基础是冠状动脉粥样硬化不稳定斑块破裂或糜烂导致冠状动脉内急性血栓形成。血小板激活在其发病过程中起着非常重要的作用。本病多发生于 45 岁以上的中老年人,近年发病的年轻化趋势明显,我国每年有 70 万~100 万新发 ACS 患者。

本病属中医学"胸痹""真心痛"范畴,其并发症属"心悸""喘病""厥脱"等范畴。

【典型案例】

曾某,男性,65 岁。因"反复胸闷痛 3 年,加重 1 小时"于急诊就诊。患者 3 年前出现反复心前区闷痛,每次发作持续约 3 分钟,自行口服救心丹后可缓解。1 小时前饱餐后出现胸骨后疼痛,呈压榨样,动则尤甚,自汗出,气短,遂来急诊就诊。辅助检查:随机血糖 9.7mmol/L;肌红蛋白(+);肌钙蛋白(-);急诊心电图示 V_1~V_5 导联 ST 段抬高 0.2~0.3mV,Ⅱ、Ⅲ、aVF 导联 ST 段下移 0.1mV。

问题 1:应完善哪些病史?进行哪些检查?

思路:完善既往史、中医四诊、查体和心脏彩超、心电图、肌钙蛋白等检查。

既往史:15 年前体检发现高血压,最高 210/110mmHg,服用降压药,血压基本达标。

中医四诊摘要:反复胸痛 3 年,加重 1 小时,胸骨后疼痛,呈压榨样,动则尤甚,自汗出,气短,舌淡暗,舌边有瘀斑,苔白腻,脉沉细。

查体:体温 37℃,脉搏 82 次/min,呼吸 22 次/min,血压 160/100mmHg。烦躁,心浊音界向左下扩大,心率 82 次/min,心尖区可闻及 2/6 级收缩期杂音。

入院后主要时点检查:

(1) cTnI:2 小时,2.35ng/L;4 小时,23.17ng/L;6 小时,22.78ng/L;8 小时,20.35ng/L;12 小时,18.35ng/L。

(2) 心电图:PCI 术后,胸导联抬高的 ST 段回落,出现小的 q 波。

(3) 心脏彩超:术后当天,左室前壁室壁运动减弱。

知识点 1

急性冠脉综合征的疾病特征

1. 临床表现

(1) 典型的稳定型心绞痛:胸骨后或心前区突然发生的压榨性、闷胀性或窒息性疼痛或憋闷感,可放射到左肩、左臂前内侧到环指、小指,可伴出汗。疼痛持续 3~5 分钟,一般不超过半小时,休息或舌下含服硝酸甘油几分钟内可缓解。发作常见的诱因包括劳累、情绪激动、受寒、饱食、吸烟等。

(2) 不稳定型心绞痛:指介于稳定型心绞痛和急性心肌梗死之间的临床状态,与典型的稳定型心绞痛症状相似,通常程度更重、持续时间更长。

(3) 急性心肌梗死(包括 NSTEMI 和 STEMI):胸痛或胸闷的性质与心绞痛相似但更剧烈,持续时间较长,可达数小时,休息和含服硝酸甘油多不能缓解。少数患者可无疼痛,或疼痛性质、部位不典型,或表现为休克、急性心力衰竭。部分患者可出现发热、心律失常甚至心搏骤停。

2. 体征　急性冠脉综合征可无明显体征。急性心肌梗死时心率可增快,或出现心律失常。发生二尖瓣乳头肌功能失调者,心尖区可闻及收缩期杂音;发生心室间隔穿孔者,胸骨左下缘出现响亮的收缩期杂音,常伴震颤。

知识点 2

急性冠脉综合征的诊断

1. 诊断　患者有突发胸痛或胸闷的症状,或其他不典型的胸痛症状,有或无心血管疾病危险因素(高血压、糖尿病、血脂异常、吸烟、超重或肥胖、早发心血管疾病家族史等),或出现突发或加重的心律失常、心力衰竭或休克,均应考虑是否存在 ACS,需结合心电图、肌钙蛋白等明确诊断。

2. 实验室检查　传统的心肌酶只有血清肌酸激酶的同工酶(CK-MB)还存在价值,其他如肌酸激酶(CK)、天门冬氨酸氨基转移酶(AST)、乳酸脱氢酶(LDH)、羟丁酸脱氢酶(HBDH)因特异差,临床不作为 ACS 的常规诊断检测项目,但在判断急性心肌梗死的发病时期仍有一定价值。

（1）肌钙蛋白：是心肌损伤的特异性标志物，包括肌钙蛋白 T(cTnT)、肌钙蛋白 I(cTnI) 及超敏肌钙蛋白 I(hs-cTnI)。肌钙蛋白均在发病 3~4 小时后升高，其中 cTnT 持续 10~14 天，cTnI 持续 7~10 天。

（2）其他：为排除其他疾病，常规需检查的内容还包括血常规、血脂、肝功能、血糖、D-二聚体、出凝血时间、纤维蛋白原等。

3. 影像学检查

（1）心电图：不同类型的 ACS 其心电图表现不同，症状发作时的心电图尤其有意义，与之前的心电图对比，可提高诊断价值。

UAP 时，新出现相邻导联 ST 段水平型或下斜型压低≥0.05mV，T 波平坦或倒置（变异型心绞痛者则有关导联 ST 段抬高），发作过后数分钟内逐渐恢复。

AMI 时，新出现相邻导联 ST 段抬高，在非 V_2~V_3 导联≥0.1mV，V_2~V_3 导联根据性别、年龄有所不同：40 岁（含）以上男性≥0.2mV，40 岁以下男性≥0.25mV，女性≥0.15mV；ST 段压低和 T 波改变：在 R 波为主的导联上，新出现的 ST 段压低≥0.05mV，T 波倒置≥0.1mV。新出现的左束支传导阻滞（LBBB）是 AMI 的有力证据。

（2）心脏彩超：新出现的室壁运动减弱或消失是 ACS 的证据。少数重症患者甚至可出现乳头肌断裂、室间隔穿孔或左室游离壁破裂，以及室壁瘤形成等。左室射血分数（LVEF）可下降。

（3）冠脉 CT：是当前了解冠状动脉通畅情况的最快速非侵入诊断方法，其阴性预测值较高。

（4）冠脉造影：可明确冠状动脉的狭窄程度，与血管内超声（IVUS）结合是当前诊断冠心病的金标准。

（5）心肌核素显像：可显示梗死的部位及梗死的面积，有助于判断心室功能、诊断梗死后造成的室壁运动失调和室壁瘤。

随着技术的进步，心脏磁共振成像（MRI）将是未来早期快速诊断 ACS 的有力助手。

问题2：下一步如何处理和治疗？

思路：

1. 急诊处理

（1）向家属交待病情，考虑为急性冠脉综合征，启动 ACS 绿色通道。

（2）卧床，心电、血压、血氧饱和度监测。

（3）药物治疗：吗啡 3mg，静脉注射；阿司匹林 300mg，嚼服；氯吡格雷 600mg，嚼服；阿托伐他汀 40mg，口服。

（4）冠脉造影及急诊 PCI：冠脉造影示前降支（LAD）自第一对角支（D）分出后完全闭塞，可见血栓影，右冠脉远端 80% 狭窄。PCI 术中给予替罗非班，先以 10µg/kg 的剂量大于 3 分钟静脉注射，随后以 0.15µg/(kg·min) 的剂量维持静滴；于前降支置入支架一枚。术后前降支远端及分支血管显影，TIMI3 血流。术后转入 EICU。

2. 术后治疗

（1）替罗非班 0.15μg/（kg·min），维持滴注 36 小时后停药。

（2）低分子肝素钠 6 000U 腹壁皮下注射，每 12 小时一次，连用 7 天。

（3）阿司匹林 100mg，每日 1 次；氯吡格雷 75mg，每日 1 次。

（4）卡托普利 12.5mg，每日 3 次，根据血压情况调整剂量。

（5）美托洛尔缓释片 47.5mg，每日 1 次。

（6）阿托伐他汀 40mg，每晚 1 次。

（7）单硝酸异山梨醇酯缓释片 40mg，每日 1 次。

（8）通心络胶囊，每次 3 粒，每日 3 次。

（9）中医辨证属气虚血瘀，治以益气活血、祛瘀止痛，予补元汤合血府逐瘀汤化裁。处方：

丹参 30g	当归 15g	赤芍 30g	红花 10g
桃仁 10g	枳壳 15g	炙黄芪 30g	茯神 30g
边条参 10g	川芎 15g	柴胡 10g	甘草 6g

3 剂，水煎温服，150ml/次，2 次/d，每日 1 剂。

（10）做好二级预防的健康教育，定期随访。

知识点 3

急性冠脉综合征的治疗

所有 ACS 患者均应纳入绿色通道管理。从院前或院内首次接触患者即应启动诊断和治疗程序。

1. 西医治疗

（1）一般治疗

1）监测：持续心电、血压和血氧饱和度监测，及时发现和处理心律失常、血流动力学异常和低氧血症。

2）非药物治疗：卧床休息、氧疗、纠正电解质紊乱及酸碱平衡失调。

3）止痛：心肌再灌注治疗开通梗死相关血管、恢复缺血心肌的供血是解除疼痛最有效的方法，但在再灌注治疗前可选用以下药物尽快解除疼痛。舌下含服硝酸甘油 0.5mg；如疼痛剧烈不能缓解，可给予吗啡 2~4mg 静脉注射。

（2）再灌注治疗："时间就是心肌，时间就是生命"。对于 STEMI 患者，应尽早给予再灌注治疗。STEMI 患者就诊于具有 PCI 条件的医院时，优先推荐直接 PCI，首次医疗接触到球囊扩张时间应小于 90 分钟。患者就诊于无 PCI 条件的医院时，若转运 PCI 能在 120 分钟内完成，则选择转运 PCI，若无法在 120 分钟内完成，则在当地行溶栓治疗，且溶栓治疗力争在 10 分钟内开始。UAP 和 NSTEMI 的患者不能溶栓，建议使用 TIMI、GRACE 等评分系统对患者进行危险分层，高危和极高危的 UAP 和 NSTEMI 患者应早期行冠脉介入治疗。

1）溶栓治疗：症状出现后越早进行溶栓治疗（就诊到开始溶栓的时间 <10 分钟），降低病死率的效果越明显。但对 6~12 小时仍有胸痛及 ST 段抬高的患者

进行溶栓治疗仍可获益。

2）介入治疗

①直接PCI：在可行的情况下为首选，在胸痛发生后12小时内进行。ST段抬高和新出现或怀疑新出现左束支传导阻滞的ACS患者，力争在90分钟内完成再灌注；并发心源性休克，年龄<75岁，STEMI发病在36小时内，并且血管重建术可在休克发生18小时内完成者，应首选直接PCI；适宜再灌注心肌治疗而有溶栓禁忌证者，直接PCI可作为一种再灌注治疗手段。

②补救性PCI：对溶栓治疗未再通的患者使用PCI恢复前向血流，即为补救性PCI。

③溶栓治疗再通者PCI的选择：溶栓治疗成功的患者，若无缺血复发，建议在2~24小时进行择期冠状动脉造影，若病变适宜可行PCI。

3）冠状动脉旁路移植术（CABG）：介入治疗失败或溶栓治疗无效有手术指征者，宜争取6~8小时内施行，但死亡率明显高于择期CABG。

（3）药物治疗

1）抗血小板治疗：一旦确诊，即给予双联抗血小板治疗，以阿司匹林为基础，同时联合另一种P2Y12受体拮抗剂，如氯吡格雷、替格瑞洛。

①环氧化酶抑制剂：阿司匹林，是抗血小板治疗的基石，初始剂量300mg，之后以75~100mg/d维持。

②P2Y12受体拮抗剂：氯吡格雷，初始剂量300~600mg，后以75mg/d维持。新型P2Y12受体拮抗剂替格瑞洛较氯吡格雷作用更强、起效更快、作用更持久。

③血小板膜糖蛋白Ⅱb/Ⅲa（GPⅡb/Ⅲa）受体拮抗剂：当冠脉造影发现梗死相关血管内血栓量较大时，在直接PCI前应常规使用GPⅡb/Ⅲa受体拮抗剂，并建议PCI术后继续使用12~24小时。

④环核苷酸磷酸二酯酶抑制剂：西洛他唑，0.1g/次，2次/d，目前仅作为阿司匹林不耐受或氯吡格雷耐药的替代药物。

2）抗凝治疗：凝血酶是使纤维蛋白原转变为纤维蛋白最终形成血栓的关键环节，因此抑制凝血酶至关重要。可使用普通肝素或低分子肝素，低分子肝素具有应用方便、不需监测凝血时间、肝素诱导的血小板减少症发生率低等优点。

①普通肝素：PCI术前在导管室静注100U/kg（无维持剂量）。

②低分子肝素：具有不需监测凝血时间、出血并发症少的优点。5 000IU/次，2次/d，皮下注射。

③磺达肝癸钠：选择保守治疗且出血风险高的患者优选。

④比伐卢定：主要用于PCI术前抗凝，出血并发症少，安全性更好。

3）他汀治疗：除调脂作用外，他汀类药物还具有抗炎、改善内皮功能、抑制血小板聚集的多效性，所有无禁忌证的ACS患者入院后24小时内应尽早启动强化他汀类药物治疗。

4）硝酸酯类药物：扩张冠状动脉，改善血流，增加侧支血管开放，提高心内膜下与心外膜的血流比率，缓解缺血性胸痛。静脉应用硝酸甘油，适合持续胸痛或肺水肿的患者，初始剂量为 10μg/min，最大剂量≤200μg/min，静脉滴注 24～48 小时后，改用口服硝酸酯制剂，如硝酸异山梨酯和 5-单硝酸异山梨酯。下壁伴右室梗死时，因更易出现低血压，硝酸酯类药物应慎用。

5）β受体阻滞剂：通过降低交感神经张力以减少心肌耗氧量，缩小心肌梗死面积，减少室颤等恶性心律失常。在无该药禁忌证时，应在 24 小时内常规应用，目标心率静息状态 55～65 次/min。如美托洛尔 12.5～100mg，每日 2 次，口服。前壁 STEMI 伴剧烈胸痛或高血压者，亦可静脉使用 β受体阻滞剂。

6）血管紧张素转化酶抑制剂（ACEI）和血管紧张素Ⅱ受体阻滞剂（ARB）：通过影响心肌重塑、减轻心室过度扩张而减少充盈性心力衰竭的发生率和病死率。对于前壁心梗、心力衰竭、LVEF≤40% 的 AMI 患者，若无使用禁忌证，应在 24 小时内应用。如果患者不能耐受 ACEI，可考虑给予 ARB。

2. 中医治疗

（1）治疗原则：危以救急，根据正虚或邪实情况分别采用急则治标或急固其本的治疗原则。祛邪以涤痰祛瘀为主，扶正以益气扶阳为主。

（2）辨证论治

1）寒凝心脉

证候：胸痛彻背，胸闷气短，心悸不宁，神疲乏力，形寒肢冷，舌质淡暗，苔白腻，脉沉无力迟缓或结代。

治法：温补心阳，散寒通脉。

选方：当归四逆汤加味。

中成药：麝香保心丸。

2）痰瘀痹阻

证候：心胸翳痛，胸中憋闷或有窒息感，或有头昏重，或有咳嗽咳痰，腹胀纳呆，舌质暗淡，舌体胖嫩有齿痕，苔白腻，脉弦滑。

治法：化痰泄浊，宣痹通阳。

选方：瓜蒌薤白半夏汤合涤痰汤加减。

中成药：丹蒌片。

3）气虚血瘀

证候：胸痛胸闷，痛有定处，甚则胸痛彻背，背痛彻胸，或痛引肩背，动则加重，伴短气乏力，汗出心悸，舌体胖大边有齿痕，舌质暗红或紫暗，有瘀斑，舌下瘀筋，苔薄白，脉弦涩或结代促。

治法：益气活血，祛瘀止痛。

选方：补元汤合血府逐瘀汤。

中成药：芪参益气滴丸、通心络胶囊。

4）阳脱阴竭

证候：心胸剧痛，四肢厥逆，大汗淋漓，或汗出如油，虚烦不安，皮肤青灰，手足青至节，甚至神志淡漠或不清，口舌青紫，脉微欲绝。

治法：回阳救逆。

选方：四逆汤合人参汤加味。

中成药：生脉注射液合参附注射液静滴。

（3）针灸治疗

1）寒凝心脉：针刺厥阴俞、膻中、郄门、心俞、巨阙、阴郄、至阳、大椎等穴，可采用温针灸法。

2）痰瘀痹阻：针刺厥阴俞、膻中、郄门、心俞、巨阙、阴郄、丰隆、足三里、脾俞、三阴交、公孙、太白等穴。

3）气虚血瘀：针刺心俞、巨阙、膈俞、阴郄、膻中、厥阴俞、血海、内关等穴。

4）阳脱阴竭：针刺厥阴俞、心俞、膻中、巨阙、神门、太溪，关元、命门，采用补法加温针，或用艾条温和灸。

知识点 4

溶栓治疗的适应证和禁忌证

1. 溶栓治疗的适应证

（1）2个或2个以上相邻导联ST段抬高（胸导联≥0.2mV，肢体导联≥0.1mV），或提示AMI病史伴左束支传导阻滞，起病时间<12小时，年龄<75岁。

（2）ST段显著抬高的AMI患者，年龄≥75岁，无论是否溶栓治疗，死亡的风险均很大。因此，慎重权衡利弊后仍可考虑溶栓治疗。

（3）STEMI发病时间12～24小时，溶栓治疗收益不大，但对有进行性缺血性胸痛和广泛ST段抬高的患者，仍可考虑溶栓治疗。

2. 溶栓治疗的禁忌证

（1）既往发生过出血性脑卒中，6个月内发生过缺血性脑卒中或脑血管事件。

（2）中枢神经系统受损、颅内肿瘤或畸形。

（3）近期（2～4周）有活动性内脏出血。

（4）未排除主动脉夹层。

（5）入院时严重且未控制的高血压（>180/110mmHg）或有慢性严重高血压病史。

（6）目前正在使用治疗剂量的抗凝血药或已知有出血倾向。

（7）近期（2～4周）有创伤史，包括头部外伤、创伤性心肺复苏或较长时间（>10分钟）的心肺复苏。

（8）近期（<3周）有外科大手术史。

（9）近期（<2周）曾在不能压迫部位的大血管行穿刺术。

　　溶栓治疗常用药物有尿激酶、链激酶或重组链激酶、重组组织型纤溶酶原激活剂。

　　3. 溶栓再通的判断标准　根据冠状动脉造影观察血管再通情况直接判断(TIMI 分级达到 2、3 级者表明血管再通),或根据:①心电图抬高的 ST 段于 2 小时内回降>50%;②胸痛于 2 小时内基本消失;③2 小时内出现再灌注心律失常;④血清 CK-MB 峰值提前出现(14 小时内)等间接判断血栓是否溶解。

【临证备要】

　　根据 2018 年发布的心肌梗死第四次全球统一定义,患者有典型的肌钙蛋白升高这一核心指标,并且同时存在:①缺血性胸痛;②典型的缺血性心电图改变;③心脏彩超提示室壁运动异常;④冠脉造影证实。按照定义,符合其一即可确诊为急性冠脉综合征(广泛前壁心肌梗死,双支病变)。

急性冠脉综合征诊疗流程图

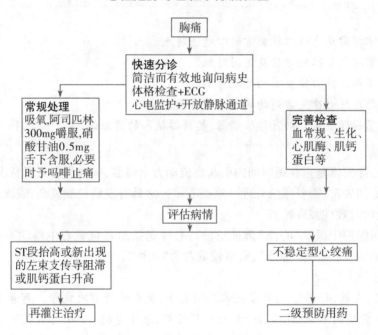

(岳黎明)

？ 复习思考题

案例分析:

　　患者,男,65 岁。以"发作性胸痛 3 个月,加重 2 小时"为主诉入院。3 个月前常于劳累时发作胸骨后疼痛,有时向肩背部放射,持续数分钟,经休息后可缓解,未做特殊治疗。2 小时前再发作,伴大汗,有濒死感,休息和含服硝酸甘油后不能缓解,急诊入院。

查体:体温36.8℃,脉搏103次/min,呼吸28次/min,血压130/85mmHg。急性痛苦面容,神志清楚,查体合作。口唇稍发绀,无颈静脉怒张,两肺呼吸音粗,未闻及干、湿啰音。心界不大,心音低钝,心率103次/min,节律齐,无杂音。腹部无异常,生理反射存在,无病理反射。

辅助检查:心电图示窦性心动过速,Ⅱ、Ⅲ、aVF导联ST段抬高0.2mV,T波高大。

请分析:

(1) 该患者的初步诊断及诊断依据如何?

(2) 需如何进行鉴别诊断?

(3) 应采取哪些治疗措施?

第二节 恶性心律失常

培训目标

1. 掌握常见恶性心律失常的心电图特点。
2. 掌握电复律的方法及运用时机。
3. 掌握恶性心律失常的处理原则。
4. 熟悉抗心律失常药物的种类及常用方法。
5. 了解埋藏式自动复律除颤器、起搏器植入的适应证。

恶性心律失常是指在短时间内引起血流动力学障碍,导致患者短暂意识丧失或猝死的一类心律失常,需要紧急处理。这类心律失常具有发病机制复杂、表现形式多样、起病急、救治时效性强等特点。

本病可参照中医学"心悸"辨证论治。心悸是指患者自觉心中悸动不安,甚则不能自主。病情较轻者为"惊悸",病情较重者为"怔忡"。

【典型案例】

王某,女性,45岁。因反复头晕胸闷1年,突发晕厥1次就诊。患者1年前反复出现头晕胸闷不适,持续数分钟后自行缓解,未予重视。1小时前在家中洗澡后再次出现头晕、恶心、胸闷不适,随即出现晕厥,意识丧失,持续约几分钟后自行苏醒。立即联系"120"送医院就诊,30分钟前到达医院。急诊心电图示V_1、V_2导联宽而有切迹的R波,V_5、V_6导联呈Rs型,QRS波>0.12s。

既往史:既往无特殊病史,月经史正常,无过敏史。

刻下症见:形体消瘦,头晕,恶心,胸闷不适,气短乏力,面色㿠白,语声低微,二便如常,夜寐安。

舌脉:舌淡苔白,脉弱。

体格检查:体温36.9℃,脉搏80次/min,呼吸22次/min,血压112/80mmHg。

神志清,精神差,全身皮肤潮湿,颈软,无颈静脉怒张,两肺呼吸音清,无啰音,心率80 次/min,律齐,心音低,各瓣膜区未闻及病理性杂音,腹软无压痛、反跳痛,肝脾未及,无移动性浊音。

问题 1:患者的中、西医临床诊断和诊断依据是什么?

思路:

1. 临床诊断 西医诊断为完全性右束支传导阻滞;中医诊断为心悸,辨证为气血亏虚。

2. 诊断依据

(1)临床症状:反复头晕、恶心、胸闷不适,并出现晕厥。患者形体消瘦,头晕,恶心,胸闷不适,气短乏力,面色㿠白,语声低微,舌淡苔白,脉弱,证属气血亏虚。

(2)辅助检查:心电图示 V_1、V_2 导联宽而有切迹的 R 波,V_5、V_6 导联呈 Rs 型,QRS 波>0.12s。

 知识点 1

恶性心律失常的疾病特征

1. 临床表现

(1)自觉心脏跳动不适,如心悸、心慌、停搏感,时发时止;持续时间长短不一,短则数秒钟,长则数小时,甚至数天。

(2)可伴心前区疼痛、胸闷、头晕、乏力、黑矇、先兆晕厥,严重者可出现晕厥、抽搐,甚至休克。

(3)多有心脏病(如冠心病、心肌炎、心包炎、心肌病、心力衰竭等)、内分泌疾病、贫血等病史。

(4)可有类似发作病史。

2. 体征

(1)血压:心率过快或过慢时,血压可能出现降低,因此需要密切监测血压的变化。

(2)心率、心律:心律失常发作时,患者的心律及心率均会有所变化。

(3)杂音:如果心脏瓣膜有狭窄或关闭不全时,常可在相应瓣膜听诊区闻及病理性杂音。

(4)神志:重症恶性心律失常发作时,患者可出现嗜睡或意识模糊,甚至晕厥。

问题 2:若入院后患者再次突发意识丧失,四肢抽搐,心电监护见有明显长间歇,最长间歇达到 4.9s,此时应采取哪些治疗措施?

思路:立即给予异丙肾上腺素 1mg 加入 0.9%氯化钠注射液 500ml 中静脉滴注,以提升心率。急转至介入室行心脏临时起搏器植入术。术后卧床休息,持续监测血压、心率、呼吸,密切观察患者症状及体征变化,维持生命体征稳定。待患者病情平稳后行永久心脏起搏器植入术。

知识点 2

缓慢性心律失常的西医治疗原则

缓慢性心律失常导致血流动力学紊乱时,需急救治疗,除给予提高心室率和促进传导的药物,必要时植入临时起搏器对症治疗。积极寻找病因,针对病因治疗,如控制感染、纠正电解质紊乱、治疗洋地黄类药物中毒等。如病因去除后心率仍不能恢复,考虑行永久性心脏起搏器植入术。

知识点 3

恶性心律失常诊疗常规

1. **危险度评估** 从血流动力学角度快速对心律失常患者进行危险度评估。血流动力学不稳定时,即伴有意识障碍及组织低灌注的症状和体征,如出现进行性低血压、休克、急性心力衰竭、进行性缺血性胸痛、意识障碍等,提示病情危重,预后不佳。此时应追求抢救治疗的效率,情况紧急时没有充足的时间来详细询问病史和查体,应边询问边抢救。血流动力学相对稳定者,危险度相对较低,可根据心电图的特点,结合病史及查体,进行诊断及鉴别诊断,选择相应治疗措施。

2. **辅助检查**

(1) 心电图:是诊断心律失常最常用、最重要的非侵入性检查,有助于心律失常的分类。动态心电图能提高心律失常诊断的阳性率,有助于检查患者症状的出现与心律失常有无关系。

(2) 超声心动图:可观察心腔大小、室壁厚度、节段运动、瓣膜活动等,帮助确定有无器质性心脏病。

(3) 理化检查:如甲状腺功能、心肌损伤标志物、电解质等,有助于病因诊断。

知识点 4

常见恶性心律失常的诊断

恶性心律失常分为快速性心律失常和缓慢性心律失常。快速性心律失常包括非持续性室性心动过速、持续性室性心动过速、尖端扭转型室性心动过速、加速性心室自主心律、室颤、房扑、房颤等;缓慢性心律失常包括室内传导阻滞、病态窦房结综合征、高度房室传导阻滞等。

1. 快速性心律失常

(1) 心室扑动或心室颤动

1) 临床表现:发病突然,意识丧失,颜面苍白、青紫,抽搐,呼吸停止,甚至死亡。

2）体征：心音消失，脉搏触不到，血压测不出。

3）心电图特点：①QRS-T 波完全消失，出现大小不等、形态不一的心电波形；②心室颤动频率为 250~500 次/min 的颤动波，心室扑动频率为 200~250 次/min 的扑动波（图 9-2-1）。

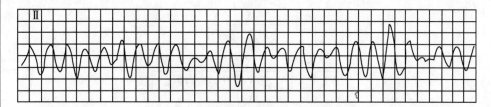

图 9-2-1　心室颤动

（2）室性心动过速（ventricular tachycardia，VT）

1）临床表现：心慌、气促、胸闷、心绞痛、晕厥、低血压，严重者休克、急性左心衰竭、心室颤动。自然发作后 30 秒内自行终止者称为短阵室速，超过 30 秒或需药物、电复律终止者称为持续室速。临床中常用 Brugada 流程对 VT 和室上性心动过速相鉴别。

2）心电图特点：①3 个或 3 个以上室性期前收缩连续出现；②QRS 波群宽大畸形，时限>0.12 秒，T 波与 QRS 波主波方向相反；③心室率 100~250 次/min，心律齐或不齐（图 9-2-2）。

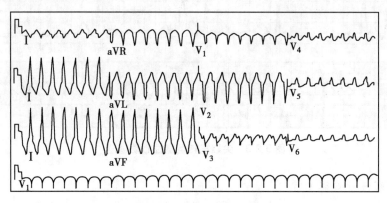

图 9-2-2　室性心动过速

Brugada 流程图

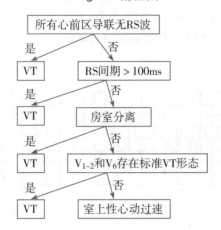

（3）尖端扭转型室性心动过速（torsade de pointes，TDP）

1）临床表现：意识丧失、晕厥、四肢抽搐。

2）心电图特点：①基础心率时 Q-T 间期延长、T 波宽大、U 波明显、TU 波可融合；②多由于舒张早期的室早（R on T）诱发，发作时心室率多在 200 次/min；③一系列增宽变形的 QRS 波群，每 3~10 个不等的 QRS 波群围绕基线不断扭转其主波的正负方向，每次发作持续数秒到数十秒不等，易进展为心室颤动，危险度高（图 9-2-3）。

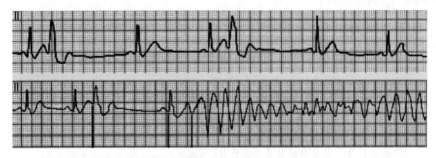

图 9-2-3　尖端扭转型室性心动过速

2. 缓慢性心律失常

（1）临床表现：头晕、乏力、胸闷、心悸、黑矇，甚至心源性晕厥及猝死。

（2）心电图特点

1）病态窦房结综合征（sick sinus syndrome，SSS）：①严重而持续的心动过缓，可合并窦房传导阻滞，短暂窦性停搏，在 24 小时动态心电图心率可低于 35 次/min；②在心动过缓的基础上，可以出现逸搏或逸搏心律；③较常出现"慢快综合征"，心率快时可为心房扑动、心房颤动或室上性心动过速，而平时为窦性心动过缓（图 9-2-4）。

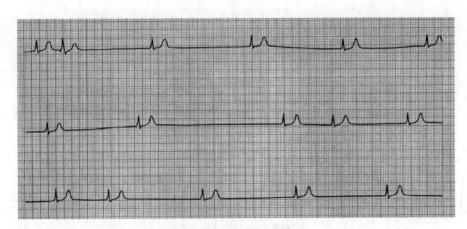

图 9-2-4　病态窦房结综合征

2）窦性停搏：因迷走神经张力增高或窦房结功能障碍所致。①窦房结一过性停止激动；②心电图可见规则的 P-P 间距中突然出现 P 波脱失，形成长 P-P 间距；③长 P-P 间距与正常的 P-P 间距无倍数关系（图 9-2-5）。

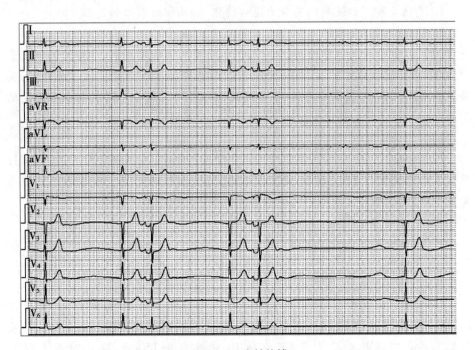

图 9-2-5　窦性停搏

3）三度房室传导阻滞：①P 波与 QRS 波群毫无关系（P-R 间期不固定）；②心房率快于心室率；③可出现交界性逸搏（QRS 波群形态正常，频率一般为 40~60 次/min）或室性逸搏心率（QRS 波群形态宽大畸形，频率一般为 20~40 次/min）（图 9-2-6）。

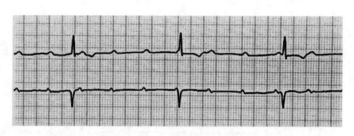

图 9-2-6　三度房室传导阻滞

知识点 5

恶性心律失常的治疗

恶性心律失常急性发作期处理方式的选择应以血流动力学状态为核心。急性期处理的原则是尽快终止致命性心律失常,改善血流动力学状态,治疗原发疾病和诱因,追求抗心律失常治疗的有效性,挽救生命。对非威胁生命的心律失常,需要更多地考虑治疗措施的安全性,过度治疗反而可导致新的风险。

1. 急救处理　如果判断患者出现心搏骤停,立即给予心肺复苏。

2. 快速性心律失常

(1) 心室扑动或心室颤动:立即给予非同步电除颤复律术,单相波除颤能量为 360J,双相波除颤能量为 150~200J,除颤后立即给予 5 个循环的心肺复苏,观察除颤是否成功,如果除颤无效,在心肺复苏的同时注射肾上腺素 1mg 后重复电除颤。一旦循环停止超过 4 分钟,电除颤的成功率极低。

(2) 室性心动过速

1) 血流动力学不稳定:需立即行同步直流电复律,单相波除颤能量为 360J,双相波除颤能量为 150~200J,除颤无效时,可应用胺碘酮 300mg 静脉推注后再重复除颤,电除颤能量同前。无脉性或多形性室速视同心室颤动。

2) 血流动力学稳定:可选用药物复律。

利多卡因:先予 1~1.5mg/kg 静脉注射,随后以 1~4mg/min 的剂量维持,每 5~10 分钟以 0.5~0.75mg/kg 弹丸式注射,1 小时内总剂量不超过 300mg。禁用于严重心力衰竭、休克、高度房室传导阻滞及肝肾功能严重受损者。

胺碘酮:150mg 加入 20ml 葡萄糖注射液中静脉注射 10 分钟以上,然后以 1mg/min 的速率维持 6 小时,随后以 0.5mg/min 的速率维持超过 18 小时。如果为复发性或难治性心律失常,可以每 10 分钟重复 150mg,24 小时最大剂量 1 200mg。禁用于严重心动过缓、高度房室传导阻滞的患者。

β 受体阻滞剂:美托洛尔 5mg 稀释后缓慢静脉注射;艾司洛尔 0.5mg/kg 稀释后静脉注射,继而维持 0.05~0.3mg/(kg·min)。

3) 埋藏式自动复律除颤器(implantable automatic cardiovertor-defibrillator, AICD):能明显减少恶性心律失常的猝死发生率。

（3）尖端扭转型室性心动过速（TDP）：可分为获得性和先天性，此处主要阐述获得性病因者的治疗。

1）静脉补钾、补镁：维持血钾水平 4.5~5.0mmol/L。无论血清镁的水平如何，给予硫酸镁 2~5g，用 5% 葡萄糖注射液 40ml 稀释后缓慢注射，然后以 8ml/min 的速率静脉滴注。

2）当 TDP 持续发作时，需按心搏骤停处理，有室颤倾向者，及时电复律，同时停用引起心律失常的药物，纠正电解质紊乱。

3）缓慢性心律失常或长间期引起的 TDP，应给予临时起搏，以起搏频率>70次/min 为宜。可用提高心率的药物，如异丙肾上腺素 1~10mg，加入 5% 葡萄糖注射液 500ml 中快速静脉滴注，有效后以 2~10μg/min 的速率维持，使心室率维持在 70~100 次/min。也可给予阿托品等药物。

3. 缓慢性心律失常　导致血流动力学紊乱时，需急救治疗，除给予提高心室率和促进传导的药物，必要时植入临时起搏器对症治疗。积极寻找病因，针对病因治疗，如控制感染、纠正电解质紊乱、治疗洋地黄类药物中毒等。如病因去除后心率仍不能恢复，则考虑永久性心脏起搏器植入术。

（1）应用提高心室率和促进传导的药物

1）异丙肾上腺素：心率较慢者给予异丙肾上腺素 5~10mg，每 4~6 小时舌下含服。预防或治疗房室传导阻滞引起的阿-斯综合征发作，宜用 0.5% 异丙肾上腺素溶液连续静脉滴入，1~2μg/min，维持心率在 60~70 次/min。异丙肾上腺素可增加异位心律，扩大梗死面积，心绞痛、急性心肌梗死患者慎用或禁用。

2）阿托品：每 4 小时口服 0.3mg，适用于房室束分支以上的传导阻滞，尤其是迷走神经张力增高者，必要时皮下注射 0.3~1.0mg，每 6~8 小时一次，或静脉滴注。

3）肾上腺皮质激素：可消除房室传导系统水肿，有利于改善某些病因所致的传导阻滞。地塞米松 5~10mg 静脉滴注，1~2 次/天，可连续应用 2~3 天。

（2）人工心脏起搏治疗：有起搏器植入指征者给予植入人工心脏起搏器。

4. 中医治疗

（1）根据急则治其标的原则，病情危重者应首先消除症状、复脉。可给予益气回阳复脉之参附注射液或益气养阴复脉之参麦注射液（或生脉注射液），每次40~60ml，稀释后静脉滴注。

（2）辨证论治：区分虚实，虚证多予以益气、养血、滋阴、温阳；实证当以清火、化痰、行瘀。因本病多虚实错杂，治疗常常泻实补虚兼顾。

1）痰火扰心

证候：心悸时发时止，烦躁胸闷，失眠多梦，口干苦，大便秘结，小便短赤，舌红，苔黄腻，脉滑数。

治法：清热化痰，宁心安神。

选方：黄连温胆汤。

2）阴虚火旺

证候:心悸怔忡,惊悸不安,虚烦不寐,五心烦热,口干盗汗,伴耳鸣腰酸,头晕目眩,舌红少苔,脉细数。

治法:滋阴清火,养心安神。

选方:天王补心丹。

中成药:生脉注射液等。

3）气血亏虚

证候:心悸不宁,少气懒言,动则加剧,胸闷气短,神疲乏力,面色无华,头晕自汗,舌质淡,苔薄白,脉结代。

治法:补血养心,益气安神。

选方:归脾汤。

中成药:生脉注射液、黄芪注射液、当归补血口服液等。

4）心阳不振

证候:心悸怔忡,胸闷气短,劳则加重,体倦懒言,面色白,形寒肢冷,遇冷加重,舌淡苔白,脉沉迟虚弱无力。

治法:温补心阳,安神定悸。

选方:桂枝甘草龙骨牡蛎汤合参附汤。

中成药:参附注射液、黄芪注射液、参仙升脉口液等。

5）心脉瘀阻

证候:心悸怔忡,胸闷不舒,胸痛如绞,唇面晦暗,爪甲青紫,肤糙发枯,舌质紫暗或有瘀斑,脉结代。

治法:活血化瘀,理气通络。

选方:血府逐瘀汤。

中成药:丹参注射液、血塞通注射液、参仙升脉口液等。

6）心阳暴脱

证候:突然眩晕昏仆,面色苍白,四肢厥冷,汗出如珠,呼吸低微,舌淡,脉微欲绝。

治法:益气回阳救逆。

选方:独参汤。

中成药:参附注射液、生脉注射液等。

【临证备要】

1. 恶性心律失常的临床表现主要为血流动力学改变。

2. 心电图是诊断恶性心律失常的主要依据。

3. 心律失常的治疗在消除病因或诱因的基础上控制心率,其中心脏电复律、心脏起搏、抗心律失常药物为主要治疗方法。

4. 本病多因体虚劳倦、情志内伤、外邪侵袭等导致心神失宁所致,心中悸动不安是主要临证特点,诊断时应辨病与辨证相结合。

（刘中勇）

复习思考题

1. 恶性心律失常可分为哪些类型?

2. 室性心动过速如何处理?

3. 简述尖端扭转型室性心动过速的心电图特点。

第三节　急性心力衰竭

培训目标

1. 熟练掌握急性左心衰竭的病因、诊断、鉴别诊断、评估、治疗流程和药物治疗。

2. 熟悉急性左心衰竭的非药物治疗。

3. 掌握急性左心衰竭合并临床情况的处理。

4. 熟悉急性右心衰竭的诊断和治疗。

5. 熟练掌握急性心力衰竭的中医诊断、鉴别和治疗。

急性心力衰竭指心力衰竭症状和体征迅速发生和恶化,临床上按部位可分为左心衰竭、右心衰竭和全心衰竭,而急性左心衰竭最为常见。急性右心衰竭较少见,可见于急性右心室梗死或由大面积肺梗死所致。

中医学认为心力衰竭是心体受损,脏真受伤,心脉"气力衰竭",无力行气运血所致的常见危重急症。急性心力衰竭可见于中医学"心悸""怔忡""喘病""水肿""痰饮""积聚"等病门下。

【典型案例】

案例一

赵某,女性,63 岁。10 年前出现活动后憋喘,反复发作,休息后可缓解,3 天前因劳累诸症状加重,时有夜间憋醒,坐起可缓解。外院予纠正心力衰竭等治疗,未见好转,憋喘加重不能平卧,腹胀纳差。既往有风湿性关节炎病史。

问题 1:为明确中西医诊断,还需要采集哪些临床信息?

思路:患者主要症状为呼吸困难,既往为劳力性呼吸困难,近期为夜间阵发性呼吸困难,首先要考虑是否为左心衰竭。合并腹胀纳差等,应考虑是否合并右心衰竭。

患者为中年女性,既往无冠心病、高血压、糖尿病等慢性疾病病史,有风湿性关节炎病史,应注意排除风湿性心脏病,亦应注意排除合并相关心血管基础疾病的可能。

明确以下病史:

1. 鉴别心力衰竭病因　是否有与活动相关的胸痛或肩背痛病史(鉴别冠心病),

是否有长期高血压病史(鉴别高血压心脏病),是否有先天性心脏病病史(鉴别先天性心脏病),是否有甲亢或甲减病史(鉴别甲状腺功能相关心脏病),有无糖尿病病史(鉴别糖尿病心肌病),有无心肌疾病家族史等。

2. 了解有无感染或风湿活动　有无发热、咳嗽、咳黄痰或关节红肿疼痛等。

3. 了解既往辅助检查结果　既往是否行心脏彩超检查,以协助更快、更好地了解病情及其发展。

4. 既往心律失常病史　通过问诊及听诊,了解既往有无心律失常病史、当前有无心律失常。

5. 有无"二尖瓣面容"　双颧紫红。

6. 心脏查体　如为二尖瓣狭窄,可于心尖区闻及低调的隆隆样舒张中晚期杂音,局限,不传导,常可触及舒张期震颤;如合并房颤,则会出现第一心音强弱不等、心律绝对不齐等。

7. 一般查体　有无肝颈静脉反流征、下肢水肿:肝淤血和下肢水肿是合并右心衰竭的证据之一,同时应了解水肿是否对称,有无下肢肌肉挤压痛等。

8. 收集中医望、闻、问、切四诊内容。

完善病史:患者无明确反复扁桃体炎、咽峡炎或先天性心脏病史,既往曾于外院行心脏彩超检查,提示"二尖瓣狭窄"。目前自觉呼吸困难,恶心腹胀,无咳嗽咳痰,无发热,无胸痛、肩背痛及关节痛。体格检查:体温 36.7℃,脉搏 100~135 次/min,呼吸 30 次/min,血压 150/95mmHg。憋喘貌,双肺可闻及干湿啰音,第一心音强弱不一,心律绝对不齐,约 100~135 次/min。心尖部可闻及 3 级舒张期隆隆样杂音,肝脾触诊不理想,双下肢水肿。舌质红,少苔,脉沉细结。

知识点 1

心力衰竭的病因病机

中医学认为心力衰竭主要是心脏自病或他脏病引起,病位在心,涉及肺、脾、肾。先天禀赋不足、外感六淫、内伤七情、劳倦过度、药物失宜、饮食不节及妊娠、分娩等耗损气血津液,久患心悸、心痹、胸痹、真心痛、肺胀等致使阴阳虚衰,脏腑功能失调,心失营运,易发为心力衰竭。

本病本虚为阳虚、气虚、阴虚,标实为血瘀、痰饮、水停。气为血之帅,气行则血行,若心气不足,鼓动无力,易致血行不畅而成瘀血,血不利则为水,故临床可见心悸,喘息肢肿,面色晦暗,唇甲青紫,舌有瘀点瘀斑,胁下痞块,颈静脉怒张等。

问题 2:应完善哪些辅助检查?

思路:患者主要症状为呼吸困难,首要鉴别主症原因,同时判断合并症,应予完善血常规、凝血功能、血气分析、NT-proBNP、胸部 CT、心脏彩超、心电图、血糖等检查。

患者既往无慢性呼吸系统疾病病史,伴随夜间阵发性呼吸困难、不能平卧,考虑为心源性喘息可能性大,但仍应排除肺部疾患、胸膜腔病变、肺血管疾病等,同时不能忽视的是否合并急性心肌梗死和酮症酸中毒等,故血氧分压、D-二聚体、NT-proBNP、cTN、血糖等均对鉴别有重要意义。

NT-proBNP 属阴性预测值很高的心力衰竭指标,可用于心力衰竭的诊断、鉴别诊断及预后判断,其<300ng/L 时可排除急性心力衰竭。

经胸心脏彩超是评估心脏结构和功能的首选方法。

入院后急查血常规、血生化、电解质、血糖、血气分析未见明显异常,血沉、cTN 在正常范围。NT-proBNP 1 800ng/L。心电图示异位心律-心房颤动,多导联 ST 段下移,T 波倒置。胸部 CT 未见明显感染表现,可见左心房明显增大。心脏彩超提示符合风湿性心脏病表现,二尖瓣重度狭窄(瓣口面积 $0.8cm^2$),左房内径 50mm×70mm。

知识点 2

急性左心衰竭的诊断依据

根据急性左心衰竭典型的症状与体征,一般不难做出诊断,其临床表现是以肺淤血及组织器官低灌注为特征的各种症状及体征。

患者常表现为突发严重呼吸困难,呼吸频率常达 30~40 次/min,强迫坐位、面色灰白、发绀、大汗、烦躁,同时频繁咳嗽,咳粉红色泡沫样痰。极重者可因脑缺氧而致神志模糊。发病开始可有一过性血压升高,病情如不缓解,血压可持续下降直至休克。听诊时两肺满布湿啰音和哮鸣音,心尖部第一心音减弱,频率快,同时有舒张早期第 3 心音而构成奔马律,肺动脉瓣听诊区第二心音亢进。胸部 X 线显示肺门血管影模糊、小叶间隔增厚,蝶形肺门影,严重时为弥漫满肺的大片阴影。肺毛细血管楔压随病情加重而增高,心脏指数则相反。急性左心衰竭时多合并脑钠肽升高和血氧分压下降。

问题3:下一步的治疗要点和注意事项有哪些?

思路:

1. 一般治疗 ①注意休息,心电监测,吸氧,保持二便通畅;②限制钠盐摄入,适度利尿,每天负平衡 300~500ml;③每 3 天复查血电解质。

2. 抗凝 予低分子肝素抗凝 3 天,同时叠加华法林抗凝,INR 达 2 后可停用低分子肝素,后坚持服用华法林,定期复查 INR,控制于 2~3。

3. 应用 ACEI。

4. 若患者或其授权人同意,可予二尖瓣球囊扩张术。

5. 中医辨证属气阴两虚血瘀,治以益气养阴、活血利水,方选生脉散合血府逐瘀汤加减。处方:

红参30g	麦冬10g	五味子6g	生地20g
茯苓15g	葶苈子15g(包煎)	红花6g	桃仁10g
赤芍10g	桔梗10g	枳壳15g	川芎10g
牛膝10g	柴胡10g		

水煎服,每日 1 剂。

知识点 3

急性左心衰竭的治疗要点

1. 一般处理

(1) 体位：半卧位或端坐位。

(2) 吸氧：使 $SaO_2 \geq 95\%$（伴 COPD 者 $SaO_2 > 90\%$）。

(3) 出入量管理：应严格限制饮水量和静脉输液速度。无明显低血容量者每天摄入液体量一般在 1 500ml 以内。保持每天出入负平衡 500ml，严重肺水肿者水负平衡为 1 000~2 000ml/d。3~5 天后，逐渐过渡到出入量大体平衡。

2. 药物治疗

(1) 镇静：吗啡是治疗急性肺水肿的有效药物，伴明显低血压、休克、意识障碍、COPD 等患者禁用。

(2) 利尿：袢利尿剂为首选，适用于伴肺循环和/或体循环明显淤血患者。

(3) 血管扩张药：收缩压>110mmHg 的患者通常可安全使用；收缩压在 90~110mmHg 者，应谨慎使用；收缩压<90mmHg 者，禁忌使用。

(4) 正性肌力药物：适用于低心排血量综合征。

(5) 血管活性药物：对外周动脉有显著的缩血管作用，如去甲肾上腺素、肾上腺素等，多用于尽管应用了正性肌力药物仍出现心源性休克时。

(6) 其他：可选择氨茶碱解除支气管痉挛。

3. 非药物治疗

(1) 主动脉内球囊反搏：可有效改善心肌灌注，降低心肌耗氧量和增加心输出量。

(2) 机械通气：有 2 种方式。①无创呼吸机辅助通气；②气管插管和人工机械通气。

(3) 血液净化治疗：血肌酐>500μmol/L 或符合急性血液透析指征的其他情况可行血液透析治疗。

(4) 心室辅助装置：急性心力衰竭经常规药物治疗无明显改善时，有条件者可应用该技术，包括体外膜氧合器、心室辅助泵。

(5) 心脏移植：可作为终末期心力衰竭的一种治疗方式，主要适用于严重心功能损害或依赖静脉正性肌力药物，而无其他可选择治疗方法的重度心力衰竭患者。

4. 心力衰竭合并临床情况的处理

(1) 心律失常：首先要治疗基础疾病，改善心功能，同时积极纠正诱发因素等。合并房颤者，如无禁忌证，应抗凝。症状性心动过缓及房室传导阻滞患者，符合起搏治疗指征时行心脏起搏治疗。

(2) 心脏瓣膜病：由于心脏瓣膜本身器质性损伤，任何内科治疗或药物均不能使其消除或缓解，当符合手术指征时应及时手术治疗。

(3) 冠心病：ST 段抬高心肌梗死若有溶栓和紧急 PCI 指征，可行静脉溶栓或急诊 PCI；非 ST 段抬高型急性冠脉综合征可早期行血运重建治疗。

（4）高血压：应把握适当降压速度，快速降压会加重器官缺血。

5. 中医诊疗

（1）治疗原则：心力衰竭多为虚实错杂，需详加分辨。治疗注重补气血，调阴阳。

（2）辨证论治

1）痰瘀内阻

证候：心悸气短，动则尤甚，肢体水肿，按之没指，双下肢为甚，面色晦暗，口唇、爪甲青紫，胁下痞块，咳嗽痰多，甚则咯血，颈静脉怒张，舌紫暗，舌体胖大有齿痕，苔腻，脉沉涩或结代。

治法：化瘀利水。

选方：血府逐瘀汤合苓桂术甘汤。

中成药：复方丹参滴丸、麝香保心丸等。

2）痰水凌心

证候：心悸气短，咳吐痰涎，胸脘痞满，口干渴，不欲饮，尿少水肿，颜面虚浮，舌质暗淡，舌体胖大有齿痕，苔白滑或厚，脉滑数。

治法：豁痰利水。

选方：葶苈大枣泻肺汤合皂荚丸。

中成药：芪苈强心胶囊等。

3）心肾阳虚，水湿内停

证候：心悸喘促，不能平卧，全身水肿，尿少，脘腹胀满，肢冷畏寒，腰膝酸软，食少恶心，舌淡，舌体胖大有齿痕，苔白润，脉沉无力，或数疾结促。

治法：温阳利水。

选方：真武汤加葶苈子、黄芪。

中成药：参附注射液或参麦注射液等。

4）气阴不足，水湿内停

证候：胸闷喘促，不能平卧，全身水肿，尿少，脘腹胀满，口渴，舌质红，脉沉细无力或细数疾。

治法：益气养阴利水。

选方：生脉散合葶苈大枣泻肺汤。

案例二

李某，男，63岁，司机。患者2天前开始出现活动后呼吸困难，伴腹胀纳呆，双下肢轻度水肿，曾出现一过性黑矇。近期曾开长途车。有长期吸烟史。

问题1：为明确中西医诊断，需要补充哪些病史内容？

思路：患者主要症状为呼吸困难，为近期突发，伴腹胀纳呆及下肢水肿，临床表现可以用右心负荷增加解释，应考虑右心衰竭。

急性右心衰竭最常见的原因为肺栓塞、右心室梗死。该患者为中年男性,有长期吸烟史,近期有长途驾驶史,应注意排除肺栓塞。

明确如下病史:

1. 有无家族易栓症。

2. 有无骨折史、创伤史、手术史、恶性肿瘤病史及继发性肺栓塞的病因。

3. 是否有下肢血栓栓塞史,双下肢水肿是否对称。

4. 心脏查体有无颈静脉充盈或异常搏动,有无肺动脉瓣听诊区第二心音亢进或分裂,有无三尖瓣听诊区收缩期杂音。

5. 收集中医望、闻、问、切四诊内容。

完善病史:患者无家族易栓症史,近期无外伤史、骨科手术史等,无咳嗽咳痰,无发热,无胸痛及肩背痛。体格检查:体温 36.5℃,脉搏 116 次/min,呼吸 26 次/min,血压 130/75mmHg。双肺呼吸音清,未闻及干湿啰音,心率 116 次/min,心律齐,P2>A2,无杂音,腹部平坦,肝脾肋下未触及,双下肢水肿。舌质暗,苔薄白,脉沉涩。

📖 知识点 4

急性右心衰竭的诊断

1. 存在可能导致右心衰竭的病因,最常见的是左心衰竭、肺动脉高压、右室心肌病变、右侧心脏瓣膜病变,以及某些先天性心脏病。

2. 存在急性发作或加重的右心衰竭症状和体征,主要有活动耐量下降、乏力及呼吸困难,体征主要包括颈静脉压增高的征象、肝脏增大、中心性水肿和外周水肿等。

3. 存在右心结构和/或功能异常和心腔压力增高的客观证据,主要来自影像学检查,右心导管可提供心腔压力增高和功能异常的证据。

问题2:下一步应完善哪些辅助检查?

思路:患者主要症状为呼吸困难伴随可疑右心衰竭表现,有长途驾车史,首先应注意排除肺栓塞。应予完善血常规、D-二聚体、动脉血气分析、心电图、肺动脉 CTA、心脏彩超、心电图、下肢静脉彩超等检查。

血浆 D-二聚体<500μg/L,有重要的排除价值。

动脉血气分析常表现为低氧血症、低碳酸血症,部分患者的血气结果可以正常。

大多数病例有非特异性心电图异常,最常见的改变为窦性心动过速、SⅠQⅢTⅢ征等。

超声心动图在提示诊断和除外其他心血管疾病方面有重要价值。可见右心室壁局部运动幅度降低、右心室和/或右心房扩大、室间隔左移和运动异常等。

下肢为深静脉血栓形成的多发部位。

肺动脉 CTA 是最常用的肺血栓栓塞症(PTE)确诊手段。

入院后急查血常规、心电图、血气分析,均未见明显异常。D-二聚体 4 000μg/L。心脏彩超提示符合右心室增大表现。下肢静脉彩超提示右侧股静脉可见血栓。肺动脉 CTA 提示双肺动脉广泛血栓形成。

知识点 5

急性肺血栓栓塞症的诊断和治疗

急性 PTE 临床表现多种多样,均缺乏特异性。可表现为呼吸困难、气促、劳力性气促、胸痛、咯血、晕厥、休克、烦躁不安或惊恐等。查体或可见呼吸频率增加、发绀,肺部听诊可闻及细湿啰音或哮鸣音,肺动脉瓣区第二心音亢进及分裂等。

辅助检查:详见问题 2 思路。

治疗:首先应进行危险分层评估,从而采取个体化治疗。血流动力学不稳定者为高危;血流动力学稳定者,可根据是否合并右心衰竭和心肌损伤标志物有无异常分为中危和低危。对高度疑诊或确诊急性肺血栓栓塞症的患者,应严密监测呼吸、心率、血压、心电图及血气的变化,并给予积极的呼吸与循环支持。

1. 抗凝　抗凝治疗是肺血栓栓塞症治疗的基础手段,急性期可选择肝素或低分子肝素。

2. 溶栓　溶栓的时间窗一般定为 14 天以内,但鉴于可能存在血栓的动态形成过程,对溶栓的时间窗不做严格规定。溶栓治疗的主要并发症为出血。用药前应充分评估出血风险。常用的溶栓药物有尿激酶、链激酶和重组组织型纤溶酶原激活剂(rt-PA),rt-PA 可能对血栓有更快的溶解作用。

3. 肺动脉导管碎解和抽吸血栓　用导管碎解和抽吸肺动脉内的巨大血栓,同时还可进行局部小剂量溶栓。适应证为肺动脉主干或主要分支的大面积栓塞。

4. 放置腔静脉滤器　为防止下肢深静脉大块血栓再次脱落阻塞肺动脉,可考虑放置下腔静脉滤器。对于上肢深静脉血栓病例,还可应用上腔静脉滤器。

一旦确诊肺血栓栓塞症,应进一步探寻潜在的危险因素。

问题 3:下一步的治疗要点有哪些?

思路:

1. 一般治疗　卧床休息,保持大便通畅,避免用力,以免促进深静脉血栓脱落;可适当使用镇静对症治疗,采用经鼻导管或面罩吸氧。

2. 溶栓治疗　患者曾出现黑矇,属高危,予 rt-PA 溶栓治疗。

3. 抗凝治疗。

4. 放置腔静脉滤器。

5. 中医治疗　证属气虚血瘀,治以益气活血,方选保元汤合血府逐瘀汤加减。

处方:

红参 15g	肉桂 3g	黄芪 20g	桃仁 10g
红花 10g	赤芍 15g	当归尾 15g	川芎 10g
桔梗 10g	枳壳 10g	牛膝 10g	炙甘草 6g

水煎服,每日 1 剂,分 2 次温服。

知识点 6

急性右心衰竭的治疗

首先应积极治疗导致右心衰竭的原发疾病,减轻右心的前后负荷及增强心肌收缩力,维持窦性节律、房室正常顺序和间期,以及左、右心室收缩同步。

1. 一般治疗　去除诱发因素;血氧饱和度低于90%的患者建议常规氧疗。

2. 左心衰竭合并右心衰竭的治疗　基本治疗原则可参考左心衰竭救治原则,但需要更加重视容量平衡管理,保持恰当的前负荷是必要的。

3. 急性肺血栓栓塞症的治疗　详见知识点5。

4. 急性右心室梗死的诊疗　典型的临床表现为低血压、颈静脉显著充盈、双肺呼吸音清晰的三联征。治疗原则包括积极血运重建,没有左心衰竭和肺水肿者首先扩容治疗。

5. 中医治疗　可参照急性左心衰竭。

【临证备要】

1. 急性心力衰竭是一个病理生理状态,多种疾病可导致急性心力衰竭,了解心力衰竭的病因和诱因均非常重要,诱因很多时候是亟需解决的主要临床矛盾。

2. 急性左心衰竭时缺氧和高度呼吸困难是致命的威胁,必须尽快使之缓解。

3. 急性心力衰竭的生命体征监测非常重要,其中血压监测的重要性尤为突出。

4. 快速完成心电图检查,很多时候可为急性心力衰竭诊疗提供重要信息。

急性左心衰竭诊疗流程图

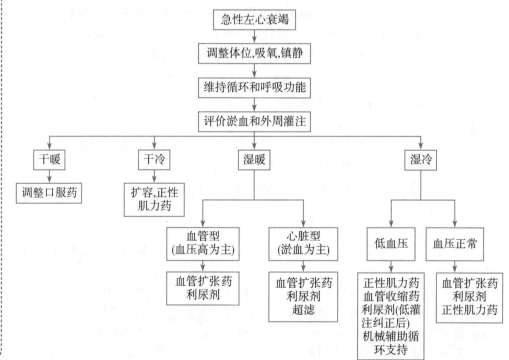

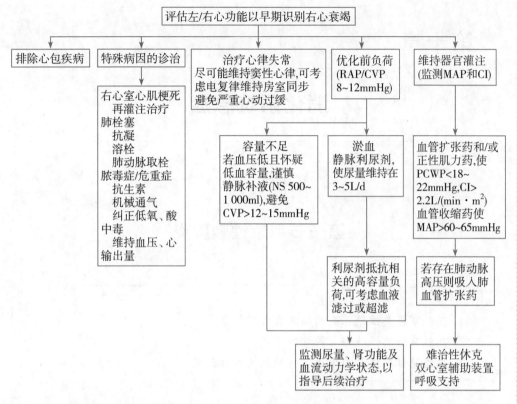

急性右心衰竭诊疗流程图

RAP：右心房压；CVP：中心静脉压；MAP：平均动脉压；CI：心脏指数；NS：生理盐水；PCWP：肺毛细血管楔压；
1mmHg＝0.133kPa

（卢健棋）

 复习思考题

1. 试述急性心力衰竭的诊断与鉴别诊断。
2. 试述急性心力衰竭的具体治疗方法。

第十章

消化系统急症

第一节　急性胰腺炎

培训目标

1. 熟练掌握急性胰腺炎的临床表现及体征。
2. 熟练掌握急性胰腺炎的诊疗常规。
3. 熟悉急性胰腺炎的中医治疗原则及辨证论治。

急性胰腺炎(acute pancreatitis,AP)为胰酶消化自身胰腺及其周围组织引起的化学性炎症,是急诊较常见的胰腺疾病,也是消化系统常见的急腹症之一。其临床表现为急性起病,上腹疼痛,可有呕吐、发热、心率加快、白细胞上升、血尿和腹水淀粉酶升高及不同程度的腹膜炎体征。根据临床表现与累及的脏器分为轻症急性胰腺炎(mild acute pancreatitis,MAP)与重症急性胰腺炎(severe acute pancreatitis,SAP),临床上 AP 总体病死率为 5%~10%,其中 SAP 约占急性胰腺炎病例的 10%~20%,病情危重,并发症多,预后不良,死亡率高达 40%。

根据本病的病因、发病部位及临床特点,属于中医学"腹痛"范畴,其基本病机为"不通则痛"。

【典型案例】

王某,女性,54 岁,2013 年 10 月 28 日入院。患者于入院前 3 天无明显诱因出现腹痛,呈持续性,伴背部疼痛,无腹胀,无胸闷心慌,无发热,未予重视。入院前 1 天腹痛加重,伴恶心呕吐,遂至急诊就诊。急查血常规:WBC $7.97×10^9$/L,LYMPH# $0.45×10^9$/L,NEUT% 92.6%,LYMPH% 5.6%;生化:血清淀粉酶 2 318U/L,脂肪酶 4 730U/L;腹部平片未见明显异常。诊断为急性胰腺炎,为求系统诊治,收入院。入院症见:神志清,精神差,急性面容,中上腹持续剧烈疼痛,伴背部疼痛,恶心,呕吐频繁,呕吐物为胃内容物,无腹胀、腹泻,无发热,自发病以来纳食欠佳,小便黄赤,大便稍干结。

问题1：下一步还应完善哪些病史？进行哪些检查？

思路：

既往史：胆结石病史1年，胃溃疡病史4个月余。否认高血压、糖尿病、冠心病等病史；否认肝炎、结核等传染病史；否认外伤史、手术史；否认食物、药物过敏史。

查体：神清，精神差，急性病容，体态中等，皮肤黏膜干燥，未见皮疹、黄染和出血点。双侧瞳孔等大等圆，直径2.5mm，对光反射灵敏。双肺呼吸音清，未闻及明显干、湿啰音。心音低，心率83次/min，律齐，各瓣膜听诊区未闻及病理性杂音。腹平软，中上腹压痛明显，无反跳痛，肝区叩击痛(-)，墨菲征(-)，肝脾肋下未触及，肠鸣音弱。脊柱四肢无畸形，双下肢无水肿。

辅助检查：血常规：WBC 7.97×10⁹/L，NEUT% 92.6%，LYMPH% 5.6%。生化：血清淀粉酶2 318U/L，脂肪酶4 730U/L。腹部平片未见明显异常。胃镜示食管炎、胆汁反流性胃炎、十二指肠球部溃疡。

四诊情况：神清，精神差，急性面容，体态中等，虚里搏动可，腹软，中上腹压痛明显。舌质红，边有齿痕，苔黄腻，脉弦数。

知识点1

急性胰腺炎的疾病特征

1. 临床表现

（1）腹痛：腹痛的性质为持续性刀割样；部位以上腹为多，其次为右上腹或左上腹，脐周和下腹部极少见，50%患者的腹痛可向左背部放射，呈"一"字样分布；疼痛时蜷曲体位和前倾体位可使疼痛缓解。腹痛通常可持续48小时，偶可超过1周。腹痛的机制主要为：①胰腺的急性水肿、炎症刺激和牵拉其包膜上的神经末梢；②胰腺的炎性渗出液刺激毗邻的腹膜和腹膜后组织，产生局限性腹膜炎；③胰腺炎症累及肠道，引起肠充气和麻痹性肠梗阻；④胰管阻塞或伴胆囊炎、胆石症引起疼痛。极少数AP患者可以没有腹痛，而仅表现为明显腹胀。

（2）发热：多为中度发热，少数为高热，一般持续3~5天。如发热不退或体温逐日升高，尤其持续2~3周以上者，要警惕胰腺囊肿可能。发热是由胆道感染或胰腺炎症、坏死组织的吸收等引起的。

（3）恶心、呕吐及腹胀：多在起病后出现，有时颇频繁，呕吐物为胃内容物和胆汁，且呕吐后腹痛并不减轻，伴腹胀，甚至出现麻痹性肠梗阻。

（4）黄疸：病情比较轻的AP可无黄疸，若有黄疸，其原因可能为：①胆道感染、胆石症引起胆总管梗阻；②AP时，肿大的胰头压迫胆总管；③AP合并胰腺脓肿或胰腺假囊肿压迫胆总管；④合并肝损害等情况。

（5）低血压或休克：SAP常发生，患者烦躁不安、皮肤苍白、湿冷等，有极少数休克可突然发生，甚至发生猝死。

2. 体征

（1）压痛：MAP患者有腹部深压痛，但与患者自觉症状不成比例；SAP可出现肌紧张、压痛、反跳痛等腹膜刺激征。

（2）腹部包块：10%~20%的患者可在其上腹部扪及块状物。块状物常为急性胰腺假囊肿或胰腺脓肿，一般见于起病后4周或4周后。

（3）假性肠梗阻：大多数患者有持续24~96小时的假性肠梗阻。

（4）皮下瘀斑：出现在SAP患者两胁部者，称为格雷·特纳（Grey Tuner）征；出现在脐部者，称为卡伦（Cullen）征。发生率约占SAP患者的3%。

问题2：下一步应如何处理和治疗？

思路：

1. 告知病情　患者病史明确，胰酶明显升高，诊断明确，病情危重，有病情进展至出血坏死性胰腺炎，甚至出现休克、感染加重、肝肾多器官衰竭等可能。

2. 暂禁食水。

3. 中医治疗　给予中药灌肠、中药热奄包治疗，以促进毒素代谢及改善肠道功能。具体处方如下：

| 桃仁15g | 芒硝30g | 杏仁30g | 滑石30g | 大黄18g |
| 栀子12g | 丹皮12g | 赤芍12g | 木通9g | 枳实12g |

3剂，水煎取汁200ml，每日分2次保留灌肠。

4. 西医治疗　以抑酸、抑酶、保护胃黏膜、抗炎症反应、保肝肾、抗感染、营养支持、维持水电解质平衡为主，药物可选用生长抑素、乌司他丁、泮托拉唑、血必净、头孢哌酮舒巴坦钠等。

5. 密切关注病情变化，必要时行连续性肾脏替代治疗（CRRT）。

知识点2

急性胰腺炎的诊断

1. 诊断标准　①急性发作的上腹痛伴有上腹部压痛或腹膜刺激征；②血、尿和/或腹水、胸水中淀粉酶升高达到实验室标准；③影像学（超声、CT等）或手术发现胰腺炎症、坏死等改变。具备上述①在内的2项以上标准，并排除其他急腹症后诊断即可成立。

2. 实验室检查

（1）淀粉酶测定：对AP的诊断敏感性达94%，特异性达95%。血清淀粉酶超过正常值3倍可确诊为本病。血清淀粉酶在起病后6~12小时开始升高，48小时开始下降，持续3~5天。血清淀粉酶持续增高要警惕病情反复、并发假性囊肿或脓肿、疑有结石或肿瘤、肾功能不全、巨淀粉酶血症等。

（2）血清脂肪酶活性测定：常在起病后24~72小时开始升高，持续7~10天。血清脂肪酶活性测定具有重要临床意义，尤其当其活性开始下降至正常，或其他原因引起血清淀粉酶活性增高，血清脂肪酶活性测定有互补作用。

（3）血、尿胰蛋白酶原测定：AP 时，血清胰蛋白酶较正常值高 10~40 倍，且在 AP 发病 30 分钟即开始升高，持续 5~7 天，待病情好转时胰蛋白酶下降缓慢。因此，胰蛋白酶对 AP 的早期诊断、延期诊断及血清淀粉酶不增高的 AP 患者的诊断均有裨益。

（4）血清标志物：①C 反应蛋白（CRP）：CRP 是组织损伤和炎症的非特异性标志物，有助于评估与监测 AP 的严重性。发病 72 小时后，CRP >150mg/L 提示胰腺组织坏死。②动态测定血清白细胞介素-6 水平升高提示预后不良。

（5）生化检查：①一过性血糖升高常见，可能与胰岛素释放减少和胰高血糖素释放增加有关。持续的空腹血糖>10mmol/L 提示胰腺坏死，预后不良。②暂时性低钙血症（<2mmol/L）常见于 SAP，低血钙程度与临床严重程度平行，若血钙<1.5mmol/L 提示预后不良。

3. 影像学检查

（1）超声检查：在 MAP 时，B 超可显示胰腺呈弥漫性、均匀增大，外形饱满，界限模糊，内部回声减弱，但比较均匀，也可表现为胰腺局部肿大。SAP 时，胰腺实质肿胀，失去正常的形态，内部回声不规则，可表现为回声减弱或增强，或出现无回声区，回声的改变取决于胰腺坏死或内出血情况。

（2）腹部 CT：增强 CT 扫描能确切地显示胰腺的解剖结构，可明确急性胰腺炎是否存在及其严重程度，以及有无局部并发症，鉴别囊性或实性病变，判断有无出血坏死，评价炎症浸润的范围。有助于 MAP 和 SAP 的鉴别及预后判断。

（3）胸腹部 X 线：SAP 常有上腹部密度增加，横膈升高、胃扩张，十二指肠液平面和扩张，局限性肠胀气，甚至显示麻痹性肠梗阻之影像。

📝 **知识点 3**

急性胰腺炎的治疗

1. MAP 以内科治疗为主

（1）抑制胰腺分泌

1）禁食及胃肠减压：可减少胰腺分泌，在经过 4~7 天，当疼痛减轻、体温正常、血象和血、尿淀粉酶降至正常后，即可先给予少量无脂流食，并据病情逐渐增加低脂低蛋白饮食。

2）抑制胃酸分泌：以保护胃黏膜及减少胰腺分泌。

3）生长抑素及类似物：在 AP 早期应用，能迅速控制病情、缓解临床症状，使血淀粉酶快速下降并减少并发症，缩短住院时间，提高治愈率。

（2）抑制胰酶活性，减少胰酶合成

1）抑肽酶：抑制肠肽酶，应早用，剂量宜大，疗程一般为 1~2 周。

2）加贝酯：为非肽类蛋白分解酶抑制剂，对胰蛋白酶、血管舒缓素、磷脂酶A2 等均有较强的抑制作用。

3）乌司他丁：为蛋白酶抑制剂，可以抑制胰蛋白酶等各种胰酶，并有稳定溶酶体膜、抑制溶酶体酶的释放、抑制心肌抑制因子产生和炎症介质释放的作用。

（3）镇痛：重症急性胰腺炎患者常有明显疼痛，甚至可因疼痛而引起休克，常用药物有山莨菪碱、哌替啶等。

（4）抗生素的应用：对于非胆源性 MAP 不推荐常规使用抗生素，对于胆源性 MAP 或 SAP 应常规使用抗生素。胰腺感染的致病菌主要为革兰氏阴性菌和厌氧菌等肠道常驻菌。抗生素的使用应遵循以下三大原则：抗菌谱以革兰氏阴性菌和厌氧菌为主，脂溶性强，有效通过血胰屏障。

（5）静脉补液：积极补足血容量，维持水电解质和酸碱平衡。

2. SAP 必须采取综合救治措施　在上述 MAP 治疗的基础上还应：

（1）监护：SAP 患者应转入 ICU 监护治疗，目的是纠正电解质紊乱，支持治疗，防止局部及全身并发症。

（2）抗休克：应给予白蛋白、血浆及其代用品，维持水电解质和酸碱平衡。

（3）营养支持：早期一般采用全胃肠外营养，如无梗阻，应尽早进行空肠插管，过渡到肠内营养。

（4）应用广谱高效抗生素：抗生素应尽早应用，并至少维持 14 天。

（5）生长激素和生长抑素联合疗法：外源性生长激素可以通过促进肠上皮的增生、维持肠黏膜屏障的完整性而防治肠道内细菌移位的发生。

（6）预防和治疗肠道衰竭：对于 SAP 患者，应密切观察其腹部体征及排便情况，监测肠鸣音的变化，并及早给予胃肠促动药等预防肠道衰竭。

（7）手术治疗：坏死胰腺组织继发感染者在严密观察下考虑外科手术。对于重症病例，在重症监护和强化保守治疗的基础上，经过 72 小时，病情仍未稳定或进一步恶化是进行手术治疗或腹腔冲洗的指征。

（8）内镜治疗：对疑有胆源性胰腺炎的患者实行早期（发病后 24~72 小时）内镜逆行胰胆管造影（ERCP）检查及治疗，其首选治疗是内镜下行 Oddi 括约肌切开或放置鼻胆管引流，条件许可时行胆管结石清除，使胆管引流通畅，减少胆汁反流。

3. 中医治疗

（1）治疗原则：急性胰腺炎以疏肝理气、清热利湿、通里攻下、活血化瘀解毒、扶正祛邪为基本治则。并需注意在中重度患者禁食阶段，应慎重选择中药汤剂内服。

（2）辨证论治

1）气机郁滞

证候:脘腹疼痛,胀满不适,痛引两胁,时聚时散,攻窜不定,舌淡红,苔薄白,脉弦。

治法:疏肝理气,通腑止痛。

选方:柴胡疏肝散加减。

中成药:金佛止痛丸。

2) 湿热积滞

证候:腹部胀痛,痞满拒按,胸闷不舒,烦渴喜冷饮,大便秘结或溏滞不爽,身热自汗,小便短赤,舌质红,苔黄燥或黄腻,脉滑数。

治法:通腑泄热,行气导滞。

选方:大承气汤加减。

中成药:清开灵注射液、三黄片、一清胶囊等。

3) 腑实热结

证候:腹痛剧烈,甚至从心下至少腹痛满不可近,胃脘痞满,恶心呕吐,日晡潮热,口干口渴,小便短赤,舌质红,苔黄厚或黄腻,脉洪大或滑数。

治法:清热通腑,攻下止痛。

选方:大柴胡汤合大承气汤加减。

中成药:清开灵注射液。

4) 瘀热(毒)互结

证候:腹部刺痛拒按,痛处不移,或可扪及包块,或皮肤青紫有瘀斑,发热夜甚,口干不渴,小便短赤,大便燥结,舌质红或有瘀斑,脉弦数或涩。

治法:清热泻火,祛瘀通腑。

选方:泻心汤或大黄牡丹汤合膈下逐瘀汤加减。

中成药:血必净注射液。

5) 内闭外脱

证候:脐周剧痛,呼吸急促,面色苍白,肢冷搐搦,恶心呕吐,身热烦渴多汗,神志不清,大便不通,小便量少甚或无尿,舌质干绛,苔灰黑而燥,脉沉细而弱。

治法:通腑逐瘀,回阳救逆。

选方:小承气汤合四逆汤加减。

中成药:参附注射液。

(3) 中药灌肠:依据中医辨证论治原则拟定中药灌肠方,每日灌肠2次。可有效防止肠功能衰竭及细菌移位,提高临床疗效,减少并发症。

(4) 针灸治疗:常选取足三里、下巨虚、内关、胆俞、脾俞、胃俞、中脘等,一般采用强刺激,也可采用电刺激。临床尚可酌情选取公孙、神阙、天枢、合谷、章门、气海、内庭、阳陵泉、期门、膈俞、血海、太冲、膻中等穴,以增强疗效。

(5) 中药外敷:使用芒硝、金黄散等于腹部外敷,每日2次,必要时可增加次数,以保护胰腺、减少渗出。

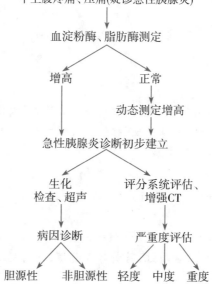

急性胰腺炎诊疗流程图

（黄廷荣）

? 复习思考题

1. 简述急性胰腺炎的临床分型和诊断依据。
2. 简述重症急性胰腺炎的治疗。

第二节 急性上消化道出血

培训目标

1. 熟练掌握急性上消化道出血的概念及临床特征。
2. 熟练掌握常见出血原因的鉴别要点及失血量的判断。
3. 掌握常用止血药物临床应用及抗休克治疗的要点。
4. 掌握急性上消化道出血的中医治疗方法。

上消化道出血(hemorrhage of digestive tract)是指十二指肠悬韧带以上的消化道包括食管、胃、十二指肠、胆管及胰管的出血,也包括胃空肠吻合术后吻合口附近疾病引起的出血。根据出血的病因分为非静脉曲张性出血和静脉曲张性出血两类。如果短期内失血量大于 1 000ml 或超过循环血量的 20%,称为上消化道大出血。大出血病情变化急骤,尽管新的止血方法在临床上不断得到应用,但病死率仍高达 10% 左右。

急性上消化道出血属于中医学"血证"之"呕血"或"便血"范畴。血由胃来,经呕吐而出,血色红或紫暗,常夹有食物残渣,称为呕血或吐血。凡血从肛门排出体外,无论在大便前还是大便后下血,或单纯下血,或与粪便混杂而下,均称为便血。

【典型案例】

林某,男性,45 岁。因间断上腹痛 10 余年,加重 2 天,呕血、黑便 6 小时就诊。舌质淡,苔白,脉细弱。

问题:通过病史采集,目前可以获得哪些临床信息? 为进一步诊断及辨证,需要补充哪些病史内容?

思路:患者为中年男性,因上腹痛就诊,伴呕血、黑便,诊断首先考虑消化道出血。为明确诊断,需了解以下病史:

1. 询问出血的量、色、质、持续时间。

2. 询问腹痛的诱因、性质。

3. 询问伴随症状。

4. 收集中医望、闻、问、切四诊内容。

5. 询问传染病史等既往史,以助于选择治疗方案和进行鉴别诊断。

补充病史:患者于 10 余年前无明显诱因间断出现上腹胀痛,餐后半小时明显,持续 2~3 小时,可自行缓解。2 天前食用竹笋后上腹胀痛较前加重,时有反酸,服中药无效。6 小时前突觉上腹胀、恶心、头晕,解柏油样便 2 次,共约 700g,并呕吐咖啡样液 1 次,约 200ml,此后心悸、头晕、出冷汗。发病以来无目黄、尿黄和发热,无咳嗽咳痰等。

既往体质尚可,否认高血压、糖尿病史,否认外伤及手术史,否认肝炎、结核等传染病史,否认输血史、中毒史,否认药物、食物等过敏史。

体格检查:体温 36.7℃,脉搏 108 次/min,呼吸 22 次/min,血压 90/70mmHg。神清,面色稍苍白,四肢湿冷,无出血点和蜘蛛痣,全身浅表淋巴结无肿大,巩膜无黄染,心肺无异常。腹平软,未见腹壁静脉曲张,上腹轻压痛,无肌紧张和反跳痛,全腹未触及包块,肝脾未及,腹水征(−),肠鸣音 10 次/min,双下肢无水肿。舌质淡,苔白,脉细弱。

辅助检查:血常规:Hb 82g/L,WBC $5.5×10^9$/L,N 69%,L 28%,PLT $300×10^9$/L。大便隐血强阳性。生化:血糖、血钙、电解质、肝功能、心肌酶未见异常,尿素氮 14mmol/L,肌酐正常。心电图:未见明显异常。腹部 B 超:未见明显异常。胃镜:胃角溃疡(A1)。

治疗:

1. 告知病情,卧床休息,保持大小便通畅,预防尿路和呼吸道感染。

2. 暂禁食,开放 2 条静脉通道输液,维持生命体征稳定。立即查血型和配血,尽快补充血容量。在配血过程中,可先予输注平衡液或葡萄糖盐水。

3. 奥美拉唑首剂 80mg 静脉推注,随后以 8mg/h 剂量静脉维持。

4. 中医辨证属血证-便血-脾气虚弱(脾不统血/气不摄血),治以益气摄血,方选甘草人参汤合归脾汤加减。处方:

甘草 6g	人参 15g	地黄 12g	白术 10g
附子 9g	阿胶 12g	黄芩 9g	当归 12g
茯苓 15g	生姜 12g	大枣 9g	

3 剂,水煎温服,150ml/次,2 次/d,每日 1 剂。

5. 密切观察症状及体征变化,再次出血可行急诊内镜下止血。

知识点 1

急性上消化道出血的中医病因病机

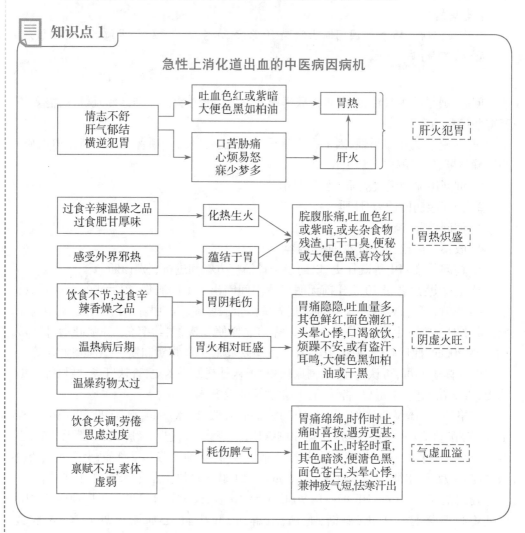

知识点 2

急性上消化道出血的临床表现和体征

1. 临床表现

(1) 呕血和黑便:是上消化道出血的特征性表现。上消化道大量出血后均有黑便,出血部位在幽门以上常常伴有呕血;若出血量少、速度慢亦可无呕血。幽门以下出血如出血量大、速度快,也可因血反流入胃腔而引起恶心、呕吐而表现为呕血。

呕血多为棕褐色呈咖啡渣样,如出血量大,未经胃酸充分混合即呕出,则为鲜红色或有血块。黑便呈柏油样,黏稠而发亮,当出血量大,血液在肠内推进较快,粪便可呈暗红色甚至鲜红色。

（2）失血性周围循环变化：血容量的减少可以导致周围循环的变化。一般表现为头昏、心慌、乏力、忽然起立发生晕厥、肢体冷感、心率加快、血压降低等，严重者呈休克状态。根据失血量的多少可以分为大量出血（出血量在数小时内达1 000ml并伴有急性周围循环衰竭）、显性出血（呕血和/或解柏油样黑便，不伴急性周围循环衰竭）和隐性出血（大便隐血试验阳性）。

（3）贫血和血象变化：急性大量出血后均有失血性贫血，但在出血的早期，血红蛋白浓度、红细胞计数与血细胞比容可无明显变化。在出血后，组织液渗入血管内，使血液稀释，一般须经3~4小时以上才出现贫血，出血后24~72小时血液稀释到最大限度。大量出血2~5小时，白细胞计数轻至中度升高，血止后2~3天才恢复正常。但肝硬化患者，如同时有脾功能亢进，则白细胞计数可不增高。

（4）发热：多数患者在出血后24小时内出现低热（38.5℃以下），可能与分解产物吸收、体内蛋白质破坏、循环衰竭致体温调节中枢不稳定有关，持续3~5天后降至正常。

（5）氮质血症：在上消化道大量出血后，由于大量血液蛋白质的消化产物在肠道被吸收，血中尿素氮浓度可暂时增高，成为肠源性氮质血症；大量出血使循环衰竭，进而肾血流量减少，引起肾前性氮质血症；持久和严重的休克会引起急性肾衰竭，导致肾性氮质血症。血尿素氮一般于出血后数小时开始上升，24~48小时可达高峰，大多不超过14.3mmol/L（40mg/dl），3~4天后降至正常。

2. 体征

（1）出血量及活动性出血的判断：病情严重程度与失血量呈正相关，因呕血与黑便混有胃内容物与粪便，而部分血液贮留在胃肠道内未排出，因此难以根据呕血或黑便量判断出血量，常根据临床综合指标判断失血量。成人每日消化道出血>5ml，大便隐血试验出现阳性，每日出血量50~100ml可出现黑便；胃内积血超过250ml，可引起呕血；一次出血量不超过400ml时，一般不引起全身症状；出血量超过400ml，可出现全身症状，如头昏、心悸、乏力等；出血量超过700ml时上述症状显著，并出现晕厥、肢体冷感、皮肤苍白、血压下降等；短期内出血超过1 000ml，可出现休克表现；如患者由平卧位改为坐位时出现血压下降（下降幅度>5~20mmHg）、心率加快（增加幅度>10次/min），则提示血容量明显不足，是紧急输血的指征；如收缩压<80mmHg，心率>120次/min，即已进入休克状态，属严重大量出血，需积极抢救。

（2）继续出血或再出血的判断：临床上，下列临床表现与实验室检查提示有活动性出血。

1）呕血或黑便次数增多，呕吐物呈鲜红色或排出暗红血便，或伴有肠鸣音活跃。

2）经快速输液输血，周围循环衰竭的表现无明显改善，或虽暂时好转而后又恶化，中心静脉压仍有波动，稍稳定又再下降。

3）红细胞计数、血红蛋白浓度和血细胞比容继续下降，网织红细胞计数持续增高。

4) 补液和尿量足够的情况下,血尿素氮持续或再次增高。

5) 胃管抽出物有较多新鲜血。

判断出血是否停止对决定治疗方案极有帮助。一般来说,一次出血后48小时以上未再出血,再出血的可能性小。而过去有多次大出血史、本次出血量大、24小时内反复大量出血、出血原因为食管-胃底静脉曲张破裂者,再出血的可能性较大。患者症状好转、脉搏及血压稳定、尿量足(>30ml/h),提示出血停止。由于肠道内积血需经数日(一般约3日)才能排尽,故不能以黑便作为继续出血的判断标准。

知识点 3

急性上消化道出血的诊断与鉴别诊断

1. 呕血与咯血的鉴别　呕血呕出物常为鲜红色或暗红色,或混有血凝块。若出血量少或在胃内停留时间长,呕吐物可呈咖啡渣样棕褐色,多伴有黑便。咯血常有相应肺部疾病,咯血前有喉痒、胸闷、咳嗽等不适,咯出物呈鲜红色,可混杂痰液或泡沫,此后有数日血痰,一般不伴有黑便。

2. 口、鼻、咽喉部出血　询问病史和局部检查有助诊断。

3. 食物引起的粪便变黑和隐血试验阳性　进食炭粉、含铁剂和铋剂的药物会加深粪便的颜色,但不至于呈柏油样,且粪便隐血试验阴性。进食红色肉类、动物肝脏或血制品会导致隐血试验阳性,询问病史并在素餐3天后复查隐血试验可资鉴别。

4. 出血部位及病因的判断

(1) 上、下消化道出血的区分:呕血和鼻胃管引流出血性液体提示存在上消化道出血。但鼻胃管未引流出血性液体,即使引流出胆汁,也不能排除幽门以下的上消化道出血。黑便只表明血液在胃肠道内滞留至少14小时,上消化道和小肠出血都可表现为黑便。

(2) 出血病因的判断:病史及体征是病因诊断的基础。慢性周期性发作伴有上腹部节律性疼痛提示消化性溃疡;有肝病史伴有周围血管体征者应考虑门静脉高压、食管-胃底静脉曲张;机体应激后数小时即发生胃黏膜损伤,并出现较广泛的病变引起呕血或便血,应考虑急性胃黏膜病变;剧烈呕吐、干呕和腹内压或胃内压骤然增高,造成贲门-食管远端的黏膜和黏膜下层撕裂而引起大量出血,可诊断为食管-贲门黏膜撕裂综合征;慢性消耗性体征伴持续大便隐血试验阳性,可能为消化道恶性肿瘤;各种消化系统血管瘤、动静脉畸形及胃黏膜下恒径动脉破裂出血,主要表现为突然发生的呕血和柏油样大便,病情凶险,而且常因病灶极小而隐匿,内镜下不易发现;如有黄疸及上腹部疼痛可能为胆道或胰腺疾病造成的上消化道出血。

5. 辅助检查

(1) 胃镜:多主张在出血后24~48小时内行胃镜检查,称急诊内镜检查,可同时进行内镜止血治疗。在急诊胃镜检查前需先纠正休克、补充血容量、改善贫血。如有大量活动性出血,可先插胃管抽吸胃内积血,并用生理盐水灌洗,以免积血影响观察。诊断正确率高达80%~94%,并可根据出血表现区分活动性出血或近期出血。前者指病灶有喷血或渗血(Forrest Ⅰ型);后者观察到病灶基底呈褐色、粘连血块、血痂、或有隆起小血管(Forrest Ⅱ型)。

(2)X线钡餐:钡餐检查可以发现十二指肠降部以下肠段的病变,如溃疡、憩室、息肉、肿瘤等,主要适用于有胃镜检查禁忌证或不愿进行胃镜检查者,对经胃镜检查出血原因未明,疑病变在十二指肠降段以下小肠段,则有特殊诊断价值。应在出血停止和病情基本稳定数天后进行。

(3)选择性动脉造影:适用于急诊内镜检查未能发现病变者,选择腹腔动脉、肠系膜动脉或门静脉造影,可显示出血的部位,须于活动性出血时进行,且每分钟动脉出血量在0.5ml以上者才能显示造影剂自血管溢出,从而确定出血部位,并可酌情进行栓塞介入治疗。

(4)放射性核素^{99m}锝标记红细胞扫描:方法简单,无损伤性,且适合于危重患者应用。但核素检查不能确定病变的性质。由于前几项检查基本可明确上消化道出血的病因,因此临床上很少应用放射性核素检查。

知识点4

急性上消化道出血的治疗方法

1. 西医治疗 上消化道出血的西医治疗包括维持正常的血流动力学和止血。止血的方法有药物治疗、内镜治疗和外科手术。

(1)一般急救处理

1)大出血患者应予卧床、禁食,保持呼吸道通畅、吸氧、避免窒息;建立通畅的静脉通道。

2)加强监护,严密观察心率、脉搏、血压等生命体征;评估出血量及病情严重程度。

3)简明扼要地采集病史和查体,并行血常规检查,查血型,必要时配血;检查肝肾功能及凝血功能,年长者查心电图。对出血量、出血部位、出血严重程度及可能的病因做出判断,以采取相应的急救措施。

(2)积极补液、恢复血容量:判断失血量,在短时间内补入足量液体,以纠正循环血量不足。常用液体包括生理盐水、等渗葡萄糖盐水、平衡液、血浆、红细胞或其他血浆代用品,急诊大量出血者应注意补钙。

输血指征:收缩压<90mmHg,或较基础收缩压降低>30mmHg;血红蛋白<70g/L,血细胞比容<30%;心率>120次/min。在补足血容量的基础上,血压仍不稳定者,可选用多巴胺等血管活性药物。

(3)药物止血

1)抑酸止血:在酸性环境下,凝血酶原时间和活化部分凝血酶原时间进行性延长,血小板聚集功能受到抑制。在酸性环境下凝血块一旦形成,胃蛋白酶的蛋白溶解作用就会将其消化。临床常用质子泵抑制剂(PPI)和 H2 受体拮抗剂抑制胃酸分泌,提高胃内的 pH 值。

①PPI:埃索美拉唑 80mg 静脉推注,后以 8mg/h 的速度持续静脉泵入(滴注);或奥美拉唑 80mg 静脉推注,后以 8mg/h 的速度持续输注 72 小时;或泮托拉唑 40mg/次,1~2 次/d,静脉滴注。

②H2 受体拮抗剂:注射用法莫替丁 20mg 加入生理盐水 20ml 中静脉推注,2 次/d;雷尼替丁 50mg/次,稀释后缓慢静脉推注(超过 10 分钟),每 6~8 小时一次。H2 受体拮抗剂不能完全抑制胃酸分泌,尤其不能控制餐后胃酸分泌,难以达到理想的胃内酸碱环境。

2) 减少胃肠道血流:通过减少内脏血流、降低门静脉压力,直接减少胃肠道的血流,可对静脉曲张破裂导致的上消化道出血起到止血作用。

①血管升压素(VP)或垂体后叶素:静脉滴注能选择性减少 60%~70% 的内脏动脉血流,通常首剂以 0.4~0.8U 作为负荷剂量,然后减半维持 12~24 小时,血止后以 0.1~0.2U/min 的速度静脉维持。也可通过腹腔动脉造影导管直接滴入。如再次出血,可将剂量增至原剂量,使用过程中要注意副反应,必要时可与硝酸甘油合用。同类制剂甘氨酸加压素为甘氨酰-赖氨酸的衍生物,注入体内后经酶分解,生成具有活性的 VP 并平稳释放,因此可加大剂量给药,且可避免单独使用垂体后叶素时所产生的副作用。

②生长抑素:可抑制胃酸分泌、抑制胃泌素和胃蛋白酶的作用、减少内脏血流、降低门静脉压力,又能协同前列腺素对胃黏膜起保护作用,因此对消化性溃疡、急性胃黏膜病变出血具有良好的止血作用。生长抑素类似物奥曲肽,首剂 100μg,静脉注射,随后以 25~50μg/h 的速度静脉维持。生长抑素,首剂 250μg 静脉注射,后以 250μg/h 静脉维持 48~72 小时。

(4) 内镜治疗

1) 内镜下金属钛夹止血:是应用较为广泛的止血手段之一,具有迅速、准确、创伤小、并发症少等优点,选择合适的病例,由有经验的内镜医师与护士熟练操作,可以充分发挥其优势。

2) 局部注射法:于出血病灶中及周边黏膜下注射 1:10 000 肾上腺素,通过局部压迫、收缩血管及促使血小板聚集等而止血。也可用无水酒精或乙氧硬化醇注射。用于溃疡病出血、肿瘤出血、血管病变和食管-贲门黏膜撕裂综合征。

3) 电凝、激光、微波止血:均需特殊的设备,用于一般内科治疗无效的患者。

4) 硬化剂注射及橡皮圈套扎:在内镜直视下向曲张的食管静脉内或静脉旁注入硬化剂,使局部血栓形成、静脉管壁增厚、管腔闭塞、静脉周围黏膜凝固坏死形成纤维化,从而达到止血目的。也可通过特殊的套扎器,对曲张静脉进行橡皮圈套扎,达到闭塞曲张静脉的目的。

2. 中医治疗

(1) 治疗原则:治火、治气、治血为"血证"的三大基本治疗原则。一曰治火,实火当清热泻火,虚火当滋阴降火;二曰治气,实证当清气降气,虚证当补气益气;三曰治血,如《血证论·吐血》说:"则存得一分血,便保得一分命。"

（2）辨证论治

1）胃热炽盛

证候:脘腹胀闷,甚则作痛,吐血色红或紫暗,常夹有食物残渣,口臭,便秘,大便色黑,舌质红,苔黄腻,脉滑数。

治法:清热泻火止血。

选方:三黄泻心汤加减。

中成药:云南白药、裸花紫珠片、一清胶囊。

2）脾不统血

证候:食少,体倦,面色萎黄,吐血缠绵不止,时轻时重,血色暗淡,神疲乏力,心悸气短,面色苍白,舌质淡,脉细弱。

治法:健脾益气止血。

选方:归脾汤加减。

中成药:云南白药、归脾丸。

3）气随血脱

证候:呼吸微弱而不规则,或昏迷或昏仆,汗出不止,面色苍白,口开目合,手撒身软,二便失禁,舌淡白,苔白润,脉微欲绝。

治法:益气止血固脱。

选方:甘草人参汤。

中成药:口服剂可选用云南白药,注射剂可选用生脉注射液、参附注射液。

（3）针灸治疗

1）针刺治疗:主穴取足三里、中脘、胃俞、内关。胃热炽盛加肝俞、内庭、行间;脾不统血加关元、气海、隐白;气随血脱加关元、命门、百会。

2）穴位敷贴:气随血脱取神阙、涌泉。

3. 其他治疗

（1）气囊压迫止血:三腔二囊管仅用于肝硬化食管-胃底静脉破裂出血,止血率为50%~80%,操作详见下篇第二十二章。需强调的是,只要胃囊压迫得法,一般不必再压食管囊;胃囊充气不足、牵拉不力、重力不够,是导致压迫失败的常见原因。最长12小时放松牵引或放气一次。

（2）介入治疗:急性大出血无法控制者可尽早行介入治疗。选择性胃左动脉、胃十二指肠动脉、脾动脉或胰十二指肠动脉血管造影,针对造影剂外溢或病变部位经血管导管滴注血管升压素或去甲肾上腺素,使小动脉和毛细血管收缩,进而使出血停止。无效者可用明胶海绵栓塞。介入治疗包括选择性血管造影及栓塞(TAE)、经颈静脉肝内门-体静脉支架分流术(TIPS)。

（3）手术止血:经积极治疗后,出血仍无法控制、无手术禁忌证者,可考虑外科手术止血。

【临证备要】

1. 上腹痛伴呕血、黑便,首先考虑上消化道出血,可通过便常规、胃镜等检查来明确。

2. 消化道出血,血压下降、血红蛋白降低,伴面色稍苍白,四肢湿冷,头晕,汗出,可见出血量大,需在明确病因的同时,积极补充液体,防止休克。

3. 查体无出血点和蜘蛛痣,全身浅表淋巴结不大,巩膜无黄染,排除肝硬化所致食管-胃底静脉曲张性上消化道出血,胃镜检查明确出血病因为胃溃疡。

急性上消化道出血诊疗流程图

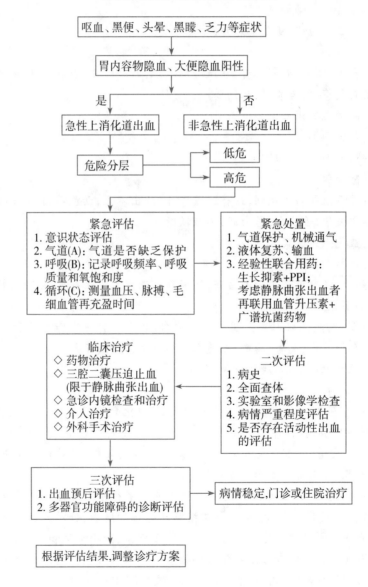

（黄小民）

复习思考题

1. 简述失血性周围循环衰竭的表现。
2. 简述提示严重大出血的征象。
3. 简述上消化道大量出血后血象的变化。

扫一扫
测一测

扫一扫 测一测

第三节 急性肠梗阻

PPT 课件

10章03节PPT

 培训目标

1. 掌握急性肠梗阻的概念、临床表现、诊断要点、病因鉴别、急救处理原则与中西医急救方法。
2. 掌握急性肠梗阻的常见中医证型、治法及选方。

肠梗阻(intestinal obstruction)指肠内容物不能正常顺利通过肠道,是外科常见急腹症,主要临床表现为腹痛、腹胀、恶心呕吐及排便障碍等一系列症状,严重者可导致肠壁血供障碍,继而发生肠坏死、穿孔、腹膜炎,如不积极治疗,可导致死亡,目前死亡率5%~10%,绞窄性肠梗阻死亡率为10%~20%。

本病属中医学"腹痛""腹胀""积滞""便闭""肠结"等范畴。

【典型案例】

王某,男性,59岁。因"腹痛、腹胀、呕吐,停止排便、排气2天"就诊。患者2天前无明显诱因出现阵发性腹部胀痛,以右下腹为重,停止肛门排便、排气,恶心,呕吐,呕吐物初为胃液及部分胆汁,以后呕吐物有粪臭味。每日呕吐数次,呕吐物量1 000~1 200ml,每日尿量约500ml,于当地输液对症治疗,未见明显好转。

既往史:既往二便正常,3年前行阑尾切除术。

问题1:通过病史采集,目前可以获得哪些临床信息?

思路:患者症见腹痛,腹胀,呕吐,停止排便、排气,符合肠梗阻一般临床表现。痛、呕、胀、闭是各类肠梗阻共同的四大症状。患者既往有阑尾切除术史,而腹部手术或腹内炎症产生的粘连是成人肠梗阻最常见的原因,初步判断患者此次肠梗阻可能与阑尾切除术后出现局部肠粘连有关。

 知识点1

肠梗阻的常见症状

1. 腹痛 单纯性机械性肠梗阻一般呈阵发性剧烈腹痛,这是由于梗阻以上部位的肠管剧烈蠕动所致。可见肠型或肠蠕动波,患者自觉似有包块移动;腹痛时可闻及肠鸣音亢进。随着病情发展,阵发性腹痛间隔时间缩短,出现持续性腹痛并加剧,应警惕绞窄性肠梗阻可能。麻痹性肠梗阻多呈持续性胀痛。

2. 呕吐 在肠梗阻早期即可出现反射性呕吐。高位肠梗阻呕吐出现早而频,呕吐物为食物、胃液、胆汁等;低位肠梗阻时呕吐出现晚而少,呕吐物为带臭味的粪性液体;如为绞窄性肠梗阻,呕吐物呈棕色或血性;麻痹性肠梗阻时,呕吐多呈溢出性。

3. 腹胀 程度与梗阻部位有关。高位肠梗阻腹胀不明显;低位肠梗阻及麻痹性肠梗阻则全腹膨隆。因肠扭转或腹内疝等引起闭袢性肠梗阻时,腹胀常不对称。

4. 停止排气排便 完全性梗阻发生后,排气排便即停止。部分患者可以有梗阻远端肠道内的残存积气和积便排出,不能因此而排除肠梗阻的可能。不完全性肠梗阻可有少量的排气排便,但梗阻症状不能缓解。结肠癌梗阻或某些绞窄性肠梗阻如肠套叠、肠系膜血管栓塞等可有黏液血便。

问题2:为了明确诊断及证型,需完善哪些查体和辅助检查?

思路:

查体:体温 37.4℃,脉搏 115 次/min,呼吸 23 次/min,血压 135/85mmHg。急性病容,烦躁,双眼凹陷,全身皮肤未见黄染,皮肤干燥,弹性差,心肺未见异常,腹膨隆,右下腹有手术瘢痕,可见肠型及蠕动波,全腹柔软,轻压痛,无反跳痛,未触及明确肿块,肝脾肋下未触及,肠鸣音高亢。肛门指诊:腔内空虚,未触及明确肿物,指套无血迹。舌红,苔黄腻,脉滑数。

辅助检查:血常规:WBC $12.2×10^9$g/L,Hb 155g/L。电解质:K^+ 3.1mmol/L,Na^+ 137mol/L,Cl^- 108mmol/L。尿常规:正常。腹部 X 线平片示有多个气液平面。

知识点2

肠梗阻查体的关键点

1. 全身情况 单纯性肠梗阻的早期一般无明显变化。梗阻晚期有脱水表现,出现唇干舌燥、眼窝内陷、皮肤弹性消失、尿少。严重脱水或绞窄性肠梗阻可出现休克征象。

2. 腹部体征

(1) 望诊:腹部膨隆,麻痹性肠梗阻多呈全腹均匀膨隆,闭袢性肠梗阻可出现不对称膨隆。机械性肠梗阻多可见肠型及肠蠕动波。同时应常规检查腹股沟部有无肿物,排除腹外疝引起的肠梗阻。

(2) 触诊:单纯性肠梗阻可有不定位的轻压痛;绞窄性肠梗阻则出现压痛、反跳痛、肌紧张等腹膜刺激征。如为肠道肿瘤、肠套叠和蛔虫团梗阻,有时可触及腊肠样或条索状肿物;肠扭转或腹外疝嵌顿引起梗阻时可触及痛性包块。

（3）叩诊：肠胀气时一般呈鼓音,绞窄性肠梗阻时因腹腔有渗液,可出现移动性浊音。

（4）听诊：肠鸣音亢进,呈高调金属音或气过水声;麻痹性肠梗阻时则肠鸣音减弱或消失。

知识点 3

急性肠梗阻的常规实验室检查

一般包括血常规、尿常规、电解质、血气分析、呕吐物及粪便检查等。

1. 血常规　严重失水、血液浓缩时,血红蛋白及血细胞比容升高;肠绞窄伴腹膜炎时,白细胞计数及中性粒细胞百分比升高。

2. 血气分析及血钾、钠、氯　能判断电解质、酸碱平衡紊乱情况。

3. 尿常规　脱水时尿量减少,尿比重升高。

4. 呕吐物及粪便检查　如有大量红细胞或隐血试验阳性,应考虑肠管有血运障碍可能。

知识点 4

急性肠梗阻的影像学特点

腹部立位X线透视或平片检查是肠梗阻常用的检查方法,肠管的气液平面是肠梗阻特有的X线表现。一般在肠梗阻发生4~6小时后,X线检查可见气液平面。小肠梗阻者一般显示小肠扩张积气,并有大小不等的阶梯状液平面;小肠高位梗阻者空肠黏膜环状皱襞常呈"鱼骨刺"样;结肠梗阻者盲肠、升结肠膨胀显著。麻痹性肠梗阻时大肠、小肠皆广泛扩张;当怀疑肠套叠、乙状结肠扭转或结肠肿瘤时,应做结肠钡灌肠造影,可见到钡剂通过受阻,呈杯口形、鸟嘴形、狭窄等不同特征。CT、MRI也有助于肠梗阻的诊断及肠系膜血管栓塞的发现。

知识点 5

急性肠梗阻的鉴别诊断

某些绞窄性肠梗阻的早期,易与急性坏死性胰腺炎、输尿管结石、卵巢囊肿蒂扭转、急性胃肠炎、消化性溃疡并穿孔、术后肠麻痹等疾病混淆,临床上应注意注意鉴别。

如急性坏死性胰腺炎,多有暴饮暴食史,血、尿淀粉酶升高,腹部CT见胰腺周围渗出。输尿管结石既往多有肾结石病史,突然起病,一侧腹部绞痛,腹部CT可见输尿管扩张,结石,尿常规见红细胞。术后肠麻痹多出现在术后3~4天,常已有自动排便排气,以后又停止并伴有腹部阵发性绞痛及肠鸣音亢进。急性胃肠炎多有不洁饮食史,有阵发腹痛、呕吐或腹泻,肠鸣音活跃,但无明显腹胀,不会出现停止排便排气,腹部听诊无气过水音或金属音,腹部 X 线无肠腔气液平面。消化性溃疡并穿孔多有消化性溃疡病史,突发上腹部剧痛,很快扩散至全腹,腹痛呈持续性,可有呕吐,查体腹肌紧张及压痛明显,肠鸣音减弱或消失,腹部 X 线见膈下游离气体。

问题 3:下一步如何治疗?

思路:肠梗阻的治疗分手术治疗和非手术治疗。治疗原则是纠正因梗阻所引起的全身生理紊乱和解除梗阻。不论采用非手术治疗还是手术治疗,纠正电解质和酸碱平衡紊乱,积极防治感染和有效的胃肠减压,是治疗肠梗阻的基础疗法。应该手术治疗者,尽快手术治疗。对于适合非手术治疗者,中医治疗以通里攻下、行气止痛为主,审证求因,辨证施治。凡饮食不节,内虚外寒,阳明热结,脾湿积滞,气滞瘀阻,饮停肠间,虫疾内扰,均可发为"肠结",出现痛、呕、胀、闭等症状,根据不同病机而采取相应治法,才能善用"通"法,达到"通则不痛"。

1. 禁食水,胃肠减压。
2. 纠正电解质和酸碱平衡紊乱。
3. 抗感染治疗。
4. 手术治疗。
5. 中药治疗。该患者平素体健,现腹胀,呕吐,腹痛拒按,舌红,苔黄腻,脉滑数。属肠结病,湿热壅滞证。治以泄热通腑、行气导滞,方选大承气汤加减。处方:

生大黄 12g	枳实 10g	厚朴 12g	芒硝 15g
延胡索 12g	当归 12g	川芎 12g	赤芍 12g
香附 12g			

3 剂,水煎灌肠,150ml/次,2 次/d,每日 1 剂。
6. 针灸治疗。主穴取合谷、天枢、足三里;配穴取大肠俞、大横、上脘、下脘及曲池等。

 知识点 6

急性肠梗阻的治疗

1. 非手术治疗
(1)适应证
1)单纯性粘连性肠梗阻。
2)动力性肠梗阻。
3)蛔虫团、粪便或食物团堵塞所致的肠梗阻。
4)肠结核等炎症引起的不完全性肠梗阻、肠套叠早期。
在治疗期间须严密观察,如症状、体征无好转或反有加重,应立即进行手术治疗。

（2） 方法

1） 胃肠减压：是治疗肠梗阻的重要方法之一。通过禁食及胃肠减压，吸出梗阻近端的气体和液体，降低肠腔内压力，减轻腹胀，改善肠壁血循环，减少细菌移位和毒素吸收。胃肠减压一般采用单腔胃管，也可采用较长的双腔 M-A 管，其前端带有可注气的薄膜囊，借肠蠕动推动气囊，将导管带到梗阻处，然后放开气囊，直接在梗阻部位减压。

2） 纠正电解质和酸碱平衡紊乱：肠梗阻患者均有不同程度的脱水和电解质紊乱，因此不论手术与否，均应纠正电解质和酸碱平衡紊乱，通常采用 5% 葡萄糖盐水或等渗盐水。依据心率、血压、尿量、血细胞比容、中心静脉压、血气分析等调节液体量和酸碱平衡。呕吐频繁者需注意补钾，代谢性酸中毒者可适当用碳酸氢钠或乳酸钠溶液。绞窄性肠梗阻因丢失了大量血浆和血液，应予输血或补充血浆。

3） 防治感染和脓毒症：应用抗生素对于防治细菌感染、减少毒素的产生有一定作用，尤其对绞窄性肠梗阻更为重要。

4） 针灸疗法：麻痹性肠梗阻常取合谷、天枢、足三里为主穴，配以大肠俞、大横。如呕吐较重者，可加上脘、下脘、曲池等。

5） 灌肠疗法：能加强通里攻下的作用，常用温肥皂水 500ml 灌肠。肠套叠者可用空气或钡剂灌肠，既可用于明确诊断，亦是有效的复位方法。

6） 中药复方外敷脐部：大黄、芒硝、麝香、吴茱萸等。

7） 其他：嵌顿疝的手法复位、腹部推拿按摩等。

2. 手术治疗

（1） 适应证

1） 绞窄性肠梗阻。

2） 有弥漫性腹膜炎征象的各型肠梗阻。

3） 非手术治疗无效，或腹痛、腹胀加重，肠鸣音减弱或消失，脉搏加快，血压下降，或出现腹膜刺激征者。

4） 肿瘤及先天性肠道畸形等不可逆转的器质性病变引起的肠梗阻。

（2） 方法

1） 解除梗阻病因：如粘连松解术、肠套叠和肠扭转复位术等。

2） 肠切除肠吻合术：对坏死肠管、肠道肿瘤或判断已无生机的肠管予以切除并进行肠吻合术。

3） 短路手术：如不能切除病变的肠管，则可将梗阻近、远两侧肠袢做肠吻合术。

4） 肠造口术或肠外置术：对一般情况极差或病变不能切除的患者可行梗阻近端肠造口术，以解除梗阻。待以后二期手术再解决肠道病变，以避免行一期肠吻合发生愈合不良而致肠瘘，主要适用于低位肠梗阻，如急性结肠梗阻。对部分结肠肿瘤致梗阻者，也可在结肠镜下植入支架，待梗阻缓解后行一期手术。

知识点 7

急性肠梗阻的中医辨治

1. 寒邪内阻

证候:腹痛拘急,遇寒痛甚,得温痛减,口淡不渴,形寒肢冷,小便清长,大便清稀或秘结,舌质淡,苔白腻,脉沉紧。

治法:散寒温里,理气止痛。

选方:良附丸合正气天香散加减。

2. 湿热壅滞

证候:腹痛拒按,烦渴引饮,大便秘结或溏滞不爽,潮热汗出,小便短黄,舌质红,苔黄燥或黄腻,脉滑数。

治法:泄热通腑,行气导滞。

选方:大承气汤加减。

3. 饮食积滞

证候:脘腹胀满,疼痛拒按,嗳腐吞酸,恶食呕恶,痛而欲泻,泻后痛减,或大便秘结,舌苔厚腻,脉滑。

治法:消食导滞,理气止痛。

选方:枳实导滞丸加减。

4. 肝郁气滞

证候:腹痛胀闷,痛无定处,痛引少腹,或兼痛窜两胁,时作时止,得嗳气或矢气则舒,遇忧思恼怒则剧,舌质红,苔薄白,脉弦。

治法:疏肝解郁,理气止痛。

选方:柴胡疏肝散加减。

5. 瘀血内停

证候:腹痛较剧,痛如针刺,痛处固定,经久不愈,舌质紫暗,脉细涩。

治法:活血化瘀,和络止痛。

选方:少腹逐瘀汤加减。

6. 中虚脏寒

证候:腹痛绵绵,时作时止,喜温喜按,形寒肢冷,神疲乏力,气短懒言,胃纳不佳,面色无华,大便溏薄,舌质淡,苔薄白,脉沉细。

治法:温中补虚,缓急止痛。

选方:小建中汤加减。

【临证备要】

急性肠梗阻发病急剧,病情复杂,常常需要手术治疗,如诊治贻误,可危及生命。必须先明确诊断再进行针对性治疗。

急性肠梗阻诊疗流程图

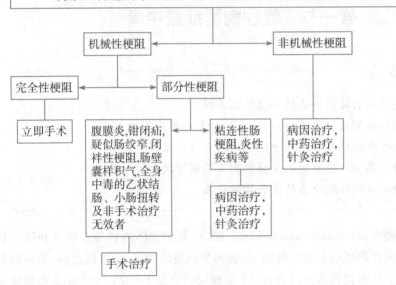

（李旭成）

复习思考题

1. 简述肠梗阻的诊断思路。
2. 肠梗阻非手术治疗的注意事项有哪些？
3. 如何提高粘连性肠梗阻非手术治疗的成功率？
4. 肠梗阻患者什么情况下可以选择口服中药汤剂？

第十一章

内分泌与代谢急症

PPT 课件

第一节　糖尿病酮症酸中毒

培训目标

1. 掌握糖尿病酮症酸中毒的一般临床表现。
2. 掌握糖尿病酮症酸中毒的血糖、血酮体和动脉血气特点。
3. 掌握糖尿病酮症酸中毒的中西医临床治疗方案。
4. 熟悉糖尿病酮症酸中毒的发病机制及鉴别诊断。
5. 了解糖尿病酮症酸中毒的最新诊治进展。

糖尿病酮症酸中毒(diabetic ketoac-idosis,DKA)是由于体内胰岛素缺乏和拮抗胰岛素激素过多共同作用所引起的机体糖、脂肪和蛋白质代谢紊乱,以高血糖、酮症和酸中毒为主要表现的严重代谢紊乱综合征。1 型糖尿病有发生 DKA 的倾向,2 型糖尿病在某些诱因下也可发生 DKA。

本病属中医学"消渴"重症范畴。

【典型案例】

李某,女性,32 岁。因"腹痛 2 天"于急诊就诊。既往有"化脓性中耳炎"病史(具体不详),余无特殊。否认药物过敏史。

问题 1:目前可以获得哪些临床信息? 初步考虑哪些疾病? 应补充哪些病史及查体内容?

思路:患者青年女性,急性发病,以腹痛为主诉,首先应以降阶梯思维为指导,优先考虑临床常见的以腹痛为主症的急危重症,排除急性阑尾炎、宫外孕、急性胰腺炎等。应关注患者的生命体征,以及腹痛的部位、性质、诱因、持续时间、缓解方式和就诊经过。注意中医四诊合参,尤重望神及切诊。育龄期女性,必须询问月经情况。

完善病史:患者2天前进食后自觉剑突下阵发性胀痛,伴呕吐胃内容物数次,吐后疼痛缓解,纳差,大便正常,尿少,未经诊治。今日呕吐及腹痛加剧,遂来急诊就诊。平素月经正常。

查体:体温38.4℃,脉搏125次/min,呼吸35次/min,血压90/45mmHg。精神差,对答切题,皮肤黏膜干燥,未见皮疹、黄染和出血点。心肺查体无异常。全腹软,肝脾肋下未触及,颈软,脑膜刺激征阴性。舌红,苔薄黄,脉细数。

问题2:根据病史及查体线索,初步诊断及下一步诊治计划如何?

思路:根据急性腹痛的诊疗流程(详见中篇第六章第六节),结合本案例患者发病经过、查体,初步考虑腹痛原因:腹部感染待除外;根据患者生命体征及尿少、皮肤干燥,纳差,考虑存在低血容量,应予以心电监护,书面病重通知,林格液静滴,急查心电图、血气分析、血常规、生化及淀粉酶。

辅助检查:

床旁心电图:窦性心动过速。

血气分析:pH 7.01,PaO_2 85mmHg,$PaCO_2$ 28mmHg,TCO_2 6.7mmol/L,HCO_3^- 12mmol/L,乳酸3.9mmol/L。

生化:K^+ 3.0mmol/L,GLU 36mmol/L。

复测体温39.6℃,血压90/40mmHg。患者目前处于嗜睡状态,其余检查结果未出。

问题3:根据目前病史资料,如何处置?

思路:结合目前病史资料,考虑糖尿病酮症酸中毒?感染性休克?患者血气pH<7.3且血HCO_3^-降低,血糖超过13.9mmol/L,虽无酮体结果,也应考虑DKA可能。急查尿常规及β-羟丁酸、血培养+药敏等,明确有无尿路感染及寻找可能致病菌。完善胸部X线检查,监测血糖及电解质,每2小时一次,予以留置胃管。

辅助检查结果回报:尿常规:WBC 3+,PRO 2+,WBC 2 530/HP,KET 3+。生化:K^+ 3.22mmol/L,Na^+ 122.2mmol/L,肌酐68μmol/L,尿素氮6.7mmol/L,血糖32mmol/L,血酮(β-羟丁酸)8.65mmol/L,血淀粉酶126U。

立即开通3条静脉通道。第一条通道:予林格液1 500ml,快速静滴,4小时内滴完;第二条通道:普通胰岛素(RI)25U加入0.9% NaCl注射液500ml中,以100ml/h的速度静滴,据血糖值调整滴注速度;第三条通道:头孢哌酮舒巴坦3.0g加入0.9% NaCl注射液100ml中静滴,每8小时一次。向胃管内注入氯化钾口服液20ml及温开水50ml,每8小时一次。

中医治疗:急则治其标,以清热养阴为法,予血必净注射液50ml加入0.9% NaCl注射液500ml中静滴,每日1次。中药内服予清宫汤加减,处方:

水牛角30g	玄参15g	莲子心10g	麦冬15g
竹叶10g	连翘15g	郁金15g	菖蒲15g
黄芩15g	生甘草10g		

2剂,水煎,经胃管注入,200ml/次,2次/d,每日1剂。

知识点 1

DKA 的血糖、血酮体和动脉血气特点（表 11-1-1）

表 11-1-1　DKA 的血糖、血酮体和动脉血气特点

DKA	血糖（mmol/L）	血 pH	HCO_3^-（mmol/L）	AG（mmol/L）	血酮体	尿酮体	精神状态
轻度	>13.9	7.25~7.30	15~18	>10	阳性	阳性	清醒
中度	>13.9	7.0~7.25	10~15	>12	阳性	阳性	清醒/嗜睡
重度	>13.9	<7.0	<10	>12	阳性	阳性	木僵/昏迷

问题 4：患者目前诊断如何？如何制定下一步诊治计划？

　　思路：目前 DKA 诊断明确，进一步完善降钙素原检查，并记录 24 小时出入量以评估病情，注意电解质平衡。结合患者尿常规结果，初步考虑尿路感染，致病菌以大肠埃希菌多见，三代头孢可作为经验性治疗用药。

知识点 2

DKA 的诊断标准

　　结合病史、临床表现，如血糖>11mmol/L 伴有酮尿和酮血症，可诊断为糖尿病酮症；若同时 pH<7.3 和/或血 HCO_3^-<15mmol/L，可诊断为 DKA。

知识点 3

DKA 的临证处理要点

　　以现代中医急诊思维为指导，发挥中西医各自优势，早发现，早治疗，祛邪与扶正并举。尽快补液以恢复血容量、纠正失水状态，控制血糖，纠正电解质及酸碱平衡失调，同时积极寻找和消除诱因，防治并发症。仅有酮症者需适当补充液体和胰岛素治疗，直到酮体消失。具体治疗要点见表 11-1-2。

表 11-1-2　DKA 的治疗要点

监测内容	评估要点	治疗要点	
容量平衡	出入量，CVP	建议补液速度：第 1 小时	1 000~2 000ml
		第 2 小时	1 000ml
		第 3~5 小时	500~1 000ml/h
		第 6~12 小时	250~500ml/h
		可结合口服或鼻饲液体，以纠正液体缺失	

续表

监测内容	评估要点	治疗要点
血糖水平	微量血糖监测,生化血糖	第一阶段:首剂可予短效胰岛素 0.15U/kg 静推,继以 0.1U/(kg·h)静滴,如血糖在第 1 小时下降不明显,则胰岛素剂量加倍,直到血糖每小时下降3.9~6.1mmol/L 第二阶段(血糖达到 13.9mmol/L 左右):改用 5%葡萄糖或 0.4%氯化钠注射液加入适量胰岛素[0.05~0.1U/(kg·h)]以 150~250ml/h 的速度滴注,控制血糖于 8~10mmol/L 直到代谢紊乱纠正
血钾水平	血清钾(mmol/L)	>5.2:无需额外补钾 4.0~5.2:静脉补液加 KCl 0.8g/(L·h) 3.3~4.0:增加 KCl 1.5g/(L·h) <3.3:优先补钾 以上可辅以枸橼酸钾口服或鼻饲,以减少静脉补钾量
酸碱平衡	血气分析(pH、$PaCO_2$、AG、HCO_3^-)	pH<7.0:5% $NaHCO_3$ 100~250ml 静脉滴注 pH>7.0:无需补充

问题 5:该患者发生 DKA 的诱因有哪些?

思路:详细询问病史至关重要。仔细询问患者既往史,家属诉患者 2 年前发现血糖高,平素有多饮多尿,身体消瘦,一直未予系统诊疗。此次发病前曾在外地出差,饮食作息不规律,曾进食橘子等水果。患者血糖高未予以系统诊疗,加之饮食不节、作息不规律及尿路感染,是此次 DKA 发生的诱因。

知识点 4

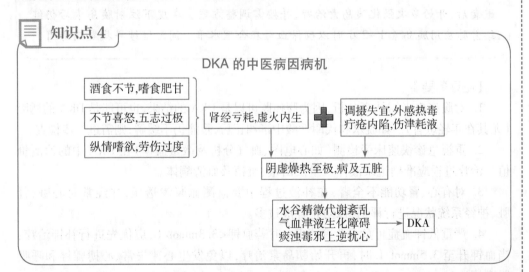

DKA 的中医病因病机

知识点 5

DKA 的诱因(表 11-1-3)

表 11-1-3　DKA 的诱因

诱因	常见形式
急性诱因	感染,急性胰腺炎,脑血管意外,急性心肌梗死,严重烧伤,饮食不当,妊娠分娩,手术
糖尿病	血糖控制不佳,治疗中断,新发糖尿病
药物滥用	可卡因,酒精
药物相互作用	β 受体阻滞剂,糖皮质激素,脱水药,生长激素抑制激素,噻嗪类利尿剂

问题 6:患者经积极处理后病情稳定,血糖控制在 13.9mmol/L 左右,改予普通胰岛素 8U 加入 5% 葡萄糖注射液 500ml 中静滴,6 小时后复测微量血糖:HI。该患者血糖反跳的原因是什么?

思路:血糖反跳的原因一般从胰岛素剂量不足、潜在诱因未得到消除、营养支持不充分及患者的依从性等方面去寻找。

知识点 6

DKA 改予葡萄糖加胰岛素后防止血糖反跳的措施

仍要严密监测血糖,每 2~4 小时监测电解质、BUN、Cr、血糖直到病情稳定。DKA 纠正后如患者不能进食,则按需继续静注及皮下注射普通胰岛素。当患者进食后,开始多次强化胰岛素治疗,并按需调整方案。在皮下注射胰岛素后仍继续静脉应用胰岛素 1~2 小时以确保血糖在合理水平。同时继续寻找发病诱因。

【临证备要】

1. 对腹痛患者需认真分析,因为腹痛既可以是 DKA 的结果,也可能是 DKA 的诱因(尤其在年轻患者)。如脱水和代谢性酸中毒纠正后,腹痛仍不缓解,则需进一步检查。

2. 重视急诊快速床旁检测(如心电图、血气分析及微量血糖)在 DKA 中的诊治价值。治疗过程应准确记录液体入量及出量、血糖及血清酮体。

3. 对有心、肾功能不全者,在补液过程中要监测血浆渗透压,并经常对心脏、肾脏、神经系统状况进行评估,以防止补液过多。

4. 严重低钾血症可危及生命,DKA 时若血钾<3.3mmol/L,应优先进行补钾治疗;当血钾升至 3.5mmol/L 时,再开始胰岛素治疗,以免发生心律失常、心搏骤停和呼吸肌麻痹。

5. 本病以气阴两虚为本,瘀浊毒邪为标,治疗以益气养阴、清热解毒化浊为主,标本兼顾。

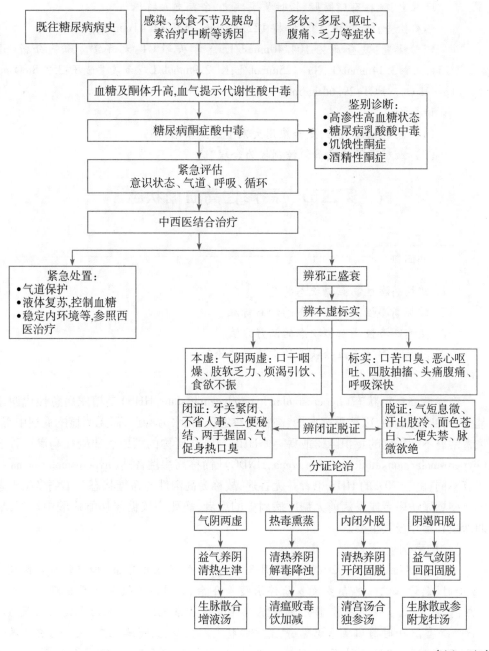

糖尿病酮症酸中毒诊疗流程图

（刘　南）

? 复习思考题

案例分析：

患者,男,27 岁。于 3 天前出现头晕、呕吐,在当地卫生院治疗,未见好转,症状加重,2 天前开始气促,小便量少,后出现意识不清,于县级医院测血糖为

129.58mmol/L。患者入院时意识不清,呼出气体可闻及烂苹果味。

　　既往史:既往有脂肪肝、慢性胃炎病史,余病史无特殊。

　　体格检查:体温 38.5℃,脉搏 122 次/min,血压 88/41mmHg。

　　辅助检查:复查血糖 104.40mmol/L;急诊头部 CT:无异常。血气分析:pH 7.154,血酮 3.14mmol/L,Na$^+$ 125mmol/L,K$^+$ 2.9mmol/L。血浆渗透压:359.8mOsm/(kg·H$_2$O)。PCT:29.64ng/ml。

　　请分析:

　　(1) 患者血糖较高,是否应用大剂量胰岛素治疗?

　　(2) 血糖下降速度如何控制较为合理?

第二节　高渗性高血糖状态

【培训目标】

1. 掌握高渗性高血糖状态的定义。

2. 掌握高渗性高血糖状态的诊断标准。

3. 熟悉高渗性高血糖状态的治疗方法。

4. 熟悉高渗性高血糖状态的中医辨证论治。

　　高渗性高血糖状态(hyperosmolar hyperglycemic state,HHS)是糖尿病急性代谢紊乱的一种临床类型,以严重高血糖、高血浆渗透压、脱水为特点,而无明显酮症酸中毒,患者常有不同程度的意识障碍或昏迷。HHS 与既往所称的糖尿病非酮症高渗性昏迷(hyperosmolar nonketotic diabetic coma,HNDC)[简称高渗性昏迷(hyperosmolar coma)]略有不同,由于 20% 的 HHS 患者并无昏迷,故称为高渗性高血糖状态。本病多见于老年 2 型糖尿病患者或发病前无糖尿病病史的患者,病死率较糖尿病酮症酸中毒高,早期诊断和治疗极其重要。

　　【典型案例】

　　张某,男性,63 岁。2018 年 12 月 8 日因"多饮多尿 4 年余,加重伴意识障碍 3 小时"急诊入院。患者多饮多尿伴消瘦 4 年余,1 周前不慎受凉后出现倦怠乏力、食欲不振,多饮多尿较前明显加重,未予重视及系统诊治。之后上述症状呈进行性加重,3 小时前出现意识障碍,呈嗜睡状。入院症见:嗜睡状态,大声呼之微睁眼,眼窝凹陷,皮肤弹性减退,眼球凹陷、唇舌干裂,皮肤干燥,血压下降,无尿。

　　问题 1:通过病史采集,目前可掌握的信息有哪些? 为明确诊断及证型,还需询问哪些病史信息?

　　思路:

　　1. 目前可掌握的信息　糖尿病患者,平素血糖监测及调控不规范,多饮多尿伴消瘦症状持续 4 年余,此次因感染后再次加重伴意识障碍,尿量较前减少,呈脱水状态,首先需要考虑糖尿病急性代谢紊乱。

2. 需采集的病史信息

（1）既往糖尿病病史及就诊、用药史。

（2）近期血糖监测情况及目前血糖、尿酮体情况。

（3）水的摄入是否充足或有无水丢失增加情况，如发热、烧伤、呕吐、腹泻、脱水治疗、用山梨醇做透析治疗等。

（4）是否糖负荷增加，如大量摄入碳水化合物、静脉推注高浓度葡萄糖、用含高浓度葡萄糖液做透析治疗等。

（5）有无应用抑制胰岛素释放或使血糖升高的药物，前者如苯妥英钠、氯丙嗪、硫唑嘌呤、奥曲肽等，后者如氢氯噻嗪、呋塞米、普萘洛尔、肾上腺素等。

（6）进行性意识障碍等症状开始出现的时间及持续加重的时间。这些症状可以存在数天至数周，而不像糖尿病酮症酸中毒那样发展迅速。

（7）是否有明显的腹痛情况。HHS 患者很少有腹痛，而糖尿病酮症酸中毒患者常有腹痛。

3. 完善病史

张某，男性，63 岁。4 余年前开始出现口渴多饮，尿量增多，伴消瘦，就诊于当地医院，多次查血糖均高于 11.1mmol/L，诊断为"2 型糖尿病"，予口服"二甲双胍"治疗后症状稍有缓解，其后未再监测血糖，未规律服药。1 周前不慎受凉后出现倦怠乏力、食欲不振，多饮多尿较前明显加重，时有反应迟钝、表情淡漠，无恶心呕吐、腹胀腹痛等不适，未予重视及系统诊治。之后上述症状呈进行性加重，尿量较前减少，3 小时前出现意识障碍，呈嗜睡状。入院症见：昏睡状态，眼窝凹陷，皮肤弹性减退，眼球凹陷、唇舌干裂，皮肤干燥，血压下降，无尿，舌红绛少苔，脉细数。

问题 2：考虑患者病情危重，为明确诊断，需紧急完善哪些实验室检查？

思路：患者 2 型糖尿病病史明确，血糖监控欠佳，存在感染诱发因素，目前呈嗜睡状、脱水状，病情危重，为进一步了解病情，需紧急完善如下检查：

指尖血糖：>33.3mmol/L。

尿糖：强阳性；尿酮体：阴性。

肾功能：血尿素氮 31mmol/L，肌酐 358mmol/L。

电解质：Na^+ 158mmol/L，K^+ 5.1mmol/L，Cl^- 102mmol/L。

动脉血气分析：pH 7.42，$PaCO_2$ 38mmHg，PaO_2 76mmHg，HCO_3^- 24mmol/L。

知识点 1

HHS 的诊断标准

1. 诊断标准　①中老年患者，血糖≥33.3mmol/L；②血浆渗透压>350mOsm/L 或有效渗透压>320mOsm/L；③动脉血气分析 pH≥7.30 或血 HCO_3^->15mmol/L；④尿糖强阳性，尿酮体阴性或弱阳性。应注意，诊断标准中以高血糖和高血浆渗透压为关键，部分 HHS 患者可合并糖尿病酮症酸中毒，故而明显酸中毒或酮体升高并不能作为否定 HHS 诊断的依据。

2. **影像学检查** X线胸片、头部CT等检查有助于查找诱因和防治并发症。

3. **辅助检查**

（1）血常规：脱水导致血液浓缩，血红蛋白增高，白细胞计数$>10×10^9$/L。

（2）血糖：$≥33.3$mmol/L，甚至高达138.8mmol/L。

（3）血酮体：多正常，部分合并糖尿病酮症酸中毒者酮体也可升高。

（4）血浆渗透压：显著增高，多超过350mOsm/L，有效渗透压超过320mOsm/L。

（5）血尿素氮（BUN）和肌酐（Cr）：常升高，以BUN升高更为明显，可高达21~36mmol/L，反映机体严重脱水和肾功能不全。

（6）电解质：HHS患者体内的钠、钾、氯总体均丢失，但由于受丢失量、细胞内外分布情况和血液浓缩程度等影响，血钠、血钾和血氯浓度可表现为增高、正常或降低。

（7）酸碱平衡：约半数患者有轻、中度代谢性酸中毒，pH多>7.3，$HCO_3^-$$>15$mmol/L。

（8）尿糖呈强阳性，尿酮体阴性或弱阳性。

（9）心电图可帮助诊断急性心肌梗死。

问题3：通过上述病史完善及辅助检查，如何明确诊断？治疗原则如何？

思路：患者中老年男性，2型糖尿病病史明确，血糖控制欠佳，存在感染诱发因素，病情呈进行性加重，目前呈嗜睡状、脱水状，血糖$≥33.3$mmol/L，血浆渗透压$≥320$mOsm/L，pH>7.3，$HCO_3^->15$mmol/L，尿糖强阳性、酮体阴性，综上所述，高渗性高血糖状态（HHS）诊断明确。患者长期多饮多尿，因感受外邪后病情加重，出现神志昏蒙，舌红绛少苔，脉细数，中医辨证属热入心包，治宜清热凉营、芳香开窍，方拟清营汤加减。

治疗：高血糖、高渗透压，脱水、电解质丢失，血容量不足，患者休克，肾脏、脑组织脱水与功能损害，危及生命。予补液、胰岛素治疗、纠正电解质紊乱、防治并发症。

 知识点2

高渗性高血糖状态中西医治疗方案

1. **西医治疗**

（1）非药物治疗：保持气道通畅，给予氧疗（5~6L/min）；留置尿管并记录出入量；留置胃管便于胃内给药给水；定时反复检测血糖、血浆渗透压、电解质、血尿素氮和肌酐、动脉血气等。

（2）补液：严重失水、高渗状态是本病的特点，迅速补液扩容、纠正高渗是抢救的关键。即使不用胰岛素，补液本身也能使血糖以每小时0.83~1.06mmol/L的速度下降。一般可按患者体重的10%~12%估算其失水量作为补液量，一般为

6~18L,平均9L。也可根据公式计算:补液量=病前体重(kg)×0.6×0.25×1 000。为了及时纠正低血容量性休克,液体总量的1/3应于入院后4小时内输入,其余2/3可在余下的20小时内补充。

使用胃管进行胃肠道补液,可加大补液量且安全,减少静脉补液量,从而减轻大量补液引起心力衰竭的危险。

补液过程中,需要反复观察尿量、血压、心率、末梢灌注等情况,评估血流动力学状态,有条件者可在中心静脉压等有创监测下指导补液。

关于补液种类,目前多主张在开始时用等渗生理盐水(0.9% NaCl注射液),因大量输入等渗液不会引起溶血,有利于恢复血容量纠正休克,改善肾血流量。如无休克或经输液休克已纠正,而血浆渗透压仍>350mOsm/L,血钠>155mmol/L时,可考虑输入适量低渗液,如0.45% NaCl。治疗过程中,当血糖下降至<16.7mmol/L时,应使用5%葡萄糖注射液或5%葡萄糖氯化钠注射液,按比例加入胰岛素。5%葡萄糖注射液(渗透压278mmol/L)虽为等渗,但其糖浓度约为血糖的50倍,5%葡萄糖氯化钠注射液(渗透压586mml/L)的渗透压则约为血浆渗透压正常值的2倍。因此,治疗早期二者均不应使用,以免加剧高血糖、高血钠及高渗状态。

治疗中血浆渗透压的下降速度不应超过每小时3mmol/L,以免由于血浆渗透压下降过快而发生脑水肿。

(3)胰岛素治疗:使用原则和方法与糖尿病酮症酸中毒基本相同,即小剂量(普通)胰岛素静脉滴注法。HHS患者一般比酮症酸中毒患者对胰岛素敏感,在治疗过程中所需胰岛素的剂量也比酮症酸中毒小,可以0.05~0.1U/(kg·h)的速度滴注。需要注意,高血糖是维持血容量的重要因素,如血糖下降过快而液体补充不足,有可能导致血容量进一步下降而促使病情恶化,因此,血糖下降速度控制在每小时2.75~3.9mmol/L为宜。在高渗状态未纠正之前,务必使血糖维持于13.9~16.7mmol/L,直到血浆渗透压达到315mOsm/L以下、患者神志清醒为止,否则易发生脑水肿。

(4)纠正电解质紊乱:与糖尿病酮症酸中毒基本相同。HHS患者的钠丢失可通过补充含NaCl的液体而得到纠正,故纠正电解质紊乱的主要任务为补钾。补钾开始时机的选择十分重要,最初有高血钾者,应在补液及胰岛素治疗开始后2~4小时再补钾;最初血钾正常或降低者,则应在治疗开始时即补钾。尿量是补钾的另一个指标,尿量过少时静脉补钾有导致高钾血症的危险,只有当尿量多于50ml/h,至少多于30ml/h时,方可静脉补钾。病情允许者在静脉补钾的同时,应尽量同时口服钾盐,以减少静脉补钾量。多数患者在昏迷纠正后还应继续口服补钾1周。有学者主张对HHS患者应常规补充硫酸镁及葡萄糖酸钙,以防低血镁及低血钙引起的抽搐。如患者血磷偏低,可静脉输入或口服磷酸钾缓冲液,补磷时应注意观察血磷及血钙的变化,警惕低血钙的发生。

(5)消除诱因和防治并发症:感染、急性心肌梗死、急性脑卒中等是HHS常见的诱因和并发症,应积极查找处理。

2. 中医治疗

(1) 病机:阴津亏损,燥热偏胜,以阴虚为本,燥热为标。

(2) 治疗原则:早发现,早治疗,清热润燥、养阴生津为基本治疗原则。

(3) 辨证论治

1) 肺燥津枯

证候:烦渴多饮,渴欲冷饮,口干咽燥,皮肤干燥,小便频数量多,大便干,舌质红,苔薄黄,脉细数。

治法:益气养阴,生津止渴。

选方:白虎汤合消渴方加减。

中成药:醒脑静注射液或安宫牛黄丸等。

2) 痰浊中阻

证候:倦怠嗜睡,恶心呕吐,脘痞纳呆,舌红,苔黄,脉滑数。

治法:芳香化浊,和胃降逆。

选方:温胆汤合藿香正气散加减。

中成药:安宫牛黄丸或醒脑静注射液等。

3) 热入心包

证候:神志昏蒙,或有谵语,甚则昏迷,舌红绛,少苔,脉细数。

治法:清热凉营,芳香开窍。

选方:清营汤加减。

中成药:醒脑静注射液或安宫牛黄丸等。

4) 阴虚动风

证候:头晕目眩,手足蠕动,强痉抽搐,或口噤不开,躁动不安,便秘,舌红,苔黄,脉弦细数。

治法:清热滋阴,凉肝息风。

选方:羚角钩藤汤合黄连阿胶汤加减。

中成药:生脉注射液等。

5) 阴脱阳亡

证候:面色苍白,目闭口开,大汗不止,手撒肢冷,甚至二便自遗,脉微欲绝。

治法:益气养阴,回阳固脱。

选方:参附汤合生脉饮加减。

中成药:参附注射液、参麦注射液等。

(4) 针灸治疗:昏迷抽搐者针刺人中、涌泉、内关等穴,强刺激,不留针,同时艾灸百会穴。

【临证备要】

1. HHS 多有诱因,根据不同诱因(如感染、急性心肌梗死、急性脑血管意外、外伤等)可有不同临床表现。本病起病隐匿,易被诱发疾病的症状掩盖而致误诊漏诊。常有 1~2 周的前驱期,表现为糖尿病症状(如口渴、多尿、乏力等)加重,反应迟钝,表情淡漠。病情继续发展进入典型期,主要表现为严重的脱水和神经系统症状。由于严重脱水,血液浓缩,易于并发血栓形成,尤其是脑血栓形成。

2. 早期神志清楚,后逐渐出现反应迟钝,表情淡漠,继续加重则出现意识模糊、嗜睡,甚至昏迷,部分患者可有定向力障碍、幻觉、癫痫样发作、偏瘫、偏盲、失语、视觉障碍、病理征阳性等,易被误诊为脑血管意外。

3. 严重脱水造成皮肤、黏膜干燥和弹性减退,眼球凹陷、唇舌干裂,脉搏细速,严重者血压下降,四肢厥冷,甚至休克。

4. 脑水肿为本病少见但常为致命的并发症。在补液、降血糖治疗过程中,血浆渗透压下降过快,在渗透性驱使下,水进入中枢神经系统而发生脑水肿。因此,HHS 患者血糖达到 16.7mmol/L 时,要增加葡萄糖输注,血糖保持在 13.9~16.7mmol/L,直至高渗状态、神经状态得到改善、患者临床状态稳定为止。

高渗性高血糖状态诊疗流程图

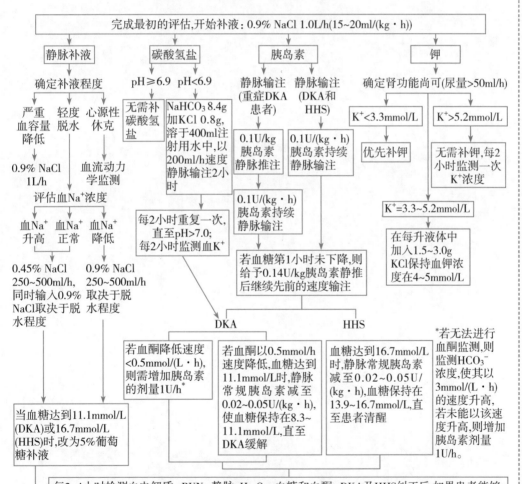

（李　兰）

复习思考题

1. 试论述高渗性高血糖状态阴脱阳亡证的证候及中医治法。

2. 简述高渗性高血糖状态治疗中胰岛素使用的原则及方法。

3. 简述高渗性高血糖状态的诊断标准。

第十二章

弥散性血管内凝血

培训目标

1. 熟练掌握可能引起弥散性血管内凝血的病因。
2. 掌握弥散性血管内凝血的一般临床表现。
3. 掌握弥散性血管内凝血的一般诊断标准。
4. 掌握弥散性血管内凝血的常规中西医诊疗内容。

弥散性血管内凝血(disseminated intravascular coagulation,DIC)是一种在原发病基础上凝血因子和血小板被激活,大量可溶性促凝物质入血,从而引起以凝血功能失常为主要特征的临床综合征。目前认为其病理基础一方面是凝血机制被异常激活后抗凝血机制失衡,促发微小血管内广泛血栓形成,造成微循环障碍;另一方面凝血物质被大量消耗,继发广泛严重出血。其常见的原发病包括严重感染、恶性肿瘤、病理产科、严重创伤、药物中毒等。

【典型案例】

女性,68岁,主因"腹痛、腹泻、发热4天,加重伴意识不清1天"就诊。患者4天前因饮食不洁出现腹痛、腹泻、低热,自服头孢类药物未见明显缓解,1天前出现高热不退伴意识障碍,刻下症见:意识模糊,高热、腹泻,周身散在瘀斑。查体:腹壁散在瘀斑,双下肢轻度水肿,四肢末端皮肤苍白、发绀,左足背可见少量出血点。

问题1:通过病史采集,目前可以获得哪些临床信息?为了明确诊断及证型,还需进一步完善哪些病史?

思路:老年女性,急性起病,病情进展迅速。因饮食不洁出现低热、腹泻、腹痛症状,考虑急性胃肠炎,经口服药物治疗后病情未能控制,同时出现意识不清、高热等危重症表现,并伴有皮肤黏膜出血,首先考虑因胃肠道感染导致的脓毒症(sepsis)合并弥散性血管内凝血。

227

对于危重疾病,以"先救命,后治病"为原则,首先应牢抓 5 项基本生命体征:心率、血压、脉搏、呼吸、氧合,同时应用格拉斯哥昏迷指数评价意识状态水平,必要时行有创抢救。为了明确诊断,需补充以下病史:

1. 询问胃肠炎发作时的情况,其他共餐者有无相同症状,有无剧烈腹痛、呕吐等并发症,结合查体及实验室检查排除需外科干预的急腹症。

2. 询问服药史及既往有无血液系统疾病或肿瘤病史,排除其他疾病或药物引起的出血。

3. 收集中医四诊情况。

4. 询问既往史、药物过敏史,以助选择治疗方案和进行鉴别诊断。

完善病史:患者发作时无剧烈腹痛,无呕吐,既往无其他疾病及用药史,四肢厥冷,面色苍白,口唇青紫,汗出不止,舌淡紫而胖大,苔白而干,脉细数。

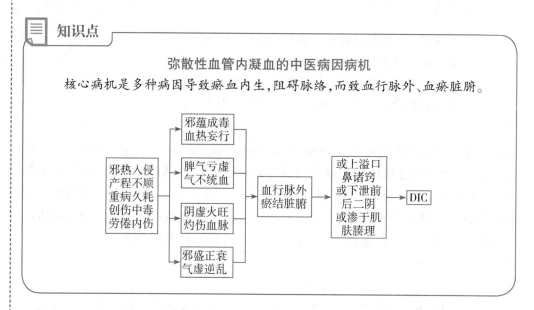

知识点

弥散性血管内凝血的中医病因病机

核心病机是多种病因导致瘀血内生,阻碍脉络,而致血行脉外、血瘀脏腑。

邪热入侵产程不顺重病久耗创伤中毒劳倦内伤 → 邪蕴成毒血热妄行 / 脾气亏虚气不统血 / 阴虚火旺灼伤血脉 / 邪盛正衰气虚逆乱 → 血行脉外瘀结脏腑 → 或上溢口鼻诸窍或下泄前后二阴或渗于肌肤腠理 → DIC

【临证备要】

1. 积极治疗原发病是截断 DIC 病理过程的关键。如感染时需明确感染灶,积极控制感染,早期、及时、合理应用广谱抗生素,根据药敏试验选择敏感杀菌药物;积极抢救休克,改善微循环,应用晶体液、胶体液补充容量,合理应用血管活性药物,纠正酸碱失衡,应用相关措施维持器官功能。

2. 根据病情适量补充血小板及新鲜血浆可以减缓因凝血物质消耗所引起的出血症状。

3. 早期应用适量肝素或低分子肝素及其他抗凝血药在理论上可以截断部分消耗性凝血,从而延缓病情进展。

4. 以活血化瘀为治疗总则,结合原发病调整脏腑虚实及气血盛衰为基本原则。本病多虚实夹杂,临证首当辨别正虚与邪盛之间的关系。

弥散性血管内凝血诊疗流程图

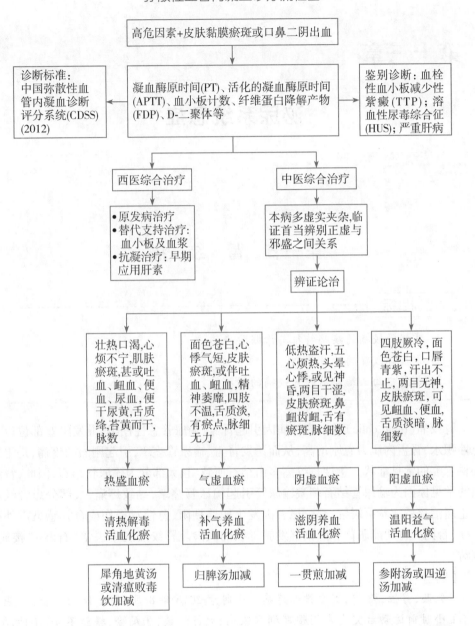

高危因素+皮肤黏膜瘀斑或口鼻二阴出血

诊断标准：中国弥散性血管内凝血诊断评分系统(CDSS)(2012)

凝血酶原时间(PT)、活化的凝血酶原时间(APTT)、血小板计数、纤维蛋白降解产物(FDP)、D-二聚体等

鉴别诊断：血栓性血小板减少性紫癜(TTP)；溶血性尿毒综合征(HUS)；严重肝病

西医综合治疗

中医综合治疗

- 原发病治疗
- 替代支持治疗：血小板及血浆
- 抗凝治疗：早期应用肝素

本病多虚实夹杂，临证首当辨别正虚与邪盛之间关系

辨证论治

| 壮热口渴,心烦不宁,肌肤瘀斑,甚或吐血、衄血、便血、尿血,便干尿黄,舌质绛,苔黄而干,脉数 | 面色苍白,心悸气短,皮肤瘀斑,或伴吐血、衄血,精神萎靡,四肢不温,舌质淡,有瘀点,脉细无力 | 低热盗汗,五心烦热,头晕心悸,或见神昏,两目干涩,皮肤瘀斑,鼻衄齿衄,舌有瘀斑,脉细数 | 四肢厥冷,面色苍白,口唇青紫,汗出不止,两目无神,皮肤瘀斑,可见衄血、便血,舌质淡暗,脉细数 |

| 热盛血瘀 | 气虚血瘀 | 阴虚血瘀 | 阳虚血瘀 |

| 清热解毒活血化瘀 | 补气养血活血化瘀 | 滋阴养血活血化瘀 | 温阳益气活血化瘀 |

| 犀角地黄汤或清瘟败毒饮加减 | 归脾汤加减 | 一贯煎加减 | 参附汤或四逆汤加减 |

（李桂伟）

扫一扫
测一测

复习思考题

1. 简述 DIC 发生贫血的机制。

2. 简述 DIC 发生广泛出血的机制。

第十三章

泌尿系统急症

第一节　肾　绞　痛

  培训目标

1. 掌握肾绞痛的疾病特征与诊断要点。
2. 掌握肾绞痛的治疗原则。
3. 熟悉中西医结合治疗肾绞痛的措施。

　　肾绞痛(renal colic)是由多种病因引起肾盂、输尿管急性梗阻,继发阻塞部位以上急性积水,肾盂内压力急剧增高,从而诱发肾盂、输尿管痉挛,引起剧烈的疼痛,是泌尿外科急症的常见症状。急性肾绞痛多由结石所致,且大部分为输尿管结石,因此,肾绞痛的常见原因为输尿管结石刺激输尿管引起输尿管痉挛,导致疼痛,大部分患者经对症止痛治疗后症状可缓解,部分患者因发生尿路梗阻、急性肾损伤或合并感染需外科治疗,否则有肾功能恶化和感染继发脓毒症的风险。肾绞痛属中医学"石淋""腰痛"范畴。

【典型案例】

　　蒙某,男性,38岁,因左腰部疼痛1小时于2016年8月15日16:25就诊。患者1小时前运动后突发左侧腰部剧烈绞痛,大汗淋漓,手足冷,辗转不安,不能站立,伴呕吐、小便不利。刻下症见:左侧腰痛剧烈,伴左腹隐痛,全身冷汗出,恶心欲呕,口干口苦,小便涩痛,大便2日未解,舌质红,苔黄稍腻,脉弦。

　　既往史:曾有泌尿系统结石病史,具体情况不详,未行系统治疗。否认高血压、冠心病、糖尿病病史。

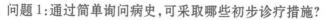

　　问题1:通过简单询问病史,可采取哪些初步诊疗措施?

　　思路:对于急腹症患者,推荐采用两步法。

　　步骤1:检查生命体征和气道(A)、呼吸(B)、循环(C)、意识(D,中枢神经系统)。

对于基础生命体征不平稳的患者,应紧急治疗、处理,包括气道保护或通气治疗(给氧)、建立静脉通道(快速输液)、进行紧急检查(便携式胸部X线检查、心电监护、腹部超声和CT检查);对于病情稳定者则进入步骤2。所有腹痛的患者应询问目前用药情况A,特别是非甾体抗炎药和类固醇激素的类型和剂量。

步骤2:根据病史与体格检查进一步评估病情。当生命体征稳定时,应依据病史和体格检查情况决定急诊手术或放射性介入治疗是否必要。

完善病史:患者发病前与朋友打篮球,天气炎热且汗出较多,其后突发左侧腰痛,同时伴会阴部疼痛,无晕厥、胸闷痛及黑便,既往除泌尿系统结石外,无其他病史及近期用药史,否认药物过敏史。体格检查:体温38.6℃,脉搏101次/min,呼吸22次/min,血压123/88mmHg,血氧98%。神清,痛苦面容,被动体位,腹部平软,墨菲征(-),麦氏征(-),左输尿管中段行程压痛,左肾区叩痛,右肾区无叩痛,肠鸣音正常。

知识点 1

肾绞痛的病因及临床表现

肾绞痛最常见的病因是肾、输尿管结石,其他还包括肾、肾盂和输尿管的外伤、炎症、结核、肿瘤及发育异常等。部分患者可有既往发病史。

1. 发病突然,常无任何前驱症状,表现为突发一侧腰部或上腹部剧烈疼痛,如刀割样,绞痛同时沿输尿管走行放射至下腹部、大腿内侧和会阴部。疼痛持续时间长短不一,可伴有频繁恶心、呕吐及排尿、排便感。

2. 肾区和同侧腹部常有明显肌紧张,有压痛,但无反跳痛,腹部触诊偶可触及肿大的肾脏,肾区叩击痛明显。

知识点 2

疑似肾绞痛需要完善的理化检查

1. 影像学检查

(1)B超:超声可作为泌尿系统结石的常规检查方法,尤其在肾绞痛发作时作为首选方法。超声检查可以发现2mm以上X线阳性及阴性结石。此外,超声检查还可以了解结石以上尿路的扩张程度,间接了解肾实质和集合系统的情况。但是,由于受肠道内容物的影响,超声检查诊断输尿管中下段结石的敏感性较低。肾绞痛在妊娠期妇女也有一定的发病率,超声检查的安全性使之更适合于此类患者。

(2)肾、输尿管及膀胱平片:肾、输尿管及膀胱平片可以发现约90%的X线阳性结石,能够大致确定结石的位置、形态、大小和数量,并且初步提示结石的化学性质。因此,可以作为结石检查的常规方法。

(3)静脉尿路造影(IVU):静脉尿路造影应该在肾、输尿管及膀胱平片的基础上进行,其价值在于了解尿路的解剖形态,确定结石在尿路的位置,发现肾、输尿管及膀胱平片上不能显示的X线阴性结石,鉴别平片上可疑的钙化灶。肾绞痛发作时,由于急性尿路梗阻,往往导致尿路不显影或显影不良,对结石的诊断带来困难。

（4）CT:泌尿系统结石的诊断通常不需要做 CT 检查。但是,由于 CT 扫描不受结石成分、肾功能和呼吸运动的影响,而且螺旋 CT 能够同时对所获取的图像进行二维及三维重建,因此,能够检出其他常规影像学检查容易遗漏的小结石。

（5）逆行或经皮肾穿刺造影:属于有创检查方法,不作为常规检查手段,仅在静脉尿路造影不显影或显影不良,以及怀疑 X 线阴性结石、需要进一步鉴别诊断时应用。

2. 其他辅助检查

（1）尿常规:红细胞显著增加,伴有炎症时可见白细胞。约85%的病例出现肉眼或镜下血尿,但无镜下血尿者并不能排除肾绞痛的可能。

（2）血常规:常伴白细胞计数增高。

（3）为明确是否合并梗阻性肾病或使用造影剂前,必须完善肝肾功能检查。如合并感染发热者,需视病情及时完善中段尿培养、血培养等检查。

问题2:根据目前得到的临床信息,患者可能的诊断有哪些? 目前患者生命体征平稳,下一步诊疗思路包括哪些方面?

思路:男性患者,有泌尿系统结石病史,单侧腰痛剧烈,伴小便不适,大便不通。虽然首先考虑肾绞痛,但急诊首诊仍须排查危重症。腰腹部的危急重症主要是炎性腹痛、脏器穿孔、梗阻性腹痛、损伤性腹痛及出血和缺血性腹痛。本案患者发病急,疼痛伴大汗出,辗转不安,配合相关检查有一定困难,所以先予镇痛药缓解疼痛,止痛治疗后应立即完善相关检查以明确诊断。

禁食,予针刺三阴交及平衡针腰痛穴,酮咯酸氨丁三醇注射液 30mg 肌内注射,山莨菪碱 10mg 加入 0.9%氯化钠注射液 250ml 中静滴,并通过静脉通道补液。患者在对症状治疗后疼痛明显缓解。急查血常规:WBC $13.13×10^9$/L,NEUT# $10.62×10^9$/L,NEUT% 80.8%;尿常规:WBC 2+,RBC 3+,亚硝酸盐(+);血肌酐 148μmmol/L,血尿素氮 15.2mmol/L;肝功能、凝血功能、血脂均正常。全腹 CT 平扫:左侧输尿管下段结石,大小约 11mm×8mm,其上输尿管扩张积液,左侧肾周感染。

中医四诊摘要:发热,左侧腰痛,疼痛放射至左侧腹部及会阴部,恶心欲呕,口干口苦,小便涩痛,无肉眼血尿,大便 2 日未解,舌质红,苔黄稍腻,脉滑数。证属湿热下注。

问题3:现阶段所获得的临床资料提示患者合并感染,治疗上如何选择抗感染方案?

思路:抗感染方案要结合可能的病原体谱、当地的耐药情况及患者器官功能等因素,并符合《抗菌药物临床应用管理办法》的相关规定。本案患者泌尿系统结石、梗阻合并感染,属于复杂尿路感染,常见病原体为大肠埃希菌、粪球菌、肺炎克雷伯菌及铜绿假单胞菌等,结合尿中亚硝酸盐(+),考虑为大肠埃希菌感染。抗生素经验用药可选择喹诺酮类、三代头孢菌素,考虑本案患者肾功能异常,可选用三代头孢菌素;若使用喹诺酮类,须结合肾功能情况减量用药。

予头孢曲松 2.0g 静脉滴注抗感染,并静脉大量补液,请泌尿外科医生会诊,评估手术治疗的必要性。

知识点 3

中医辨证施治

中医辨证与西医辨病相结合,实证以清热利湿、排石通淋为主,虚实夹杂证在补虚的基础上佐以排石通淋,各证型均可适当配伍行气活血之品,旨在加速排石,控制感染,改善症状,保护肾功能。

1. 中医辨证分型

(1) 湿热下注

证候:腰腹绞痛,小便涩痛,尿中带血或排尿中断,解时刺痛难忍,或伴恶寒发热,大便干结,舌红,苔黄腻,脉弦或数。

治法:清热利湿,通淋排石。

选方:八正散加减。

中成药:复方金钱草颗粒、五淋化石丸、肾石通颗粒等。

(2) 气滞血瘀

证候:腰痛发胀,少腹刺痛,尿中夹血块或尿色暗红,解时不畅,舌质紫暗或有瘀斑,脉细涩或弦紧。

治法:行气化瘀,通淋排石。

选方:石韦散加减。

中成药:五淋化石丸、肾石通颗粒等。

(3) 肾阳虚

证候:腰腹隐痛,排尿无力,尿频涩痛或小便不利,夜尿多,伴腰腿酸重,精神不振,甚则颜面虚浮,畏寒肢冷,四肢欠温或下半身常有冷感,舌质淡胖,苔白,脉沉细弱。

治法:温通肾阳,通淋排石。

选方:肾气丸加减。

中成药:金匮肾气丸、参附注射液等。

(4) 肾阴虚

证候:腰部隐痛,小便淋沥或涩痛,伴头昏耳鸣、腰酸腿痛等,舌质红或少苔,脉细。

治法:滋阴补肾,通淋排石。

选方:六味地黄丸加味。

中成药:六味地黄丸等。

2. 中医急救措施

针刺止痛法:肾绞痛时针灸取穴肾俞、委中、夹脊、三阴交、阿是穴。或用电针,连续波,较强刺激,留针20分钟。平衡针针刺腰痛穴。

知识点4

西医学治疗措施

1. 一般治疗

（1）大量饮水：维持尿量 2~3L/d，应在饭后、运动后、气候炎热、汗出多、睡前多饮水，防止尿液浓缩。

（2）体位排石疗法：下盏结石可采用头低位排石，马蹄肾合并结石可采用俯卧位排石。

（3）饮食调节：根据结石成分，合理调整饮食。

（4）防石药物：如镁剂、枸橼酸钾等。

（5）防治感染：根据细菌培养及药物敏感试验，合理选用抗生素。

2. 对症镇痛治疗　目前公认对肾绞痛有确切疗效的常用镇痛药为非甾体抗炎药和麻醉性镇痛药。

（1）非甾体抗炎药：镇痛机制是减少肾脏内前列腺素等疼痛递质的生物合成；减轻局部水肿和炎症，并抑制因输尿管平滑肌兴奋引起的蠕动增加，降低输尿管内压。常用治疗肾绞痛的非甾体抗炎药有以下 3 种：

1）双氯酚酸钠：常用栓剂或片剂 50mg，每天 2 次，当预计有结石自排可能时，可连用 3~10 天，不仅可预防绞痛发生，而且可减轻输尿管水肿，有利于排石。

2）酮咯酸：国际上已用循证医学方法证明酮咯酸为治疗肾绞痛的有效药物。酮咯酸是一种异丁芬酸类非甾体抗炎药，常用量为 30~60mg/次，最大量 120mg/d，连续使用不超过 2 天。

3）吲哚美辛：是国内常用的一种治疗肾绞痛的非甾体抗炎药，口服每次 25mg，每天 2~3 次，饭时或饭后立即服（可减少胃肠道不良反应）。亦可采用胶丸或栓剂，降低胃肠道副反应发生率。栓剂具有药效持续时间较长的特点，吲哚美辛栓 100mg，每天 1 次，一般连用 10 天为一个疗程。

（2）麻醉性镇痛药：常用阿片类镇痛药，作用于中枢神经系统的阿片受体，能缓解疼痛，具有较强的镇痛和镇静作用，常用药物有二氢吗啡酮、哌替啶、布桂嗪和曲马多等。阿片类药物长期应用易出现依赖性。

（3）解痉药

1）M-胆碱受体阻滞药：常用药物有硫酸阿托品和山莨菪碱，可以松弛输尿管平滑肌，缓解痉挛。

2）黄体酮：可以抑制平滑肌收缩而缓解痉挛，有一定的止痛和排石作用。对于妊娠期妇女肾绞痛，首选黄体酮止痛。

3）钙通道阻滞药：硝苯地平有一定的缓解肾绞痛作用，合并高血压者可使用。

4）α受体阻滞剂（坦索罗辛）：近期国内外的一些临床报道显示，α受体阻滞剂在缓解输尿管平滑肌痉挛、治疗肾绞痛中具有一定的效果。

3. 病因治疗　在肾绞痛症状缓解后，需进一步完善检查，明确病因，针对病因治疗，是解除肾绞痛的根本措施。病因治疗多需泌尿外科医师协助处理，或于泌尿外科门诊诊治。

问题4:肾绞痛患者在什么情况下需要外科干预?

思路:结石的大小、位置和形状都是影响和决定是否外科手术取石的因素,同时,必须评估自行排石的可能性。结石直径≤4mm,自行排石的可能性高达80%;结石直径≥7mm,自行排石的可能性相当低。外科手术取石适用于结石直径超过6~7mm的患者。结石直径<6mm适应排石治疗,但认为当疼痛不能被药物缓解、结石梗阻合并感染、有可能形成脓肾或脓毒症、孤立肾或双肾梗阻时建议采取积极治疗,此时应由泌尿外科协助评估手术治疗的可能性。

本案患者腰痛缓解后请外科会诊,评估病情后立即收住院,急诊行"输尿管镜检查,备双J管置入术,备肾造瘘术",术中于左输尿管置入双J管,术后继续抗感染并补液支持治疗。

肾绞痛诊疗流程图

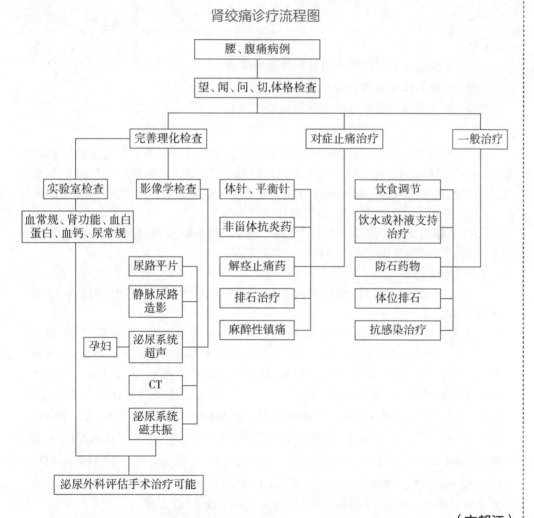

（方邦江）

复习思考题

1. 肾绞痛的手术指征是什么？
2. 肾绞痛的病因是什么？
3. 简述肾绞痛的临床表现与体征。
4. 论述超声检查在肾结石诊断中的利弊。
5. 论述肾绞痛各中医证型的临床表现。

第二节　急性肾损伤

培训目标

1. 掌握急性肾损伤的疾病特征与诊断要点。
2. 掌握急性肾损伤的治疗原则。
3. 熟悉中西医结合治疗急性肾损伤的措施。

急性肾损伤(acute kidney injury,AKI)是指多种原因引起的突然发生的肾脏功能减退,溶质清除能力及肾小球滤过率急剧地持续下降,导致水电解质和酸碱平衡紊乱及氮质代谢产物蓄积的一组临床综合征。大量临床研究表明,肾功能轻度损伤即可导致 AKI 发病率及病死率的增加,故早期诊治尤为重要。

急性肾损伤属于中医学"癃闭""关格""水肿"等疾病范畴,症状不典型者常以导致急性肾损伤的原发病为中医诊断。

【典型案例】

何某,女性,80 岁,因"呕吐伴纳差、乏力 10 余天,加重 1 天"于 2012 年 12 月 26 日就诊。

患者长期居住老人院,10 余天前开始出现呕吐,非喷射状,伴纳差、乏力、腹泻(次数及粪便性状不详),无腹痛,在老人院给予庆大霉素抗感染及支持治疗,患者呕吐、腹泻缓解,但纳差、乏力未见好转,每日进食不足一碗粥,未予重视。今日患者再次出现呕吐、大便稀烂,尿量尚可,遂由家属送至急诊。急查血气分析:pH 7.391,PaO$_2$ 103mmHg,PaCO$_2$ 24.7mmHg,BE −9.3mmol/L;血常规:WBC 9.3×10^9/L,NEUT% 89.3%, Hb 125g/L, PLT 426×10^9/L;生化:尿素氮 30.73mmol/L, 肌酐 789μmol/L,TCO$_2$ 17.3mmol/L,GLU 4.68mmol/L,K$^+$ 2.62mmol/L,Na$^+$ 144mmol/L,Cl$^-$ 95.7mmol/L;心肌酶:CK 205U/L,LDH 535U/L;血酮体 3.43mmol/L;肝功能未见异常。经急诊补液、支持治疗后,症状未见明显改善,收入院。

问题 1:通过病史采集及初步的检验检查,可获得哪些临床信息? 为了明确诊断,需要补充哪些病史内容、完善哪些相关检查?

思路:患者老年女性,有呕吐、腹泻等胃肠道症状及自行服药史,结合辅助检查结果,目前初步诊断:①急性肾损伤;②低钾血症;③代谢性酸中毒;④饥饿性酮症。针对肾损伤,根据疾病病程需鉴别急性与慢性;根据病因,应鉴别肾前性、肾性及肾后性。

为了明确诊断,需要补充以下病史及相关检查:

(1) 询问既往史,如是否存在高血压、糖尿病、慢性肾炎、尿路梗阻等潜在导致肾损伤的常见病因。

病史/辅助检查补充:既往有高血压病史多年,收缩压最高达198mmHg,服用硝苯地平控释片,血压控制不详。否认其他慢性病史。

(2) 急慢性肾损伤的鉴别:有无近期肾功能的检验报告以评估基础肾功能情况,尿量是否记录准确,如果没有患者基础肾功能情况,动态复查肾功能及准确监测尿量尤为重要,48小时内血肌酐升高绝对值>26.5μmol/L(0.3mg/dl),或血肌酐较前升高>50%,或尿量减少[尿量<0.5ml/(kg·h),时间超过6小时]提示急性肾损伤;慢性肾损伤常伴有肾性贫血、钙磷代谢紊乱、继发性甲状旁腺功能亢进等并发症,泌尿系统超声常提示伴有双肾萎缩及肾皮质变薄。

病史/辅助检查补充:患者长期居住老人院,近期未行相关检验检查,自诉未觉尿量明显减少。目前泌尿系统超声检查未见异常,无贫血,监测尿量正常。

(3) 针对病因的检查:泌尿系统超声初步排除肾后性因素,需要鉴别肾性及肾前性因素;尿比重>1.018常为肾前性AKI的诊断线索,尿比重<1.015提示肾小管或肾间质功能受损;尿蛋白2+以上提示肾实质病变,尤其需考虑肾小球肾炎;尿中出现较多红白细胞则需首先排除肾后性梗阻或合并尿路感染。另可检查尿钠及尿渗透压,血容量不足尿钠排出减少,尿钠>40mmol/L提示急性肾小管坏死。对于肾功能急剧恶化、考虑为肾实质性AKI(如急进性肾炎、急性间质性肾炎)者,需及时请肾病专科会诊,必要时行肾穿刺活检明确病理诊断。

病史/辅助检查补充:尿常规:白细胞1+,隐血(+),白细胞计数106/ul,红细胞计数12/ul;尿钠浓度46mmol/L,尿渗透压203mOsm/(kg·H₂O)。24小时尿蛋白浓度224mg/L,24小时尿蛋白总量342mg。

综上所述,本案患者目前影像学检查排除肾后性因素,双肾结构无萎缩、肾实质变薄,无贫血等慢性肾损伤并发症,考虑存在急性肾损伤。患者前期有摄入减少、呕吐、腹泻等可能导致血容量不足的因素,但经过急诊治疗后,尿渗透压降低,尿钠升高,目前考虑为肾性因素引起急性肾损伤,初步考虑原因为药物相关。

 知识点1

急性肾损伤的诊断标准与思路

1. 诊断标准　符合以下情况之一即可诊断AKI:

①48小时内Scr升高超过26.5μmol/L(0.3mg/dl)。

②Scr升高超过基线1.5倍可确认或推测为7天内发生。

③尿量<0.5ml/(kg·h),且持续6小时以上。

表 13-2-1 肾损伤的分期

分期	血肌酐标准	尿量
1 期	基线水平的 1.5~1.9 倍；或肌酐上升 ≥ 26.5μmol/L(0.3mg/dl)	连续 6~12 小时尿量<0.5ml/(kg·h)
2 期	基线水平的 2.0~2.9 倍	连续 12 小时尿量<0.5ml/(kg·h)
3 期	基线水平的 3 倍以上；或 Scr≥353.6μmol/L(4mg/dl)；或开始肾脏替代治疗；或小于 18 岁,估算的 GFR<35ml/(min·1.73m^2)	连续 24 小时尿量<0.3ml/(kg·h)；或连续 12 小时以上无尿

2. 诊断思路　肾损伤的诊断思路分为两部分,即急慢性的鉴别与病因的查找。

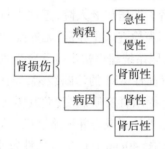

问题 2:本案患者的治疗方案如何?

思路:

1. 卧床休息,记录 24 小时出入量。

2. 避免肾毒性药物的使用。

3. 补液,补碱,能量支持,维持水电解质及酸碱平衡。

4. 中医治疗方面,补充四诊摘要。神清,烦躁,皮肤枯槁,时有呕吐,纳差,乏力,口干,小便量可,大便稀烂色黄,舌质淡暗,苔白稍腻,脉弦细滑。四诊合参,证属气阴两虚,湿浊内阻。治法:益气养阴,祛湿化浊,和胃止呕。方药:香砂六君汤合参苓白术散加减。

📑 知识点 2

急性肾损伤的治疗

急性肾损伤的治疗原则包括祛除诱因、避免加重因素、休息、维持水电解质及酸碱平衡,具体的治疗方案根据患者病情分为非肾脏替代疗法和肾脏替代疗法。

1. 非肾脏替代疗法

（1）少尿期的治疗

1）严格控制水、钠摄入量：每日输入量为前一日的尿量加显性失水量和非显性失水量（约400ml）。发热者，体温每增加1℃应增加入液量100ml。

2）利尿剂与脱水剂

呋塞米（襻利尿剂）：除用于控制容量超负荷外，不建议常规使用。初始剂量为20mg，1小时后无效，可静脉推注40mg。若尿量仍无增加，可改为持续静脉泵入，剂量为2~4mg/min，可持续2~3天，一般每天总剂量<1g。

甘露醇：不仅具有渗透性利尿作用，还具有清除细胞外氧自由基的作用。在挤压综合征引起的急性肾损伤中，早期应用甘露醇有治疗作用。其他病因引起的急性肾损伤，甘露醇无治疗作用，甚至加重病情。因此，甘露醇在急性肾损伤的救治中不应常规应用。

3）心房利钠肽：扩张入球小动脉、收缩出球小动脉，使肾小球滤过率增加；抑制肾小管对钠的重吸收以增加尿量。使用方法：0.2μg/（kg·min）持续泵入，至少连续使用24小时，并根据疗效调整。

4）营养支持：每天最少摄取碳水化合物100g，可喂食或静脉补充，以减少糖异生和饥饿性酸中毒。根据体重每天给予蛋白质0.5g/kg，选用优质蛋白。

5）电解质和酸碱平衡的管理：容量过负荷、肺水肿、脑水肿及高钾血症是少尿期死亡的主要原因，所以在此期应积极控制容量负荷，并防止电解质和酸碱平衡失调。

6）防治消化道出血：可选择H2受体拮抗剂或质子泵抑制剂预防严重急性肾损伤的消化道出血。

（2）多尿期的治疗：多尿期开始，威胁生命的并发症依然存在。治疗重点仍为维持水电解质和酸碱平衡，控制氮质血症，治疗原发病和防止各种并发症。部分急性肾小管坏死病例多尿期持续较长，每天尿量多在4L以上，补充液体量应逐渐减少（为出量的1/2~2/3），并尽可能经胃肠道补充，以缩短多尿期。

（3）中医治疗

治疗原则：急则治标，缓则治本。少尿期以邪实为主，多采用清热解毒、利水消肿、活血祛瘀的治法，进入多尿期后逐渐加强益气养阴、健脾补肾，兼清解余邪。

辨证论治：

1）湿热壅盛

证候：尿量急骤减少，甚至闭塞不通，或发热不退，头痛身痛，烦躁不安，或神昏嗜睡，恶心呕吐，口干欲饮，舌质绛红，苔厚腻，脉濡滑或细滑。

治法：清热祛湿，解毒泄浊。

选方：黄连解毒汤加减。

中成药:醒脑静注射液、紫雪丹、安宫牛黄丸等。

2) 热毒瘀滞

证候:尿点滴而出,或尿闭、尿血,或高热,神昏,谵语,吐血,衄血,斑疹紫黑或鲜红,舌质绛紫暗,苔黄焦或芒刺遍起,脉细数。

治法:清热解毒,活血化瘀。

选方:清瘟败毒饮加减。

中成药:血必净注射液、丹参注射液等。

3) 瘀毒内阻

证候:严重外伤及挤压伤之后出现血尿,尿少,尿闭,瘀斑累累,全身疼痛,恶心呕吐,舌质瘀紫,苔腻,脉涩。

治法:活血祛瘀,通腑泄毒。

选方:失笑散加减。

中成药:云南白药、三七制剂等。

4) 阳气欲脱

证候:大汗大泻或大失血后,血压下降,尿少或无尿,气微欲绝,或喘咳急促,唇黑甲青,进而出现汗出肢冷,舌淡或淡白,脉微细欲绝。

治法:益气回阳,养阴固脱。

选方:参附汤合生脉饮加减。

中成药:参附注射液、参麦注射液等。

5) 气阴两虚

证候:全身疲乏,咽干思饮,尿多清长,腰膝酸软,舌淡红或嫩红,脉细。

治法:益气养阴。

选方:参芪地黄汤加减。

中成药:参麦注射液、生脉注射液、金水宝胶囊等。

此外,还可予中药保留灌肠以达到祛邪扶正之功效。

邪实为主者,以生大黄15~20g、枳实20g、芒硝20g、厚朴20g、蒲公英30g,加水500ml浓煎至150ml,调至适温,高位保留灌肠,保留至少30分钟,每日2次。

阳虚邪实者,以熟附子20g、生大黄15~20g、枳实20g、芒硝20g、厚朴20g,加水500ml浓煎至150ml,调至适温,高位保留灌肠,保留至少30分钟,每日1次。

2. 肾脏替代治疗 肾脏替代治疗(RRT)包括所有间断性或连续性地清除溶质、对器官功能起支持作用的各种血液净化技术,是目前的主要治疗手段。其中,连续性肾脏替代治疗(CRRT)包括所有连续性地清除溶质、对器官功能起支持作用的血液净化技术。

肾脏替代治疗的时机:目前,"改善全球肾脏病预后(KDIGO)"AKI指南并没有给予明确的透析指标。一般认为,重症患者,如出现对其他治疗效果不满意的代谢性酸中毒、容量超负荷、严重电解质紊乱及严重的尿毒症并发症,均为肾脏替代治疗的绝对适应证及开始治疗的时机。有的教材以下列具体指标作为肾脏替代治疗的时机:

（1）紧急透析指征:①急性肺水肿,或充血性心力衰竭;②严重高钾血症,血钾在 6.5mmol/L 以上;③严重代谢性酸中毒(二氧化碳结合率在 10mmol/L 以下),补碱难以纠正。

（2）一般透析指征:①少尿或无尿 2 日以上;②已出现尿毒症症状,如呕吐、神志淡漠、烦躁或嗜睡;③高分解代谢状态;④出现体液潴留现象;⑤血 pH 值在 7.25 以下,实际碳酸氢盐在-15mmol/L 以下或 TCO_2 在 10mmol/L 以下。

另外,部分研究以"肾脏支持"为目的,将容量管理、药物治疗、改善营养支持及清除细胞因子等方面作为透析的指征,也在一定程度上补充了 RRT 的适应证,但目前还有待进一步的研究。

【临证备要】

1. 肾损伤有急性、慢性之分,临床上应结合既往史、病程、辅助检查等综合判断。目前急性肾损伤主要以尿量及血肌酐水平作为评估指标,临床上需动态监测尿量及肾功能情况。

2. 急性肾损伤根据病因可分为肾前性、肾性和肾后性。肾后性需尽早解除梗阻,肾前性需适当加强补液,肾性则需尽可能祛除诱发或加重因素。无论哪种原因导致的肾损伤,支持疗法、维持水电解质和酸碱平衡应当贯穿治疗的始终。

3. 肾脏替代疗法是一种强有力的治疗手段,当符合透析指征时,及时进行肾脏替代治疗可能有利于改善患者的预后。

4. 中医方面,AKI 的病理产物主要有湿、热、瘀、毒,这些病理产物阻遏气机,影响肺的宣肃、脾之运化、肾阳之升腾气化,最终可导致气、血、阴、阳虚衰,因而又是多器官功能衰竭的重要病理因素。一般来说,少尿期多以邪实为主,治以祛邪为要,多采用清热解毒、通腑泄浊、活血化瘀等法,兼顾扶正;多尿期正虚邪恋、余邪未清,治当扶正祛邪、标本兼顾;恢复期主要表现为正虚,当以扶正为主,常用益气养阴、温阳固涩等法。

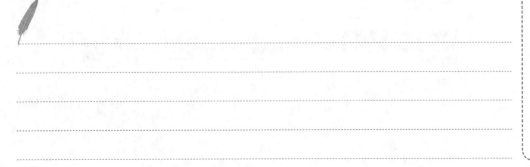

急性肾损伤诊疗流程图

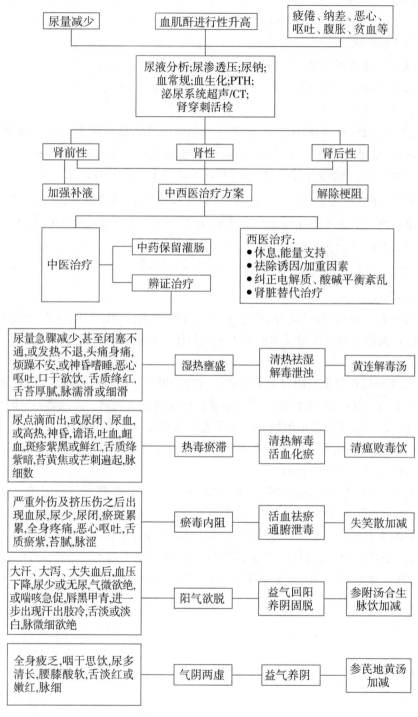

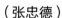
（张忠德）

复习思考题

1. 简述急性肾损伤的定义。
2. 简述急性肾损伤的诊断思路。
3. 简述急性肾损伤的中西医治疗原则。

第十四章

神经系统急症

PPT 课件

14章01节PPT

第一节　急性脑血管病

培训目标

1. 熟练掌握急性脑血管病的相关概念及疾病特点。
2. 掌握脑梗死的诊断流程及诊断标准。
3. 掌握脑梗死溶栓的适应证。
4. 掌握脑出血的急救处理原则。

急性脑血管病是各种原因导致的脑血管病的总称。卒中为其主要临床类型，以突然发病、迅速出现局限性或弥漫性脑功能缺损为共同临床特征，是一组器质性脑损伤导致的脑血管病。分为急性出血性卒中和急性缺血性卒中，前者包括脑出血、蛛网膜下腔出血，后者包括短暂性脑缺血发作、脑梗死（脑血栓形成、脑栓塞、腔隙性脑梗死）。本节主要介绍脑梗死和脑出血。

西医学的急性脑血管病，无论急性出血性脑血管病还是急性缺血性脑血管病，均属中医学"中风"范畴。

一、脑梗死

脑梗死又称缺血性卒中，指各种原因所致脑部血流供应障碍，导致局部脑组织缺血、缺氧性坏死，而出现相应神经功能缺损的一类临床综合征。脑梗死是卒中最常见的类型，占70%～80%。依据局部脑组织发生缺血坏死的机制，将脑梗死分为3种主要病理生理学类型：脑血栓形成、脑栓塞和血流动力学机制所致脑梗死。

【典型案例】

张某，女性，60岁，农民。以"突发右侧肢体活动不利1天"于2011年4月23日23：00入院。入院时嗜睡，言语不利，吐字不清，鼻鼾痰鸣，四肢不温，右侧肢体瘫痪，舌质暗淡，苔白腻，脉沉滑。

问题 1：通过病史采集，目前可以获得哪些临床信息？为明确诊断及证型，需要补充哪些病史内容？

思路：患者老年女性，以突发一侧肢体活动不利为主要表现，首先考虑急性脑血管病。

为明确诊断，需要补充以下病史：患者发病时的状态，是安静状态起病还是活动时发病，是否伴有头痛头晕、呕吐；既往是否有脑血管病高危因素，如高血压、糖尿病、冠心病、房颤等；评估患者呼吸、循环是否稳定，神经功能缺损程度，神经系统查体有无阳性体征；头部 CT 或 MRI 检查有无明确出血或缺血梗死灶，完善相关辅助检查，如心电图、血常规、凝血功能、生化等；收集中医望、闻、问、切四诊内容；询问既往史、个人史、婚育史及家族史等。

完善病史：患者于 6 年前体检时测血压 150/90mmHg，未予治疗。平素头晕，遇阴雨天觉胸闷气短，此次于睡眠中发病。有神志改变，嗜睡，言语不利，右鼻唇沟变浅，伸舌右偏。查体：体温 36.5℃，脉搏 74 次/min，呼吸 20 次/min，血压 168/114mmHg。嗜睡，体形偏胖，双侧瞳孔等大等圆，直径约为 3mm，对光反射灵敏，颈软，心、肺、腹（-）。神经系统：左侧肢体肌力、肌张力正常，右侧肢体肌张力增高，上肢肌力 1 级，下肢肌力 2 级，右巴宾斯基征（+）。

辅助检查：头部 CT：左侧基底节区低密度灶。生化未见明显异常。床旁心电图未见明显异常。

根据症状、体格检查及辅助检查，可以明确诊断为急性左侧基底节区脑梗死。

知识点 1

脑梗死的临床特点

1. 多在安静状态或睡眠中发病，主要为中老年人。

2. 部分病例有短暂性脑缺血发作（TIA），前驱症状如肢体麻木、无力等，局灶性体征多在发病后 10 余小时或 1~2 天达到高峰，临床表现取决于梗死灶的大小和部位。

3. 一般意识清楚，当发生基底动脉血栓或大面积脑梗死时，可出现意识障碍，甚至危及生命。

知识点 2

脑梗死的诊断要点

1. 中年以上，有高血压及动脉硬化病史，突然起病，在数小时、数日内达到高峰的脑局灶性损害症状，且这些症状符合脑部某一动脉供血区的功能缺损，无脑膜刺激征，临床上应考虑脑梗死可能。头 CT 或 MRI 可确诊。

2. 头部 CT 检查有助于鉴别脑出血与脑梗死。发病 24 小时内常无明显梗死病灶可见，超过 24 小时的头部 CT 可见相应病灶区的低密度灶。头部 MRI 敏感性较高，6 小时内弥散 MRI 阳性率达 100%，同时能够区分新旧病灶。

问题 2：诊断明确后应当如何治疗？

思路：脑梗死治疗的目标是恢复脑血流循环，救治缺血性半暗带，减轻继发性神经元损伤，改善神经功能缺损程度。分为一般治疗和特殊治疗，一般治疗指维持生命体征平稳，处理并发症；特殊治疗首先要评估患者是否具备溶栓可能。

本案患者发病已经 1 天，不符合溶栓或机械取栓适应证，治疗以维持生命体征、神经内科治疗及预防并发症为主。保证呼吸循环稳定，气道通畅，及时吸痰，必要时予气管插管呼吸机辅助通气，控制心率、血压、体温，维持水电解质平衡，鼻饲肠内营养液营养支持。特殊用药常用依达拉奉、马来酸桂哌齐特注射液改善脑循环，20% 甘露醇静滴减轻脑水肿，阿司匹林抗血小板，醒脑静醒脑开窍，痰热清清热化痰。预防肺部感染、尿路感染、消化道应激性溃疡等并发症，并尽早展开康复治疗，增进神经功能恢复。

知识点 3

脑梗死的治疗时间窗及分期

能有效挽救缺血性半暗带脑组织的治疗时间称为治疗时间窗。目前研究表明，急性缺血性卒中溶栓治疗的时间窗一般不超过发病 6 小时，机械取栓治疗的时间窗不超过发病 8 小时。超过治疗时间窗，则不能有效挽救缺血脑组织，甚至可能因再灌注损伤和继发脑出血而加重脑损害。

目前一般将脑梗死分为超早期（发病 6 小时内）、急性期（发病 2 周内）、恢复期（发病 2 周至半年）、后遗症期（发病半年以上）。超早期治疗原则是挽救缺血性半暗带，溶栓治疗是一个有效手段。急性期治疗主要是维持生命体征和处理并发症。恢复期治疗尽可能早期安全启动卒中二级预防。

知识点 4

脑梗死的治疗原则

1. 一般治疗　保持气道通畅，吸氧，保持血氧饱和度 >95%，昏迷伴呼吸异常者可考虑气管插管机械通气。控制体温、心率、血压稳定，监测血糖，维持水电解质平衡。昏迷或有吞咽困难者在发病第 2~3 天即应鼻饲。减轻脑水肿，降低颅内压，常用的脱水剂有 20% 甘露醇、甘油果糖、20% 人血白蛋白等。

2. 特殊治疗

（1）溶栓治疗：适用于发病后 3 小时内，有明显神经功能缺失，无明显意识障碍的患者。满足下列条件者可以考虑溶栓治疗：①起病 3 小时内；②头部 CT 未见脑出血和明确脑梗死病灶；③年龄在 18 岁以上、75 岁以下；④近 3 个月来未做过大手术，无消化道及其他出血性疾病史；⑤血压在 180/110mmHg 以下，血糖正常；⑥血小板计数 >100×10^9/L；⑦无明显肝、肾功能损害；⑧患者本人和/或家属理解与合作。常用的制剂为组织型纤溶酶原激活剂（rt-PA）、尿激酶。

（2）抗血小板聚集：常用药物为阿司匹林和氯吡格雷。未行溶栓的急性脑梗死患者应在 24 小时尽早服用。

（3）抗凝治疗：常用药物有肝素、低分子肝素和华法林。溶栓治疗后 24 小时内不宜应用抗凝治疗。

（4）降纤治疗。

（5）扩容：适用于低血容量、分水岭性脑梗死患者。

（6）神经保护剂：目前被认为有神经保护作用的药物有胞磷胆碱、依达拉奉等。

（7）血管内治疗：机械取栓的治疗时间窗为发病 8 小时内，多用于动脉溶栓无效的患者，也可合并血管成形或支架置入术等。

（8）外科治疗：大面积脑梗死伴有严重脑水肿或有脑疝形成征象的患者，可行外科手术治疗，去骨瓣减压为常用的手术方法。

（9）康复治疗：宜尽早进行。

问题 3：患者的中医诊断是什么？如何辨证论治？

思路：患者平素头晕，昏蒙不爽，体形较胖，遇阴雨天觉胸闷气短，现神志不清，鼻鼾痰鸣，四肢不温，右侧肢体偏瘫，舌质暗淡，舌苔白腻，脉沉滑。以神志不清、右侧肢体偏瘫为主症，中医诊断为中风-中脏腑，证属痰湿蒙塞心神之闭证，治以豁痰开窍，方选涤痰汤化裁，鼻饲苏合香丸。

法半夏 10g	陈皮 15g	茯苓 6g	胆南星 30g
竹茹 30g	石菖蒲 15g	丹参 20g	天麻 30g
钩藤 15g	甘草 6g		

3 剂，水煎温服，2 次/d，150ml/次，每日 1 剂。

苏合香丸 1 丸，每日 2 次，鼻饲。

配合针灸治疗改善偏瘫、口角歪斜、言语不利等症状。

知识点 5

中风的病因病机及辨证要点

中风是以猝然昏仆、不省人事、半身不遂、口眼歪斜、语言不利为主症的病症，轻者可无昏仆而仅见半身不遂及口眼歪斜等症状。基本病机总属阴阳失调，气血逆乱。病理性质多属本虚标实。肝肾阴虚、气血衰少为致病之本，风、火、痰、气、瘀为发病之标，两者可互为因果。

根据有无意识障碍分为中经络和中脏腑，中脏腑又可分为闭证和脱证。闭者，邪气内闭清窍，症见神昏、牙关紧闭、口噤不开、肢体痉强，属实证，根据有无热象，又有阳闭、阴闭之分。阳闭为痰热闭阻清窍，阴闭为湿痰内闭清窍。脱证是五脏真阳散脱于外，症见昏愦无知，目合口开，四肢松懈瘫软，手撒肢冷汗多，二便自遗，鼻息低微，为中风危候。

知识点6

中风的中医治疗

1. 治疗原则　镇肝息风、活血化瘀、通腑泻热、化痰通络、豁痰开窍为基本治疗原则。

2. 辨证论治

（1）中经络

1）痰阻经络

证候：猝然半身不遂，口舌歪斜，舌强言謇或不语，偏身麻木，头晕目眩，舌质暗淡，苔薄白或白腻，脉弦滑。

治法：活血化瘀，化痰通络。

选方：化痰通络汤加减。

2）风火上扰

证候：平素眩晕头痛，面红目赤，口苦咽干，心烦易怒，尿赤便干，易情绪激动，突发半身不遂，偏身麻木，舌强言謇或不语，或口舌歪斜，舌质红或红绛，脉弦有力。

治法：平肝息风，养阴清热。

选方：天麻钩藤饮或羚角钩藤汤加减。

3）痰热腑实

证候：半身不遂，口舌歪斜，言语謇涩或不语，偏身麻木，腹胀便干便秘，头晕目眩，咳痰或痰多，舌质暗红或暗淡，苔黄或黄腻，脉弦滑或偏瘫侧脉弦滑而大。

治法：通腑泻热，化痰通络。

选方：星蒌承气汤或大承气汤加味。

4）肝阳暴亢

证候：半身不遂，口舌歪斜，舌强言謇或不语，偏身麻木，烦躁失眠，眩晕耳鸣，手足心热，舌质红绛或暗红，少苔或无苔，脉细弦或细弦数。

治法：滋养肝肾，潜阳息风。

选方：镇肝熄风汤加减。

（2）中脏腑

1）痰热内闭清窍

证候：起病骤急，神昏或昏愦，半身不遂，鼻鼾痰鸣，肢体强痉拘急，项背身热，躁扰不宁，甚则手足厥冷，频繁抽搐，偶见呕血，舌质红绛，苔黄腻或干腻，脉弦滑数。

治法：温清热化痰，醒神开窍。

选方：羚角钩藤汤化裁。

中成药：安宫牛黄丸、醒脑静注射液等。

2）痰湿蒙塞心神

证候：素体阳虚，突发神昏，半身不遂，肢体松懈，瘫软不温，甚则四肢逆冷，面白唇暗，痰涎壅盛，舌质暗淡，苔白腻，脉沉滑或沉缓。

治法：温阳化痰，醒神开窍。

选方：涤痰汤化裁。

中成药：苏合香丸鼻饲。

3) 元气败脱，神明散乱

证候：突然神昏或昏愦，肢体瘫软，手撒肢冷汗多，重则周身湿冷，二便失禁，舌痿，舌质紫暗，苔白腻，脉沉缓或沉微。

治法：益气回阳固脱。

选方：参附汤化裁。

中成药：参附注射液、生脉注射液。

3. 针灸治疗

(1) 中经络：选取内关、水沟、三阴交、极泉、尺泽、委中为主穴。

(2) 中脏腑：选取内关、水沟为主穴。

【临证备要】

1. 急性脑血管病均突然发病，引起急性脑梗死的最常见血管因素为动脉粥样硬化。短暂性脑缺血发作是急性脑梗死的主要诱因。

2. 头部 CT 为早期鉴别脑出血及脑梗死的首选方法，发病 24 小时内常无明显梗死灶。头部 MRI 敏感性较高，6 小时内弥散 MRI 阳性率达 100%。

3. 超早期溶栓治疗是目前最重要的恢复血流措施，分静脉溶栓和动脉溶栓，目前认为有效抢救缺血性半暗带组织的时间窗为 4.5 小时内或 6 小时内。机械取栓治疗的时间窗为 8 小时。

4. 溶栓期间应密切监测患者神志及生命体征变化，及时复查头部 CT，防止梗死后脑出血。

5. 预防脑梗死并发症，早期开展康复治疗，促进神经功能恢复，可降低死亡率及致残率。

二、脑出血

原发性脑出血又称自发性脑出血，是指非外伤性脑实质内出血。在我国，脑出血占急性脑血管病的 20%～30%，多发生于 50 岁以上的中老年人。急性期病死率为 30%～40%，大脑半球出血约占 80%，出血多发生于基底节区，脑干和小脑出血约占 20%。引起脑出血最常见的因素是高血压动脉硬化。

【典型案例】

李某，男性，62 岁。近年来反复头晕耳鸣，2013 年 6 月 9 日，患者情绪激动后感头痛伴反应迟钝，随后出现口角右偏、流涎，右侧肢体活动不利，无视物旋转、胸闷心悸，无恶心呕吐，无肢体麻木、疼痛，无二便失禁等。病情持续不缓解，遂至急诊就诊。

问题 1：通过病史采集，目前可以获得哪些临床信息？为明确诊断及证型，需要补充哪些病史内容？

思路：患者老年男性，以口角右偏、流涎，右侧肢体活动不利为主要表现，首先考虑急性脑血管病。当先鉴别脑梗死与脑出血。

为明确诊断，需要补充以下病史：既往是否有脑血管病高危因素；神经系统查体有无阳性体征，有无脑膜刺激征；头部 CT 或 MRI 检查有无出血或缺血梗死灶；收集中医望、闻、问、切四诊内容；询问既往史、个人史、婚育史及家族史等。

完善病史：患者既往有高血压病史多年，不规律服用降压药，就诊时测血压 200/110mmHg。查体：神志清楚，轻度构音障碍，对答切题，查体配合。颈软，脑膜刺激征（-），双侧瞳孔等大等圆，直接对光反射及间接对光反射正常，眼球各项运动正常，无眼震。右侧中枢性面、舌瘫，右上肢、下肢肌力 3 级，肌张力略高，右巴宾斯基征（+）。

辅助检查：头部 CT：左基底节区可见肾形高密度灶，约 1.6cm×3.5cm，周围可见环形低密度影，侧脑室未见推移或变形，中线结构居中，提示左基底节脑出血。生化检查未见异常。

中医四诊摘要：平素头晕头痛，耳鸣目眩，突发头痛，语言不利，口舌歪斜，右侧肢体瘫痪，舌质红，苔薄黄，脉弦滑数。

根据症状、体格检查及辅助检查，可以明确诊断为急性脑出血，出血部位为左基底节区。

知识点 1

脑出血的诊断要点

1. 中老年患者，活动中或情绪激动时急性发病，迅速出现局灶性神经功能缺失症状及头痛、呕吐等高颅压症状应考虑脑出血的可能，结合头部 CT 检查，可迅速明确诊断。

2. 影像学检查

（1）头部 CT 是诊断脑出血的首选方法，可清楚显示出血部位、出血量、血肿形态、是否破入脑室及血肿周围有无低密度水肿带和占位效应等。病灶多呈圆形或卵圆形的均匀高密度区，边界清楚。脑室大量积血时多呈高密度铸型，脑室扩大。

（2）头部 MRI 和 MRA 对发现结构异常、明确脑出血病因很有帮助。MRI 对检出脑干和小脑出血灶及监测脑出血的演进过程优于 CT，对急性脑出血诊断不及 CT。

知识点 2

脑出血的临床表现

1. 急性起病，出现局灶性神经功能缺损，症状数小时达高峰。头痛、呕吐、肢体活动障碍是最常见的症状。

2. 除小量出血患者外,大部分患者伴有不同程度的意识障碍。

3. 血压升高是最常见的原因和伴发病。

4. 部分患者可有症状性癫痫发作,多为局灶性发作和继发性全身发作。

5. 不同部位血肿可产生不同的局灶症状和体征。

问题2:诊断明确后该如何治疗?

思路:首先应评估患者呼吸、循环是否稳定,神经功能缺损程度,是否具有手术适应证。如呼吸、循环不稳定,当先抢救,保证生命体征平稳。不具备手术指征者行内科治疗,改善神经功能缺损,保护脑细胞,减轻脑水肿,预防并发症。

本案患者神志清楚,呼吸稳定,嘱卧床休息,保持安静,吸氧,监测神志及体温、心率、血压、呼吸等生命体征,静滴甘露醇减轻脑水肿,应用降压药调整血压,预防感染、癫痫、下肢静脉血栓等并发症,尽早开展康复治疗。必要时复查头CT以确定是否再出血。

 知识点3

脑出血的治疗原则

1. 一般处理　发病后应卧床休息2~4周,保持安静,维持生命体征稳定及水电解质平衡,保持二便通畅,预防和治疗褥疮、尿路感染和呼吸道感染。

2. 控制血压　早期降低过高的血压,是防治进一步出血的关键。对高血压的处理应个体化,使血压维持在略高于发病前的水平。药物选择有乌拉地尔、非诺多泮、尼卡地平、拉贝洛尔等。

3. 控制脑水肿,降低颅内压　脑水肿多于出血后3~4天到达高峰,严重时可造成颅内压过高而引起脑疝,可危及生命。治疗颅内压增高常用的药物如20%甘露醇,或适量应用呋塞米,有条件时可选用白蛋白。

4. 止血治疗　止血药物如氨甲苯酸、巴曲酶等,对高血压动脉硬化性出血的作用不大。如有凝血功能障碍,可针对性给予止血药物治疗。

5. 控制体温　头颅局部降温是脑出血的重要治疗措施,但体温不宜低于34℃。并发肺炎等感染常造成体温升高,应抗感染治疗。

6. 癫痫发作的预防和处理　如出现癫痫发作,应给予苯妥英钠或卡马西平、丙戊酸钠等抗癫痫药。

7. 手术治疗　当确诊为脑出血后,应根据血肿的大小、部位及患者的全身情况尽早考虑是否需要外科手术治疗。主要手术方式有去骨瓣减压术、小骨窗开颅血肿清除术、钻孔血肿抽吸术和脑室穿刺引流术等。

8. 康复治疗　患者生命体征稳定、病情不再进展时,尽早开展康复治疗,促进神经功能恢复,提高生活质量。

问题3:患者的中医诊断是什么? 如何辨证论治?

思路:患者平素头晕头痛,耳鸣目眩,突发头痛,语言不利,口舌歪斜,右侧肢体瘫痪,舌质红,苔薄黄,脉弦滑数,中医诊断为中风。中风应辨中经络和中脏腑,脑出血临床多表现为中脏腑,但并非绝对,应根据患者的临床表现区分。本案患者无神志改变,故属于中经络。辨证属肝阳暴亢,肝风夹痰,治以育阴息风、清热化痰,方选羚角钩藤汤化裁。

羚羊角 0.3g(冲服)	桑叶 15g	川贝母 6g	生地黄 30g
钩藤 30g(后下)	菊花 15g	全瓜蒌 18g	胆南星 10g
白芍 15g	茯神 15g	竹茹 9g	甘草 6g

3剂,水煎温服,2次/d,150ml/次,每日1剂。

知识点4

脑出血的中医辨证论治

1. 治疗原则 镇肝息风、活血化瘀、通腑泻热、豁痰开窍为基本治疗原则。

2. 辨证论治

(1) 中经络

1) 肝阳暴亢

证候:半身不遂,肢体强痉,口舌歪斜,言语不利,眩晕,头胀痛,面红目赤,心烦易怒,口苦咽干,便秘尿黄,舌质红或绛,苔黄或黄燥,脉弦或弦数。

治法:平肝息风,育阴潜阳。

选方:天麻钩藤饮或羚角钩藤汤加减。

2) 痰热腑实,风痰上扰

证候:半身不遂,肢体拘急,口舌歪斜,言语不利,肢体麻木,头晕目眩,腹胀便秘,痰多胸闷,舌质暗红,苔黄或黄腻,脉弦滑。

治法:通腑泄热,化痰通络。

选方:星蒌承气汤加减。

中成药:安宫牛黄丸、醒脑静注射液,同时可用大承气汤灌肠。

(2) 中脏腑

1) 闭证

证候:突然昏仆,不省人事,半身不遂,肢体强痉,口舌歪斜,两目斜视或直视,面红目赤,鼻鼾痰鸣,躁扰不宁,口噤、项强,两手握固拘急,脉弦数或滑数有力。

治法:清热涤痰,醒神开窍。

选方:羚羊角汤加减。

中成药:安宫牛黄丸、至宝丹、苏合香丸鼻饲,或醒脑静注射液等。

2）脱证

证候：突然昏仆，不省人事，汗出如珠，目合口张，肢体瘫软，手撒肢厥，气息微弱，面色苍白，瞳孔散大，二便失禁，舌质淡紫或舌体卷缩，苔白腻，脉微欲绝。

治法：益气回阳，扶正固脱。

选方：参附汤加减。

中成药：参附注射液、生脉注射液。

3. 针灸治疗

（1）热证：针刺人中、百会、涌泉、十宣等穴。

（2）亡阴：针刺人中、内关、复溜等穴，灸神阙。

（3）亡阳：灸人中、百会、涌泉、足三里等穴。

【临证备要】

1. 高血压动脉粥样硬化是导致脑出血的主要原因。一般认为单纯的血压升高不足以引起脑出血，常在合并脑血管病变的基础上发生，如血管畸形或动脉瘤。大脑半球出血约占 80%，出血多发生于基底节区，脑干和小脑出血约占 20%。

2. 头部 CT 是早期诊断脑出血的首选方法。头部 MRI 对检出脑干和小脑出血灶及监测脑出血的演进过程优于 CT。

3. 早期控制过高的血压是防止进一步出血的关键，使血压维持在略高于平时的水平为宜。

4. 大面积脑梗死或脑出血容易引起脑水肿，严重时可造成颅内压增高引发脑疝，是急性脑血管病死亡的重要原因。

5. 预防中枢性高热及癫痫发作。要注意区分中枢性发热与感染性发热。

6. 中药、针灸及早期康复治疗可明显改善症状和预后，减轻后遗症。

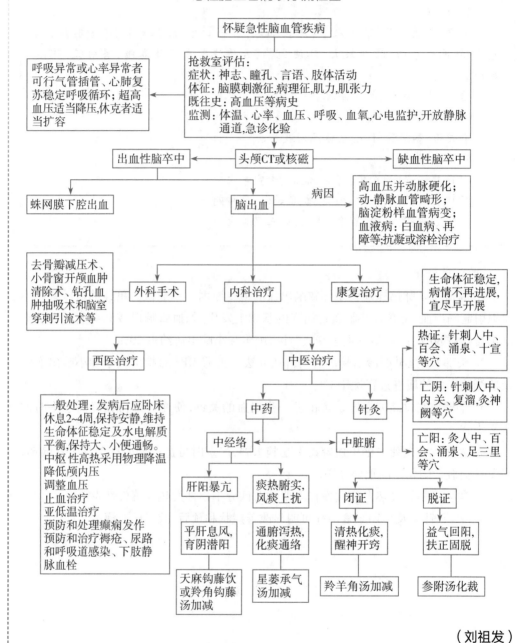

急性脑血管病诊疗流程图

（刘祖发）

扫一扫
测一测

? 复习思考题

1. 脑梗死与脑出血如何鉴别？

2. 简述脑梗死溶栓治疗的适应证及常见药物。

3. 简述中枢性发热的特点及处理方法。

第二节　癫痫持续状态

培训目标

1. 掌握癫痫持续状态的疾病特点。
2. 掌握癫痫持续状态的诊断流程及诊断标准。
3. 熟练掌握癫痫持续状态的急救处理原则。

传统定义认为癫痫持续状态指"癫痫连续发作之间意识尚未完全恢复又频繁再发,或癫痫发作持续30分钟以上未自行停止"。目前观点认为,如果患者出现全面强直-阵挛性发作持续5分钟以上即有可能发生神经元损伤,对于全面强直-阵挛性发作的患者若发作持续时间超过5分钟就该考虑癫痫持续状态的诊断,并须用抗癫痫药紧急处理。非癫痫持续状态的单个惊厥性抽搐的发作时间一般不会超过2分钟,持续10分钟的行为和电抽搐活动要考虑癫痫持续状态,这也是要求开始静脉给药的时间点。

癫痫持续状态是内科常见急症,若不及时治疗,可因高热、循环衰竭、电解质紊乱或神经元兴奋毒性损伤导致永久性脑损害,致残率和死亡率均很高。任何类型的癫痫均可出现癫痫持续状态,其中全面强直-阵挛性发作最常见,危害性也最大。本病属于中医"痫证"范畴。

【典型案例】

方某,男性,32岁。因持续抽搐1小时就诊。患者近期工作较忙,1小时前在电脑前突发抽搐,不省人事,口吐白沫,小便失禁,同事按压其人中,但患者仍未停止抽搐,遂由急救车送诊。刻下症见:神志不清,双目上视,面红唇赤,口吐白沫,四肢抽搐,小便失禁。

问题1:应补充哪些病史信息? 完善哪些检查?

思路:经过进一步问诊,患者既往曾发生车祸,入住神经外科,出院诊断为继发性癫痫。平素服用卡马西平,近半年未规律用药。

查体:体温38.4℃,脉搏107次/min,呼吸30次/min,血压149/88mmHg。呼之不应,双侧瞳孔等大等圆,直径约为2mm,对光反射迟钝。舌红,苔黄腻,脉弦滑而数。

辅助检查:血常规:WBC 12.65×10^9/L, RBC 3.68×10^{12}/L, NEUT% 97%, LYM% 2.5%。血生化:ALT 42U/L, AST 53U/L, CK 580U/L, CK-MB 28U/L, CRE 77μmol/L, BUN 4.67μmol/L, CHO 4.69mmol/L, TG 1.60mmol/L, K$^+$ 4.55mmol/L, Na$^+$ 147mmol/L, Cl$^-$ 101mmol/L。尿常规、粪便检查均正常。心电图:窦性心动过速。

中医四诊摘要:神志不清,双目上视,面红唇赤,口吐白沫,四肢抽搐,小便失禁。舌红,苔黄腻,脉弦滑而数。

知识点 1

癫痫持续状态的临床分型及其具体疾病特征

癫痫的临床表现多样,可根据发作起始局限累及一侧大脑半球某个部分,或是双侧大脑半球同时受累,分为全面性癫痫持续状态和部分性癫痫持续状态。

1. 全面性癫痫持续状态

(1) 全面性强直-阵挛性癫痫持续状态:是临床最常见、最危险的癫痫持续状态,表现为强直-阵挛性发作反复发生,意识障碍伴高热、代谢性酸中毒、低血糖、休克、电解质紊乱(低血钾、低血钙)和肌红蛋白尿等,可发生脑、心、肝、肺等多器官功能衰竭,自主神经和生命体征改变。

(2) 强直性癫痫持续状态:多见于伦诺克斯-加斯托综合征(Lennox-Gastaut syndrome)患儿,表现为不同程度的意识障碍(昏迷较少),间有强直性发作或其他类型发作,如肌阵挛、不典型失神、失张力发作等,脑电图(EEG)出现持续性较慢的棘-慢或尖-慢波放电。

(3) 阵挛性癫痫持续状态:阵挛性癫痫持续状态时间较长时可出现意识模糊甚至昏迷。

(4) 肌阵挛癫痫持续状态:特发性肌阵挛发作患者很少出现癫痫持续状态,严重器质性脑病晚期(如亚急性硬化性全脑炎、家族性进行性肌阵挛癫痫等)较常见。特发性肌阵挛发作患者 EEG 显示与肌阵挛紧密联系的多棘波,预后较好;继发于器质性脑病者 EEG 通常显示非节律性反复的棘波,预后较差。

(5) 失神发作持续状态:主要表现为意识水平降低,甚至只表现反应性下降、学习成绩下降。EEG 可见持续性棘-慢波放电,频率较慢(<3Hz)。多由治疗不当或停药诱发。

2. 部分性癫痫持续状态

(1) 单纯部分性发作癫痫持续状态:以反复的局部颜面或躯体持续抽搐为临床特征,或持续的躯体局部感觉异常为特点,发作时意识清楚,EEG 有相应脑区局限性放电。病情演变取决于病变性质,部分隐源性患者治愈后可能不再发。某些非进行性器质性病变后期可伴有同侧肌阵挛。拉斯马森综合征(Rasmussen syndrome)早期出现肌阵挛及其他形式发作,伴进行性弥漫性神经系统损害表现。

(2) 精神运动性癫痫持续状态:又称边缘叶癫痫持续状态,常表现为意识障碍和精神症状,常见于颞叶癫痫,需与其他原因导致的精神异常鉴别。

(3) 偏侧抽搐状态伴偏侧轻瘫:多见于幼儿,表现为一侧抽搐,伴发作后一过性或永久性同侧肢体瘫痪。

另外,目前也倾向于根据是否存在惊厥性发作将癫痫持续状态分为惊厥性癫痫持续状态与非惊厥性癫痫持续状态。

问题2:应如何处理和治疗?

1. 告病危,持续心电监护,监测血压、呼吸等。

2. 保持呼吸道通畅,立即气管插管,呼吸机辅助通气。

3. 控制癫痫发作,予咪达唑仑0.2mg/kg静注,然后按0.6mg/(kg·h)静滴维持。

4. 中医治疗。辨证属肝火痰热,治以清泻肝火、豁痰定痫,方选龙胆泻肝汤合涤痰汤加减。

龙胆草10g	栀子15g	黄芩10g	生地30g
当归10g	胆南星20g	竹茹30g	法半夏10g
茯苓30g	全蝎6g	地龙30g	僵蚕10g
甘草3g			

2剂,水煎温服,2次/d,150ml/次,每日1剂。

5. 静脉滴注醒脑静。

6. 密切观察症状及体征变化。

知识点2

癫痫持续状态的诊疗常规

1. 诊断

(1) 有癫痫持续发作临床表现。

(2) 脑电图是最重要检查方法,有助于明确癫痫的诊断及分型。

2. 治疗

(1) 一般措施:保持呼吸道通畅,吸氧,必要时行气管插管或切开,尽可能对患者进行心电、血压、呼吸、脑电的监测,定时复查血气分析和生化全项;查找诱发癫痫持续状态的原因并治疗;有牙关紧闭者应放置牙套。建立静脉通道,值得注意的是葡萄糖注射液能使某些抗癫痫药沉淀,尤其是苯妥英钠。

(2) 控制癫痫发作:癫痫持续状态是急症,预后不仅与病因有关,还与成功治疗的时间有关。如发作超过1小时,体内环境的稳定性被破坏,将引发中枢神经系统许多不可逆损害,治疗的首要任务就是迅速终止发作。可选用下列药物:

1) 地西泮:10~20mg静脉注射,每分钟不超过2mg,如有效,再将60~100mg地西泮溶于5%葡萄糖生理盐水中,于12小时内缓慢静脉滴注。儿童首次剂量为0.25~0.5mg/kg,一般不超过10mg。地西泮偶尔会抑制呼吸,需停止注射,必要时加用呼吸兴奋剂。

2) 咪达唑仑:起效快,1~5分钟出现药理学效应,5~15分钟出现抗癫痫作用,对血压和呼吸的抑制作用较传统药物小。常用剂量为首剂静注0.15~0.2mg/kg,然后按0.06~0.6mg/(kg·h)静滴维持。新生儿可按0.1~0.4mg/(kg·h)持续静脉滴注。

3) 丙泊酚:是一种非巴比妥类的短效静脉用麻醉剂,能明显增强γ-氨基丁酸(GABA)能神经递质的释放,可在几秒钟内终止癫痫发作和脑电图上的痫性放电,平均起效时间 2.6 分钟。建议首剂 1～2mg/kg 静注,继之以 2～10mg/(kg·h)持续静滴维持。控制发作所需的血药浓度为 2.5μg/ml,突然停用可使发作加重,逐渐减量则不出现癫痫发作的反跳。丙泊酚可能的不良反应包括诱导癫痫发作,但并不常见,且在低于推荐剂量时出现,还可出现其他中枢神经系统的兴奋症状,如肌强直、角弓反张、手足徐动症。儿童静注推荐剂量超过 24 小时,可能出现横纹肌溶解、难治性低氯血症、酸中毒、心力衰竭等不良反应。

（3）积极防治并发症:如出现脑水肿可用 20%甘露醇 125～250ml 快速静滴;预防性应用抗生素控制感染;高热可给予物理降温;纠正代谢紊乱,如低血糖、低血钠、低血钙、高渗状态及肝性脑病等,纠正酸中毒,并给予营养支持治疗。

（4）中医治疗

1）治疗原则:清泻肝火、豁痰息风、开窍定痫为基本治疗原则。

2）辨证论治

①肝风痰浊

证候:突然跌倒,神志不清,抽搐吐涎,或伴见尖叫与二便失禁,发病前常有眩晕、头昏、胸闷、乏力、痰多、心情不悦,舌质淡红,苔白腻,脉弦滑有力。

治法:涤痰息风,开窍定痫。

选方:定痫丸加减。

中成药:苏合香丸等。

②肝火痰热

证候:昏仆抽搐,面红唇赤,吐涎,或有吼叫,平时急躁易怒,心烦失眠,咳痰不爽,口苦咽干,便秘溲黄,舌红,苔黄腻,脉弦滑而数。

治法:清热泻火,化痰开窍。

选方:龙胆泻肝汤合涤痰汤加减。

中成药:灌服牛黄清心丸或安宫牛黄丸,静滴醒脑静

3）针灸治疗:选取百会、水沟、后溪、涌泉、合谷、太冲、丰隆为主穴。

（陈汉洪）

复习思考题

癫痫的主要发病机制是什么?

扫一扫
测一测

第十五章

急 性 中 毒

第一节　总　论

培训目标

1. 熟练掌握常见毒物引起的急性中毒的表现及中毒程度分级。
2. 熟练掌握急性中毒的西医急救处理。
3. 熟悉急性中毒的中医急救处理。

中毒(poisoning)是指化学物质进入体内,在效应部位蓄积到一定量,引起损害的全身疾病。能引起中毒的化学物质称毒物。毒物品种繁多,根据来源和用途,可将毒物分为:①工业毒物;②农药;③药物;④有毒动物;⑤有毒植物。

根据所接触毒物的毒性、量和时间,将中毒分为急性中毒和慢性中毒。急性中毒是由于短时间内大量毒物进入体内引起,发病急、病情重、变化快,处理不及时危及生命;慢性中毒由小量毒物持续缓慢或多次进入体内蓄积引起,起病慢、病程长,临床表现缺乏特异性,易误诊和漏诊。

本章重点阐述急性中毒的临床诊疗。

一、病因和发病机制

（一）病因

急性中毒多为非职业性中毒或生活中毒,常见的原因有:①意外中毒:过量或误服;②蓄意中毒或自杀;③非蓄意中毒:滥用或成瘾;④谋害。

我国急性中毒的毒物依次为镇静催眠药、抗精神病药、一氧化碳、腐败变质食物、酒精等。城市人口急性中毒毒物常为镇静催眠药,农村人口急性中毒毒物常为有机磷类杀虫剂,亦可见百草枯中毒。

（二）中毒机制

不同毒物的毒性作用和中毒机制不同。

1. 局部作用　强酸、强碱引起接触处的皮肤红肿、水疱,甚则糜烂或变性坏死。

2. 缺氧　一氧化碳、硫化氢、氢氰酸中毒后,妨碍氧吸收、运输和利用,引起组织缺氧。氢氰酸中毒引起闪电式昏迷和死亡。

3. 麻醉作用　麻醉药亲脂性强,易通过血脑屏障,对中枢神经系统有麻醉作用。

4. 抑制酶活力　有机磷类杀虫剂抑制胆碱酯酶活力,氰化物抑制细胞色素氧化酶活力,重金属抑制含巯基酶活力,等等。

5. 干扰细胞功能　百草枯在细胞内形成大量活性氧自由基,引起细胞膜脂质过氧化耦联,阻碍三磷酸腺苷形成和贮存。

（三）中医病因病机

中医认为,中毒是毒物经人体食管、气道、皮肤、血脉侵入体内,致使气血失调,津液、水精输布功能受阻,甚则损伤脏器的急性病证。

二、诊断

中毒的症状和体征多无特异性,疑为中毒时应综合病史、体格检查、实验室相关检查、毒物分析及解毒药疗效进行判断,并注意与症状相似疾病的鉴别诊断。

（一）病史

重点询问毒物的种类、暴露量、时间、途径和中毒环境,既往史及中毒前后情况,治疗经过及现场遗留物品等。怀疑食物中毒时应调查同餐者有无类似发病情况。

（二）临床表现

1. 急性中毒可累及各系统,出现相应的临床表现,常见毒物所致的系统损害及临床表现见表15-1-1。

表 15-1-1　常见毒物所致的系统损害及临床表现

累及系统	临床表现	毒物
皮肤黏膜	皮肤及口腔黏膜灼伤	强酸、强碱、甲醛、苯酚、百草枯等腐蚀性毒物
	发绀	麻醉药、有机溶剂、刺激性气体、亚硝酸盐和苯胺、硝基苯等
	黄疸	毒蕈、鱼胆、四氯化碳、百草枯等
	颜面潮红	阿托品、颠茄、乙醇、硝酸甘油
	皮肤湿润	有机磷类杀虫剂、水杨酸、拟胆碱药、吗啡类
	樱桃红色	一氧化碳、氰化物
眼	瞳孔缩小	有机磷类杀虫剂、阿片类、镇静催眠药及氨基甲酸酯类
	瞳孔扩大	阿托品、莨菪碱、甲醇、乙醇、大麻、苯、氰化物等
	视神经炎	甲醇、一氧化碳等
神经系统	昏迷	麻醉药、镇静催眠药、有机溶剂、一氧化碳、硫化氢、氰化物、有机汞、拟除虫菊酯类杀虫剂、乙醇、阿托品等
	谵妄	有机汞、抗胆碱药、醇、苯、铅等
	肌纤维颤动	有机磷类杀虫剂、有机氯、有机汞、汽油、乙醇、硫化氢等

续表

累及系统	临床表现	毒物
神经系统	惊厥	毒鼠强、窒息性毒物、有机氯杀虫剂、拟除虫菊酯类杀虫剂及异烟肼等
	瘫痪	可溶性钡盐、一氧化碳、三氧化二砷、蛇毒、河豚毒素、箭毒等
	精神异常	二硫化碳、一氧化碳、有机溶剂、乙醇、阿托品、抗组胺药和蛇毒等
呼吸系统	呼吸气味	氰化物有苦杏仁味;有机磷类杀虫剂、黄磷、铊等有大蒜味
	呼吸加快或深大	二氧化碳、呼吸兴奋剂、水杨酸类、抗胆碱药
	呼吸减慢	催眠药、吗啡、海洛因
	肺水肿	刺激性气体、磷化锌、有机磷类杀虫剂、百草枯等
消化系统	中毒性肝损害	磷、硝基苯、毒蕈、氰化物、蛇毒
	中毒性胃肠炎	铅、锑、砷、强酸、强碱、磷化锌
循环系统	心动过速	阿托品、颠茄、氯丙嗪、拟肾上腺素药
	心动过缓	洋地黄类、毒蕈、拟胆碱药、钙通道阻滞药、β受体阻滞剂
	心搏骤停	洋地黄、奎尼丁、氨茶碱、依米丁
泌尿系统	肾小管坏死	毒蕈、蛇毒、生鱼胆、斑蝥、氨基糖苷类抗生素
	肾小管堵塞	砷化氢、蛇毒、磺胺结晶等
血液系统	溶血性贫血	砷化氢、苯胺、硝基苯等
	再生障碍性贫血	氯霉素、抗肿瘤药、苯等
	出血	阿司匹林、氯霉素、氢氯噻嗪、抗肿瘤药
	凝血功能障碍	肝素、香豆素类、水杨酸类、敌鼠、蛇毒等

2. 不同毒物中毒也可以有相似的临床表现,常见急性中毒临床表现见表 15-1-2。

表 15-1-2 常见急性中毒临床表现

中毒毒物	中毒综合征	症状和体征
阿托品、东莨菪碱、抗组胺药、抗帕金森药、金刚烷胺、抗精神病药、抗抑郁药、抗痉挛药、扩瞳药、骨骼肌松弛药或某些有毒植物	抗胆碱能综合征	高热、谵妄、言语不清、皮肤干燥及发红、瞳孔扩大、血压升高、心率增快、肠鸣音减少或尿潴留
可卡因、苯丙胺、甲基苯丙胺及其衍生物、苯丙醇胺或麻黄素	拟交感综合征	高热、出汗、偏执、妄想、瞳孔扩大、血压升高、心率增快和腱反射亢进
镇痛药、巴比妥类、苯二氮䓬类、乙氯维诺、格鲁米特、甲乙哌酮、甲喹酮、甲丙氨酯或乙醇	阿片、镇静药或酒精中毒综合征	体温和血压降低、昏迷、瞳孔缩小、心率减慢、呼吸抑制、肺水肿、肠鸣音减少和腱反射减弱

续表

中毒毒物	中毒综合征	症状和体征
有机磷或氨基甲酸酯类杀虫剂、毒扁豆碱、依酚氯铵或毒蕈碱	胆碱能综合征	出汗、流泪、流涎、痰多、惊厥、意识状态改变、瞳孔缩小、腹痛、呕吐、二便失禁、心律失常、肺水肿、肌无力或震颤
阿司匹林、邻羟基苯甲酸甲酯	水杨酸中毒综合征	意识状态改变、呼吸性碱中毒和代谢性酸中毒、耳鸣、呼吸深快、心率增快、恶心、呕吐和出汗
磺脲类、胰岛素	低血糖症	意识状态改变、出汗、心率增快、血压升高
哌替啶	血清素综合征	高热、意识状态改变、肌张力增高和腱反射增强
抗凝血类杀鼠药	凝血功能障碍	血尿、鼻出血、牙龈出血、皮下出血、咯血等广泛性出血

3. 临床将中毒程度分为 4 级,见表 15-1-3。

表 15-1-3　中毒程度分级

中毒程度	症状和体征	
	兴奋药中毒	抑制药中毒
1 级	焦虑、激动、瞳孔扩大、震颤和腱反射亢进	意识模糊、昏睡、共济失调、能执行口头指令
2 级	体温和血压升高、精神错乱、躁动、心率增快和呼吸急促	浅昏迷(有疼痛反应)、脑干和深部腱反射存在
3 级	高热、谵妄、幻觉和快速心律失常	中度昏迷(无疼痛反应、呼吸抑制)和部分反射消失
4 级	惊厥、昏迷和循环衰竭	深昏迷,呼吸、循环衰竭和反射消失

（三）实验室检查

1. 毒物检测　采集毒物剩余样本或呕吐物、血液、尿液等。

2. 特异性血液生化检测　如亚硝酸盐中毒的血高铁血红蛋白测定,有机磷类杀虫剂中毒的血胆碱酯酶测定,一氧化碳中毒的碳氧血红蛋白测定等。

3. 常规检查

（1）尿液检查:①肉眼血尿:见于影响凝血功能的毒物中毒;②蓝色尿:见于含亚甲蓝的药物中毒;③绿色尿:见于麝香草酚中毒;④橘黄色尿:见于氨基比林等中毒;⑤灰色尿:见于酚或甲酚中毒;⑥结晶尿:见于扑痫酮、磺胺等中毒;⑦镜下血尿或蛋白尿:见于升汞、生鱼胆等肾损害性毒物中毒。

（2）血液检查

1）外观：①褐色：高铁血红蛋白生成性毒物中毒；②粉红色：溶血性毒物中毒。

2）生化检查：①肝功能异常：见于四氯化碳、乙酰氨基酚、重金属等中毒；②肾功能异常：见于肾损害性毒物中毒，如氨基糖苷类抗生素、蛇毒、生鱼胆、重金属等；③低钾血症：见于可溶性钡盐、排钾利尿药、氨茶碱等中毒。

3）凝血功能异常：多见于抗凝血类杀鼠药、蛇毒、毒蕈等中毒。

4）动脉血气分析：①低氧血症：见于刺激性气体、窒息性毒物等中毒；②酸中毒：见于水杨酸类、甲醇等中毒。

三、急救处理原则

（一）西医急救处理

立即脱离中毒现场，终止与毒物继续接触；紧急复苏和对症支持治疗；迅速清除体内已被吸收或尚未吸收的毒物；应用特效解毒药物。

1. 立即脱离中毒现场，终止与毒物继续接触　立即将患者撤离中毒现场，移至空气新鲜的地方；立即脱去污染的衣服，用肥皂水或温水清洗皮肤和毛发上的毒物；用生理盐水彻底冲洗清除眼内的毒物，局部一般不用解毒药；清除伤口中的毒物。特殊毒物清洗与清除的要求见表15-1-4。

表 15-1-4　特殊毒物的清洗要求

毒物种类	清洗要求
苯酚、二硫化碳、溴苯、苯胺、硝基苯	用10%酒精冲洗
磷化锌、黄磷	用1%碳酸钠溶液冲洗
酸性毒物（铊、磷、有机磷、溴、溴化烷、汽油、四氯化碳、甲醛、硫酸二甲酯、氯化锌、氨基甲酸酯）	用5%碳酸氢钠溶液或肥皂水冲洗后，再用清水冲洗
碱性毒物（氨水、氨、氢氧化钠、碳酸钠、硅酸钠）	用2%醋酸、3%硼酸或1%枸橼酸溶液冲洗
固体生石炭、黄磷	先用镊子、软毛刷清除毒物颗粒后，再用温水清洗干净
三氯化磷、三氯氧磷、五氯化二磷、芥子气	先用纸巾吸去毒物后，再用水清洗（切勿先用水冲洗）
焦油、沥青	先用二甲苯清除后，再用清水或肥皂水冲洗皮肤，待水干后，用羊毛脂涂在皮肤表面

2. 紧急复苏和对症支持治疗　对急性中毒呼吸衰竭者，要保持气道通畅，清除口腔内呕吐物或气道分泌物，经鼻导管或面罩给氧（5～10L/min），视病情予气管插管和呼吸机治疗。毒物排出前不宜应用呼吸兴奋药，易诱发惊厥或心律失常。

观察神志、体温、脉搏、呼吸和血压等情况。严重中毒出现循环衰竭者，静脉输注晶体液、血浆或其他代用品,无效时加用多巴胺或多巴酚丁胺。

对急性中毒昏迷者,据病因选择急救药物。低血糖昏迷者静注葡萄糖;地西泮中毒昏迷者静注氟马西尼;急性酒精中毒昏迷者静注纳洛酮;昏迷伴颅内压增高者静注地塞米松和甘露醇。

惊厥时静注地西泮 5～10mg(或 0.1～0.2mg/kg)。无效时予苯妥英钠 15～18mg/kg(50mg/min)静脉输注,或苯巴比妥 100～200mg 肌注或静注。

3. 迅速清除体内已被吸收或尚未吸收的毒物

(1) 清除尚未吸收的毒物

1) 催吐:适用于神志清楚并能配合的患者,昏迷、惊厥、休克状态、无呕吐反射及吞服腐蚀性毒物者禁忌催吐。嘱患者饮 200～300ml 温水,用压舌板刺激咽后壁诱发呕吐;或将吐根糖浆 15～20ml 加入 200ml 水中分次口服以催吐。

2) 洗胃:在服毒 6 小时内进行为好,超过 6 小时也不应放弃洗胃。洗液用温水,也可用绿豆汤,每次 300ml 左右,反复进行直至无色、无味为止,一般总量可达10 000ml。同时要防治洗胃对胃黏膜的损伤和注意禁忌证(休克状态、有消化道出血或穿孔危险、严重食管静脉曲张、腐蚀性毒物中毒、口服挥发类化学毒物中毒等)。此外,昏迷者无气道保护功能,需洗胃时先行气管插管,以防胃内容物误吸。

3) 导泻:常用硫酸镁粉 15～30g,加水 200ml 口服,还可用甘露醇或山梨醇口服导泻。

4) 灌肠:服药时间超过 6 小时以上,而导泻尚未发生作用时,对抑制肠蠕动的毒物(如巴比妥类和吗啡类)摄入或重金属所致的中毒,灌肠尤为必要。常用 1% 肥皂水500ml 连续多次灌肠;活性炭加入灌肠液中可促进毒物吸附后排出。

(2) 促进已吸收毒物排出

1) 利尿解毒及毒物离子化:常用袢利尿剂(呋塞米)、渗透性利尿剂(甘露醇)促进毒物排出。可用弱酸或弱碱使毒素离子化以排出体外,常用的有碱化尿液的碳酸氢钠和酸化尿液的维生素 C 和氯化铵。

2) 氧疗:高压氧是解救一氧化碳中毒的特效方法,可促进碳氧血红蛋白解离,加速一氧化碳排出,还能减少迟发性脑病的发生。

3) 透析:常用腹膜透析或血液透析,在中毒 12 小时内效佳,用于清除分子量<500D、水溶性强、蛋白结合率低的毒物(如苯巴比妥、水杨酸类、醇类、茶碱等),对短效巴比妥类、有机磷类杀虫剂等脂溶性毒物效果不好。

4) 血液灌流:用于治疗脂溶性或与蛋白质结合的毒物中毒,对分子量 500～40 000D 的水溶性和脂溶性毒物均有清除作用,包括镇静催眠药、解热镇痛药、洋地黄、有机磷类杀虫剂及毒鼠强等。

5) 血浆置换:主要用于清除蛋白结合率高、分布容积小的大分子物质,对蛇毒、毒蕈等生物毒及砷化氢等溶血性毒物中毒疗效最佳。

4. 应用特效解毒药物 见表 15-1-5。未明确诊断或中毒超过限定时间者,不宜应用。

表 15-1-5 解毒药

毒物	解毒药
有机磷类杀虫剂	解磷定、阿托品
苯二氮䓬类	氟马西尼
抗胆碱药	毒扁豆碱
镇痛药	纳洛酮
β受体阻滞剂	高血糖素
钙通道阻滞药	钙
对乙酰氨基酚	乙酰半胱氨酸
异烟肼	维生素 B_6
甲醇、乙二醇	乙醇、叶酸或4-甲基吡唑
硫化氢	亚硝酸钠
亚硝酸盐	亚甲蓝
氰化物	亚硝酸钠、亚硝酸异戊酯或硫代硫酸钠
重金属	螯合剂

（二）中医急救处理

1. 催吐 可用三圣散（藜芦、防风、瓜蒂）或催吐解毒汤（甘草、瓜蒂、玄参、地榆）水煎顿服；也可取生鸡蛋 10~20 个，用蛋清加明矾搅匀后口服或灌胃，白矾或胆矾温水冲服。

2. 导泻 番泻叶 15g 泡水冲服；也可用大黄水煎 200~300ml 灌肠；或大承气汤水煎 300~500ml 灌肠。

3. 利尿 车前子、白茅根水煎服。

4. 辨证论治

（1）实证

证候：恶心，呕吐，呕吐物或呼出气有特殊气味，腹痛，腹泻，头晕，头痛，烦躁不安，肌肉震颤，甚则谵语神昏，舌红，苔腻，脉滑数。

治法：祛邪解毒。

选方：银花三豆饮加减。

（2）虚证

证候：头晕，耳鸣，筋惕肉瞤，呕恶清涎，腹痛，腹泻，惊悸或怔忡，甚则汗出肢凉，呼吸气微，二便自遗，脉微细欲绝。

治法：扶正祛邪。

选方：参附汤加减。

（文 丹）

扫一扫
测一测

课件

15章02节PPT

> ? **复习思考题**
>
> 1. 简述急性中毒的程度分级。
> 2. 简述急性中毒的西医急救处理原则。
> 3. 简述急性中毒的中医急救处理原则。

第二节　急性有机磷类杀虫剂中毒

培训目标

1. 熟练掌握急性有机磷类杀虫剂中毒的临床表现、诊断。
2. 掌握急性有机磷类杀虫剂中毒特效解毒药物的使用。
3. 熟悉急性有机磷类杀虫剂中毒的中医治疗。
4. 了解有机磷类杀虫剂的分类。

急性有机磷类杀虫剂中毒在我国是急诊常见的中毒,占急诊中毒的49.1%,占中毒死亡的83.6%。有机磷类杀虫剂(organophosphorus insecticides,OPI)多属磷酸酯类或硫酸脂类化合物,是广谱杀虫剂,呈油状液体,有大蒜味。有机磷类杀虫剂抑制乙酰胆碱酯酶活性引起体内乙酰胆碱蓄积,胆碱能神经持续冲动而导致一系列以毒蕈碱样、烟碱样和中枢神经系统症状为主要特征的器官功能紊乱,严重者可因昏迷和呼吸衰竭而死亡。

本病可参照中医"神昏""呕吐""腹痛""厥脱""头痛"等病症辨证救治。

【典型案例】

李某,女性,45岁。患者3小时前与家人争吵后服敌敌畏200ml,家人发现时已神志不清,急送来诊,大小便失禁,出汗多。既往体健,否认高血压、糖尿病病史,无药物过敏史,月经史、个人史及家族史无特殊。

问题1:通过病史采集,目前可以获得哪些临床信息? 为明确诊断,需要进行哪些体格检查?

思路:患者与家人争吵后服敌敌畏,诊断基本明确,为"急性有机磷类杀虫剂中毒"。

为明确诊断,需要补充了解以下病史资料:瞳孔是否明显缩小、呼出气有无大蒜味、有无口吐白沫及肌纤维震颤、肺部有无湿啰音等。

完善体格检查:体温36.5℃,脉搏102次/min,呼吸14次/min,血压112/64mmHg。患者呼出气有大蒜味,平卧位,神志不清,被动体位,压眶有反应,皮肤湿冷,肌肉颤动,巩膜无黄染,瞳孔针尖样,对光反射弱,口角流涎,双肺可闻及较多哮鸣音和大量湿啰音,心界不大,心率102次/min,律齐,无杂音,腹平软,肝脾未触及,下肢

笔记

无水肿。四肢肌肉强直性痉挛,巴宾斯基征(+)。

问题2:为明确证型,需要完善哪些中医四诊内容?

思路:参照"十问歌"尽可能全面收集中医四诊内容,需要补充了解舌脉情况。

完善舌脉等情况:与人急吵,服敌敌畏后昏迷,大汗出,二便失禁,舌质红绛,无苔,脉数。

问题3:需要完善哪些辅助检查?

思路:急性有机磷类杀虫剂中毒通过影响胆碱酯酶活性,导致以乙酰胆碱为代表的神经递质蓄积,产生一系列毒性损伤,临床表现为毒蕈碱样、烟碱样及中枢神经系统症状,急诊检查应该围绕快速明确诊断、评估病情及相关器官功能检查展开,包括胆碱酯酶活力测定、血常规、心肌酶、肝肾功能、血气分析等。

完善辅助检查:血生化:胆碱酯酶 56U/L,谷丙转氨酶 56U/L,乳酸脱氢酶 157U/L,尿素氮 7.8mmol/L,肌酐 89μmol/L。**血常规:**WBC 12×10^9/L,NEUT% 81.2%。**血气分析:**pH 7.35,$PaO_2$94mmHg,$PaCO_2$24mmHg,$SaO_2$95%。**头部 CT:**未见明显异常。**心电图:**窦性心动过速。

知识点 1

急性有机磷类杀虫剂中毒的疾病特征

1. 临床表现

(1) **毒蕈碱样症状:**又称 M 样症状,由于乙酰胆碱使副交感神经末梢兴奋引起平滑肌痉挛和腺体分泌增加,表现为恶心、呕吐、腹痛、腹泻、尿频、大小便失禁、多汗、全身湿冷(尤以躯干和腋下等部位明显)、多泪、多涎、心率减慢、瞳孔缩小(严重时呈针尖样缩小)、气道分泌物增加、支气管痉挛等,严重者可出现肺水肿。

(2) **烟碱样症状:**又称 N 样症状,由于乙酰胆碱在横纹肌神经肌肉接头处过度蓄积,持续刺激突触后膜上烟碱受体所致,表现为眼睑、颜面、舌、四肢甚至全身横纹肌纤维束颤动,先从小肌群开始,发展为全身肌肉纤颤或强直性痉挛,而后出现肌力减退和瘫痪。呼吸肌麻痹可引起呼吸衰竭。乙酰胆碱刺激交感神经节,其节后神经纤维末梢释放儿茶酚胺,可引起血压升高、心率加快和心律失常。

(3) **中枢神经系统症状:**主要因中枢神经受乙酰胆碱刺激引起,表现为头晕、头痛、疲乏、谵妄、共济失调、烦躁不安、抽搐和昏迷。

(4) **胆碱能危象:**患者在一般中毒症状的基础上,出现严重肺水肿、缺氧、呼吸衰竭、抽搐、昏迷,甚至心搏呼吸骤停,称为胆碱能危象。

(5) **反跳现象:**部分有机磷类杀虫剂(如乐果和马拉硫磷)口服中毒后,经治疗症状好转,达到稳定期数日或 1 周后病情突然急剧恶化,再次出现昏迷,甚至肺水肿或突然死亡。可能由于残留在皮肤、毛发、胃肠道的有机磷类杀虫剂重吸收或解毒剂停用过早或其他不明机制所致。

(6) **迟发性多发性神经病:**少数患者在急性重度中毒症状消失后 2~3 周出

现迟发性神经损害,表现为感觉、运动型多发性神经病变,主要累及肢体末端,表现为肢体末端烧灼、疼痛、麻木,以及下肢无力、瘫痪、四肢肌肉萎缩等。肌电图提示失神经电位和运动神经传导速度明显减慢。

(7) 中间综合征:多在急性中毒后 24~96 小时发病,主要为突触后神经肌肉接头功能障碍,引起一组以肌无力为突出表现的综合征,其发生时间介于胆碱能危象与迟发性神经病之间。主要表现为屈颈肌、四肢近端肌肉及第Ⅲ~Ⅶ对和Ⅹ对脑神经支配的肌肉肌力减退,如不能抬头、肢体抬举困难、不能睁眼和张口、吞咽困难、声音嘶哑、复视、转动颈部和耸肩力弱、伸舌困难等。病变累及呼吸肌时常引起呼吸肌麻痹,并迅速进展为呼吸衰竭。

(8) 局部损害:有些有机磷类杀虫剂接触皮肤后发生过敏性皮炎、皮肤水疱或剥脱性皮炎;污染眼部时出现结膜充血和瞳孔缩小。

2. 体征

(1) 瞳孔:针尖样缩小。

(2) 气味:刺鼻大蒜味。

(3) 呼吸及循环系统:呼吸频率加快,双肺可闻及湿啰音。中毒早期交感神经短期兴奋,可引起心率增快,重度中毒患者可发生室上性心动过速、室性期前收缩,甚至室颤。

(4) 神经系统:眼睑、颜面、舌、四肢甚至全身横纹肌纤维束颤动,或全身肌肉强直性痉挛,肌力减退或瘫痪,共济失调,抽搐或昏迷。

(5) 皮肤:副交感神经兴奋、脂质分泌旺盛致全身皮肤湿冷(尤以躯干和腋下等部位明显)、多泪、多涎。

知识点2

急性有机磷类杀虫剂中毒的诊断

1. 诊断　根据有机磷类杀虫剂接触史,典型的中毒症状、体征,以及患者皮肤、衣物、呕吐物有特殊的大蒜味,全血胆碱酯酶活力降低,毒物鉴定阳性,可诊断。

中毒程度临床分为 3 级:①轻度中毒:只表现为毒蕈样作用和中枢神经系统症状,胆碱酯酶活力值为 70%~50%;②中度中毒:除以上症状加重外,还出现烟碱样作用,但意识尚清,胆碱酯酶活力值为 50%~30%;③重度中毒:除上述症状外,并出现昏迷、脑水肿、肺水肿、呼吸肌麻痹等症状之一,胆碱酯酶活力值在30%以下。

2. 影像学检查

(1) 头部 CT 检查帮助鉴别脑血管意外。

(2) 重度中毒患者胸部 X 线检查可发现肺水肿。

3. 辅助检查

(1) 血胆碱酯酶活力测定:血胆碱酯酶活力是诊断有机磷类杀虫剂中毒的

特异性实验指标,对判断中毒程度、疗效和预后极为重要。以正常人血胆碱酯酶活力值为 100%,急性有机磷类杀虫剂中毒时,胆碱酯酶活力值在 70%~50% 为轻度中毒;50%~30% 为中度中毒;30% 以下为重度中毒。

(2) 尿中有机磷类杀虫剂分解产物测定:在人体内,对硫磷和甲基对硫磷氧化分解为对硝基酚,敌百虫代谢为三氯乙醇。尿中测出对硝基酚或三氯乙醇有助于诊断上述毒物中毒。

(3) 心电图:常见室性心律失常、尖端扭转型室性心动过速、心脏传导阻滞和 Q-T 间期延长。

(4) 血常规、尿常规、肝肾功能、凝血功能、电解质、血气分析等有助于判断中毒导致的器官功能损害。

问题 4:如何选择适当的急救及治疗方法?

思路:无论中医治疗或西医治疗,急性中毒均按照以下原则进行救治:①立即脱离中毒现场,终止与毒物继续接触;②检查并稳定生命体征;③迅速清除体内尚未吸收或已被吸收的毒物(尚未吸收的毒物:催吐、洗胃、导泻、灌肠;已被吸收的毒物:利尿、供氧、血液净化);④如有可能,尽早使用特效解毒药;⑤对症支持治疗。

具体治疗方案:

1. 告知病情,洗胃、导泻。

2. 应用胆碱酯酶活化药:碘解磷定。

3. 应用抗胆碱药:阿托品。

4. 应用甘露醇和糖皮质激素脱水治疗脑水肿。

5. 维持生命体征稳定,吸氧,保持呼吸道通畅,补液,维持水电解质和酸碱平衡。

6. 中医治疗。证属毒陷心脑、脏腑虚衰,治以清毒醒脑,方选菖蒲郁金汤加减。

| 石菖蒲 12g | 炒栀子 12g | 竹叶 15g | 牡丹皮 12g |
| 郁金 12g | 连翘 9g | 灯心草 9g | 木通 4.5g |

紫金片 1.5g(冲服)

3 剂,水煎温服(鼻饲),2 次/d,150ml/次,每日 1 剂。

7. 密切观察症状及体征变化,监测血清胆碱酯酶。

知识点 3

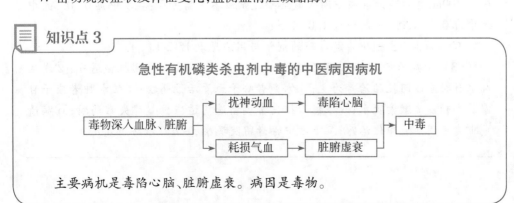

急性有机磷类杀虫剂中毒的中医病因病机

主要病机是毒陷心脑、脏腑虚衰。病因是毒物。

知识点 4

急性有机磷类杀虫剂中毒的治疗

1. 西医急救治疗

（1）迅速清除毒物：立即脱离中毒现场，脱去污染的衣服，用肥皂水（敌百虫中毒者禁用）彻底清洗污染的皮肤和毛发等。用清水、2%碳酸氢钠溶液（敌百虫中毒者禁用）、1∶5 000 高锰酸钾溶液（对硫磷中毒者禁用）反复洗胃，直至洗出液清亮为止。洗胃后常用硫酸镁导泻。血液灌流可有效消除血液中的有机磷类杀虫剂，一般在中毒后 1~4 天内进行。

（2）特效解毒药的应用

1）应用原则：早期、足量、联合、重复用药。

2）胆碱酯酶活化药：恢复被抑制的胆碱酯酶的活性，对解除烟碱样症状作用明显，以碘解磷定和氯解磷定最常用。胆碱酯酶活化药对中毒 24~48 小时后已老化的胆碱酯酶无活化作用。

3）抗胆碱药：可与乙酰胆碱争夺胆碱受体，从而阻断乙酰胆碱的作用。

①阿托品：主要阻断乙酰胆碱对副交感神经和中枢神经系统毒蕈碱受体（M 受体）的作用，故能有效解除 M 样症状及呼吸抑制。

阿托品化是指应用阿托品后，患者瞳孔较前扩大，出现口干、皮肤干燥、颜面潮红、心率加快、肺部啰音消失等表现，此时应逐步减少阿托品用量。如患者瞳孔明显扩大，出现神志模糊、烦躁不安、谵妄、惊厥、昏迷及尿潴留等情况，提示阿托品中毒，应立即停用阿托品，酌情给予毛果芸香碱对抗。

②盐酸戊乙奎醚注射液（长托宁）：是一种新型抗胆碱药，能拮抗中枢和外周 M、N 受体。长托宁较阿托品具有以下优势：①拮抗腺体分泌、平滑肌痉挛等 M 样症状的效应更强；②除拮抗 M 受体外，还有较强的拮抗 N 受体作用，可有效解除乙酰胆碱在横纹肌神经肌肉接头处过多蓄积所致的肌纤维颤动或全身肌肉强直性痉挛；③具有中枢和外周双重抗胆碱效应，且其中枢作用强于外周作用；④不引起心动过速，可避免药物诱发或加重心肌缺血；⑤半衰期长，无需频繁给药；⑥每次所用剂量较小，中毒发生率低。

4）复方制剂：解磷注射液（2ml/支），每支含阿托品 3mg、苯那辛 3mg、氯解磷定 400mg。解磷注射液中所含氯解磷定剂量不足需另加：轻度中毒 0~0.5g，中度中毒 0.5~1.0g，重度中毒 1.0~1.5g。

有机磷类杀虫剂中毒解毒药的剂量与用法见表 15-2-1。

（3）对症治疗：①保持呼吸道通畅，正确氧疗，必要时应用机械通气；②发生肺水肿时应以阿托品治疗为主；③休克者给予血管活性药物；④脑水肿者应予甘露醇和糖皮质激素脱水；⑤根据心律失常类型选用适当抗心律失常药物；⑥病情危重者可用血液净化治疗；⑦重度中毒者留院观察 3~7 日以防止复发。

表 15-2-1 有机磷类杀虫剂中毒解毒药的剂量和用法

药品	轻度中毒	中度中毒	重度中毒
阿托品	1~2mg 肌注,必要时 1~2 小时后加 0.5~1.0mg	2~4mg 肌注或静滴,10~20 分钟后重复 1 次	5~10mg 肌注或静滴,以后每 5~10 分钟予 3~5mg
长托宁	2mg 肌注,隔 0.5~2 小时后给予首剂的 1/4~1/2 量	4mg 肌注,隔 0.5~12 小时后给予首剂的 1/4~1/2 量	6mg 肌注,隔 0.5~12 小时后给予首剂的 1/4~1/2 量
碘解磷定	0.5g 缓慢静注,必要时 2 小时后重复 1 次	0.5~1.0g 缓慢静注,1~2 小时后重复,亦可静滴维持	1.0~2.0g 缓慢静滴,0.5 小时后重复 1 次,以后 0.5g/h 静注或静滴
氯解磷定	0.25~0.5g 肌注,必要时 2 小时后重复 1 次	0.5~0.75g 肌注或静注,1~2 小时后重复 1 次,以后每 2 小时重复 1 次	0.75~1.0g 肌注或静注,0.5 小时后可重复 1 次,以后每 2 小时重复 1 次
解磷注射液(支)	0.5~1 支肌注	1~2 支肌注或静注,1 小时后重复 1 次	2~3 支肌注或静注,1 小时后重复予 1~2 支

2. 中医治疗

(1) 治疗原则:排毒醒脑,开窍固脱。

(2) 按辨证虚实使用中成药静脉制剂以急救。

1) 实证:高热神昏者可用安宫牛黄丸 1 丸化水口服或鼻饲,醒脑静注射液 20ml 加入 5% 或 10% 葡萄糖注射液 250~500ml 中静滴。

2) 虚证:参附注射液 10~20ml 静脉注射,或 40~60ml 加入 5% 或 10% 葡萄糖注射液 250~500ml 中静滴;黄芪注射液 30~50ml 加入 5% 或 10% 葡萄糖注射液 250~500ml 中静滴。

(3) 辨证论治

1) 毒邪外侵,蕴积脾胃

证候:恶心呕吐,脘腹胀痛,肠鸣,便秘或腹泻,甚则午后潮热,呕血,便血,舌质深红,苔黄腻或花剥,脉弦数。

治法:和中解毒,健脾和胃。

选方:甘草泻心汤加减。

2) 毒犯血脉,聚积肝胆

证候:两胁胀痛,恶心,呕吐苦水,咽干口燥,头目眩晕,甚则黄疸、抽搐,舌质红,苔黄微黑,脉弦数。

治法:清解邪毒。

选方:四逆散加减。

3) 毒损气血,肺肾受损

证候：咳嗽气急，不能平卧，小便短赤，或有水肿，甚则尿闭、尿血，舌质红，苔薄白，脉沉缓。

治法：清宣降浊。

选方：陈氏四虎饮加减。

4）毒陷心脑，脏腑虚衰

证候：心悸气短，心烦，夜不能寐，或时清时寐，表情淡漠，嗜睡，甚则昏迷，谵语或郑声，项背强直，角弓反张，瞳仁乍大乍小，或大小不等，舌质红绛，无苔，脉数疾，或雀啄，或屋漏。

治法：清毒醒脑。

选方：菖蒲郁金汤加减。

【临证备要】

1. 有服毒物史，首先考虑毒物中毒诊断。

2. 对无明确接触史的患者，出现不明原因的抽搐、昏迷、休克、呼吸困难等，也应想到中毒的可能。

3. 怀疑毒物中毒时，应立即终止与毒物接触。

4. 明确毒物后，有特效解毒药的情况下需尽早使用。

急性有机磷类杀虫剂中毒诊疗流程图

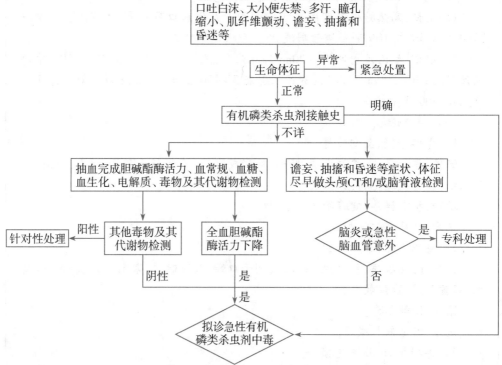

（文爱珍）

复习思考题

1. 何为阿托品化?
2. 急性有机磷类杀虫剂中毒的临床表现有哪些?

第三节 急性镇静催眠药中毒

培训目标

1. 掌握急性镇静催眠药中毒的定义及分类。
2. 掌握急性镇静催眠药中毒的诊断及鉴别诊断。
3. 掌握急性镇静催眠药中毒的中西医急救治疗。

镇静催眠药是指具有镇静、催眠作用的中枢神经系统抑制药,可分为苯二氮䓬类、巴比妥类、非巴比妥非苯二氮䓬类和吩噻嗪类。镇静催眠药多为脂溶性,主要通过消化道、肌内或静脉注射途径进入体内,易通过血脑屏障,药物过量可引起急性中毒,主要有中枢神经系统抑制、呼吸抑制、心血管表现等,严重者可危及生命。本病可参照中医学"神昏"辨证救治。

【典型案例】

王某,女性,38 岁。1 小时前家人发现其神志不清,床旁有"阿普唑仑"药瓶,仅剩余少许药片,遂呼叫急救车送至急诊。刻下症见:嗜睡,言语不清,烦躁,喉间痰鸣,舌红苔薄白,脉细滑数。既往有"精神抑郁"病史 3 年,长期服用抗抑郁药。

问题1:通过病史采集,目前可以获得哪些临床信息? 为了明确诊断,需要补充哪些病史资料?

思路:患者有"精神抑郁"病史 3 年,1 小时前被家人发现其神志不清,床旁有"阿普唑仑"药瓶,首先考虑急性镇静催眠药中毒。

为明确诊断,需要补充了解以下病史内容:引起意识障碍的具体原因(如自服、误服、自杀等);可能的服药时间及出现症状的时间;是否同时服用其他药物或饮酒;出现的伴随症状,如头晕、恶心、呕吐、腹痛等;收集中医望、闻、问、切四诊内容;了解既往史、家族史、过敏史、婚育史等情况。

完善病史:患者已婚育,既往有"精神抑郁"病史 3 年,长期服用抗抑郁药治疗。2 小时前因家庭琐事与家人争吵,1 小时前被其母亲发现神志不清,床旁有"阿普唑仑"药瓶,仅剩余少许药片。刻下症见:嗜睡,言语不清,反应迟钝,喉间痰鸣,四肢无力。舌红苔薄白,脉细滑数。

知识点 1

镇静催眠药分类（表 15-3-1）

表 15-3-1　镇静催眠药分类

类别	代表药物
苯二氮䓬类	长效类：地西泮、氯氮䓬、氟西泮 中效类：阿普唑仑、替马西泮 短效类：三唑仑、奥沙西泮
巴比妥类	长效类：苯巴比妥 中效类：戊巴比妥、异戊巴比妥、布他比妥 短效类：司可巴比妥、硫喷妥钠
非巴比妥非苯二氮䓬类	水合氯醛、格鲁米特、甲丙氨酯、佐匹克隆、甲喹酮
吩噻嗪类	氯丙嗪、硫利达嗪、奋乃静、氟奋乃静

问题 2：镇静催眠药中毒有哪些临床表现？如何诊断？怎样与其他原因导致的意识障碍进行鉴别？

思路：患者有自服或误服镇静催眠药病史，符合镇静催眠药急性中毒的临床表现和特点，结合血液、尿液、呕吐物、洗胃液毒物分析可以明确诊断。影像学、实验室检查等有助于排除其他原因所致的意识障碍、呼吸抑制等。

知识点 2

镇静催眠药中毒的临床表现、诊断与鉴别诊断（表 15-3-2）

表 15-3-2　镇静催眠药中毒的鉴别

	巴比妥类	苯二氮䓬类	非巴比妥非苯二氮䓬类	吩噻嗪类
临床表现	轻度中毒：服药量为催眠剂量的 2～5 倍，嗜睡、情绪不稳定、注意力不集中、反应迟钝、言语不清、共济失调、判断及定向力障碍 中度中毒：服药量为催眠剂量的 5～10 倍，昏睡或浅昏迷、呼吸减慢、眼球震颤	中枢神经系统抑制较轻 轻度中毒时有嗜睡、头晕、言语含糊不清、意识模糊、共济失调 重度中毒出现昏迷、血压下降和呼吸抑制	水合氯醛：可引起胃肠道出血、心律失常和肝肾功能损害 格鲁米特：意识障碍有周期性波动，有抗胆碱能神经症状 甲喹酮：有明显的呼吸抑制，出现锥体束征，如肌张力增高、腱反射亢进 甲丙氨酯：严重低血压	锥体外系反应：震颤麻痹综合征、静坐不能、急性肌张力障碍反应（如斜颈、吞咽困难、牙关紧闭等） 心血管表现：血管扩张、血压降低、心动过速等 病情严重时可出现昏迷、呼吸抑制

笔记

续表

	巴比妥类	苯二氮䓬类	非巴比妥非苯二氮䓬类	吩噻嗪类
临床表现	重度中毒:服药量为催眠剂量的10~20倍,进行性中枢神经系统抑制,由嗜睡到深昏迷、呼吸抑制、休克、体温下降、肌张力下降、腱反射消失、胃肠蠕动减慢;可并发脑水肿、肺水肿、急性肾衰竭			
实验室检查	血常规,生化,血气分析,心电图,血液、尿液、呕吐物、洗胃液毒物分析,血药浓度测定,影像学检查等			
诊断依据	①毒物接触史:有自服或误服大剂量镇静催眠药史,或现场发现残留的该类药物 ②临床表现:嗜睡、昏迷、共济失调、呼吸抑制、血压下降、眼球震颤 ③毒物分析:血、尿、呕吐物、洗胃液中检出镇静催眠药成分有助于明确诊断 ④血气分析:有助于评估呼吸抑制的严重程度			
鉴别诊断	急性脑血管意外、脑外伤、癫痫、脑肿瘤、代谢性疾病及其他毒物中毒所致的意识障碍			

问题3:急性镇静催眠药中毒的中医病因病机是什么?

思路:中医学认为急性镇静催眠药中毒的病因是外来毒邪侵犯人体,属外邪致病,证候有虚实之分。

📋 **知识点 3**

急性镇静催眠药中毒的中医病因病机

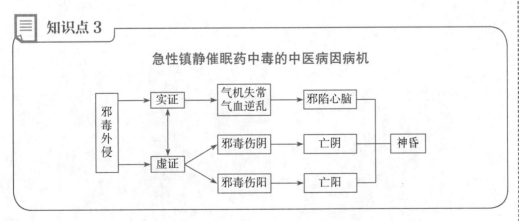

问题 4:应采取哪些中西医急救治疗措施?

思路:急性镇静催眠药中毒抢救必须争分夺秒,在保证患者生命体征稳定的前提下,尽快采取措施清除毒物,如洗胃、导泻、补液利尿、血液净化等,氟巴西尼是苯二氮䓬类药物中毒的特效解毒剂,注意及时使用。在辨证论治原则指导下运用中医药,如患者意识障碍严重不能口服,可经胃管鼻饲给药。

1. 告知病情,洗胃、导泻。

2. 应用特效解毒剂氟巴西尼 0.2mg 缓慢静脉注射,可重复应用,总量达 2mg。

3. 维持生命体征稳定,吸氧,保持呼吸道通畅,补液,维持水电解质和酸碱平衡。

4. 中医辨证属毒陷心脑,治以解毒涤痰开窍,方选菖蒲郁金汤加减。

| 石菖蒲 12g | 炒栀子 12g | 竹叶 15g | 牡丹皮 12g |
| 郁金 12g | 连翘 9g | 灯心草 6g | 川木通 6g |

紫金片 1.5g(冲服)

3 剂,水煎温服(鼻饲),2 次/d,150ml/次,每日 1 剂。

5. 密切观察症状及体征变化,监测血气、肝肾功能等。

【临证备要】

1. 患者有自服或误服镇静催眠药史,临床表现符合镇静催眠药急性中毒的特点,结合血液、尿液、呕吐物、洗胃液毒物分析等可以明确诊断。

2. 根据临床中毒症状区分中毒的轻重程度,注意与其他可以引起意识障碍、呼吸抑制及血压下降的疾病鉴别。

3. 中医学认为急性镇静催眠药中毒属外因致病,证候有虚实之分,虚实之间可以转化,在辨证论治原则指导下进行治疗。

4. 急性镇静催眠药中毒抢救必须争分夺秒,在保证患者生命体征稳定的前提下,尽快采取措施清除毒物,注意使用特效解毒剂。

急性镇静催眠药诊疗流程图

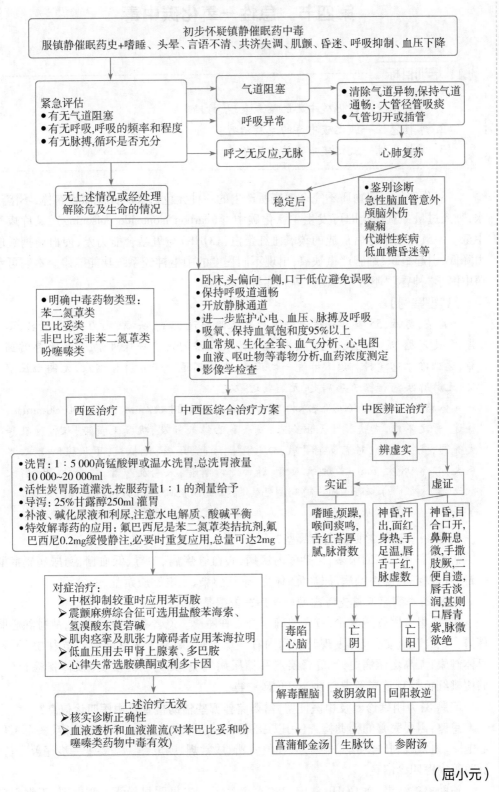

初步怀疑镇静催眠药中毒
服镇静催眠药史+嗜睡、头晕、言语不清、共济失调、肌颤、昏迷、呼吸抑制、血压下降

紧急评估
• 有无气道阻塞
• 有无呼吸,呼吸的频率和程度
• 有无脉搏,循环是否充分

气道阻塞
呼吸异常

• 清除气道异物,保持气道通畅:大管径管吸痰
• 气管切开或插管

呼之无反应,无脉 → 心肺复苏

无上述情况或经处理解除危及生命的情况

稳定后

• 鉴别诊断
急性脑血管意外
颅脑外伤
癫痫
代谢性疾病
低血糖昏迷等

• 明确中毒药物类型:
苯二氮䓬类
巴比妥类
非巴比妥非苯二氮䓬类
吩噻嗪类

• 卧床,头偏向一侧,口于低位避免误吸
• 保持呼吸道通畅
• 开放静脉通道
• 进一步监护心电、血压、脉搏及呼吸
• 吸氧、保持血氧饱和度95%以上
• 血常规、生化全套、血气分析、心电图
• 血液、呕吐物等毒物分析,血药浓度测定
• 影像学检查

西医治疗 ← 中西医综合治疗方案 → 中医辨证治疗

• 洗胃:1:5 000高锰酸钾或温水洗胃,总洗胃液量10 000~20 000ml
• 活性炭胃肠道灌洗,按服药量1:1的剂量给予
• 导泻:25%甘露醇250ml灌胃
• 补液、碱化尿液和利尿,注意水电解质、酸碱平衡
• 特效解毒药的应用:氟巴西尼是苯二氮䓬类拮抗剂,氟巴西尼0.2mg缓慢静注,必要时重复应用,总量可达2mg

辨虚实

实证 ← → 虚证

嗜睡,烦躁,喉间痰鸣,舌红苔厚腻,脉滑数

神昏,汗出,面红身热,手足温,唇舌干红,脉虚数

神昏,目合口开,鼻鼾息微,手撒肢厥,二便自遗,唇舌淡润,甚则口唇青紫,脉微欲绝

对症治疗:
➢ 中枢抑制较重时应用苯丙胺
➢ 震颤麻痹综合征可选用盐酸苯海索、氢溴酸东莨菪碱
➢ 肌肉痉挛及肌张力障碍者应用苯海拉明
➢ 低血压用去甲肾上腺素、多巴胺
➢ 心律失常选胺碘酮或利多卡因

毒陷心脑

亡阴

亡阳

上述治疗无效
➢ 核实诊断正确性
➢ 血液透析和血液灌流(对苯巴妥和吩噻嗪类药物中毒有效)

解毒醒脑

救阴敛阳

回阳救逆

菖蒲郁金汤

生脉饮

参附汤

(屈小元)

第四节　急性一氧化碳中毒

培训目标

1. 掌握急性一氧化碳中毒的临床表现、诊断。
2. 掌握急性一氧化碳中毒的急救治疗。
3. 掌握急性一氧化碳中毒的中医治疗。

　　一氧化碳是含碳物质不完全燃烧所产生的一种无色、无味、无刺激性气体,不溶于水,吸入过量一氧化碳即可发生一氧化碳中毒(carbon monoxide poisoning),又称煤气中毒。一氧化碳中毒后形成的碳氧血红蛋白(COHb)与氧结合能力差,使血液携氧能力降低,引起组织、细胞严重缺氧,出现不同程度的中枢神经系统功能障碍。本病可参照中医学"神昏""呕吐""头痛"等病症辨证救治。

　　【典型案例】

　　肖某,男性,55岁。在屋内午休后起床时出现头晕、头痛、乏力、恶心呕吐、心悸、行走不稳、反应迟钝、视物模糊,家属发现其房间内有一煤火炉,周围无异常药瓶,遂就诊于急诊科。患者昨晚一切正常,未诉不适。平素身体健康,无高血压病史,无肝肾疾病和糖尿病病史,无药物过敏史。

　　体格检查:体温36.8℃,脉搏98次/min,呼吸24次/min,血压160/90mmHg。昏迷,呼之不应,皮肤黏膜无出血点,浅表淋巴结未触及,巩膜无黄染,双侧瞳孔等大等圆,直径3mm,对光反射灵敏,口唇樱桃红色,颈软,无抵抗,甲状腺(-),心界不大,心率98次/min,律齐,无杂音,肺部叩诊清音,未闻及啰音,腹平软,肝、脾未触及,克氏征(-),布氏征(-),双侧巴宾斯基征(+),四肢肌力对称。

　　问题1:昏迷的常见病因有哪些?

　　思路:昏迷的病因很多,包括颅内疾病、心血管疾病、中毒、低血糖、糖尿病酮症酸中毒、肝性脑病、肺性脑病、尿毒症、休克、重症感染、水电解质紊乱、中暑等。

　　问题2:本案患者首先考虑哪种疾病? 依据是什么?

　　思路:患者因昏迷就诊,首先明确是否心脏停搏。患者有呼吸及心跳,故排除心脏停搏。结合现病史(家属发现其房间内有一煤火炉,周围无异常药瓶)、既往史(平素身体健康,无高血压病史,无肝肾疾病和糖尿病病史,无药物过敏史)及体格检查(口唇樱桃红色等),首先考虑急性一氧化碳中毒。

　　问题3:为明确诊断及中医证型,需要完善哪些辅助检查及中医四诊信息?

　　思路:需要完善的辅助检查(用以诊断及鉴别诊断)包括血COHb测定、头部CT、心电图、血常规、肝肾功能、电解质、血气分析、尿常规、脑电图。需要进一步完善舌苔、脉象等中医四诊信息。

　　辅助检查结果:血COHb测定:28%。头部CT:未见明显异常。心电图:正常心电图。血常规:Hb 130g/L,WBC $6.8×10^9$/L,NEUT% 68%。肝肾功能:谷丙转氨酶 81U/L,白蛋白 38g/L,总胆红素 18μmol/L,间接胆红素 4μmol/L,肌酐 90μmol/L,尿素氮 6mmol/L。电解质:K^+ 4.0mmol/L,Na^+ 140mmol/L,Cl^- 98mmol/L,HCO_3^- 22.7mmol/L。血气分析:pH 7.33,PaO_2 58mmHg,$PaCO_2$ 33mmHg,SaO_2 81%。尿常规:未见异常。脑电图:弥漫性低波幅慢波。

中医四诊信息:头晕头痛,恶心呕吐,倦怠乏力,脘痞,手足重滞,舌苔白腻,脉滑。

 知识点 1

急性一氧化碳中毒的临床表现及诊断

1. 症状

(1) 根据血中碳氧血红蛋白(COHb)浓度可将急性一氧化碳中毒分为三度:

1) 轻度中毒:血 COHb 浓度 10%~30%。主要症状为头昏头重、头痛、乏力、恶心呕吐、心悸或短暂晕厥。

2) 中度中毒:血 COHb 浓度 30%~40%。皮肤黏膜呈"樱桃红色",除轻度中毒症状加重外,出现兴奋、判断力减低、运动失调、幻觉、视力减退、意识模糊或浅昏迷。

3) 重度中毒:血 COHb 浓度>40%。除上述症状外,患者迅速出现昏迷、抽搐、呼吸抑制、肺水肿、心律失常或心力衰竭;部分患者因误吸发生吸入性肺炎;受压部位皮肤可出现红肿和水疱;眼底检查可发现视盘水肿。

(2) 迟发性脑病:指急性一氧化碳中毒患者在意识障碍恢复后,经过 2~60 天"假愈期",约 3%~10%患者出现下列临床表现之一:①精神异常或意识障碍,呈现痴呆、木僵、谵妄或去大脑皮质状态;②锥体外系神经障碍,出现震颤麻痹综合征表现(表情淡漠、四肢肌张力增高、静止性震颤、前冲步态);③锥体神经系统损害,如偏瘫、失语、病理反射阳性或大小便失禁;④大脑皮质局灶性功能障碍,如失语、失明、不能站立或继发性癫痫;⑤脑神经及周围神经损害,如视神经萎缩、听神经损害及周围神经病变等。

2. 体征

(1) 皮肤黏膜呈樱桃红色。

(2) 判断力减低、运动失调、幻觉、视力减退、意识模糊或昏迷、震颤麻痹、偏瘫、感觉运动障碍、瞳孔缩小或散大等。

(3) 呼吸频数或呼吸抑制、肺水肿。

(4) 血压下降,心律失常或心力衰竭。

(5) 受压部位皮肤出现红肿和水疱。

(6) 眼底检查可发现视盘水肿。

3. 诊断 结合有通风不良、煤炭燃烧不完全情况下取暖等一氧化碳接触史,突发的中枢神经损害症状、体征,血 COHb 阳性,可诊断为急性一氧化碳中毒。

知识点 2

急性一氧化碳中毒的急救治疗

1. 撤离中毒环境　发现中毒患者应立即撤离现场,转移至空气清新、通风的环境。

2. 保持呼吸道通畅　松开衣领,保持呼吸道通畅。对昏迷、窒息或呼吸停止者,应及时行气管插管,进行机械通气。注意观察意识状态和监测生命体征。

3. 氧疗　给氧能加速血液 COHb 解离和一氧化碳排出,是治疗一氧化碳中毒最有效的方法。

(1) 面罩吸氧:神志清醒者应用密闭面罩吸氧,氧流量 5~10L/min,通常持续吸氧 2 天才能使血 COHb 浓度降至 15% 以下,症状缓解和血 COHb 浓度降至 5% 时可停止吸氧。

(2) 高压氧治疗:高压氧治疗可促进一氧化碳清除,缩短病程、降低死亡率,预防迟发性脑病的发生。适用于中、重度一氧化碳中毒,或出现神经精神、心血管症状和血 COHb 浓度≥25% 者。老年人或妊娠妇女一氧化碳中毒首选高压氧治疗。一般高压氧治疗每次 1~2 小时,1~2 次/d。

4. 脑水肿的治疗　严重一氧化碳中毒后 24~48 小时脑水肿达高峰,应积极采取措施降低颅内压、促进脑细胞功能恢复。

(1) 脱水治疗:50%葡萄糖注射液 50ml 静脉输注;20%甘露醇 1~2g/kg 静脉滴注,6~8 小时一次,症状缓解后减量;呋塞米 20~40mg 静脉注射,8~12 小时一次。

(2) 糖皮质激素治疗:地塞米松 10~20mg/d,疗程 3~5 天。

(3) 抽搐治疗:地西泮 10~20mg 静脉注射,抽搐停止后予苯妥英钠 0.5~1.0g 静滴,根据病情 4~6 小时重复应用。

(4) 促进脑细胞功能恢复:常用三磷酸腺苷、辅酶 A、维生素 C 等。

知识点 3

急性一氧化碳中毒的中医治疗

中医辨证治疗一般在急救处理后进行。

1. 治疗原则　排毒醒脑。

2. 辨证论治

(1) 痰浊蕴阻

证候:头晕头痛,恶心呕吐,烦躁,倦怠乏力,脘痞,舌苔白腻,脉滑。

治法:涤痰化浊。

选方:温胆汤或苏合香丸加减。

(2) 余热留扰

证候:头痛昏胀,周身倦怠,四肢酸楚,口干舌燥,小便短少,脉细数。

治法:滋阴清热,生津养阴。

选方:沙参麦门冬汤合五汁饮加减。

【临证备要】

1. 一氧化碳中毒时体内血管吻合支少而代谢旺盛的器官(如脑和心)最易遭受损害,故病情评估及辅助检查尤当注意脑、心病变。

2. 一氧化碳中毒时,脑血液循环障碍可造成血栓形成、缺血性坏死及广泛的脱髓鞘病变,导致少数患者迟发性脑病,即在意识障碍恢复后,经过 2～60 天"假愈期",3%～10%患者出现神经系统症状,当警惕及预防。

3. 容易发生迟发性脑病的高危因素包括:年龄在 40 岁以上;昏迷时间长;有高血压、糖尿病、高脂血症等基础疾病;在假愈期中受到重大精神刺激;急性中毒时有并发症,如感染、脑梗死;中、重度中毒患者过早停止治疗或急性期治疗不当。

急性一氧化碳中毒诊疗流程图

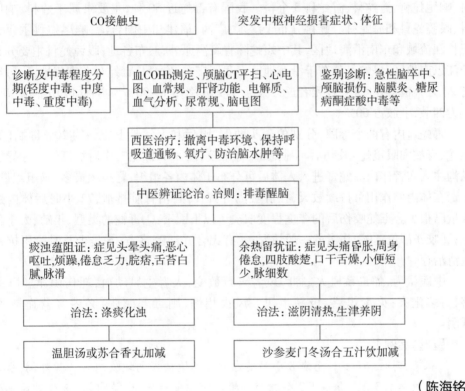

（陈海铭）

? 复习思考题

1. 简述急性一氧化碳中毒的分级及临床表现。

2. 简述急性一氧化碳中毒迟发性脑病的概念及临床表现。

3. 简述急性一氧化碳中毒的中医治疗。

第五节 毒 蛇 咬 伤

培训目标

1. 熟练掌握毒蛇咬伤的局部及全身临床表现。
2. 掌握毒蛇咬伤的西医急救方法。
3. 掌握毒蛇咬伤的中医治疗方法。

世界上的蛇近 3 500 种,毒蛇不足 10%。蛇共分 14 科,毒蛇归属于蝰科、眼镜蛇科、响尾蛇科、海蛇科、游蛇科 5 个科。我国有毒蛇近 50 种,主要隶属于蝰科、响尾蛇科、眼镜蛇科和海蛇科。蝰科分布于广东、广西、福建和中国台湾;响尾蛇科主要分布于长江流域和东南沿海地区,其中蝮蛇除青藏高原外,遍布各地;眼镜蛇科主要分布于长江以南地区;海蛇科分布于沿海地区。我国广东、广西是毒蛇分布密集地区,每年约有 20 万人被毒蛇咬伤,致死者近万人。蛇咬伤者 75%~90% 为男性,咬伤部位 90% 以上为四肢,上肢占 60%。

毒蛇口内有两个毒腺,分别位于头两侧、眼后和上颌骨上方。约 20% 毒蛇(如响尾蛇、海蛇和眼镜蛇)咬伤后不排蛇毒,称干咬;约 80% 毒蛇咬伤后蛇毒经毒牙导管或纵沟注入伤者体内。蛇毒进入人体后可分布于体内各组织,肾组织最多,脑组织最少。蛇毒在体内的作用可持续数天,在肝脏内分解代谢,由肾脏排泄,72 小时后体内蛇毒含量已很少。毒蛇咬伤后的严重程度取决于以下因素:①毒蛇的类型、年龄、大小和状态;②咬伤部位;③受伤者的一般情况;④有无合并细菌感染;⑤是否及时应用抗蛇毒血清治疗。

中医认为,蛇毒系风火二毒,风者善行数变,火者生风动血,耗伤阴津。风毒偏盛,每多化火;火毒炽盛,极易生风。风火相煽,则毒邪鸱张,必内客营血或内陷厥阴。

【典型案例】

张某,男性,67 岁。患者 8 小时前在户外不慎被褐色蛇咬到右足背外侧,当时感咬伤处疼痛剧烈,局部见 2 个相距一横指的蛇咬齿痕,少量出血,数分钟后患处开始肿胀并向上蔓延,自行在右踝关节上方绑扎 1 道,右足肿胀渐蔓延至小腿中段,疼痛加剧,遂就诊于急诊科。

问题 1:通过病史采集,目前可获得的临床信息有哪些? 为了明确诊断及证型,需要补充哪些病史内容?

思路:男性患者,右足被蛇咬伤,出现患处剧烈疼痛,数分钟后患处肿胀并向上蔓延,首先考虑"毒蛇咬伤"。

需要明确的病史:①确定是否为虫蛇咬伤,明确虫蛇咬伤的类型,是否毒虫、毒蛇咬伤;②确定疼痛的性质、持续时间、出血情况;③确定有无全身中毒症状。

完善病史:患者被褐色蛇咬伤,局部见 2 个相距一横指的蛇咬齿痕,无畏冷发热,无视物模糊,无头晕头痛,无咽喉不适感,无胸闷心慌,无腹胀腹痛,无恶心呕吐,无四肢乏力,无二便失禁。

知识点 1

毒蛇咬伤的诊断步骤

1. 判断是否为蛇咬伤　必须明确排除其他动物致伤,如蜈蚣咬伤、黄蜂蜇伤,其致伤的局部均无典型的蛇伤牙痕,且留有各自的特点。如蜈蚣咬伤后局部有横行排列的两个点状牙痕,黄蜂或蝎子蜇伤后局部为单个散在的伤痕。一般情况下,蜈蚣等致伤后,伤口较小,且无明显的全身症状。

2. 判断是否为毒蛇咬伤　主要靠特殊的牙痕、局部伤情及全身表现来判断。毒蛇咬伤后,伤口局部常留有一对或 3~4 个毒牙痕迹,且伤口周围明显肿胀,有疼痛或麻木感,局部有瘀斑、水疱或血疱,全身症状也较明显。无毒蛇咬伤后,局部可留两排锯齿形牙痕。

3. 判断毒蛇种类　准确判断何种毒蛇致伤比较困难,依据局部伤口的特点,可初步将神经毒的蛇伤和血液毒的蛇伤区别开来。再根据特有的临床表现、参考牙距及牙痕形态,可进一步判断毒蛇的种类。眼镜蛇咬伤伤口周围常瘀黑肿胀;青竹蛇咬伤伤口常瘀青肿胀;银环蛇咬伤者瞳孔常常扩大,眼睑下垂;蝰蛇咬伤后半小时内可出现血尿;蝮蛇咬伤后可出现复视等。

问题 2:为明确证型,需要进行哪些体格检查?

思路:患者现已明确为毒蛇咬伤,需通过相关体格检查明确临床分型,如风毒、火毒、风火毒。

需要完善的体格检查:①查看患者舌苔、脉象;②查看伤口的牙痕形态、局部伤情(有无肿胀、疼痛、麻木,局部有无瘀斑、水疱或血疱)、全身症状(有无视物模糊、眼睑下垂、声音嘶哑、流涎、言语及吞咽困难、牙关紧闭、肢体无力、呼吸困难、呼吸衰竭、昏迷)。

完善体格检查:患者神清,生命体征平稳,心、肺、腹部无异常。右足外侧赤白肉际见 2 个相距约 0.8cm 的齿痕,无渗血,未见残留蛇牙及其他异物,无局部灰黑斑,无血、水疱,无皮下出血。右小腿中下段及足背肿胀,皮温明显升高,压痛明显,右侧大腿根部淋巴结未扪及肿大,无压痛。舌红,苔薄黄,脉弦。

问题 3:需要完善哪些辅助检查?

思路:蛇毒分为血液毒、神经毒、混合毒。脏器出血、循环衰竭是血液毒的主要死因;呼吸衰竭是神经毒的主要死因。急诊检查应该围绕快速明确诊断及评估病情。

完善辅助检查:血常规:WBC $13.6×10^9$/L, NEUT% 85%, Hb 133g/L, PLT $268×10^9$/L。生化:GLU 6.8mmol/L,余项正常。心肌酶:CK 499U/L,CK-MB 50U/L。凝血时间、尿常规、心电图均正常。

知识点2

毒蛇咬伤的相关辅助检查

1. 乳胶凝集试验　应用蛇毒抗原-抗体反应,可检测患者为何种毒蛇咬伤;出现凝集反应者为阴性,均匀混浊者为阳性,提示为该种毒蛇咬伤。

2. 乳凝试验　测定患者血清中抗体,可推测为何种毒蛇咬伤;不凝者为阴性,凝集者为阳性;适用于晚期毒蛇咬伤者。

3. 血常规　血小板$<80×10^9$/L,血红蛋白$<80g$/L。

4. 血生化　血清胆红素增高,谷丙转氨酶超过正常值2倍;血清尿素氮、肌酐增高或显著增高;血钾升高。

5. 心肌酶　乳酸脱氢酶、肌酸激酶升高。

6. 凝血功能　凝血酶原时间和活化部分凝血酶原时间延长,纤维蛋白及纤维蛋白原减少,纤维蛋白降解产物增多。

7. 血气分析　$PaO_2<60mmHg$。

8. 心电图　心动过速(>130次/min)或心动过缓(<60次/min)、心律不齐或传导阻滞。

问题4:明确诊断后应如何选择适当的急救及治疗方法?

思路:无论中医治疗还是西医治疗,均分为现场急救、伤口处理及药物治疗,应因时、因地制宜,根据蛇毒的类型及中医证型,选取适合的治疗方案。

1. 冲洗伤口,局部皮肤切开排毒。局部皮肤消毒后用三棱针或粗针头点刺八风穴,将患肢下垂,由近端向远端挤压排毒;亦可用拔火罐的方法拔出伤口处瘀血及毒液,减轻肿胀,减少毒物的进一步吸收。

2. 防治伤口感染,预防破伤风。

3. 短期应用肾上腺皮质激素。

4. 应用急救中成药。

5. 中医治疗。本案患者证属火毒,治以清热凉血、泻火解毒之法,予黄连解毒汤合五味消毒饮加减。

金银花9g	野菊花9g	紫花地丁9g	紫背天葵9g
蒲公英9g	黄连9g	生地9g	赤芍9g
牡丹皮9g	黄柏9g	甘草3g	

3剂,水煎温服,2次/d,150ml/次,每日1剂。

6. 密切观察症状、体征及局部伤口变化。

知识点3

毒蛇咬伤的中医辨证分型

1. **风毒(神经毒)**　主要见于金环蛇、银环蛇、海蛇等,主要侵犯神经系统。

症见局部皮肤麻木感,不伴疼痛;头晕,眼花,乏力,四肢麻痹无力,甚则胸闷、喘息,张口困难,四肢麻痹,严重时昏迷不醒,舌质红,苔白,脉弦数。

局部表现:仅有微痒和轻微麻木,无明显红肿,疼痛较轻或感觉消失,出血少,齿痕小而无渗液。

全身表现:一般在咬伤后1~7小时出现全身中毒症状,病情发展迅速,主要表现为骨骼肌弛缓性瘫痪,首先出现视物模糊、眼睑下垂、声音嘶哑、流涎、言语及吞咽困难、牙关紧闭,继而向肢体无力发展,四肢无力,如呼吸肌受累可出现呼吸困难,重者呼吸衰竭、昏迷。呼吸衰竭是主要死因。病程较短,危险期为1~2天,幸存者常无后遗症,神经毒引起的骨骼肌弛缓性麻痹以头颈部为先,扩展到胸部,最后累及膈肌,好转时按上述倒序恢复。

2. 火毒(血液毒)　主要见于竹叶青、五步蛇、亚洲蝰蛇、烙铁头等,主要侵犯血液系统。

症见局部剧痛,可见瘀斑、血疱等,甚则局部溃烂,发热恶寒,烦躁口渴,心悸胸闷,吐血发斑,小便黄赤,大便秘结,舌质红,苔黄,脉滑数。

局部表现:多在咬后0.5~3小时出现,咬伤局部肿胀明显,伤口剧痛,伴有水疱、出血、皮下瘀斑和局部组织坏死。肿胀迅速向肢体近端蔓延,并引起淋巴管炎或淋巴结炎、局部淋巴结肿痛,伤口不易愈合。

全身表现:可有头晕、恶心、呕吐、胸闷、气促、心悸、口干、出汗、发热等症状,重者可出现皮肤黏膜及内脏广泛出血、溶血、贫血、血红蛋白尿、高钾血症、心肌损害、心律失常,甚至发生急性心、肾、肝功能衰竭,休克,弥散性血管内凝血。脏器出血、循环衰竭是主要死因。幸存者常留有局部及相关系统的后遗症。

3. 风火毒(混合毒)　见于蝮蛇、眼镜蛇、眼镜王蛇等,同时兼具神经毒和血液毒的临床表现,发病急,局部和全身症状均较明显。

症见局部红肿剧痛明显,严重时血腐肉烂,头晕头痛,视物不清,恶心呕吐,寒战高热,胸闷,心悸,便秘溲赤,甚则烦躁抽搐,神志昏愦,牙关紧闭,呼吸微弱,舌质暗红,苔黄白相间,脉弦数。

知识点4

毒蛇咬伤的治疗

1. 西医治疗

(1) 现场急救:限制受伤肢体的活动,可应用夹板固定伤肢,伤口应保持低于心脏的水平,以利于伤口渗液的引流;及早用清水冲洗伤口;局部绑扎是一种简单而有效的现场自救与互救方法,即被咬伤后立即用绷带(或软绳、带子)在伤口的近心端肢体、伤口肿胀范围的上侧贴皮肤绷扎,每隔15~20分钟放松绷带一次,每次1~2分钟。

（2）伤口处理

1）及时冲洗伤口：可选用1:5 000高锰酸钾溶液、0.3%过氧化氢、生理盐水、肥皂水等，冲洗后局部湿敷，冲洗时可用负压吸引。

2）局部皮肤切开排毒：以牙痕为中心做十字形或纵行切口，长2~3cm，深达皮下但不伤及肌膜，如有毒牙及时拔除，然后用手从肢体的近心端向伤口方向及伤口周围反复挤压，促使毒液从切口排出，边挤压边用清水冲洗伤口。伤口较深并污染或有坏死时应及时切开清创。

（3）局部解毒：用胰蛋白酶、抗蛇毒血清等在伤口及周围皮下进行浸润注射或环形封闭。

1）胰蛋白酶2 000~4 000U以0.5%普鲁卡因（皮试不过敏者）稀释，在伤口及周围皮下进行浸润注射或做环形封闭，宜早用，并可酌情重复使用，可用糜蛋白酶代替胰蛋白酶。

2）依地酸钙钠能与蛇毒蛋白水解酶中的金属离子螯合，可尽早用2%~5%依地酸二钠注射液25ml冲洗伤口，或加1%普鲁卡因做伤口及周围皮下浸润注射。

3）用相应的抗蛇毒血清1/4~1/2支、地塞米松5~10mg、2%利多卡因5ml加入生理盐水20ml中，于绷扎上沿或伤口周围做环形浸润封闭。

4）选用蛇药制剂，可将药片以水溶化后涂于伤口周围。

（4）抗蛇毒血清：是中和蛇毒的特效解毒药，用药后迅速起效，在进行伤口处理的同时应尽早（毒蛇咬伤后6~8小时内）足量应用。如患者病情进行性加重，应重复应用抗蛇毒血清，或重新评估毒蛇的种类，必要时联用多种抗蛇毒血清治疗。

（5）防治伤口感染：酌情应用抗生素防治感染。

（6）预防破伤风：常规肌内注射破伤风抗毒素1 500U。

（7）肾上腺皮质激素的应用：肾上腺皮质激素大剂量或短疗程应用，对抗毒血症、组织损伤、炎症反应、过敏反应和溶血。

（8）对症与支持治疗：呋塞米或甘露醇利尿，必要时应用血液净化加速蛇毒排出；及时行气管插管或气管切开术，应用呼吸机抢救呼吸衰竭；救治重要脏器出血；纠正低血压、抗休克，补充血容量；纠正酸中毒和高钾血症；抗心律失常；防治急性肾衰竭、心力衰竭、肝功能衰竭、DIC等。

2. 中医治疗

（1）治疗原则：解毒、活血、祛风。

（2）急救处理

1）早期结扎：同西医急救处理。

2）扩创排毒：一般沿伤口处做十字形切开，如有毒牙及时拔除，并用清水等冲洗。若为特殊毒蛇咬伤（蝰蛇、尖吻蝮蛇等），伤口出血不止者不宜扩创。

3）针刺、拔罐：出现肿胀时，局部皮肤消毒后，用三棱针或粗针头点刺八邪（上肢毒蛇咬伤者）/八风穴（下肢毒蛇咬伤者），或从八邪/八风穴向近心端沿皮刺1cm，将患肢下垂，由近端向远端挤压排毒。亦可用拔火罐的方法拔出伤口处瘀血及毒液，减轻肿胀，减少毒物的进一步吸收。被蝰蛇或尖吻蝮蛇咬伤慎用此法，以防出血不止。

4）局部新鲜草药外敷：伤口未溃可予生南星、鹅不食草捣烂敷于伤口处，以发疱拔毒；伤口溃烂者给予半边莲、七叶一枝花、蒲公英、紫花地丁、马齿苋、金银花、大青叶等捣烂外敷于伤口周围。

5）急救中成药：南通蛇药片、上海蛇药、广东蛇药、吴江蛇药、群生蛇药、热毒宁针、醒脑静注射液等。

（3）辨证论治

1）风毒

证候：局部皮肤麻木感，不伴疼痛；头晕，眼花，乏力，四肢麻痹无力，甚则胸闷、喘息，张口困难，四肢麻痹，严重时昏迷不醒，舌质红，苔白，脉弦数。

治法：祛风止痉，解毒活血。

选方：玉真散合麻黄连翘赤小豆汤加减。

2）火毒

证候：局部剧痛，可见瘀斑、血疱等，甚则局部溃烂，发热恶寒，烦躁口渴，心悸胸闷，吐血发斑，小便黄赤，大便秘结，舌质红，苔黄，脉滑数。

治法：清热凉血，泻火解毒。

选方：黄连解毒汤合五味消毒饮加减。

3）风火毒

证候：局部红肿剧痛明显，严重时血腐肉烂，头晕头痛，视物不清，恶心呕吐，寒战高热，胸闷，心悸，便秘溲赤，甚则烦躁抽搐，神志昏愦，牙关紧闭，呼吸微弱，舌质暗红，苔黄白相间，脉弦数。

治法：解毒息风，清热凉血。

选方：五虎追风散合犀角地黄汤加减。

【临证备要】

1. 因咬伤就诊者，均应辨别是否为蛇咬伤或其他动物咬伤。

2. 确诊为蛇咬伤后，通过特殊的牙痕、局部伤情及全身表现来鉴别是否为毒蛇咬伤。

3. 依据毒蛇的特征、局部伤口的特点、特有的临床表现和参考牙距及牙痕形态，迅速将神经毒的蛇伤和血液毒的蛇伤区别开来。

4. 根据发病时间及现场情况，选用适当诊疗方案。

毒蛇咬伤诊疗流程图

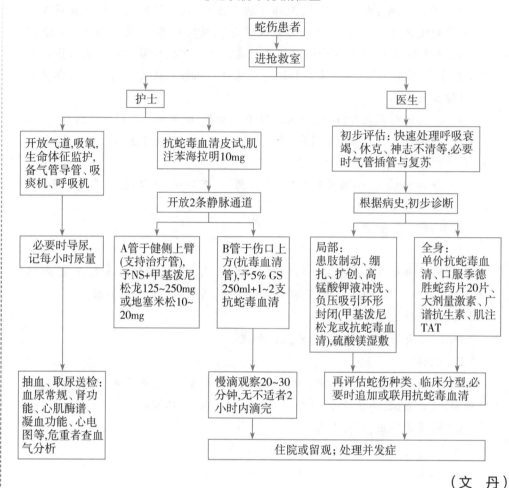

```
                    蛇伤患者
                       │
                    进抢救室
                       │
        ┌──────────────┴──────────────┐
       护士                          医生
        │                             │
┌───────┼──────────┐                  │
开放气道,吸氧,   抗蛇毒血清皮试,肌      初步评估:快速处理呼吸衰
生命体征监护,   注苯海拉明10mg        竭、休克、神志不清等,必要
备气管导管、吸                        时气管插管与复苏
痰机、呼吸机          │                    │
                开放2条静脉通道        根据病史,初步诊断
                       │                    │
必要时导尿,  ┌────────┴────────┐   ┌────────┴────────┐
记每小时尿量  A管于健侧上臂   B管于伤口上    局部:          全身:
            (支持治疗管),   方(抗毒血清    患肢制动、绷    单价抗蛇毒血
            予NS+甲基泼尼   管),予5% GS    扎、扩创、高    清、口服季德
            松龙125~250mg   250ml+1~2支    锰酸钾液冲洗、  胜蛇药片20片、
            或地塞米松10~   抗蛇毒血清     负压吸引环形    大剂量激素、广
            20mg                         封闭(甲基泼尼   谱抗生素、肌注
                                         松龙或抗蛇毒血  TAT
                                         清)、硫酸镁湿敷

抽血、取尿送检:  慢滴观察20~30      再评估蛇伤种类、临床分型,必
血尿常规、肾功   分钟,无不适者2     要时追加或联用抗蛇毒血清
能、心肌酶谱、   小时内滴完
凝血功能、心电        │
图等,危重者查血
气分析       ┌───────────┴─────────────────────┐
            住院或留观;处理并发症
```

（文 丹）

扫一扫
测一测

？复习思考题

1. 简述毒蛇咬伤的中医治疗原则及急救处理。
2. 简述毒蛇咬伤的中医证型及辨证论治。

第十六章

环境与理化系统急症

第一节 中　暑

PPT 课件

16章01节PPT

 培训目标

1. 掌握中暑的诊断、鉴别诊断及治疗。
2. 熟悉中暑的中西医治疗用药。
3. 了解学科前沿知识。

中暑是指人体在高温环境下，由于水和电解质丢失过多、散热功能衰竭引起的以中枢神经系统和心血管功能障碍为主要表现的热性损失性疾病，是人体体温调节功能紊乱而发生的临床综合征。

中医将中暑归属为"暑温病"范畴，称其为"伤暑""中热"等。《医林绳墨》描述中暑的症状并强调依据病情虚实用药。中暑有阴、阳之分，"动而得之者为阳暑"，"阴暑者，因暑而受寒者也……故名阴暑"。其体征可见于西医学热射病的表现。

【典型案例】

李某，女性，81 岁，因"高热、意识障碍 4 小时"就诊于急诊。家属诉因空调故障，2 天未开空调制冷，家中环境潮热，患者曾自诉口干、口渴，乏力，头晕，不欲饮食，当时家属未予重视，今日午后突发意识障碍，发热，遂由家属送诊。入院时生命体征：体温 38.8℃，脉搏 104 次/min，呼吸 25 次/min，血压 102/58mmHg。意识障碍，呼之不应，胸廓对称无畸形，呼吸浅促，双肺呼吸音粗，可闻及散在湿啰音，未闻及明显哮鸣音，心率 104 次/min，律齐，各瓣膜听诊区未闻及明显杂音，腹部膨隆，肝、脾肋下未触及肿大，小便少，色黄，大便干。

问题1：通过病史采集，目前可以获得哪些临床信息？初步诊断考虑哪些疾病？

思路：

1. 患者病情特点　①急性发作；②高温环境；③双肺炎性改变。
2. 初步考虑　①中暑；②肺部感染。

289

知识点 1

高温工作环境引起的急性病

高温环境引起的急性病通常分为三种类型:热射病、日射病和热痉挛。

本案患者属于热射病,是由于环境温度较高,空气不流通,致机体体温调节中枢异常,从而使颅内温度升高所致。主要症状为急剧发生的头晕、眼花、恶心、呕吐、烦躁不安,重者可能有惊厥、昏迷。

 知识点 2

夏日防暑要点

要预防中暑的发生,除了尽量避免在日照最强烈的上午 11 时至下午 4 时外出,还应该采取必要的防护措施:①保持室内通风,降低室温,室内至少配置电扇通风、降温;②高温环境下工作时间不宜过久,每天尽量不要超过 8 小时;③降低劳动强度,准备防暑降温饮料,尽量多补充淡盐水或含盐饮料;④保证充足睡眠,多吃营养丰富的水果和蔬菜;⑤尽量穿透气、散热的棉质衣服。

 知识点 3

中暑的简单紧急处理

出现先兆中暑和轻症中暑表现时,首先要迅速撤离引起中暑的高温环境,选择阴凉通风的地方休息,并多饮用一些含盐的清凉饮料,还可以在额部、颞部涂抹清凉油、风油精等,或服用人丹、十滴水、藿香正气水等中药。如果出现血压降低、虚脱,应立即平卧,及时就医。对于重症中暑者,除了立即转移至阴凉通风处外,还应该迅速将其送至医院,采取综合措施进行救治。若远离医院,应将患者脱离高温环境,用湿床单或湿衣服包裹患者,并予风扇强力通风,以增加蒸发散热。

问题2:中医诊治中暑的思路是什么?

中暑有阳暑、阴暑、暑厥、暑风之分。阳暑主要指在太阳下直接暴晒造成的头晕、倦怠、壮热、烦躁,口渴、身热等症状,也是引发大部分中暑的主要原因。阴暑则主要指感受风寒,或者在潮湿闷热的环境里,皮肤毛孔收缩、身体难以散热而引发的中暑,表现为身热、畏寒,困倦,严重者可出现面色苍白、冷汗不止、呼吸浅促、不省人事等气阴两脱证候。暑厥以高热、汗出、猝然神昏、舌绛脉数为主要表现,是暑热侵入营分、蒙蔽心包的危重证候。暑风以高热、烦躁、猝然昏厥、四肢抽搐为主要表现,是暑热极盛、风从内生的表现。

知识点 4

中暑的诊断与鉴别诊断

1. **西医诊断**　根据临床表现,将中暑分为先兆中暑、轻症中暑、重症中暑。根据有高温环境暴露史、过多出汗而缺乏液体的补充、临床症状和实验室检查可以做出诊断,也应注意除外其他器质性疾病。

在高温环境下出现全身乏力、头昏肢倦、胸闷恶心、口渴多汗等症,如离开高温环境,休息后可恢复正常,为先兆中暑。

面色潮红、胸闷烦躁、皮肤干燥,呼吸急促,大量汗出,恶心、呕吐,面色苍白,血压下降,为轻度中暑。

上述症状持续不解,继续汗闭高热、头痛呕吐、神昏肢厥,或肢体轻度痉挛抽搐等为重度中暑。重度中暑又分为热痉挛、热衰竭和热射病(劳力型热射病和经典型热射病)。

2. **易感因素**

(1) 个体因素:如发热、感冒、腹泻、脱水、睡眠不足、缺乏热习服训练、肥胖,以及特殊人群如老年、产妇、体弱多病体质,可在通风不良及过度疲劳、过量饮酒等情况下发生。

(2) 环境因素:训练场地热负荷过重,强烈的太阳直射。

(3) 组织因素:与体能不相适应的训练计划,不适当的训练和休息周期,补水不足。

3. **辅助检查**　血常规、生化、凝血功能、动脉血气分析、心电图、影像学检查(如头部 CT、胸部 CT)等。

知识点 5

中暑的中西医治疗

1. **西医急救与处理**　早期有效治疗是决定中暑预后的关键。治疗的三个关键点,一是迅速降低核心温度,二是血液净化,三是防治 DIC。具体救治措施:

(1) 降温:及时降温是治疗中暑的主要措施之一,如果耽误降温时机,临床死亡率明显增加,病死率与体温过高及持续时间密切相关。患者脱离高温环境后立即开始降温,包括现场降温、转运途中降温和病房内降温,并持续监测体温。降温目标是使核心温度在 10~30 分钟内迅速降至 39℃ 以下,2 小时降至 38.5℃ 以下。

(2) 镇静、镇痛:热射病患者会出现躁动、抽搐,选择作用快、效力强、不良反应少的镇静药,如丙泊酚等。

(3) 循环监测与体液复苏:监测血压、心率、呼吸频率等指标;及时开始液体复苏,首选晶体液。同时监测电解质、酸碱度。

（4）气管插管：按照有创呼吸机使用原则，及时行气管插管，并使用呼吸机辅助呼吸。

（5）早期使用抗生素：可以预防性使用抗生素；抗生素使用指征明确时必须及时准确使用抗生素。

（6）纠正凝血功能紊乱。

（7）血液净化：有条件的科室，可根据血液净化指标进行床旁血滤。

（8）营养支持：如患者血流动力学及内环境稳定且无消化道出血和麻痹性肠梗阻，应尽早给予肠内营养。

（9）其他：使用糖皮质激素抗炎及调节免疫；禁止早期手术及其他不必要的有创操作。

2. 中医急救原则与处理 暑为阳邪，乃火热之气，易化燥伤津耗气，暑多夹湿，暑邪易内陷心营，扰乱神明，可见神昏窍闭动风之变。本病分为阳暑、阴暑、暑厥、暑风，具体辨证如下：

（1）阳暑

证候：头昏头痛，心烦、胸闷，口渴多饮，全身疲软，汗多，发热，面红，舌红，苔黄，脉浮数。

治法：清暑益气，养阴生津。

代表方：清暑益气汤。

常用药：西洋参、石斛、麦冬、黄连、竹叶、知母、西瓜翠衣、荷叶、粳米。

加减：暑热较重者，加石膏以清热解暑；暑热夹湿苔白腻者，去麦冬、石斛、知母，加藿香等增强祛湿力度。

（2）阴暑

证候：精神萎靡，肢体困倦，头昏嗜睡，胸闷不畅，多汗肢冷，畏寒，恶心欲吐，渴不欲饮，舌淡，苔薄腻，脉濡细。

治法：祛湿解表，化湿和中。

代表方：藿香正气散加减。

常用药：香薷、白扁豆、厚朴、金银花、连翘。

加减：表邪重者，加青蒿等祛湿解表药物；鼻塞流涕者，加用葱豉汤以通阳解表；兼内热者，加黄连；湿盛于里者，加茯苓、滑石；胸闷、腹胀甚者，加木香、砂仁等。

（3）暑厥

证候：昏倒不省人事，手足痉挛，高热无汗，体若燔炭，烦躁不安，胸闷气促，或小便失禁，舌红，苔燥无津，脉细促。

治法：醒脑开窍，清热泻火，增液补津。

代表方：安宫牛黄丸或紫雪丹。

常用药：牛黄、麝香、朱砂、黄连、黄芩等。

加减:出血不止者,加仙鹤草、藕节、侧柏叶;口干甚者,加麦冬、沙参、玉竹。

(4)暑风

证候:高热神昏,手足抽搐,角弓反张,牙关紧闭,皮肤干燥,唇甲青紫,舌红绛,脉细弦紧或脉伏欲绝。

治法:醒脑开窍,凉肝息风,增液舒筋。

代表方:羚角钩藤汤加减。

常用药:羚羊角、钩藤、桑叶、菊花、生白芍、茯神、鲜地黄、川贝母、竹茹、生甘草。

加减:神志昏迷者,加用安宫牛黄丸;抽搐明显者,加全蝎、僵蚕、蜈蚣。

【临证备要】

1. 西医诊断要点 根据临床表现,将中暑分为先兆中暑、轻症中暑、重症中暑。根据有高温环境暴露史、过多出汗而缺乏液体的补充、临床症状和实验室检查可以做出诊断,也应注意除外其他器质性疾病。

2. 中医诊断要点 中暑分为阳暑、阴暑、暑厥和暑风,需仔细辨证、灵活选方。

3. 鉴别诊断要点

(1)中医鉴别诊断:中暑属于"暑温"范畴,中暑的发生与周围环境温度高、湿度大和机体正气不足有关,暑邪和湿邪共同作用于人体而致病,出现高热、心烦、口渴、汗多、面赤,甚至神昏等症状,这与中医暑热致病、暑必夹湿很相似。而暑温还包括了西医学的流行性乙型脑炎、登革热、钩端螺旋体病等的某些证型,故可认为中暑属于暑温的范畴,但与暑温不完全相同,需要与暑温的其他疾病相鉴别。

(2)西医鉴别诊断:通过询问病史较易诊断中暑,根据临床表现可以区别中暑的不同阶段。诊断时要区别劳力型热射病和经典型热射病。劳力型热射病在热射病的基础上伴有严重的横纹肌溶解,故急性肾衰竭、急性肝损伤、DIC出现早,在发病后十几小时甚至几小时即可出现,病情恶化快,病死率极高;经典型热射病见于老年、体弱和有慢性疾病者,一般为逐渐起病,前驱症状不易发现,1~2天后症状加重,出现神志模糊、谵妄、昏迷等,或大小便失禁,体温高,可达40~42℃,可有心力衰竭、肾衰竭等表现。

4. 预防与调护

(1)预防

①大量饮水:在高温环境里,不论运动量大小,都需要增加液体的摄入,不应等到口渴时才喝水。

②注意补充盐分和矿物质:大量出汗将导致体内盐分与矿物质的流失。流失的盐分和矿物质必须得到补充以满足人体的正常需要。

③注意饮食及休息:少食高油脂食物,饮食尽量清淡,及时休息。

④穿着合适的衣物并涂抹防晒霜。

⑤尽量避免处于高温环境中:合理安排出行计划等。

（2）调护

①物理降温,保持室内安静、通风;神志不清或烦躁者保持头侧位以免误吸,床边应有专人看护,防止意外伤害。

②建立特别护理记录,注意观察神志、面色、血压、心率、呼吸、体温、出汗、二便、舌苔、脉象情况。

（乔之龙）

第二节 淹 溺

培训目标

1. 熟悉淹溺的临床特点。

2. 熟悉淹溺的急救处理。

淹溺亦称溺水,是呼吸道被液体淹没而引起窒息的过程。包括液体吸入肺所致的湿性淹溺与因喉痉挛所致的干性淹溺。由于罹害者无法呼吸空气,引起机体缺氧和二氧化碳潴留,是引发儿童与青少年心搏骤停的主要原因。如施救不及时,可迅速死亡。

一、临床特点

（一）临床表现

缺氧是淹溺者最重要的表现。可引起全身缺氧,导致心跳呼吸骤停、脑水肿,肺部吸入污水可发生肺部感染。在病程演变中可发生低氧血症、弥散性血管内凝血、急性肾衰竭和多器官功能障碍综合征。如淹没于粪坑、污水池和化学物贮存池等处,还伴有相应的皮肤、黏膜损伤和全身中毒。

淹溺者因窒息表现为昏迷或意识不清,呼吸、心跳微弱或停止。颜面、指端发绀,面部肿胀,双眼结膜充血,口鼻充满泡沫或杂质,肺部听诊可闻及干性及细湿啰音,四肢冰冷,腹部鼓胀,寒战。可伴有头、颈部损伤,可表现有不同程度的低体温。

（二）实验室及特殊检查

白细胞总数和中性粒细胞百分比可增高,尿蛋白阳性。胸部 X 线、CT 检查常见肺纹理增粗,典型表现为两肺下叶的局限性斑片状影与广泛的棉絮状影并存,提示可能同时存在肺水肿及肺不张。心电监护可表现为窦性心动过速、ST 段和 T 波改变、室性心律失常、心脏传导阻滞。约 75% 病例动脉血气分析有明显混合性酸中毒,几乎所有淹溺者都有不同程度的低氧血症。

二、生命指征评估

1. 确定淹溺持续时间及开始施救时间。
2. 评估意识、呼吸、脉搏、心率及节律、皮肤色泽,评估缺氧、窒息的严重程度。
3. 及时判断心脏停搏,并观察复苏效果。
4. 判断是否存在低体温。

三、急救处理

（一）现场急救

淹溺最重要的复苏措施是尽快恢复通气和氧供,缺氧时间长短决定了溺水者是否发生心脏停搏并关系着预后,要尽可能迅速地将淹溺者救出。发现有颈部受伤可能时应加用颈部固定保护。立即清除口鼻内水、泥沙污物及分泌物,保持呼吸道通畅,对无反应和无呼吸者应立即进行心肺复苏(CPR)。

人工通气是淹溺复苏重要的措施。如未发生心搏骤停,迅速的人工通气可增加淹溺者的存活机会。人工呼吸可在溺水者救上岸或还在浅水区时就开始实施。因溺水者多伴有低体温,复苏时应注意保温。复苏过程中出现呕吐时,应将其头部偏向一侧,用手指、纱布等清除或用吸引器抽吸呕吐物。

如需倒水,可将淹溺者腹部置于施救者屈膝的大腿上,头部下垂,施救者平压其背部,将呼吸道和胃内的水倒出;或由施救者抱起淹溺者的腰腹部,使其背部朝上、头部下垂,予以倒水。多数淹溺者溺水时只会吸入少量的水,多不造成气道梗阻,人工呼吸前只需清除淹溺者口中可视的异物,急救人员无须常规倒空淹溺者呼吸道中的液体。

（二）急诊处理

经现场抢救的溺水者应及时送至医院给予进一步的评估和监护,采取综合措施支持循环和呼吸功能。

1. 机械通气　对意识不清、呼吸急促、全身发绀、咳粉红色泡沫痰、血压下降及血氧饱和度<85%,并有酸碱平衡失调、电解质紊乱的淹溺者应气管插管,进行人工机械通气。原则是尽可能维持合适氧供及尽可能低的气道压。待其意识清楚、呼吸恢复、循环稳定、血气分析正常、胸部 X 线表现好转后再考虑撤机。

2. 补充血容量,维持水电解质和酸碱平衡　淡水淹溺时,因血液稀释,应适当限制入水量,并适当补充氯化钠、血浆和白蛋白;海水淹溺时,由于大量体液渗入肺组织,血容量偏低,需及时补充液体,可用葡萄糖注射液、低分子右旋糖酐、血浆,严格控制氯化钠注射液用量,注意纠正高钾血症及酸中毒。

3. 防治急性肺损伤　早期、短程、足量应用糖皮质激素可防治淹溺后发生的炎症反应-急性肺损伤,以及严重时发生的急性呼吸窘迫综合征(ARDS)。

4. 防治脑缺氧损伤、控制抽搐　淹溺后存在不同程度的缺氧性脑损害,尤其是发生呼吸衰竭者。改善通气,维持血液中二氧化碳处于正常水平,降低颅内压是非常重要的。根据病情应用甘露醇、甘油果糖、白蛋白及呋塞米等减轻脑水肿,以改善预后。

5. 防治低体温 对冷水中淹溺者按低体温处理,可采用体外和体内复温措施。

6. 对症治疗 如出现血红蛋白尿、少尿或无尿,应积极防治急性肾功能不全的发生;溶血明显时可输血,以增加血液携氧能力;应用皮质激素可有助于对抗脑水肿、肺水肿和溶血;防治多器官功能障碍、防治感染等。

（胡 卫）

第三节 电 击 伤

培训目标

1. 掌握电击伤的全身表现和局部表现。
2. 熟悉电击伤的并发症。
3. 掌握电击伤的治疗方法。

电击伤(electric shock injury)是指电源与人体直接接触后,一定量的电流进入人体造成机体组织损伤、坏死和功能障碍。电流能量转化为热量时可造成电烧伤。电击损伤程度与电流强度、电流种类、电压高低、通电时间、人体电阻、电流途径有关,身体各组织单独对电流的阻力按自小而大顺序排列为血管、神经、肌肉、皮肤、脂肪、肌腱、骨组织。电流通过心脏易导致心搏骤停,通过脑干使中枢神经麻痹、呼吸暂停。

电击伤属于中医学"烫伤"或"筋伤"范畴,其病位轻者在皮肉,重者在气血或脏腑。皆因火热之邪炽盛,灼伤皮肉、筋骨,内攻气血、脏腑,导致阴阳乖逆,脏腑衰败,甚至阴阳离决。

【典型案例】

王某,男性,29岁。患者于40分钟前工作时不慎触及高压电,即出现全身多处烧伤,于2011年7月10日14:18被送入急诊。

问题1:通过病史采集,目前可以获得哪些临床信息? 还应完善哪些辅助检查?

思路:

1. 完善体格检查。

2. 完善辅助检查。

完善体格检查:患者神志清楚,痛苦病容,呻吟不止,处于极度恐惧状态,无发热,血压110/70mmHg,心率70次/min。左上臂前侧、左大腿前侧、右背部分别可见3cm×5cm、5cm×10cm、6cm×8cm伤口,无渗血,伤口局部皮肤变黑形成环形焦痂。双手指屈曲位,皮肤发黑,指间关节活动障碍,右手腕关节屈曲并活动受限,前臂肿胀,桡动脉搏动较弱,手背红肿,伴有水疱。

完善辅助检查:X线检查示双手指间关节屈曲呈半脱位状。血常规、血生化、肝肾功能未见明显异常。

中医四诊摘要:患者触电后出现全身多处烧伤,伤口局部皮肤变黑形成环形焦痂,关节活动障碍,手背红肿,伴有水疱。舌质红,苔薄黄,脉沉弦。

知识点 1

电击伤的疾病特征

1. **全身表现** 触电后轻者出现肌肉收缩、惊恐、面色苍白、头痛、头晕、心悸等,重者出现严重室性心律失常、肺水肿、胃肠道出血、凝血功能障碍、急性肾功能不全,甚至出现意识丧失、休克、心脏呼吸骤停或死亡。有些严重电击伤患者最初症状不重,但1小时后病情突然恶化,故应特别注意观察病情变化,包括强制性肌肉损伤、内脏器官损伤和体内外烧伤情况。

2. **局部表现** 高压电击会产生严重烧伤,而电流进口部位皮肤灼伤比出口部位严重,进口与出口也可能都不止1个,出口部位的伤口可能较入口大。烧伤部位组织焦化或炭化。触电造成肢体屈肌收缩致关节处于屈曲位,在肘关节、腋下、腘窝部及腹股沟部,其相互接触的近关节皮肤可因电流经过产生间断性创面。电击伤创面的最突出特点为皮肤外观的创面很小,但皮肤下的深层组织产生广泛而严重的损伤。

触电造成的血管病变为多发性栓塞、坏死;胸壁损伤可深达肋骨、肋间肌,并导致气胸;腹壁损伤可致内脏坏死或空腔脏器穿孔、坏死;电流造成肌群强力收缩致骨折或关节脱位;肌肉组织坏死、水肿,致使肢体肌筋膜间隔压力增高,神经、血管受压而产生缺血缺氧的恶性循环,造成筋膜间隔综合征;电击伤者常出现单侧或双侧鼓膜破裂、视力障碍、单侧或双侧白内障等。

闪电损伤时皮肤上可出现微红的树枝样或细条状条纹,是由电流沿着或穿过皮肤所致的Ⅰ度或Ⅱ度烧伤,若伤者佩戴指环、手表、项链等金属物品会产生较深的烧伤。

3. **并发症**

(1)大量组织损伤和溶血可引起高钾血症。

(2)低血压、电解质紊乱和严重的蛋白尿可引起急性肾衰竭。

(3)肌肉强烈收缩和抽搐可致四肢关节脱位或骨折,脊椎旁肌肉强烈收缩可造成椎体压缩性骨折。

(4)神经系统损伤可发生失明、耳聋、周围神经病变、上升性或横断性脊髓病变和侧索硬化症等,亦可发生肢体瘫、偏瘫或截瘫。

(5)高压电损伤患者可发生胃肠功能紊乱或消化道穿孔、胆囊坏死、胰腺坏死、肝脏严重损害或伴有凝血功能障碍、白内障和性格改变等。

知识点 2

电击伤的诊断

1. **诊断** 根据患者触电病史、体征,即可做出诊断。同时了解有无从高处坠落或被电击抛开的情节。注意检查有无内脏损伤、脊髓神经损伤或骨折的可能性。有患者触电后,心跳和呼吸极其微弱,甚至暂时停止,处于"假死状态",要认真鉴别,不可轻易放弃抢救。

2. **辅助检查**

(1) 心电图:有无心律失常、急性心肌损伤、非特异性 ST-T 改变。

(2) X 线:有无骨折或脱位。

(3) 实验室检查:心肌酶、血淀粉酶、血肌酐、尿素氮是否升高,是否出现高血钾、肌红蛋白升高、血红蛋白尿,动脉血气分析有无酸中毒、低氧血症等。

问题 2:如何处理和治疗?

思路:

1. 告知病情,持续心电监护,鼻导管氧气吸入(5L/min)。

2. 静滴乳酸林格液 1 000ml,0.9%氯化钠注射液 250ml+青霉素 G 钠 800 万 U,0.9%氯化钠注射液 250ml+维生素 C 3g。

3. 伤口清创,无菌敷料包扎,联系骨外科会诊。

4. 中医辨证治疗。证属火毒伤阴,以清热泻火、凉血养阴为治法。

生地 30g	丹皮 15g	玄参 15g	麦冬 15g
连翘 15g	金银花 15g	黄连 5g	淡竹叶 15g
延胡索 15g	甘草 5g。		

3 剂,水煎温服,2 次/d,150ml/次,每日 1 剂。

知识点 3

电击伤的治疗

1. **生命体征评估**

(1) 评估电击当时的情况,致伤的原因、部位,局部烧伤程度。

(2) 评估意识、脏器及肢体功能情况。

(3) 对心搏骤停患者,积极评估复苏效果。

2. **心肺复苏** 对心脏呼吸骤停患者应立即行心肺复苏,不能轻易终止复苏。心电图显示发生心室颤动者先注射肾上腺素1mg,心室颤动波粗大,即行电除颤,有利于恢复窦性节律。

3. **补液** 对低血容量性休克和组织严重烧伤者,应迅速静脉补液,补液量较同等面积烧伤者要多。输液量应根据患者对输液治疗的反应(每小时尿量、周围血管循环及中心静脉压监测情况)决定。

4. 对症治疗 防治高钾血症、心功能不全、脑水肿、急性肾功能不全、电解质紊乱等。

5. 创伤和烧伤处理 清除电击创面及皮下坏死组织,预防感染和创面污染,以减少肌红蛋白的来源。对于深层坏死组织,应采取分期切开清创治疗;对筋膜间隔综合征,应按需行筋膜切开减压术;对需要截肢者,必须严格掌握手术指征;对器官损伤和骨折、脱位者,应由专业医师处理;对有继发感染者,给予抗生素治疗。

6. 中医治疗

(1) 治疗原则:补虚泻实。实证清热泻火,凉血养阴;虚证扶阳救逆,益气固脱。

(2) 辨证论治

1) 实证

证候:皮色红,壮热烦躁,口渴引饮,或烦躁不眠,干呕腹胀,小便短赤,大便秘结,舌质红绛,苔黄燥起刺,脉洪数或细数。

治法:清热泻火,凉血养阴。

选方:黄连解毒汤合清营汤。

中成药:安宫牛黄丸或清开灵注射液。

2) 虚证

证候:皮开肉焦,神志昏愦,面色青惨,呼吸浅促,肢冷脉绝,或病程日久,正气亏损,疮面色浅,新肉不生,形体消瘦,神疲乏力,心悸怔忡,舌质淡,苔薄白,脉沉细无力。

治法:扶阳救逆,益气固脱。

选方:参附汤合生脉饮。

中成药:参附注射液或生脉注射液。

(3) 针灸治疗

1) 实证:选取大椎、十二井、十宣、合谷、曲池等穴。

2) 虚证:选取人中、十宣、太冲、关元、气海等穴。

(袁德培)

第十七章

灾害与突发公共卫生事件

第一节 总 论

📺 培训目标

1. 掌握灾害救援的原则与基本要求。
2. 熟悉灾害医学的主要任务与主要特点。

一、灾害

(一) 灾害的概念

灾害(disaster)指客观条件的突变给人类社会造成人员伤亡、财产损失、生态破坏的现象,是一种超过受影响地区现有资源承受能力的生态环境的破坏。

根据发生原因的不同,一般分为自然灾害和人为灾害两类。自然灾害包括天文灾害(如陨石灾害、星球撞击等)、气象灾害(如水灾、旱灾、台风、龙卷风、沙尘暴、冻害、雹灾、雷电等)、地质(貌)灾害(如地震、滑坡、火山爆发、土地沙化、雪崩、海啸等)、生物灾害(如虫灾、传染病流行等)和环境灾害(如水污染、大气污染、海洋污染、噪声污染和农药污染);人为灾害包括火灾、爆炸、交通事故、建筑物事故、工伤事故、卫生灾害、矿山灾害、科技事故及战争和恐怖袭击等。

(二) 灾害医学

灾害医学(disaster medicine)是研究在各种自然灾害和人为灾害所造成的灾害性损伤条件下实施紧急医学救治、疾病防治和卫生保障的一门科学,是为受灾伤病员提供预防、救治、康复等卫生服务的科学,是介于灾害学与医学之间的学科,主要派生于急诊、急救医学。现代灾害医学需要多学科介入,需要相关学科全方位融合与应用。灾害医学应由灾害卫勤组织指挥学、灾害流行病学、灾害救治医学、灾害医学管理、灾害康复医学、灾害心理医学、灾害基础医学等多部分组成。灾害医学的整体防御可分预警、防范、检测、诊断、防护、除沾染、现场救治与后送、院内进一步救治、康复、心理、基础研究等方面。不同的灾害具有不同的伤害特点和规律,对医疗系统及灾害预防准备的要求也各不相同。例如,地震伤害以多发伤、挤压伤等外科创伤为主;洪水以溺水、胃肠道传染病为主;火灾以体表和呼吸道烧伤、缺氧、中毒和休克、感染等为主。研究如何最大限度地减少"围灾害"期的伤病损失及死亡,是摆在世界医学面前的大课题。灾害医学不仅涉及临床医学、预防医学和生理学的各学科,而且与气象、通信、交通、管理等非医学学科密切相关。灾害医学正在成为医学领域的一门独立的新兴学科。

1. 灾害医学的主要任务

(1) 灾区现场抢救:在灾害突然发生的数分钟内,只能依靠自救、互救和第一目击者(first witness)的救助。操作简单(如从倒塌物掩埋或挤压中解救出来、压迫止血、脱离险境等),但十分有效。现场抢救指灾害发生后数分钟至数小时甚或1~2天,由本地医务人员和进入灾区的少数急救人员对伤员实施基础创伤生命支持(basic trauma life support,BTLS),如呼吸道清理、止血、胸部按压等。受灾的重伤员经抢救、病情稳定后,及时送至固定的医疗机构。在出现大批伤员的情况下,要把主要力量放在大多数伤员的救治上,而不要把个别极重度伤员作为救治重点。

(2) 探索各种灾害发生规律和损伤特点:不同灾害造成的伤害不同,从基础开始对各种灾害进行科学、系统的研究,制定各种中西医结合的卫生应急保障方案。强化各种灾害现场的卫生救护训练、优化卫生组织和完善各种灾害现场急救预案。

(3) 灾区卫生防疫工作:大灾之后,水电设施常遭到破坏;清洁饮水得不到保障;粪便、污物得不到及时清理;人畜死亡后,尸体尚未被完全处理,以致腐烂发臭、蚊蝇孳生,此时极易暴发传染病。因此,除积极救治和疏散伤员外,还要积极开展有效的卫生防疫工作,确保饮水供应,加强粪便管理,深埋人畜尸体,大力消灭蚊蝇,根据疫情需要服药或选择性接种等。

(4) 对创伤后应激障碍(post-traumatic stress disorder,PTSD)的干预与研究:突发灾害事件的强烈刺激可使人失去常态,表现出恐惧感和对谣言的轻信等,给患者和公众造成的精神创伤是明显的,在整体治疗时,对灾害事件致伤患者可能出现的远期效应兼顾并治,在可能的条件下进行预防。

(5) 向公众进行急救普及教育和宣传:培训"第一目击者"的紧急救治能力,强化自救、互救的技能。建立批量灾害伤员分类系统,建立一支高素质的抢救队伍,训练一批自救互救骨干,加强现场救治、加快伤员后送,尽可能缩短受伤患者得到治疗的时间,提高基础治疗技术。

(6) 对历次灾害及时、准确的总结分析:创建高效运行的信息化灾害医学网络体系;开展各种灾害造成人体损伤与康复相关的基础研究,研发小型和高机动性的后送抢救工具、急救设备,建立和完善流动的便携式ICU病房等。

2. 灾害现场急救的特点

(1) 组织机构的临时性:由于灾害的突发性,不可能有完整的救灾医疗机构坐等任务。通常是灾害发生时集中各方力量,临时组织、高效救援,在最短时间内立即开展工作。一般要求在12小时内到达指定地点,通常灾后2~4天的急救任务最为紧张,10天后基本完成任务,接着开始恢复和重建工作。

（2）工作条件艰苦：救灾工作必须要到现场进行。灾区生态环境往往遭到严重破坏，公共设施无法正常运行。常缺电、少水，食物、药品不足，生活条件十分艰苦。

（3）紧急赴救，时间紧迫：灾后瞬间出现大批伤员，拯救生命分秒必争。灾后 3 小时内得到救护的伤员生存率可达 90%；若超过 6 小时则生存率降至 50%。运输工具和医疗设备的准备也是救灾医疗保障的关键。

（4）伤情复杂：受灾人群的伤情因灾害类型、起因和受灾地区条件的不同而复杂多变，以多发伤多见，还可能出现一些特殊疾病，如挤压综合征、急性肾衰竭、化学烧伤等，尤其在发生化学和放射性事故时，救护人员除须具备特殊技能外，还需注重自我防护。

（5）大批伤员需要同时救治：突发灾害后，常同时出现大批伤员，且需要急救和复苏的危重伤者多，常规医疗办法无法完成救援任务。这时应根据伤情对伤员进行检伤，实行分级救治、后送医疗，紧急疏散灾区内的重伤员。

3. 灾害救援的原则与基本要求

（1）组织现场临时救护小组：快速组织现场临时救护小组，统一指挥，加强灾害事故现场一线救治，建立高素质自救互救骨干抢救队伍，加快伤员后送，尽可能缩短伤后至抢救的时间。

（2）及时正确呼救：当紧急灾害事故发生时，要采用灵敏的通信设施，应尽快拨打急救电话，力求通过清晰简明的言语让急救人员了解事故现场人员的大概伤情，最重要的是要告知详细地址，缩短呼救至得到有效抢救的时间。

（3）保护自身安全：环境安全隐患直接威胁现场所有人员的生命并影响救治质量，救护人员应对现场环境、自身救助能力、自我保护能力及客观救助条件进行评估，应用视觉、听觉、嗅觉评估现场环境有无持续危险因素存在，确认现场无危险后方可进入，先排险后救护。

（4）第一目击者的现场救援：第一现场即灾害与事件发生的现场，往往形势复杂、情况多样，"现场安全"应作为现场救护空间维度的核心，应强化风险预控、环境管控、整体联控的三控方略。对严重受伤或患病者，威胁之一是不必要的搬动或活动，随意移动患者可能造成额外的伤害、疼痛，使患者的伤（病）情复杂化，甚至导致死亡，所以第一现场应对伤员状态进行判断，分清伤情、病情的轻重缓急，不失时机地、尽可能地进行现场救护：迅速判断致命伤；保持呼吸道通畅；维持循环稳定；呼吸心搏骤停者立即行心肺复苏。现场救护的原则是：先救命，后治伤。无论何种事故现场，当发现危重伤员时，第一目击者对伤员的救护要做到：①保持镇定，沉着大胆，细心负责，理智科学地判断；②评估现场，确保自身与伤员的安全；③分清轻重缓急，先救命，后治伤，果断实施救护措施；④在可能的情况下，尽量采取措施减轻伤员的痛苦；⑤充分利用可支配的人力、物力协助救护。

（5）快速创建绿色抢救通道：一条安全有效的绿色抢救通道包括保证医疗救护网络通道、通信网络通道和交通网络通道的高效运行和无缝连接。

（6）明确抢险救援原则：灾害事故现场的救治应遵循先救命后治伤、先重伤后轻伤的原则，对患者进行分类救治；医护人员以救为主，其他人员以抢为主；先抢后救，抢中有救，尽快脱离事故现场。现场各部门救援人员应各负其责，相互配合，以免延误抢救时机,通常先到现场的医护人员应该担负现场抢救的组织指挥。

（7）消除患者的精神创伤:对患者的救治除现场救护及早期治疗外,及时后送伤员在某种程度上可能减轻精神上的创伤。

（8）临时自制敷料用于包扎伤口:当医疗物资补给困难或储备不足时,可用其他物品代替敷料和绷带,无论用何种物品做敷料,用于覆盖伤口的一面绝不可被触及,防止感染。

（9）严重损伤的处理

1）出血:首要的方法是直接加压,肢体出血可用止血带。如果不能控制,立即快速后送是必要的。

2）腹部开放性伤口:若为纵向伤口,患者应取平直仰卧位,双脚用褥垫或衣物稍微垫高;若为横向伤口,患者应屈膝仰卧,头和肩部垫高。这两种卧式均有助于伤口闭合。解开或剪开伤口周围的衣服时,施救者应避免向伤口方向咳嗽、打喷嚏或喘气,以免造成伤口感染。

3）腹腔脏器脱出:用湿纱布覆盖,不要急于将其还纳腹腔。

4）断肢处理:在灾害事故中,处理肢体离断时,切勿试图自行接驳断肢(如用胶布把断肢接于原位),这样不仅增加患者的痛苦,还会加剧肌肉组织损坏,增加再植手术的困难。应保持断肢低温状态,如条件允许,可用消毒干敷料包裹断肢后放入干燥容器中或袋中扎紧,再放入另一容器中或袋中,扎紧后放入冰中。注意不要将断肢直接与冰或水接触。后送患者时,将断肢一并交给急救人员。

5）胸部开放性损伤:用凡士林纱布包扎。如果发生张力性气胸(颈静脉怒张、发绀、气管移位、一侧呼吸音消失、血压下降、呼吸困难),应去除包扎,让空气排出后重新包扎。

6）连枷胸:用手或枕头固定受伤区域,如有需要可给予辅助呼吸。

7）异物刺入身体:刺入的物品影响心肺复苏或气道的情况下才可去除。

8）急性窒息性气体中毒:应采取"一戴二隔三救出"及"六早"的急救措施。"一戴"即施救者应首先做好自身应急防护;"二隔"即尽快隔绝毒气继续被中毒者吸入;"三救出"即抢救人员在"一戴二隔"的基础上,争分夺秒地将中毒者轻移出毒源区,进行进一步医疗急救。一般以2名施救人员抢救1名中毒者为宜,按照"六早"方案将中毒伤员转移到空气新鲜处进行抢救,即:①早期现场处理;②早期吸氧;③早期使用药物治疗;④早期气道湿化,对重度吸入中毒者早期行气管切开术;⑤早期预防肺水肿的发生;⑥早期综合治疗是至关重要的。

9）化学毒剂伤:及时注射解毒药,进行伤口洗消。

（10）维持呼吸道畅通:窒息伤员应清理呼吸道,结合体外心脏按压,行口对口人工呼吸。

（11）保护事故现场:尽力保护事故现场,设立救护区标志,对事故现场伤情进行评估,伤员评估分类并标记。

4. 灾害救援的物品准备

（1）急诊药品:包括镇痛药、止血药、中枢兴奋药、升压药、降压药、强心药、利尿及脱水药、抗心律失常药、血管扩张药、镇静剂、解毒药、止喘药、局部麻醉药、抗生素、糖皮质激素、葡萄糖注射液及电解质液等。

（2）仪器设备：包括呼吸机、吸引器、给氧设备、心电图仪、心脏起搏器、除颤装置、心脏按压机、心电监护仪、超声诊断仪、洗胃机、X线机、检验用品，以及各种无菌备用的基本手术器械等。

（3）救灾人员必需生活用品：如食品、饮用水、睡袋、手电筒等。

二、突发公共卫生事件

突发公共卫生事件是指突然发生，造成或可能造成社会公众健康严重损害的重大传染病疫情、群体性不明原因疾病，重大食物和职业中毒及其他严重影响公众健康的事件。

根据事件的表现形式，可将突发公共卫生事件分为以下两类：①在一定时间、一定范围、一定人群中，当病例数累积达到规定预警值时所形成的事件，如传染病、不明原因疾病、中毒（食物中毒、职业中毒）、预防接种反应、菌种或毒株丢失等，以及县以上卫生行政部门认定的其他突发公共卫生事件；②在一定时间、一定范围，当环境危害因素达到规定预警值时形成的事件，病例为事后发生，也可能无病例，如生物、化学、核辐射事件（发生事件时尚未出现病例），传染病菌种或毒株丢失，病媒、生物、宿主相关事件，化学物泄漏事件，放射源丢失、受照、核污染辐射及其他严重影响公众健康事件（尚未出现病例或病例事后发生）。

根据事件的成因和性质，突发公共卫生事件可分为：重大传染病疫情，群体性不明原因疾病，重大食物中毒和职业中毒，新发传染性疾病，群体性预防接种反应和群体性药物反应，重大环境污染事故，核事故和放射事故，生物、化学、核辐射恐怖事件，自然灾害导致的人员伤亡和疾病流行，以及其他影响公众健康的事件。

第二节 地　震

 培训目标

掌握地震伤害的主要表现与救治原则。

一、概念

地震是地壳快速释放能量过程中造成的震动，是一种突发、强烈、社会危害大、造成群众恐惧心理深、死亡人数多的自然灾害。根据《国家地震应急预案》，将地震灾害分为4个等级：①特别重大地震灾害：指造成300人以上死亡（含失踪），或者直接经济损失占地震发生地省（区、市）上年国内生产总值1%以上的地震灾害。当人口较密集地区发生7.0级以上地震，人口密集地区发生6.0级以上地震，初判为特别重大地震灾害。②重大地震灾害：指造成50人以上、300人以下死亡（含失踪）或者造成严重经济损失的地震灾害。当人口较密集地区发生6.0级以上、7.0级以下地震，人口密集地区发生5.0级以上、6.0级以下地震，初判为重大地震灾害。③较大地震灾害：指造成 10 人以上、50 人以下死亡(含失踪)或者造成较重经济损失的地震灾害。当人口较密集地区发生 5.0 级以上、6.0 级以下地震,人口密集地区发生 4.0 级以上、5.0 级以下地震,初判为较大地震灾害。④一般地震灾害:指造成 10 人以下死亡(含失踪)或者造成一定经济损失的地震灾害。当人口较密集地区发生 4.0 级以上、5.0 级以下地震,初判为一般地震灾害。

二、地震伤害特点

地震灾害具有突发性、灾难性、次生灾害多发性、影响巨大性和重建艰巨性五大特征。

（一）伤害表现

地震对人体的主要伤害包括直接伤害、间接伤害与次生伤害。

1. 直接伤害　直接伤害发生于地震初期,主要是建筑物破坏造成的人体机械性损伤及心理创伤。直接伤害的病因均为创伤或挤压,伤情复杂,多为多发伤,以四肢骨折最为多见,其次为软组织伤及周围神经损伤、脊柱骨折及截瘫,再次是骨盆骨折、挤压伤及挤压综合征。部分伤员还可能涉及复合伤,如创伤合并烧伤、电击伤等,诊治中易发生漏诊漏治、顾此失彼的情况。伤员的第一死亡高峰发生于伤后数秒至数分钟,主要致死原因为埋压窒息,头颅、脑干、心、肺、大血管严重损伤,伤员获救机会较小;第二死亡高峰发生于伤后数分钟至数小时内,主要死亡原因为硬膜下或硬膜外血肿、血气胸、肝脾等实质性脏器破裂大出血或骨盆、股骨骨折引起的大出血而致休克,有效的救治时间主要是伤后 1 小时内,故被称为"黄金一小时";第三高峰发生于伤后数天至数周,主要死亡原因是脓毒症和多器官功能衰竭。

2. 间接伤害　包括对政治、经济、社会和人群健康的影响。

3. 次生伤害　常见的次生伤害包括:①地震发生后的不同时间内常发生一些大小不等的余震,使已受到破坏的建筑物倒塌,威胁救护人员的安全,妨碍救护工作的进行。②电、气设施的破坏,可造成火灾而引起后续性伤害。有些地区甚至可引起天然气或储油设备爆炸,发生烧伤、爆炸伤。③地震引发的地缝、山崩、泥石流、海啸等都可造成非常严重的危害。④地震造成人畜伤亡,环境经济破坏,可能引起震后传染病的流行。⑤毒物泄漏导致中毒,放射物泄漏导致辐射伤。⑥突如其来的打击,大量亲朋好友的伤亡、房屋倒塌、财产损失、恐怖景象引起的恐惧、焦虑、悲伤、抑郁等心理状态造成严重的心理障碍。

（二）救治工作及原则

1. 地震应急响应等级　重大地震发生后要快速核实和评估灾情,并迅速报告有关部门;启动预案措施,迅速在当地或上级政府的领导下,建立救灾领导机构和医疗队,尽快到达现场开展医疗卫生应急救援工作。救灾领导机构负责指挥和协调整个救灾工作,保证救灾工作能够协调高效进行。根据救援需要,再相继调集现场调查处理组、专业应急救治队伍和其他医疗机构赶赴现场开展医疗卫生救援,必要时请求上级卫生行政部门援助。

2. 寻找和救护伤员的基本原则　现场救治的第一要素就是尽快把伤员从被埋压的倒塌建筑物中寻找和挖掘出来,要坚持先救后找、先多后少的原则,先救治已发现的伤员,后寻找可能存在的伤员,先寻找人员众多的地方,后寻找人员较少的地方。发现伤员后要保持其呼吸道通畅,快速清除压在伤者头部、胸腹部的砂土和口中的异物;对埋在瓦砾中的幸存者,建立通风孔道防缺氧窒息,从瓦砾中救出伤者后,及时检查伤情,根据伤情迅速进行检伤分类并做出标志,对已检伤分类的伤员还要随时复检,根据不同伤情迅速给予急救处理,坚持先救后治、先重后轻的原则。对颅脑外伤、神志不清、面色苍白、血压下降、大出血等危急状态者优先救护,尽快送医;脊柱骨折者使用脊柱板搬运,保证运送安全;挤压综合征者应先解除压力,用夹板固定肢体后再搬运,包扎不宜过紧;外伤、四肢骨折后用洁净物品包扎止血、固定;严重烧伤者保持创面清洁并清创包扎,呼吸道烧伤者保证呼吸道通畅,尽快送医;严重心理创伤者给予心理干预,心理救援的黄金期在震后 3 个月之内,不失时机地对幸存者开展恰当的心理安慰、心理救援也是现场救援中不可缺少的一部分。

3. 现场救治主要工作和程序　现场救治的主要工作包括快速评价伤情、对伤员进行现场分检,检查应根据"ABCDEF"程序。

（1） A（airway,气道）:呼吸道是否通畅。

（2） B（breathing,呼吸）:呼吸是否平稳,有无气胸和连枷胸。

（3） C（circulation,循环）:血压、脉搏是否正常,有无微循环障碍体征,有无活动性出血。

（4） D（disability,功能障碍）:神志是否清楚,瞳孔是否等大,对光反射是否灵敏,有无面部及肢体偏瘫,有无肢体运动障碍。

（5） E（exposure,充分暴露全身）:以利检查。

（6） F（fracture,骨折）:主要是四肢、骨盆、脊椎。

根据上述评估指标结合不同的评分系统对伤者的伤情做出评估。对生命垂危的伤员,找出危及生命的原因并迅速处理——维持气道通畅,维护呼吸循环平稳,抗休克;妥善止血,包扎,固定后尽快安全运送到救治医院。

4. 次生伤害的救治和预防

（1） 根据地震部门发布的预报预防余震损伤,也可采用如家畜家禽异常反应、静止的钟摆、倒置的酒瓶发生微小运动等简便易行的方法观察。救援时首先切断可能遭受破坏的电源和气体管道,以避免触电和火灾,开通消防通道和消防水源,若消防水源被地震破坏而无法使用,则主要依靠消防车辆或就地取材。

（2） 地缝救援时,可通过喊话、灯火给地缝中的幸存者传递信息,并注意收听地缝中的反应,发现伤员后根据地缝的深度、伤员的伤情制定救援方案。救治任何部位的严重创伤,都要确保呼吸道通畅,快速止血,妥善固定骨折,包扎伤口,积极防治呼吸、循环障碍。

（3） 造成地震后传染病流行的主要原因有:①人畜尸体腐烂及处理不当;②地下排水设施的破坏和污染;③生态环境破坏;④幸存者及救援人员身心疲劳,抵抗力下降;⑤忽视对传染病的预防。地震后对传染病要采取预防为主的原则,针对上述原因采取强有力的预防措施,可明显减少传染病的发生和流行。

（4） 针对地震带来的精神恐惧、焦虑及失去亲人的悲痛等,进行心理疏导,在精神上、物质上关心受灾人员,消除对灾害的恐惧心理和悲观情绪。对幸存的孤寡老人、儿童等高危人群给予重点保护和关心帮助,对灾后已发生应激损害和心理障碍者进行适当的心理咨询和精神神经治疗。

第三节　气象灾害

培训目标

1. 掌握洪涝水灾、泥石流的伤害特点与救治原则。
2. 熟悉暴风雪、寒流与雪崩的伤害特点。

一、洪涝水灾

由于降水过程的时间、空间分布不均匀,可能导致某些地域因水而灾(水灾害)。洪水是指暴雨后,河流泛滥,淹没田地和城乡所造成的灾害;涝灾是指长期大雨或暴雨产生的积水和径流淹没低洼土地所引起的灾害。洪水和涝灾往往同时发生。

(一)伤害特点

洪涝水灾具有突发性强、破坏力大、准确及时预报预警难的特点,而且点多、面广、量大,导致灾害损失严重,有明显的阶段性,洪水暴发瞬间为原生灾害,水灾之后为次生灾害。

(二)主要伤害表现

1. 原生灾害　直接对人的伤害主要是淹溺、浸泡、受寒、断粮饥饿、建筑物倒塌砸伤、应激性心理-精神损伤等。

2. 次生灾害　常见火灾、电击伤、冻伤、中毒、灾后传染病,以及由于社会秩序混乱所造成的伤害。如因烤火取暖或炊事失慎引发火灾;天气寒冷可致冻伤;野外生活,可能被毒蛇等咬伤;遭受蚊虫侵袭,可导致虫媒传染病(如乙脑等)的发生与流行。水中的带电电缆、倒塌电杆上的电线都会使人触电;被洪水浸泡而外溢,冲入水源或污染食物的农药、毒物和放射性物质,可致人中毒。暴发洪水之后,环境破坏严重,常暴发传染病。

(三)救治工作及原则

当发生淹溺事件,第一目击者应立刻启动现场救援程序。在专业救援人员到来之前,可向遇溺者投递竹竿、衣物、绳索、漂浮物等,不推荐非专业救生人员下水救援。一旦将溺水人员救出,应尽一切可能就地抢救,除非有明显的不可逆死亡证据(尸僵、腐烂、断头),均应立即复苏,并在保证按压质量的前提下尽量转送到急诊室进一步治疗。同时进行检伤分类,根据现场的医疗力量、伤病员数量、伤病种类、伤情轻重缓急,做好各类救治与后送转院工作。

迅速检查和判断有无威胁生命的征象,如呼吸道梗阻、大出血、休克、心脏停搏、电击伤、冻伤等。现场进行心脏按压、人工呼吸、吸氧等;昏迷者,要保持呼吸道通畅,观察神志、瞳孔、呼吸、脉搏及血压变化;有外出血者要加压包扎止血;如有脊髓损伤,应平卧,搬动时必须采取良好的保护措施;四肢骨折时,用夹板或其他简易器材暂时固定。按照"先救命、后救伤,先救重、后救轻"的原则进行现场急救。现场救援力量不足时,应及时报告上级卫生行政部门迅速调集救援力量给予支援。伤员搬运、转送过程中,应密切观察病情变化并及时救治,避免造成二次损伤。洪水暴发后,重点做好灾区的饮水卫生、食品卫生、环境卫生、消毒、杀虫灭鼠工作,预防和控制各类传染病的发生。

二、泥石流

泥石流是发生于山区的严重地质灾害,是由暴雨、冰雪融化等水源激发的,含有大量泥沙石块的特殊洪流。往往突然发生,混浊的流体沿着陡峻的山沟前推后拥,奔腾咆哮而下,地面为之震动,山谷犹如雷鸣,在很短的时间内将大量泥沙石块冲出沟外,在宽阔的堆积区横冲直撞、漫流堆积,常常给人民生命财产造成很大危害。

(一)伤害特点

1. 发生和停止具有突发性和一过性。

2. 灾害造成的破坏具有多相性和不均质性。

3. 具有季节性和周期性,大多发生于6—9月。

(二)主要伤害表现

泥石流造成的伤害主要是淹埋而致窒息。表现为呼吸困难、口唇青紫、心率加快而微弱,处于昏迷或半昏迷状态,颈静脉因充血而显现,很快进入垂危状态,发绀加重,呼吸减慢变弱,继而不规则,心跳也随之减慢而停止。此外,尚有挤压伤、骨折及精神创伤等。

(三)救治工作及原则

确保救援环境安全,快速进行检伤分类并做出标记,迅速清除口、鼻腔及大气道内的阻塞物,保持气道通畅。开放性损伤者,要注意清洗伤口,避免继发感染;伤口受泥石流污染严重者,到达医疗单位后,必须进行彻底清创,尽早使用抗生素预防感染,防止破伤风发生。

三、暴风雪、寒流与雪崩

山坡积雪负载过度,或雪层剪切(常因滑雪、雪从树上或悬崖上坠落所致),或震动(常由响雷、高速飞行物的冲击波、爆炸、地震等因素诱发),或温度突然改变(晴朗天气突然乌云密布、寒冬突然转暖、融化的雪水渗入等)均可引发雪崩。暴风雪、寒流与雪崩主要发生在北方,有明显的局限性、季节性。

(一)伤害特点

1. 强暴风雪可以摧毁建筑、交通、通信设备。

2. 暴风雪、寒流、雪崩导致的持续严寒可致冻伤,严重冻伤可起水疱、皮肤变黑、局部坏死甚至脱落。

3. 反复的"冻结—融化—再冻结"耗竭人体能量;体温过低可致循环障碍而死亡。

(二)主要伤害表现

因严寒引起的冻伤、冻僵、昏迷和冻死。

（三）救治工作及原则

提供御寒防冻的衣被和设备，正确救治冻伤。救援人员尽快到达现场，及时施救，尽量减轻冻伤伤情。尽快将患者脱离低温环境，可利用保温毯保护伤者并迅速移入25~26℃的温暖环境，祛除潮湿冻结的衣服和鞋袜。对于局部冻伤者，可用 37~42℃ 温水浸泡伤处 15~30 分钟，至感觉恢复、皮肤颜色恢复至深红或紫红色、组织变软为止，禁用冷水浸泡、揉搓或火烤伤处，以防冻伤加重。肢体冻伤也可放入身体温暖部位升温。对于全身冻伤者，如体温低于 20℃，可采用全身浸泡法促进复温，浸泡水温35~42℃，浸泡至甲床潮红、肢体有温热感为止，使体温在 15~30 分钟内恢复至正常，提醒患者保持清醒。意识清楚者，协助其补充热量，如喝热饮；如疼痛剧烈，可服用止痛药。若全身冻伤出现心搏骤停，需进行 CPR。

第四节　事故灾难

培训目标

1. 掌握爆炸事故、矿井事故的伤害特点与救治原则。
2. 熟悉公路与铁路交通事故的伤害特点。
3. 熟悉火灾的救治原则。

一、爆炸事故

爆炸事故发生原因复杂，如生产、储存、运输、使用易燃易爆物品的设施不符合安全要求，违规作业，爆炸恐怖事件等。爆炸伤是一种难于急救的损伤，加上爆炸造成建筑物倒塌、周围物体变形，致空间相对狭窄，增加了医疗救援的难度。

（一）伤害特点

1. **突发性强**　爆炸发生突然，时间短，杀伤性强，恐怖事件多在公共场所，现场受伤人员多数来不及疏散或自救。

2. **伤情复杂，以复合伤为主**　爆炸现场多在易燃易爆物品的生产、储存和使用场所，往往由爆炸引起燃烧，或由燃烧引起爆炸，致伤效应是两种或两种以上致伤因素作用的相互加强或扩增效应的结合，病理生理紊乱较多发伤和多部位伤更加严重而复杂。

3. **外伤掩盖内脏损伤，易漏诊误诊**　单纯的冲击波超压致伤时，呈现外轻内重的特点。当冲击伤合并烧伤或其他创伤时，体表损伤常很显著，此时内脏损伤容易被掩盖。

4. **潜在再次事故危险性**　爆炸现场仍有尚未爆炸的物品，极易因救援、调查人员的移动、撞击、吸烟等，引发再次爆炸；炸毁的建筑物再次倒塌；爆炸后的封闭空间存在毒气；现场电气设备仍然带电等，均存在二次事故发生的危险。

5. **伤亡人员扩大化**　爆炸事故的破坏作用和地面杀伤力异常巨大，人员伤亡相比一般伤类呈扩大趋势。

（二）主要伤害表现

由于引发爆炸物品的品种、性能、数量和人体与爆炸源距离及现场条件的不同，爆炸对人体造成的伤害特征多种多样。

1. 爆炸伤按性状可分为炸碎伤、炸裂伤、炸烧伤、超压伤、弹片伤、抛射伤、抛坠伤、摔伤、压伤、踩伤等。通常在一个伤者身上会呈现多种炸伤。

2. 爆炸时的物体冲击和燃烧最易导致冲烧毒复合伤，发生率与距爆炸源的远近有关。离爆炸源越近，发生冲烧毒复合伤的几率越大，其次是冲毒复合伤。

3. 肺是中毒致伤、冲击波致伤最敏感的靶器官之一，也是呼吸道烧伤时主要的靶器官。肺损伤是爆炸事故致冲烧毒复合伤救治的难点和重点。

4. 伤员伤情复杂、严重，并发症多，死亡率高。

（三）救治工作及原则

应在消除继续发生燃烧爆炸危害因素的基础上，迅速将火源附近易燃易爆物品转移到安全地点，切断电源。在迅速控制火灾蔓延的同时，将受伤人员从危险区抢救到安全地点，及时对伤员进行紧急救护。

1. 立即切断事故源，祛除致伤因素（热力、火焰、毒气等）。如烧伤伤员，须迅速与高温环境或物体隔离，并及时进行有效的初步处理。

2. 首批到达现场的救护人员，应立即在安全区域展开检伤分类，建立安全有效的绿色急救通道。对严重的伤员进行初步处理，及时向急救中心或当地卫生部门报告现场情况，提出增援建议。

3. 及早、全面、多次伤情检查与评估。根据伤情分类、优先救治原则，按现场判断→伤检→分类救治→后送→途中监护的程序开展现场医疗救援。现场紧急救治或初步处置后进行第二次伤情评估分类，转送前要求护送的医师进行第三次伤情评估，并在途中密切观察生命体征变化，避免因漏诊误诊造成延误抢救。

4. 对严重复合伤、烧伤、休克、中毒的伤员，必须在现场给予积极救治，原则上是先稳定，再后送，就近送，送到有条件抢救的医院。

5. 对于特重症伤员，需对冲击波、烧伤和中毒等因素所致的多重损伤进行兼顾和并治。强调爆炸伤急救的综合治疗至关重要，包括心肺复苏、超声雾化吸入、抗过敏或碱性中和剂的应用、消除高铁血红蛋白血症、适当的体位、高流量吸氧、保证组织细胞供氧、维护重要脏器功能、纠正电解质紊乱及酸碱平衡失调等。积极地抗休克、抗中毒、抗肺水肿及纠正脑疝是成功抢救爆炸复合伤的关键。

二、矿井事故

矿井事故指矿产开采过程中发生的导致群体人员伤亡的事故。常见类型有瓦斯爆炸、冒顶塌方、矿井水灾等。

（一）瓦斯爆炸

瓦斯是井下采矿过程中产生的各种有害气体的总称，主要成分是甲烷（CH_4），还有一氧化碳（CO）、硫化氢（H_2S）、二氧化氮（NO_2）等。瓦斯爆炸指在矿井下采煤过程中，煤的完整性被破坏，透气性增加，甲烷（CH_4）从煤体中释放出来，浓度达到 5%~14%时，有氧情况下，遇火花发生的爆炸事故。

1. **伤害特点**　瓦斯爆炸对人的伤害主要有高压气流引起的冲击伤、高温所致的烧伤、一氧化碳引起的窒息和中毒及其他外力造成的复合性损伤,由于井下条件所限,抢救难度很大。

2. **主要伤害表现**　瓦斯爆炸的主要伤害表现有:①高温损伤;②高压损伤;③继发性打击伤(机械性损伤);④中毒。

3. **救治工作及原则**

(1)扑灭矿井火源,有效通风,排出有毒气体。

(2)在对矿井毒气等指标严密监控、确保环境安全的前提下,佩戴防毒面具等安全防护器材后将伤员搬出矿井。

(3)在地面空气新鲜处,根据不同伤情迅速给予现场急救处理,在监护条件下转送至医院。

消除致伤因素,判定伤情及紧急处置,用清洁敷料、被单、衣服覆盖保护创面,寒冷环境注意保暖,检伤分类必须认真仔细、全面系统,特别要注意有无一氧化碳中毒、呼吸道烧伤等,在抢救伤员的同时积极预防 ARF、ARDS、MODS 等严重并发症。

(二)冒顶塌方

冒顶塌方指采矿过程中,矿井岩石稳定性差或安全防护措施不当,致使矿井顶部垮落下塌造成的人身伤害事故。

1. **伤害特点**　各类机械性创伤和填埋窒息。

2. **主要伤害表现**　多发伤多见。

(1)软组织损伤。

(2)颅脑外伤。

(3)开放性或闭合性骨折。

(4)内脏破裂。

(5)体表或内脏出血。

(6)挤压综合征。

(7)窒息。

3. **救治工作及原则**

(1)严密监控矿井安全并采取有效防护措施后,佩戴安全防护器材将伤员搬出矿井,搬运过程中应避免继发损伤。

(2)在地面空气新鲜处,根据不同伤情迅速给予现场急救处理,监护并转送至医院。

按"先救命,后治伤;先重伤,后轻伤"的原则判定伤情及实施紧急救治。搬动伤员避免继发损伤;井下黑暗环境滞留过久返回地面时,注意保护眼睛,避免强光造成视力损害;转送途中避免颠簸。

三、公路交通事故

公路交通事故指机动车、非机动车在行驶中发生翻车、撞车、紧急刹车等交通事故,造成司乘人员及路上行人伤亡。

（一）伤害特点

由于公路交通事故的突发性、隐蔽性、严重性、复杂性，多发伤、复合伤普遍，现场能否及时、正确地救护决定了伤情的转归。交通事故在伤后 5 分钟内采取救命性措施，伤后 30 分钟内给予医疗急救，18%~25% 患者的生命可以挽救。

司乘人员受车辆紧急制动的惯性作用，身体遭受撞击，或被抛出车外造成撞击伤、摔伤。车辆外形受猛烈撞击结构变形，或翻车，造成各部位的挤压碰撞、穿刺或多发伤。如胸骨和肋骨骨折，骨折断端可刺破肺、心和主动脉；颅骨骨折、颅脑损伤；下肢和骨盆骨折；颈椎损伤、胸背部挤压伤；车辆碰撞后发生起火、爆炸、化学品泄漏造成司乘人员烧伤、中毒、爆炸伤等复合伤。机动车造成行人创伤包括撞击伤和碾压伤两类。被撞人员瞬间遭受撞击，大多死于颅脑伤或肺、肝、脾、膀胱等内脏破裂。碾压伤则多见于胸腹部的伸展伤与撕裂伤。摩托车、自行车造成行人创伤主要有冲撞伤、碾压伤和摔伤，受伤部位以四肢和头部最为多见。此外，肺、主动脉、心、肝、脾、肾、消化道、肋骨和肢体都可发生损伤。

（二）主要伤害表现

创伤轻重程度不同，表现也不尽相同。

1. 全身表现　头部创伤时常出现神志变化，严重者可昏迷。面颈部外伤，注意气道阻塞窒息。胸部、腹部及四肢创伤，因大量失血引起失血性休克。

2. 局部表现

（1）疼痛：程度与受伤范围和轻重有关，活动时加剧，制动后减轻。

（2）肿胀：为受伤部位出血或渗出所致，部位较浅可出现皮下瘀血或血肿。组织疏松部位肿胀明显。

（3）功能障碍：因疼痛限制运动和组织结构破坏导致。

（三）救治工作及原则

1. 发生交通事故后，可能继发车辆起火、爆炸、被撞建筑物倒塌、交通秩序紊乱继发事故等，必须快速将伤员转移至较安全地带抢救。对于群体伤害的交通事故，首先到达现场的救护人员应承担起检伤分类的责任，按伤情轻重分类并进行标记。尽快了解伤员情况与现场需求，及时向上级主管汇报并请求支援。

2. 对现场伤员本着"先救命，后治伤"的原则，先脱离险境后抢救、先复苏后对症治疗、先救重伤后处理轻伤、先抢救再后送。优先处理危重伤员，重点救治，尽快转送，垂危伤员现场完成生命支持。已无存活希望者，后续运送。

3. 疑有脊椎损伤者应置颈托固定，搬运时应将伤员头颈与躯体保持同一轴位。呼吸、心搏骤停者立即心肺复苏。对可能危及生命的情况给予优先处理，对受伤部位和伤口止血、包扎、固定，正确搬运，防止加重伤情。

4. 对挤压在车内的伤员，按狭窄空间救治要求，在评估生命体征的同时，判断被挤压的状态。

（1）通过确保气道通畅、管理呼吸、维持循环、防止挤压综合征的发生及保温等措施稳定生命体征。

（2）保护和固定骨折部位和脊柱不仅可以缓解疼痛，也便于转运。

（3）若伤者出现生命危机且其他解救手段无效，在有足够准备的情况下，急救人员应最终确定舍弃被压肢体。

（4）现场使用镇痛药。处置完成后尽快离开狭窄空间。切忌盲目施救，造成进一步伤害。伤员被救出或转移时，要对其生命体征进行完整的再评估。

5. 对神志不清的伤员要认真检查，避免过早放弃抢救。出现大批重伤员时，要以能挽救更多人生命为原则，不要把有限的急救资源集中在单个危重伤员身上。

6. 颅脑损伤后昏迷的伤员，其腹部损伤（如肝、脾破裂等）常被掩盖。对此类损伤应全面检查，严密观察，避免遗漏。

7. 伤员必须在对症处理后及时就近转送，运送途中严密观察病情变化。

四、铁路交通事故

指火车与其他车辆碰撞发生的事故，以及铁路路外人员伤亡事故。

（一）伤害特点

1. 突发性强，人群密集，灾情严重，伤员人数多。

2. 现场混乱，救治困难。

3. 可造成人体严重损伤。

（二）主要伤害表现

火车创伤主要是碾压伤、撞击伤和摔伤。人体撞击行驶中火车的突出部位，可引起挫裂伤，特别是严重的开放性颅脑伤。火车撞击人体后，常将人甩出一段距离，造成摔伤，如脑挫伤、骨折、内脏破裂伤等。

按伤情程度，可将伤员分为：①轻度伤员；②重度伤员；③危重伤员；④濒危伤员。

（三）救治工作及原则

1. 心肺脑复苏。

2. 抗休克。

3. 离断肢体的处理。

4. 各类创伤的救治。

先脱离险境后抢救、先复苏生命后对症治疗、先救重伤后处理轻伤、先抢救再后送。

五、火灾

除森林火灾、火山爆发、地震等引起的火灾，还包括工厂、油库、民用建筑物、地铁、铁路、核电站、烟花爆竹意外爆炸等引起的火灾，给人们的生命安全带来极大的威胁。因此，快速、合理、规范的现场救治非常重要。

（一）伤害特点

事故发生突然，多数人缺乏自救常识，因此加重了损伤的程度。若为爆炸所致，伤情复杂，多伴复合伤。现场救治受限，急救人员较难到达事故发生地展开救治。

（二）主要伤害表现

1. 烧伤　Ⅰ度、Ⅱ度、Ⅲ度烧伤并存。

2. 吸入性损伤　呼吸困难、咳出炭末痰，肺部可闻及哮鸣音，面、颈及口鼻周围常有深度烧伤，声音嘶哑。

3. 休克 心率增快,脉搏细弱,心音低弱,脉压小,血压下降,呼吸浅快,尿量减少,口渴难忍,烦躁不安,肢端凉;血液浓缩,低血钠、低蛋白、酸中毒。

（三）救治工作及原则

1. 迅速脱离现场,坚持"先救人,后救物"原则,一边疏散人员(沿楼梯右侧向下逃生),一边按下火灾报警器并拨打119。在确保自身安全的前提下使用灭火器、水桶、消防水带等进行扑救。固体物品火灾(如木制品、棉织品等)可使用各类灭火器具;液体物品火灾(如汽油、柴油、食用油等)不能用水扑救,只能使用灭火器、沙土、浸湿的棉被等灭火。如系电力系统引发的火灾,应先切断电源后扑救。切断电源前,不得使用导电性物质灭火。火焰烧伤者立即脱去衣服,若无法脱去衣服则就地缓慢打滚;尽量减少浓烟吸入,防止中毒与窒息;切勿奔跑,以免火借风势加重烧伤;勿呼喊,以免引起呼吸道烧伤;勿用双手扑打,以免手烧伤;可用浸湿的衣被、水直接扑火,或让伤者跳入水中。

2. 保持呼吸道通畅,严重的吸入性损伤伴有呼吸道梗阻时,立即行气管切开术或环甲膜穿刺。

3. 创面用干净敷料或布类保护,或行简单包扎防止污染加重。

4. 大面积严重烧伤者,尽快建立静脉通道补液,保持呼吸道通畅,必要时行气管切开术;留置尿管,定时观察尿量和尿颜色;简单包扎;注意保温。尽快转运至有救治能力的医院。

5. 镇静止痛,疼痛剧烈者予哌替啶、吗啡止痛,或用苯巴比妥、地西泮镇静。

6. 多发伤处理,如有大出血、开放性气胸、骨折等,应予相应急救措施。首先要查明有无危及生命的呼吸道梗阻、出血及心肺功能障碍,以利及时急救、复苏;接着进行分类和伤情判定,确定后送顺序。

第五节 突发公共卫生事件

 培训目标

1. 熟练掌握传染病的疾病特点和主要临床表现。
2. 掌握传染病的治疗方法。
3. 掌握严重急性呼吸综合征的一般临床表现。
4. 掌握严重急性呼吸综合征重症病例病情特点及呼吸支持技术。
5. 掌握严重急性呼吸综合征对症支持治疗及中医治法。
6. 掌握禽流行性感冒血常规、血生化及胸片、动脉血气检查特点。
7. 掌握禽流行性感冒抗病毒治疗与中医治疗的方法。

突发公共卫生事件是指突然发生,造成或者可能造成社会公众健康严重损害的重大传染病疫情、群体不明原因的疾病、重大食物中毒和职业中毒以及其他严重影响公众健康的突发事件。根据事件的成因和性质,突发公共卫生事件可分为:重大传染病疫情,群体不明原因的疾病,重大食物中毒和职业中毒,新发传染性疾病,群体性预防接种反应和群体性药物反应，重大环境污染事故、核事故和放射事故，生物、化学、核辐射恐怖事件，自然灾害导致的人员伤亡和疾病流行，以及其他影响公众健康的事件。

一、传染病

传染病是由各种病原体（如病毒、立克次体、支原体、细菌、螺旋体等）感染人体和动物体后所引起的一组具有传染性的疾病。寄生虫病系由原虫和蠕虫感染人体引起的疾病，由于其大多具有传染性，故一般被纳入传染病学研究范畴。

（一）疾病特点

1. 有病原体　传染病大多有特异的病原体。

2. 具有传染性　大多数传染病是由感染而获得，并可以传播给他人。

3. 流行性　传染病可以在人群中散发，也可连续传播造成不同程度的流行，短时间内（数日内）集中发生多数病例称暴发。流行范围超越国界，甚而超越州界的强大流行，称为大流行。

（二）主要临床表现

1. 大多数传染病病程的发展有明显的阶段性，常见分期为：

（1）潜伏期：自感染至发病之间的时间，称为潜伏期。

（2）前驱期：从潜伏期末到出现特殊症状之间的时间，称前驱期。

（3）发病期：传染病的特有症状和体征在此期逐渐出现，由轻到重，然后逐步缓解。

（4）恢复期：在此期内症状和体征逐步消失。

2. 传染病患者的发热，并不是由病原成分或其产物直接刺激而引起，而是巨噬细胞及中性粒细胞产生的介质（即内生性致热原）引起的。许多传染病有其特殊的发热规律（热程和热型）。

3. 在无特异性抗体的情况下，组织液是大多数细菌的良好培养基，细菌繁殖不可避免地引起炎症。

4. 皮疹是由于病原体或其毒素造成的损害或过敏，因毛细血管扩张、伸出或出血所致。皮疹常见于病毒、立克次体或细菌性传染病，有重要的辅助诊断意义。

5. 血象变化是多数传染病的特征，除在血涂片或血液中查找有关病原体之外，特别应注意血细胞的形态学改变。例如疟疾患者的血涂片中常有疟色素沉着；贫血患者常有靶形红细胞及网织红细胞增加；发生弥散性血管内凝血时，血涂片除有贫血特点外，尚可见到裂细胞及盔细胞。

（三）救治工作及原则

1. 治疗原则　传染病的治疗不仅是要治愈患者，还在于控制传染源，防止进一步传播和扩散。因此，对传染病要坚持综合治疗的原则，即治疗、护理与隔离、消毒并重，对症治疗与特效治疗并重。

2. 治疗方法

（1）一般治疗及支持治疗：非针对病原而对机体采取的具有支持与保护性的

治疗。

1）隔离:根据传染病传染性的强弱、传播途径的不同和传染期的长短,采取相应隔离措施并做好消毒工作。

2）护理:病室保持安静清洁,空气流通新鲜,使患者保持良好的休息状态。密切观察病危患者生命体征和病情变化,防止各种并发症。

3）支持疗法:根据病情给予流质、半流质、富含营养、易消化的软食或静脉输液,保持足够的热量、液体量、电解质、维生素及酸碱平衡。

4）心理治疗:医护人员良好的工作作风、服务态度和同情心,有助于提高患者战胜疾病的信心,加快机体的康复。

（2）病原治疗:针对不同的病原体给予相应病原治疗,既能杀灭消除病原体,更快地控制病情和彻底治愈患者,又可以控制传染源,防止传染病继续传播和扩散。

1）抗菌药物:对细菌、螺旋体、立克次体等感染选用有效抗生素,最好根据病原培养及药敏试验结果选药。危重患者则需联合用药并采取静脉途径给药以提高疗效。病毒感染性疾病如无继发细菌感染则不宜选用抗菌药物。

2）抗病毒药:对病毒感染性疾病,如病毒性肝炎、流行性感冒、流行性出血热、流行性乙型脑炎、疱疹病毒感染、艾滋病等,均可早期或适时应用抗病毒治疗以缩短病程、促进康复、改善生活质量。

3）化学制剂:多用于治疗蠕虫病及原虫感染,如氯喹治疗疟疾,吡喹酮治疗血吸虫病,乙胺嗪治疗丝虫病,甲硝咪唑治疗阿米巴病。喹诺酮类药物对各种革兰氏阴性菌、厌氧菌、支原体、衣原体有较强的杀菌作用。

4）抗毒素:细菌毒素致病的疾病需应用抗毒素治疗。常用于治疗白喉、破伤风、肉毒杆菌食物中毒等传染病。

（3）对症治疗:主要目的是减轻患者症状,调整各系统功能,保护重要器官,促进机体康复。如通过口服及静脉输液及时纠正酸碱平衡失调及电解质紊乱,严重毒血症时采取糖皮质激素疗法,高热时采取物理措施和化学药物合理降温,抽搐时给予镇静药物,昏迷时给予苏醒措施,脑水肿时采取脱水疗法,休克时给予抗休克治疗,心力衰竭时采用强心、利尿措施等,均有利于患者度过危险期并及早康复。同时,及时合理治疗并发症也是提高传染病治愈率的重要措施。

（4）中药及针灸治疗:传染病在中医学属温病范畴,一般按"卫、气、营、血"辨证施治,治法常采取清热、解表、宣肺、生津、利湿、泻下、滋阴、息风、开窍等。中药对调整患者各系统功能起相当重要的作用,许多中草药具有抗菌、抗毒、调节免疫功能的作用。针灸疗法有退热、止痉、镇痛的作用,对传染病肢体瘫痪及其他后遗症亦有不同程度的治疗效果。

二、严重急性呼吸综合征

严重急性呼吸综合征是由 SARS 冠状病毒(SARS-CoV)引起的一种具有明显传染性、可累及多个脏器系统的特殊肺炎。

【典型案例】

何某,女性,34 岁,某医院护士,有 SARS 患者接触史。2003 年 4 月 10 日晚出现发热,自测体温 38.0℃,伴寒战、头痛、乏力,自服相关药物后症状无明显改善,为求进一步诊治入院。

体格检查:体温 38℃,脉搏 82 次/min,呼吸 18 次/min,血压 120/80mmHg。神志清,急性面容;双肺呼吸音粗,未闻及明显干湿啰音;心界无扩大,心率 82 次/min;腹部平软,墨菲征(-),麦氏征(-),左肾区叩痛,右肾区无叩痛,肠鸣音正常;余无异常。

血常规提示白细胞计数正常,淋巴细胞计数减少。

问题:通过病史采集,目前可以获得哪些临床信息? 需要补充哪些内容? 需要完善哪些检查?

思路:患者为医务工作者,有 SARS 患者接触史,出现发热(体温 38.0℃),畏寒,头痛,全身困倦,血常规提示白细胞计数正常,淋巴细胞计数减少,首先需要考虑诊断 SARS。

询问发热性质,持续发热,伴畏寒,无汗,无咳嗽咳痰,头痛伴颈痛,乏力伴全身肌肉酸痛,无恶心、呕吐。

收集中医四诊内容:皮肤不温,口渴,无咽喉痛,面色垢浊,大便溏,粪便黄臭,小便如常,舌淡红稍暗,苔稍腻,脉微浮而紧。

完善微生物培养、血气分析,动态监测血常规、胸部 X 线片、CT 变化。

 知识点 1

SARS 的临床表现

潜伏期为 2~12 天,一般为 4~5 天,最长可达 21 天。SARS 的自然病程分为初期、进展期、极期和恢复期。

1. **初期**　常以发热为首发症状(偶有不发热者),体温高于 38℃,可伴有乏力、头痛、四肢酸痛、干咳等表现,部分患者有腹泻,常无鼻塞、流涕等上呼吸道卡他症状,一般持续 3~5 天。

2. **进展期**　在病程的 4~9 天病情迅速加重,频繁咳嗽,偶见痰中带血,胸闷,呼吸困难,严重者出现呼吸窘迫。胸部 X 线检查可见肺部单侧或双侧炎性病变。此期常有肝功能异常和心律失常。

3. **极期**　病程 10~14 天,出现发热、乏力等中毒症状加重,明显呼吸困难,稍有活动则气喘、心悸,需卧床休息。干咳,咳嗽可加重呼吸困难,听诊肺部可闻及细湿啰音,此期易发生呼吸道继发感染。

4. **恢复期**　本病康复较慢,康复时间因人而异,常与年龄、病情、治疗及有无并发症等诸多因素有关。肺部炎症的吸收较为缓慢,体温正常后需 2 周左右才能完全吸收恢复正常。

知识点 2

SARS 的诊断标准

1. 流行病学史 ①与发病者有密切接触史,或属受传染的群体发病之一,或有明确传染他人的证据;②发病前 2 周内曾到过或居住于报告 SARS 患者并出现继发感染患者的地区。

2. 症状与体征 起病急,以发热为首发症状,体温一般>38℃,但有少数患者不以发热为首发症状,尤其是有近期手术史或基础疾病的患者。偶有畏寒,可伴有头痛、关节酸痛、肌肉酸痛、乏力、腹泻;可有咳嗽,多为干咳、少痰,偶有血丝痰;可有胸闷,严重者出现呼吸加速、气促,或明显呼吸窘迫。肺部体征不明显,部分患者可闻及少许湿啰音,或有肺实变体征。

3. 实验室检查 外周血白细胞计数一般不高,或降低;常有淋巴细胞计数减少。

4. 胸部 X 线检查 肺部有不同程度的片状、斑片状浸润性阴影或呈网状改变,部分患者进展迅速,呈大片状阴影,常为多叶或双侧改变,阴影吸收消散较慢。肺部阴影与症状体征可不一致。若检查结果阴性,1~2 天后应予复查。

5. 抗菌药物治疗无明显效果。

疑似病例诊断标准:符合上述 1+2+3 条或 2+3+4 条。

临床诊断标准:符合上述 1①+2+4 条及以上,或 1②+2+4+5 条。

医学观察病例:符合上述 1②+2+3 条。

知识点 3

重症 SARS 病例诊断标准

符合下列标准的其中 1 条即可诊断为 SARS 的重症病例:①多叶病变或 X 线胸片 48 小时内病灶进展>50%;②呼吸困难,呼吸频率>30 次/min;③低氧血症,吸氧 3~5L/min 条件下 SaO_2<93%,或氧合指数低于 300mmHg;④休克、ARDS 或 MODS;⑤具有严重基础疾病,或合并其他感染性疾病,或年龄>50 岁。

知识点 4

SARS 的治疗方案

目前,对本病尚无特效治疗药物。治疗措施有:

1. 一般治疗 按呼吸道传染病隔离和护理,卧床休息,疑似病例与临床诊断病例分开收治,加强心理疏导。适当补充液体及维生素,避免用力和剧烈咳嗽。密切观察病情变化,定期复查胸片(早期复查间隔时间不超过 3 天)和心、肝、肾功能等,每天检测血氧饱和度或动脉血气分析。

2. 对症处理　为本病重要的治疗手段。发热超过38.5℃者和全身酸痛明显者可使用解热镇痛药,但儿童患者忌用阿司匹林,以免引起瑞氏(Reye)综合征;高热者亦可给予物理降温措施;咳嗽、咳痰者给予镇咳、祛痰药;胸闷、气促、轻度低氧血症者,应及早给予持续鼻导管吸氧;白细胞明显减少者,给予输血或其他相应处理。维持营养及水电解质平衡,保护心、肝、肾重要器官功能。

3. 预防细菌感染　按呼吸道分泌物和血液培养、药敏试验结果选用合适的抗菌药物治疗。

4. 糖皮质激素的应用　应用糖皮质激素可减轻肺渗出、损伤和后期的肺纤维化。应用指征是具有严重中毒症状、高热不退和达到重症病例标准。以小剂量、短疗程用药为原则。成人剂量相当于甲泼尼龙80~320mg/d,根据病情调整具体剂量,至病情缓解或胸片病变有吸收后减量停用,一般用药5天,总疗程不宜超过2周。儿童慎用。

5. 吸氧治疗　早期吸氧至关重要。出现气促或 $PaO_2 <70mmHg$ 或 $SaO_2 <93\%$ 者,应给予吸氧治疗。方法有鼻导管或鼻塞给氧、面罩给氧、经气管插管或切开处射流给氧、呼吸机给氧等,以呼吸机给氧为最佳的氧疗途径和方法,但技术要求高,且易产生并发症,常用于重症患者的抢救。

6. 抗病毒及增强免疫力治疗　早期可试用,目前推荐使用利巴韦林,其疗效仍有争议。重症患者可试用丙种球蛋白增强免疫力,对继发感染者有一定功效。据报道有应用SARS患者恢复期血清治疗者,效果满意。

7. 重症患者需收入重症监护病房进行动态监护治疗,除采取以上治疗措施外,尚需根据病情给予无创正压通气甚至有创正压通气,出现休克或MODS,应予相应支持治疗。

8. 中医药治疗　尽早使用中药辨证论治。

(1) 辨证要点:病程、热势、呼吸困难程度、胸片变化、气阴损伤情况等为辨证要点。

(2) 治疗原则:早治疗、重祛邪、早扶正、防传变。

(3) 辨证论治

1) 疫毒犯肺证

证候:初起发热,或有恶寒,头痛,身痛,肢困,干咳,少痰,或有咽痛,乏力,气短,口干,舌苔白或黄或腻,脉滑数。

治法:清肺解毒,化湿透邪。

基本方:三仁汤加减。

银花、连翘、黄芩、柴胡、青蒿、白蔻、杏仁、生苡仁、沙参、芦根。

加减:无汗加薄荷;热甚加生石膏、知母;苔腻甚者加藿香、佩兰;腹泻者加黄连、炮姜;恶心呕吐者加制半夏、竹茹。

2) 疫毒壅肺证

证候:高热,汗出热不解,咳嗽,少痰,胸闷,气促,腹泻,恶心呕吐,或脘腹胀满,或便秘,或便溏不爽,口干不欲饮,气短,乏力,甚则烦躁不安,舌红或绛,苔黄腻,脉滑数。

治法:清热解毒,宣肺化湿。

基本方:麻杏石甘汤加减。

生石膏、知母、炙麻黄、银花、炒杏仁、生苡仁、浙贝母、太子参、生甘草。

加减:烦躁、舌绛口干,有热入心营之势者,加生地、赤芍、丹皮;气短、乏力、口干重者,去太子参,加西洋参;恶心呕吐者,加制半夏;便秘者,加全瓜蒌、生大黄;脘腹胀满、便溏不爽者,加焦槟榔、木香。

3) 肺闭喘憋证

证候:高热不退或开始减退,呼吸困难、憋气胸闷,喘息气促,或有干咳、少痰、痰中带血,气短,疲乏无力,口唇紫暗,舌红或暗红,苔黄腻,脉滑。

治法:清热泻肺,祛瘀化浊,佐以扶正。

基本方:泻肺汤加减。

葶苈子、桑白皮、黄芩、郁金、全瓜蒌、蚕沙、草薢、丹参、败酱草、西洋参。

加减:气短疲乏喘重者加山萸肉;脘腹胀满、纳差加厚朴、麦芽;口唇发绀加三七、益母草。

4) 内闭外脱证

证候:呼吸窘迫、憋气喘促,呼多吸少,语声低微,躁扰不安,甚则神昏,汗出肢冷,口唇紫暗,舌暗红,苔黄腻,脉沉细欲绝。

治法:益气敛阴,回阳固脱,化浊开闭。

基本方:参附汤加减。

红参、炮附子、山萸肉、麦冬、郁金、三七。

加减:神昏者以上方送服安宫牛黄丸;冷汗淋漓者加煅龙牡;肢冷者加桂枝、干姜;喉间痰鸣者加用猴枣散。

5) 气阴亏虚、痰瘀阻络证

证候:胸闷、气短,神疲乏力,动则气喘,或见咳嗽,自觉发热或低热,自汗,焦虑不安,失眠、纳呆,口干咽燥,舌红少津,舌苔黄或腻,脉象多见沉细无力。

治法:益气养阴,化痰通络。

基本方:生脉饮加减。

党参、沙参、麦冬、生地、赤芍、紫菀、浙贝、麦芽。

加减:气短气喘较重、舌暗者加三七、五味子、山萸肉;自觉发热或心中烦热、舌暗者加青蒿、山栀、丹皮;大便偏溏者加茯苓、白术;焦虑不安者加醋柴胡、香附;失眠者加炒枣仁、远志;肝功能损伤、转氨酶升高者加茵陈、五味子。

【临证备要】

1. 患者有与发病者密切接触或疫区接触流行病学史。

2. 起病急,以发热为首发症状,体温一般>38℃,全身毒性反应严重,上呼吸道卡他症状轻。

3. 外周血白细胞计数一般不高或降低,常有淋巴细胞计数减少。

4. 肺部影像学检查有不同程度的片状、斑片状浸润性阴影或呈网状改变,部分患者进展迅速,呈大片状阴影,常为多叶或双侧改变,阴影吸收消散较慢。肺部阴影与症状体征可不一致,需动态观察。

5. 抗菌药物治疗无明显效果。

严重急性呼吸综合征诊疗流程图

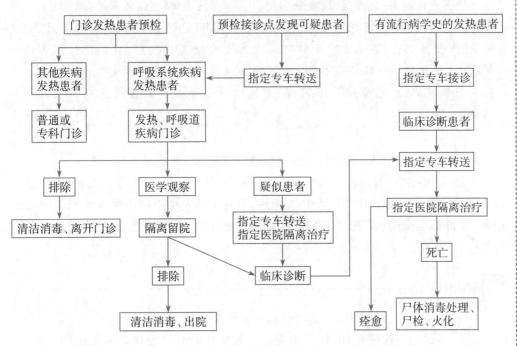

三、禽流行性感冒

禽流行性感冒是由甲型流感病毒的一种亚型(又称禽流感病毒)引起的传染性疾病。可感染人类,分为高致病性禽流感、低致病性禽流感和无致病性禽流感。感染后的症状主要为高热、咳嗽、流涕、肌痛等。

流感病毒分型和命名方法:①根据 RNP 和 M 蛋白抗原分为甲、乙、丙型;②根据 HA、NA 抗原性不同可分为 15 个 H 亚型(H1~H15)和 9 个 N 亚型(N1~N9);③WHO 命名法:型别/宿主种名/分离地点/病毒株/序号/分离年代(HA 和 NA 亚型号),宿主是人可省略。

【典型案例】

江某,男性,31 岁,货车司机,因发热 9 天,咳嗽、胸闷、气促 5 天入院。患者 9 天前无明显诱因出现发热,伴畏寒,无其他明显不适,未予重视。其间间断发热,5 天前上述症状加重,自测体温 39.9℃,伴咳嗽,有白色黏痰,流涕、鼻塞、咳嗽、咽痛、头痛、肌肉酸痛和全身不适。病情进行性加重,伴呼吸困难、胸闷、气促,大便稀水样,予以消炎、补液治疗无好转。2 天前因"呼吸衰竭"曾住院治疗,予"机械通气、亚胺培南西司他丁及糖皮质激素"等综合抢救后呼吸衰竭有所缓解,但体温仍40℃,现转院进一步治疗。既往有活禽接触史。

体格检查:体温 36.2℃,脉搏 127 次/min,呼吸 32 次/min,血压 116/80mmHg。危重病容,在镇静状态下神志呈轻度昏迷;皮肤无黄染;口唇发绀明显;浅表淋巴结无肿大;叩诊左肺为实音,听诊双肺呼吸音粗;心率 127 次/min,律齐,心音正常,各瓣膜听诊区未闻及病理性杂音;腹平软,肝、脾未触及,肠鸣音无亢进;双下肢无水肿;生理反射存在,病理反射未引出。

中医四诊摘要:剧烈咳嗽,痰黄黏稠,气促胸闷,舌质暗红,苔黄厚,脉滑数。

入院后检查:采用逆转录聚合酶链反应(RT-PCR)证实患者咽拭子 H5N1型 RNA 阳性;胸片显示左中下肺可见大片密度增高模糊影,后病变范围迅速扩展,出现双肺多叶段高密度影;呼吸道分泌物及痰多次培养先后发现多重耐药铜绿假单胞菌、溶血葡萄球菌、肺炎克雷伯菌等多种细菌继发感染及真菌感染。

问题:通过病史采集,目前可以获得哪些临床信息? 考虑什么诊断?

思路:青年男性,有活禽接触史,出现高热(体温 39.9℃),伴呼吸衰竭,逆转录聚合酶链反应证实咽拭子 H5N1 型 RNA 阳性,胸片显示左中下肺可见大片密度增高模糊影,后病变范围迅速扩展,出现双肺多叶段高密度影。病情发展迅速,考虑诊断禽流行性感冒(重症)。

知识点 1

禽流行性感冒的临床表现

1. 潜伏期 根据对 H5N1 亚型感染病例的调查结果,潜伏期一般为 1~7 天,通常为 2~4 天。

2. 临床症状 不同亚型的禽流感病毒感染人类后可引起不同的临床症状。感染 H9N2 亚型的患者通常仅有轻微的上呼吸道感染症状,部分患者甚至没有任何症状;感染 H7N7 亚型的患者主要表现为结膜炎;重症患者一般为 H5N1 亚型感染。患者呈急性起病,早期表现类似普通型流感,主要为发热,体温大多持续在 39℃ 以上,可伴有流涕、鼻塞、咳嗽、咽痛、头痛、肌肉酸痛和全身不适,部分患者可有恶心、腹痛、腹泻、稀水样便等消化道症状。

重症患者可出现高热不退,病情发展迅速,几乎所有患者都有临床表现明显的肺炎,可出现急性肺损伤、急性呼吸窘迫综合征(ARDS)、肺出血、胸腔积液、全血细胞减少、多器官功能障碍、休克及瑞氏(Reye)综合征等多种并发症;少数重症患者可出现头痛、谵语、躁动等神经精神异常。可继发细菌感染,发生败血症。

3. 体征 重症患者可有肺部实变体征等。

知识点 2

禽流行性感冒的诊断标准

1. 有明确的禽类接触史,约 1 周内出现流感样症状,从呼吸道分泌物中分离到甲型流感病毒 H5N1 亚型或应用 RT-PCR 检测到特异性血凝素基因 H5,发病初期和恢复期双份血清抗禽流感病毒抗体呈 4 倍以上升高者可确定诊断。

2. 胸部影像学检查 H5N1 亚型病毒感染者可出现肺部浸润。胸部影像学检查可表现为肺内片状影。重症患者肺内病变进展迅速,呈大片状毛玻璃样影及肺实变影像,病变后期为双肺弥漫性实变影,可合并胸腔积液。

3. 实验室检查

(1)血常规:白细胞计数一般正常或降低。重症患者多有白细胞计数及淋巴细胞计数减少,并有血小板减少。

(2)病毒抗原及基因检测

1)取呼吸道标本采用免疫荧光法(或酶联免疫法)检测甲型流感病毒核蛋白抗原(NP)或基质蛋白(M1)、禽流感病毒 H 亚型抗原。还可用 RT-PCR 检测禽流感病毒亚型特异性 H 抗原基因。

2)病毒分离:从呼吸道标本中(如鼻咽分泌物、口腔含漱液、气管吸出物或呼吸道上皮细胞)分离禽流感病毒。

3)血清学检查发病初期和恢复期双份血清禽流感病毒亚型毒株抗体滴度升高 4 倍或 4 倍以上,有助于回顾性诊断。

知识点 3

禽流行性感冒的治疗

1. 隔离治疗 对疑似病例、临床诊断病例和确诊病例应进行隔离治疗,隔离期限参照患者出院标准。

2. 对症治疗 可应用解热药、缓解鼻黏膜充血药、止咳祛痰药等。儿童忌用阿司匹林或含阿司匹林及其他水杨酸制剂的药物,避免引起儿童瑞氏综合征。

3. 抗病毒治疗 应在发热 48 小时内使用抗流感病毒药物。①神经氨酸酶抑制剂奥司他韦为新型抗流感病毒药物,实验室研究表明其对禽流感病毒 H5N1 和 H9N2 有抑制作用。②离子通道 M2 阻滞剂金刚烷胺和金刚乙胺可抑制禽流感病毒株的复制,早期应用可能有助于阻止病情发展,减轻病情,改善预后。

4. 加强支持治疗和预防并发症 注意休息、多饮水、增加营养,予易于消化的饮食。密切观察,监测并预防并发症。抗菌药物应在明确继发细菌感染时或有充分证据提示继发细菌感染时使用。

5. 重症患者的治疗 重症患者应当送入 ICU 救治。严重呼吸衰竭的患者应按照 ARDS 的治疗原则进行机械通气,加强呼吸道管理和患者的护理。

6. 中医治疗

（1）毒邪犯肺

证候：发热，恶寒，咽痛，头痛，肌肉、关节酸痛，咳嗽，少痰，苔白，脉浮滑数。

治法：清热解毒，宣肺透邪。

基本方：银翘散加减。

柴胡、黄芩、炙麻黄、炒杏仁、银花、连翘、牛蒡子、羌活、白茅根、芦根、生甘草。

加减：咳嗽甚者加炙枇杷叶、浙贝母；恶心呕吐者加竹茹、苏叶。

（2）毒犯肺胃

证候：发热，或恶寒，头痛，肌肉、关节酸痛，恶心，呕吐，腹泻，腹痛，舌苔白腻，脉浮滑。

基本方：麻杏石甘汤加减。

炙麻黄、炒杏仁、生石膏、知母、鱼腥草、黄芩、炒栀子、虎杖、山萸肉、太子参。

加减：高热、神志恍惚，甚至神昏谵语者，加用安宫牛黄丸；肢冷、汗出淋漓者，加人参、炮附子、煅龙骨、煅牡蛎；咯血者，加赤芍、仙鹤草、侧柏叶；口唇发绀者，加三七、益母草、黄芪、当归尾。

（3）毒邪壅肺

证候：高热，咳嗽少痰，胸闷憋气，气短喘促或心悸，躁扰不安，甚则神昏谵语，口唇紫暗，舌暗红，苔黄腻或灰腻，脉细数。

治法：清热泻肺，解毒化瘀。

基本方：泻肺汤加减。

麻黄、生石膏、炒杏仁、黄芩、知母、浙贝母、葶苈子、桑白皮、蒲公英、败酱草、水蛭、赤芍、丹皮、蝉衣。

加减：大便秘结者加生大黄、芒硝。

（4）内闭外脱

证候：高热或低热，咳嗽，憋气喘促，手足不温或肢冷，冷汗，唇甲发绀，脉沉细或脉微欲绝。

治法：扶正固脱。

基本方：生脉饮合四逆汤加减。

人参、麦冬、五味子、干姜、炮附子、山萸肉、炙甘草、龙骨、牡蛎、磁石。

加减：痰多、喉中痰鸣，苔腻者，加天竺黄、胆南星、鲜竹沥汁。

【临证备要】

1. 有流行病学史。

2. 病原学检测阳性。

3. 抗病毒治疗。

（裴红红）

下 篇

常用急救医学学科诊疗操作技能规范及评估要点

第十八章

电 除 颤

 培训目标

1. 熟练掌握电除颤的操作步骤,并能独立完成操作。
2. 掌握电除颤的适应证。
3. 熟悉电除颤的禁忌证、并发症。

电除颤是指在快速恶性心律失常时,将一定强度的电流经胸壁作用于心脏,使全部或大部分心肌在瞬间同时除极,然后心脏自律性最高的起搏点(通常是窦房结)重新主导心脏节律的治疗过程。

一、操作步骤

1. 操作前准备

(1)观察患者意识或对周围声音及环境的反应、皮肤颜色、呼吸运动,触诊大动脉和/或听诊心脏,迅速判断病情。

(2)准备除颤器的同时,心搏骤停患者持续给予 CPR。

(3)确认除颤器处于完好备用状态,准备导电糊、电极片、生理盐水、纱布等。

(4)患者去枕平卧位,去除金属及导电物质,充分暴露胸部,清洁并擦干胸壁皮肤。

(5)开启除颤器至心电监护状态,准确识别心电图,以备选择正确的除颤方式。

2. 操作

(1)将专用导电糊均匀涂于手持电极板上,患者较瘦或皮肤不平整时,可将蘸有生理盐水的纱布块放在除颤部位。

(2)正确选择除颤能量,单相波选择能量360J,双相波选择能量200J,小儿选择能量 2~4J/kg,持续单按右手侧面的充电按钮直至发出连续的"嘀嘀嘀"声。

(3)将两个电极分别置于右锁骨中线第 2 肋间及乳头水平的左胸下外侧部,确保接触良好;除颤时保证除颤者和周围人员与病床保持一定距离;双手大拇指同时按下放电键进行放电。

（4）除颤结束后，继续 5 个循环 CPR 再判断心律，旋钮回位至监护位。

（5）若首次除颤后心律未恢复，可再次电除颤及继续 CPR；若心律恢复，则停止电除颤及 CPR。

3. 操作后

（1）操作结束后，关闭除颤器，擦净除颤电极板并正确放回相应位置。

（2）擦净患者皮肤及整理患者衣物，协助采取舒适卧位，密切监测并记录生命体征、神志、皮肤黏膜、瞳孔等变化。

（3）整理用物，医用垃圾分类处理。

二、适应证、禁忌证、并发症

1. 适应证

（1）非同步除颤：适用于心室颤动、心室扑动、无脉性室速。

（2）同步电复律：适用于心房颤动、心房扑动、室上性心动过速、室性心动过速。

2. 禁忌证　洋地黄中毒所致心律失常；电解质紊乱，尤其是严重低血钾；风湿活动及感染性心内膜炎；缓慢性心律失常，包括病态窦房结综合征；伴有高度或完全性传导阻滞的房扑、房颤或室上性心动过速；高龄房颤；高血压或动脉硬化性心脏病长期持续房颤，心室率缓慢者；慢性心脏瓣膜病，房颤已经持续 1 年以上；近期有栓塞史；心脏停搏或心电机械分离。

3. 并发症　心律失常，心、肺、脑、下肢等部位栓塞，心脏破裂，乳头肌断裂，低血压，急性肺水肿，局部皮肤灼伤等。

三、注意事项

1. 操作前　通过意识、呼吸、大动脉搏动、心音等准确而快速判断是否为心搏骤停；心电图确认心律失常的类型以选择正确的除颤方式；大量出汗时，应迅速擦干患者胸壁皮肤；电极板放置处皮肤无破损。

2. 操作中　除颤应果断、迅速；因每次除颤而中止胸外心脏按压的时间要尽可能短，要在呼气末放电除颤，以减少跨胸电阻抗；体重和心脏大小决定电能大小的选择；放电时确保电极板与胸壁接触严密并施加一定的压力；胸部有植入性装置时，应尽量确保电极板距离该装置至少 2.5cm；用药物同时纠正酸碱平衡失调和电解质紊乱，利于除颤成功。

3. 操作后　电除颤后 5 秒钟心电图显示心搏停止或非室颤无电活动，均可以视为电除颤成功。但之后再发几率相当高，故自主循环恢复后，应该立即给予进一步高级生命支持及心搏骤停后的治疗。

表 18-1　电除颤基本技能操作考核评分标准

项目	具体内容要点	标准分	实得分
操作前准备	1. 观察患者意识或对周围声音及环境的反应、皮肤颜色、呼吸运动,触诊大动脉和/或听诊心脏,迅速判断病情 2. 心搏骤停患者持续给予 CPR 3. 准备导电糊、电极片、生理盐水、纱布等 4. 患者去枕平卧位,充分暴露胸部,清洁及擦干胸壁皮肤	15	
开启除颤器识别心电图	1. 开启除颤器至心电监护状态,选择正确的除颤方式 2. 识别心电图,非同步除颤用于心室颤动、心室扑动、无脉性室速;同步复律用于心房颤动、心房扑动、室上性心动过速、室性心动过速	10	
准备电极设置能量	1. 将专用导电糊均匀涂于手持电极板上 2. 正确选择除颤能量,单相波选择能量 360J,双相波选择能量 200J,小儿选择能量 2~4J/kg	10	
充电清场放电	1. 持续单按右手侧面的充电按钮直至发出连续的"嘀嘀嘀"声 2. 将两个电极分别置于右锁骨中线第 2 肋间及乳头水平的左胸下外侧部,确保接触良好 3. 除颤时保证除颤者和周围人员与病床保持一定距离 4. 双手大拇指同时按下放电键进行放电	20	
继续 CPR 5 个 CPR 后评估是否需要再次除颤	1. 继续 5 个循环 CPR 2. 若首次除颤后心律未恢复,可再次电除颤及继续 CPR;若心律恢复,则停止电除颤及 CPR	10	
操作完毕后	1. 关闭除颤器,擦净除颤电极板并正确放回相应位置 2. 擦净患者皮肤及整理患者衣物,协助采取舒适卧位 3. 整理用物,医用垃圾分类处理 4. 操作中和操作完毕后,密切监测并记录生命体征、神志、皮肤黏膜、瞳孔等变化	15	
总体评价	操作熟练 各项操作步骤有次序,不杂乱	10	
	仪表端庄,整齐 着装整洁,操作时态度严肃认真	2	
	时间把握得当,物品复原整理有序	8	
总得分		100	

（邓扬嘉）

? 复习思考题

1. 心肺复苏中为何及早行电除颤? 简述电除颤的时机。

2. 临床上 CPR 心脏按压有效的标志是什么?

3. 电除颤的机制是什么?

第十九章

课件

洗 胃

培训目标

1. 熟悉洗胃的适应证。
2. 掌握洗胃的禁忌证和并发症。
3. 熟练掌握洗胃的操作步骤,并能独立完成操作。
4. 了解洗胃的目的、洗胃液的种类。

洗胃(gastric lavage)是指通过胃管向胃腔内重复注入液体,与胃内容物混合后再吸出,以达到冲洗胃腔、清除胃腔内未被吸收的内容物和/或经胃黏膜重新分泌入胃腔的毒物及药物的方法。口服中毒后应尽早洗胃。

一、洗胃目的

1. 清除胃内各种毒物。
2. 利用不同的灌洗液中和毒素。
3. 减轻胃黏膜水肿。

二、操作步骤

(一)操作前

1. 准备工作

(1)术前谈话,签订洗胃知情同意书。

(2)准备物品,包括治疗盘、纱布、塑料围裙、水温计、胃管、手套、镊子、润滑剂、棉签、胶布、弯盘、治疗巾、橡皮单、检验标本容器、10ml 注射器、听诊器、洗胃溶液、负压吸引器、自动洗胃机、2 个盛水桶等。

(3)检查胃管是否通畅、长度标记是否清晰。插管前检查鼻腔通气情况,选择通气顺利一侧鼻孔插管。插管时嘱患者配合吞咽。

2. 评估

(1)评估患者意识,意识不清者应先予气管插管保护气道后再插胃管洗胃。一

329

般患者采取左侧卧位、头低下位。

（2）评估患者中毒的毒物种类，是否有腐蚀性毒物等。

（3）评估患者有无鼻腔阻塞、上消化道出血、食管或胃底静脉曲张、食管和贲门狭窄或梗阻、腐蚀性胃炎等。

（4）评估患者生命体征，了解有无严重的循环、呼吸系统疾病等。

（5）评估患者口腔及鼻腔黏膜有无损伤、炎症及其他情况，取下活动性义齿；对清醒患者做好解释工作，对不合作者可予以必要的约束措施。

3. 洗胃溶液的选择

（1）常用普通温开水，适用于所有毒物性质不明时的紧急洗胃或无特异拮抗剂的毒物中毒洗胃。洗胃液的温度一般为25～38℃；温度过高可使血管扩张，加速血液循环而促使毒物吸收；温度过低会导致胃肠蠕动加剧，促使毒物进入肠腔。

（2）2%碳酸氢钠溶液常用于有机磷类杀虫剂中毒，但应注意不宜用于敌百虫、水杨酸盐和强酸类中毒。

（3）1∶5 000高锰酸钾溶液对生物碱、毒蕈碱类有氧化解毒作用，但禁用于硫磷中毒者。应根据毒物的种类选择不同的洗胃液，唯有普通温开水应用最广泛。

（4）有文献报道，使用0.9%氯化钠注射液加去甲肾上腺素配制成0.001%溶液洗胃，可以减少毒物吸收，避免胃黏膜出血。

4. 胃管的选择

（1）橡胶胃管：材质较软，不易插入，容易堵塞，洗胃效率较低。

（2）硅胶胃管：头端较硬，易于插入，管壁较软，刺激较小，胃管前端小孔较多，不易堵塞，洗胃效果较好。

（二）操作中

1. 口服洗胃和插管

（1）口服洗胃：适用于清醒并能配合的患者。取坐位或半卧位，并取下活动性义齿，将一次性围裙围至患者胸前，水桶放于患者面前；用压舌板刺激患者咽后壁或舌根部诱发呕吐，遵医嘱留取毒物标本送检；协助患者饮洗胃液250～300ml，再用上述方法诱发呕吐，反复进行，直至洗出液清澈、嗅之无味为止。

（2）经鼻插管：对咽部刺激小，避免过多的唾液产生，避免误吸，克服了经口置胃管不能讲话的弊端，可以与患者进行语言交流。但有些患者的后鼻孔较小，易造成鼻黏膜损伤出血；胃管口径相对小，洗胃中易发生堵塞，致反复插管延误洗胃时机，而且管道堵塞鼻腔影响通气。鼻中隔偏曲者禁用。

（3）经口腔插管：口腔的腔道较大，患者容易接受。但易致误吸，引起窒息，易造成口咽部黏膜损伤及胃管滑出，有心搏骤停风险。

2. 操作方法

（1）操作者洗手，备齐用物，携至患者床旁，向患者及其家属解释操作目的及配合方法，戴口罩、手套。

（2）协助患者取半坐卧位或仰卧位，铺治疗巾，置弯盘于口角，选择通气顺利一侧鼻孔。取出胃管，测量胃管插入长度，测量方法有2种，一是从前额发际至胸骨剑突的距离，二是由鼻尖至耳垂再到胸骨剑突的距离，成人插入长度为45～55cm。

（3）用润滑剂涂抹胃管前段，左手持纱布托住胃管，右手夹住胃管前段，沿选定的鼻孔（或经口腔）缓慢轻轻地插入，到咽喉部（14~16cm）时，嘱患者做吞咽动作。当患者吞咽时顺势将胃管向前推进至预定长度，初步固定胃管，检查胃管是否盘曲在口中。

（4）确定胃管位置，通常有 3 种方法：①抽取胃液法：是确定胃管是否在胃内最可靠的方法；②听气过水声法：即将听诊器置于胃区，快速经胃管向胃内注入 10ml 空气，听气过水声；③气泡法：将胃管末端置于盛水的治疗碗内，观察有无气泡。必要时行腹部 X 线摄片确认胃管位置。

（5）确认胃管在胃内后，立即抽尽胃内容物，并留标本送检验。用纱布拭去口角分泌物，撤弯盘，摘手套，用胶布将胃管固定于面部。将胃管末端反折，用纱布包好，撤去治疗巾，用别针固定于枕旁或患者衣领处。询问患者感受，协助患者取舒适体位。

（6）进行相应操作，如连接负压吸引器，注入解毒液、洗胃液等。

3. 洗胃方式

（1）人工洗胃：在抽尽胃内容物或毒物后，注入洗胃液 250~300ml，边注边吸，反复进行，直至毒物洗净。如患者呈昏迷状态，应先行气管插管再插胃管。患者取仰卧位，轻轻抬起头部，使咽喉部弧度增大，或抬高床头 20°~30°，插入胃管并确认其位置。如患者心搏骤停，则先行心肺复苏术，成功后再行洗胃。如果插管失败，可行外科手术。在插入胃管的过程中，如患者剧烈呛咳、呼吸困难、面色发绀，应立即拔出胃管，休息片刻后再插，避免误入气管。

（2）留置胃管间断洗胃：有些药物或毒物经清洁洗胃后仍有残留，则需留置胃管间断洗胃。如有机磷类杀虫剂中毒，常规插入胃管，洗胃后留置胃管，每隔 2 小时再次洗胃，间断反复进行，直至毒物洗净。在第一次洗胃的基础上，留置胃管持续胃肠引流及每 4~6 小时以 1 000~2 000ml 生理盐水洗胃，避免了一次性大量清水洗胃可能引起稀释性低钠血症、低钾血症等并发症。反复生理盐水冲洗和负压吸引，保证了胃内尚未吸收的毒物得到最大程度的清除。

（3）自动洗胃机洗胃：插管方法同上，连接胃管并检查机器各管道连接是否正确，检查运转是否正常。将洗胃机的药液管一端放入灌洗桶内液面以下，出水管的一端放入污水桶内。调节用量，一般为 250~300ml，接通电源后按“手吸”键，吸出胃内容物并留标本送检，再按“自动”键，机器开始自动洗胃。待冲洗干净后，按“停机”键。洗胃结束可以通过胃管注入吸附剂和导泻剂，然后反折胃管迅速拔出，以防管内液体误入气管。在洗胃过程中，应密切观察患者心率、呼吸、神志等生命体征的变化，如患者感觉腹痛、流出血性灌洗液或出现休克，应立即停止洗胃。观察洗胃液的出入量，如有水流不畅、进出液量相差较大，可交替按“手冲”和“手吸”键进行调整。洗胃完毕，帮助患者漱口、擦净面部，询问其感受，协助取舒适体位。洗手，记录灌洗液种类、液量及流出液的情况。整理用物，将自动洗胃机的液管、胃管放入清水中，排污管放入排污桶，按“清洗”键，机器自动清洗各部管腔。待清洗完毕，将各部管道提出水面。当机器内的水完全排尽后，按“停机”键关机，切断电源。

（4）中药催吐法：最早记载药物催吐的医方，见于张仲景《伤寒杂病论》："宿食在上脘者，当吐之，宜瓜蒂散。"瓜蒂散由瓜蒂、赤小豆等组成，曾有研究用此方解河豚等食物中毒及某些药物中毒。瓜蒂散具有涌吐痰食的功用，通过兴奋延髓的呕吐中枢引起呕吐，达到催吐目的。

三、适应证、禁忌证、并发症

（一）适应证

1. 清除胃内各种急性药物、毒物中毒。

2. 留取胃内毒物标本送检。

（二）禁忌证

1. 口服强酸、强碱引起的腐蚀性胃炎。

2. 食管或胃底静脉曲张。

3. 食管或贲门狭窄或梗阻。

4. 高度怀疑存在胃穿孔。

5. 急性心肌梗死、重度心力衰竭者不宜洗胃，主动脉瘤患者慎用。

6. 惊厥患者进行插管时，可能诱发惊厥。

7. 有意识障碍者插管易致吸入性肺炎，洗胃应慎重，必要时在气管插管后进行。

（三）并发症

1. 常见机械损伤，如牙齿松动或脱落，咽喉、食管黏膜损伤等。

2. 吸入性肺炎。

3. 急性胃扩张。

4. 上消化道出血。

5. 胃穿孔。

6. 窒息或心搏骤停等。

四、注意事项

1. 操作前充分了解中毒毒物种类，选择适当的洗胃液。检查生命体征，如有缺氧或呼吸道分泌物过多，应先吸痰、保持呼吸道通畅，再行洗胃。

2. 操作者必须迅速、准确、轻柔、敏捷地完成洗胃操作。在洗胃过程中密切观察患者生命体征的变化，如患者感觉腹痛、流出血性灌洗液或出现休克，应立即停止洗胃。每次灌入量与吸出量基本平衡，每次灌入量不宜超过 500ml，灌入量过多可引起急性胃扩张，使胃内压上升，增加毒物吸收。

3. 操作后反折胃管，迅速拔出，防止误吸。整理患者衣物、床单，清理用物，洗手。术后常规行毒物、肾功能、电解质、血气分析、心电图检查，必要时行心电监护。

表 19-1 洗胃基本技能操作考核评分标准

项目	具体内容要点	标准分	实得分
操作前准备	评估中毒患者生命体征，了解毒物的种类、剂量及中毒时间等 评估患者口腔、鼻腔黏膜有无损伤、炎症或其他情况 准备用物（治疗盘、置量杯、压舌板、毛巾、塑料围裙、水温计、盛水桶 2 个、自动洗胃机、胃管、镊子、液体石蜡、纱布、棉签、胶布、弯盘、开口器、橡皮单、治疗巾、试管、洗胃溶液等）	15	

续表

项目	具体内容要点	标准分	实得分
安装检查	将3根橡胶管分别与洗胃机的药管口、胃管口和污水口连接;将药管另一端放入灌洗桶内(管口必须在液面下),污水管的另一端放入空塑料桶内,将洗胃管与机器的胃管连接。接通电源,检查自动洗胃机性能,调节用量(每次量为250~300ml),备用	5	
安置体位	患者取坐位或半坐位,中毒较重者取左侧卧位,胸前围围裙,弯盘置于口角处,盛水桶放于床头下方	10	
插管固定	将胃管前端涂液体石蜡后自鼻腔或口腔插入,证实胃管在胃内后固定	15	
抽吸胃液反复洗胃	按"手吸"键吸出胃内容物,必要时送检;按"自动"键,反复冲洗直至洗出的液体澄清无异味,再按"停机"键,机器停止工作	15	
拔管整理	反折胃管,迅速拔出;整理患者衣物、床单,清理用物,洗手,记录	10	
监测	洗胃过程中观察患者生命体征的变化,如感觉腹痛、流出血性灌洗液或出现休克,应立即停止洗胃	10	
总体评价	操作熟练 各项操作步骤有次序,不杂乱	10	
	仪表端庄,整齐 着装整洁,操作时态度严肃认真	2	
	时间把握得当,物品复原整理有序	8	
总得分		100	

(林绍斌)

 复习思考题

1. 洗胃的适应证、禁忌证、并发症是什么?
2. 洗胃的注意事项有哪些?

扫一扫
测一测

第二十章

气管插管

培训目标

1. 掌握气管插管的适应证。
2. 熟悉气管插管的禁忌证和并发症。
3. 熟练掌握气管插管的操作步骤,并能独立完成操作。

一、气管插管的适应证、禁忌证、并发症

（一）适应证

1. 气道保护。

2. 上呼吸道梗阻。

3. 提供机械通气和氧疗。

4. 降低呼吸功。

5. 特殊需要,如长途转运、便于吸痰/肺泡灌洗。

（二）禁忌证

气管插管作为一项挽救生命的急诊操作,无绝对禁忌证。常见的相对禁忌证有:

1. 困难气道,如严重的喉部损伤,或颌面部损伤、咽喉部肿瘤阻塞气道等。

2. 操作者缺乏经验。

（三）并发症

1. 牙齿损伤或脱落,口腔、咽喉部黏膜损伤引起出血,颞下颌关节前脱位。

2. 插管刺激引起支气管痉挛、心率增快及血压剧烈波动。另外,严重的迷走神经反射可导致心动过缓,甚至心搏骤停。

3. 气管导管内径过小,可使呼吸阻力增加;导管内径过大或质地过硬,容易损伤呼吸道黏膜,甚至引起急性喉头水肿;导管过软容易变形,或因压迫、扭折而引起呼吸道梗阻。

4. 导管插入过深可误入一侧支气管内,引起通气不足、缺氧或一侧肺不张。

5. 导管插入食管,患者通气、氧合不能改善,误吸风险高。

二、操作步骤

（一）准备

1. 评估插管的难易程度 目前国际上常通过"LEMON"法（look-evaluate-Mallampati-obstruction-neck）来评估插管难度。

（1）L（look，观察）：观察患者的外部体征，舌体大、颈部短粗、肥胖等均提示困难插管。

（2）E（evaluate，评估）：3∶3∶2法则，以患者手指为标准，张口时上下门齿间可容纳三指以上，下颏至舌骨的距离为三指，小于或大于三指均提示困难插管；甲状软骨到舌骨距离为两指以上（图 20-1）。

（3）M（Mallampati 分级）：对可以配合的患者，取站位或坐位，嘱其张口伸舌，发"啊"音，根据咽部的可见度分为 4 级，1~2 级插管较容易，3 级属中等难度，4 级难度较大（图 20-2）。

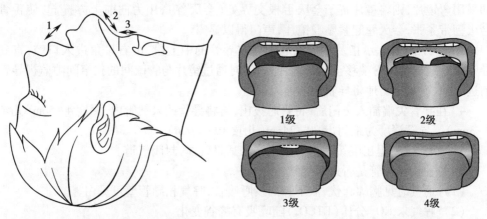

图 20-1 困难插管评估示意图　图 20-2 Mallampati 分级示意图

（4）O（obstruction，气道梗阻）：口腔内异物、大量分泌物、软组织肿胀，均会导致困难插管。

（5）N（neck，颈部活动度）：颈部活动受限（无论是患者本身颈部活动受限，还是必要的颈部制动），影响气道的充分开放，增加插管难度。

2. 检查负压吸引和供氧设备。

3. 建立静脉通道（快速输注液体用）。

4. 准备物品

（1）直接喉镜或可视喉镜：选择合适的长度，检查电源接触及照射亮度。

（2）气管导管：使用带气囊的气管导管，成年男性多用内径 7~8mm 的导管，女性多用内径 6.5~7.5mm 的导管，使用前需检查气囊是否漏气。

（3）插管用具：清洁或无菌手套、导管芯、牙垫、无菌液体石蜡纱布、吸痰管、注射器、听诊器、胶布、麻醉面罩、简易呼吸器等。

（4）药品：若需要进行快速序列插管（RSI），需准备诱导药物（如丙泊酚、咪达唑仑、依托咪酯等）及神经-肌肉阻断药（如琥珀酰胆碱、维库溴铵、阿曲库铵等）。

（二）调整体位和开放气道

患者仰卧，头后仰，颈上抬，使口、咽部和气管成一直线，疑有脑疝、颈椎损伤的患者禁用此体位。取下患者的义齿,吸出口腔和咽部的分泌物或其他异物。

（三）预氧合和诱导肌松

使用简易呼吸器吸入100%氧气2~3分钟,可提高患者体内的氧储备。但急诊患者病情危急,往往没有时间完成预氧合。如果需要快速序列插管,使用快速诱导药物迅速平稳地使患者镇静（无意识、无反应和遗忘）,继予神经-肌肉阻断药达到肌松效果。

（四）插管

1. 患者氧合和/或肌松满意后,右手拇指抵于下牙,示指抵于上牙,借旋转力使口张开。左手持喉镜,由右口角放入口腔,将舌推向左侧,避免阻挡视线和阻碍插管操作。

2. 缓慢推进喉镜,先看到悬雍垂,将镜片垂直提起前进,直到看见会厌,挑起会厌以显露声门。如用直镜片,可伸到会厌的声门侧,再将镜柄向前上方提起,即可显露。如采用弯镜片,则将镜片置于会厌舌根交界处（会厌谷）,用力向前上方提起,使舌骨会厌韧带紧张,会厌翘起紧贴喉镜片,声门得以显露。

3. 以右手拇指、示指及中指执笔式持住导管的中上段,由右口角进入口腔,直到导管接近喉部再将管端移至喉镜镜片处,同时通过镜片与管壁间的狭窄间隙监视导管前进方向,准确灵巧地将导管尖端插入声门。

4. 在导管尖端插入声门后,将管芯拔出,再将导管插入气管内,深度4~5cm（儿童2~3cm）。导管深度为距门齿20~24cm（儿童12~14cm）。

5. 放置牙垫,退出喉镜。向气囊内注入适量气体,封闭气道。

6. 迅速确认导管是否进入气管:

（1）通气时见胸廓起伏,双下肺闻及呼吸音,呼气相导管壁可见白雾。

（2）呼气末CO_2分压（$ETCO_2$）随呼吸有峰谷变化。

（3）氧合改善或维持在较高水平。

（4）若有纤维支气管镜,可镜下确认。

7. 用胶布把气管插管与牙垫固定在一起,并固定于口部四周及双颊。

表 20-1　气管插管基本技能操作考核评分标准

项目	具体内容要点	标准分	实得分
操作前准备	1. 七步洗手法洗手,戴帽子、口罩	2	
	2. 准备物品（喉镜、气管导管、导管芯、牙垫、灭菌液体石蜡纱布、吸痰管、注射器、听诊器、胶布、麻醉面罩、简易呼吸器等）	3	
	3. 口述一次性物品是否在有效期内、包装是否完整;检查喉镜亮度及导管型号、气囊是否漏气;插入导管芯塑形,液体石蜡润滑导管前端及喉镜末端	10	
开放气道清除口腔异物	1. 患者去枕仰卧,手法开放气道,使患者口、咽、气管在一直线上,患者头后仰的位置适当,体位保持稳定、始终无回位	10	
	2. 检查口腔,取出义齿,清除分泌物,检查有无舌后坠	5	

续表

项目	具体内容要点	标准分	实得分
预氧合置入喉镜	1. 术者站于患者头侧,使用 E-C 手法固定麻醉面罩,连接简易呼吸器进行预氧合	5	
	2. 氧合满意后,右手拇、示指分开上下齿,使口张开,左手持喉镜,镜片沿舌表面正中(或一侧)进入。弯镜片使其头端伸入舌根与会厌之间的会厌谷,再上提镜片,使会厌向上翘起,紧贴镜片而显露声门	15	
插入导管	1. 右手持导管,对准声门轻柔插入,当导管气囊过声门后,拔出导管芯,导管再进入适当深度(男性距门齿 22～24cm,女性距门齿 20～22cm)	10	
	2. 放置牙垫,退出喉镜,用注射器向气囊内注射 5～10ml 气体,密闭气道	10	
连接呼吸器导管固定	1. 连接简易呼吸器,挤压呼吸气囊见胸廓起伏、听诊双肺呼吸音正常,确定导管在气道内	10	
	2. 用胶布固定导管及牙垫	5	
拔出导管	清除口腔、咽部及导管内的分泌物,放气囊,边吸引边拔管	5	
总体评价	操作熟练 各项操作步骤有次序,不杂乱	5	
	仪表端庄,整齐 着装整洁,操作时态度严肃认真	2	
	时间把握得当,物品复原整理有序	3	
总得分		100	

(毛峥嵘)

 复习思考题

遇到困难气道时,应如何处置?

扫一扫
测一测

第二十一章

气管切开术

 培训目标

1. 熟悉气管切开术的适应证。
2. 熟悉气管切开术的禁忌证及并发症。
3. 掌握气管切开术的操作步骤,并能独立完成操作。

一、操作步骤

1. 操作前准备

（1）患者准备:核对患者信息,了解生命体征及病情变化情况;评估痰液分泌情况;清除口腔及鼻腔分泌物,检查牙齿有无松动,鼻腔有无感染、阻塞、出血。

（2）物品准备:电动吸引器或中心吸引器、无菌盘内放置无菌吸引管、治疗巾、无菌盐水、一次性无菌手套,遵医嘱备湿化液、气管切开包、气管导管、插管内芯、简易呼吸器、吸氧装置、药物等。

2. 操作

（1）体位:常规体位为仰卧、肩下垫枕、头后仰,肩高头低,使颈部尽量伸展,气管充分暴露。助手坐于患者头侧以固定头部,保持正中位。

（2）常规消毒,铺无菌巾。

（3）麻醉:一般用1%普鲁卡因局麻。显露气管,做气管穿刺时可向内滴入1%普鲁卡因0.2~0.3ml,进行气管黏膜的麻醉。情况紧急或患者处于昏迷状态时,可不麻醉。

（4）切口:有横、纵两种切口,纵切口操作方便,横切口术后瘢痕不明显。在常规气管切开术中,纵切口已逐渐被横切口取代。

横切口:在颈前环状软骨下方2cm处沿皮纹横行切开皮肤、皮下组织及颈阔肌,长4~5cm,切口两端组织要切透,以提供足够大的手术野。将切口上缘提起,在颈阔肌深面潜行分离皮瓣约3cm,暴露胸骨舌骨肌和颈白线。

纵切口:于颈前正中线自环状软骨下缘至颈静脉切迹上方之间,纵行切开皮肤、皮下组织及颈阔肌,向两侧稍行分离,以钝拉钩向两侧牵拉即可见颈白线。对病情严重、颈部粗短或肿胀的患者,宜采用纵切口并适当延长切口,尽量缩短手术时间。

(5)切开气管:确定气管后,于第2~4气管环处,用刀片自下向上挑开2个气管环,刀尖勿插入过深,以免损伤气管后壁和食管前壁,引起气管食管瘘。可在气管前壁上切除部分软骨环,以防切口过小。放管时勿将气管壁压入气管内,造成气管狭窄。气管切开后吸出分泌物及血液。

(6)插入气管套管:以弯钳或气管切口扩张器撑开气管切口,插入大小适合、带有管芯的气管套管,插入外管后,立即取出管芯,放入内管,吸净分泌物,并检查有无出血。

(7)创口处理:将气管套管上的带子系于颈部,打成死结以牢固固定。切口一般不予缝合,以免引起皮下气肿,用一块开口纱布垫于伤口与套管之间。

3. 监测　操作过程中与操作成功后均须严密监测并记录心率、呼吸、SaO_2、血压、神志等生命体征变化。

二、注意事项

1. 适应证　预期或需长时间机械通气治疗;喉梗阻;下呼吸道分泌物阻塞;某些下呼吸道异物,可经气管切开处取出;中枢神经系统病变或损伤,需切开气管以保障呼吸通畅;不能经口插管者。

2. 禁忌证　切开部位感染或化脓;切开部位肿物,如巨大甲状腺肿瘤、气管肿瘤等;严重凝血功能障碍;肺大疱、气胸及纵隔气肿引流前;大咯血;失血性休克、心力衰竭尤其是右心衰竭。

3. 并发症　切口处出血;皮下、纵隔气肿;伤口感染;肺部感染;气管黏膜糜烂、溃疡;气管食管瘘等。

4. 操作前需征得家属同意,说明手术的必要性及可能发生的意外。准备手术照明灯、吸引器、直接喉镜和气管插管,选择粗细合适的气管套管,包括外套管、内套管和套管芯。

5. 保持患者头部处于正中后仰位,保证切口在颈中线。术中随时探摸气管位置,指导分离的方向和深度。气管前筋膜不宜分离,可与气管前壁同时切开。气管侧壁不要分离,否则易伤及胸膜顶或纵隔,也可致气管切口偏向一侧,造成拔管困难。气管切开的位置宜在第3~4软骨环,过高易伤及第1软骨环,引起喉咽部狭窄;过低易使套管脱出或顶住隆凸,致黏膜损伤出血,或造成纵隔气肿,甚至伤及胸内大血管。术中止血要彻底,皮肤不能缝合过紧,防止发生血肿或气肿。

6. 操作后检查两肺呼吸音是否正常,固定套管,防止脱落。定期检查套管是否通畅,吸净分泌物。注意切开部位有无出血及感染等。

表 21-1　气管切开术基本技能操作考核评分标准

项目	具体内容要点	标准分	实得分
操作前准备	洗手,戴帽子、口罩、手套 用物准备齐全(电动吸引器或中心吸引器、无菌盘内放置无菌吸引管、治疗巾、无菌盐水、一次性无菌手套,遵医嘱备湿化液、气管切开包、气管导管、插管内芯、简易呼吸器、吸氧装置、药物等)	15	
患者体位 助手位置	仰卧、肩下垫枕、头后仰,肩高头低,使颈部尽量伸展,气管充分暴露。助手坐于患者头侧以固定头部,保持正中位	10	
消毒麻醉	常规消毒,铺无菌巾 以 1%普鲁卡因或 1%利多卡因于颈前中线做皮下及筋膜下浸润注射	15	
选择切口 切开气管	选择横切口或纵切口 确定气管,于第 2~4 气管环处,用刀片自下向上挑开 2 个气管环 吸引分泌物及血液	15	
插入气管套管	以弯钳或气管切口扩张器撑开气管切口,插入大小合适、带有管芯的气管套管,插入外管后,立即取出管芯,放入内管,吸净分泌物,并检查有无出血	15	
切口处理	气管套管上的带子系于颈部,打成死结以牢固固定。切口一般不予缝合,以免引起皮下气肿,用一块开口纱布垫于伤口与套管之间	10	
总体评价	操作熟练 各项操作步骤有次序,不杂乱	10	
	仪表端庄,整齐 着装整洁,操作时态度严肃认真	2	
	时间把握得当,物品复原整理有序	8	
总得分		100	

（芮庆林）

❓ 复习思考题

1. 气管切开术常见的并发症有哪些?
2. 简述气管切开导管意外脱出的应急处理。

第二十二章

三腔二囊管压迫止血术

课件

22章PPT

📺 **培训目标**

1. 掌握三腔二囊管压迫止血术的原理、适应证和禁忌证。
2. 熟悉三腔二囊管压迫止血术的操作步骤。

　　三腔二囊管是一根多腔的橡胶管,其中两个腔分别连接两个可收缩的气囊,通常经鼻进入食管,可充气压迫胃底和食管下段的曲张静脉,达到止血的目的,因此临床上常用于抢救药物或内镜治疗无效的食管、胃底静脉曲张导致的上消化道出血。

一、操作步骤

(一)操作前准备

　　1. 准备三腔二囊管、纱布、棉签、50ml 注射器、止血钳、治疗碗、蝶形胶布、滑轮牵引架、胃肠减压器、沙袋、线绳、吊瓶、液体石蜡。

　　2. 向患者讲明插管的目的、方法、注意事项,取得其配合。

　　3. 检查气囊是否漏气、管腔是否通畅,分别标记出 3 个腔的通道。

　　4. 测试气囊的注气量,一般胃囊注气量 150~200ml(压力为 50mmHg 左右),食管囊注气量 100~150ml(压力为 10~40mmHg)。将胃囊、食管囊气体抽尽,用止血钳夹紧导管开口处。

(二)操作

　　1. 棉签蘸水清洁欲插管的鼻腔。

　　2. 在胃管、胃囊、食管囊及患者鼻腔处涂液体石蜡润滑。

　　3. 患者侧卧,将三腔管的远端从患者鼻腔插入,达咽喉部时嘱其吞咽,以利三腔管顺利送入。将三腔管插至 65cm 处时,能通过胃管腔抽出胃液,表明管端已达幽门。用注射器按预测的气量向胃囊注入空气,注气毕用止血钳将此管夹闭,以免漏气。将三腔管向外牵拉,直至感觉有弹性阻力,表明胃囊已压于胃底贲门部。用 0.5kg 的物品通过滑轮装置牵引固定三腔管。

4. 根据患者情况确定食管囊是否注气,如需注气则按测定食管囊气量注入空气100~150ml,压迫食管下 1/3,用止血钳夹住开口处。

5. 可用注射器或负压装置吸出胃内容物。

（三）监测

操作过程中注意监测患者的生命体征,有条件的情况下需予心电监护。

二、适应证及禁忌证

1. 适应证 凡食管、胃底静脉曲张破裂出血者均适用。其他病因引起的上消化道大出血也可使用,但治疗效果不佳。

2. 禁忌证 三腔二囊管置入过程需患者配合,如患者已出现肝性脑病或处于休克状态无法配合,则在置入过程中易引发大出血或其他风险,属于治疗禁忌证。

三、并发症

1. 大出血 操作用力过猛,易引起食管静脉破裂致大出血。如出现大量呕血,需立即停止操作。

2. 黏膜糜烂 三腔二囊管置入后压迫时间过长易引起食管黏膜缺血糜烂。

四、注意事项

（一）操作时

1. 注射空气时,必须先向胃囊注气,再向食管囊充气,以免向外牵引时滑出。

2. 胃囊充气要足,以防牵引三腔管时由于胃囊充气少而致胃囊进入食管,压迫气管引起窒息。若发生窒息,应立即拔出三腔管。

（二）操作后

1. 每 12~24 小时放气或缓解牵引 1 次,以免发生缺血坏死。放气前口服液体石蜡 20ml,一般放气 30 分钟后可再充气。

2. 每 4 小时测量胃内压力并每 2 小时抽胃液一次,观察有无出血。

3. 食管囊压力不宜过高,防止压迫食管黏膜发生溃疡。

4. 三腔管压迫期限为 72 小时,如继续出血,可适当延长压迫时间。

5. 在出血停止 24 小时后,应在放气状态下继续观察 24 小时,如无再出血时方可拔管。

6. 拔管时先将食管囊的气放出,再将胃囊的气放出,然后口服 20~30ml 液体石蜡,随后将管缓慢退出,以防损伤黏膜。

7. 患者应侧卧或头部侧转,便于吐出唾液,吸尽咽喉部分泌物,保持口腔清洁,防止发生口腔感染及吸入性肺炎。

表 22-1 三腔二囊管压迫止血术技能操作考核评分标准

项目	具体内容要点	标准分	实得分
操作前准备	准备器材 向患者解释置管的意义及流程	15	
检查导管	检查气囊、管腔 测试气囊的注气量	10	
置管过程	患者侧卧,将三腔管的远端从患者鼻腔插入,达咽喉部时嘱其吞咽,以利三腔管顺利送入 将三腔管插至65cm处时,能通过胃管腔抽出胃液	25	
注气、固定	向胃囊注入空气 用0.5kg的物品通过滑轮装置牵引固定三腔管 向食管囊注气 胃管部分连接负压装置	25	
监测	操作过程中密切观察患者生命体征变化	5	
总体评价	操作熟练 各项操作步骤有序	10	
	操作时态度严肃认真	2	
	时间把握得当	8	
总得分		100	

(李　刚)

扫一扫
测一测

? 复习思考题

案例分析

患者,男,46岁。有肝硬化病史20余年,呕血3小时并出现休克,现需行三腔二囊管压迫止血术。

请分析:

(1) 多久松气囊一次,松多久?

(2) 若插管中出现窒息,如何处理?

(3) 如果插管后患者血压持续下降,可能的原因有哪些? 如何处理?

(4) 如何判断气囊漏气?

(5) 如何判断已止血和继续出血?

(6) 适应证、禁忌证、并发症有哪些?

第二十三章

现场快速检测技术

培训目标

1. 掌握 POCT 的概念和优缺点。
2. 熟悉 POCT 常用的分析技术和临床应用。
3. 了解 POCT 的技术学分类。

现场快速检测技术(point of care testing, POCT)是指在实验室之外,靠近检测对象,并能及时报告结果的一种微型移动检验系统,是检验医学的新概念。"POCT"的组成包括:point(地点,时间)、care(保健,照料)、testing(检验、试验)。

一、POCT 的特点

为适应当今社会快节奏的工作方式,满足在急症、危重病抢救的时间要求,使患者尽早得到诊断和治疗,临床上需要更简便的检测系统。因此,同时满足实验仪器小型化、操作简单化、结果报告及时化的新检验模式——POCT 备受青睐。POCT 强调即时、即刻的检测,与急诊的核心理念相符,已经广泛用于急诊日常工作中。

二、POCT 的技术学分类(表 23-1)

表 23-1　POCT 的技术学分类

分类	方法原理
简单显色	直接观察/半定量
酶标记	免疫学反应
免疫渗滤和免疫层析	免疫学反应
生物传感器	光学和电学方法识别酶和抗体
电化学检测	电子探头对某些化学分子的敏感性
分光光度	光学吸光度
生物芯片	蛋白质之间相互作用

三、POCT 常用的分析技术

1. **干化学技术** 是指将液体样品直接加到固定在特定载体的干试剂上,并以样品中的水作为溶剂,使样品中的待测成分与试剂发生化学反应,从而进行分析测定的方法。产生颜色反应后,用眼观定性或仪器检测(半定量)。适用于全血、血清、血浆、尿液等样品,如尿液干化学检查蛋白质、葡萄糖等,血液干化学检查胆固醇、甘油三酯、葡萄糖、ALT、AST、胆红素、肌酸激酶、尿素、肌酐、尿酸和淀粉酶等。

2. **多层涂膜技术** 是将多种反应试剂依次涂布在片基上,制成干片,用仪器检测,可以准确定量的一类技术。目前临床使用的干板化学分析系统,可用于大多数血液化学成分(如蛋白质、糖类、脂类、酶、电解质、非蛋白氮类及一些血药浓度)的检测,可供检测的项目达数十项,几乎覆盖了常做的临床生化检验项目。

3. **免疫金标记技术** 是以胶体金作为示踪标志物应用于抗原抗体的一种新型免疫标记技术。该类方法主要有斑点免疫渗滤法和免疫层析法,广泛应用于快速检测蛋白质类或多肽类抗原,如 HCG、cTnI,以及一些病毒(如 HBV、HCV、HIV 等)的抗原和抗体定性。配合小型检测仪,可做半定量和定量。目前,有些公司采用免疫层析双抗原、双抗体夹心法原理,结合胶体金标记技术,相继开发了生殖内分泌、传染性疾病、性传播疾病、肿瘤标志物、毒品等几十项近百种规格的胶体金检测产品,如 HCG 测试卡、HBV 测试卡等。

4. **免疫荧光技术** 是以荧光物质标记抗体而进行抗原定位或抗原含量检测的技术。通过检测板条上激光激发的荧光,可同时定量检测以"pg/ml"为单位的单个或多个标志物,如检测甲亢相关指标、肿瘤相关指标、免疫性血小板减少症相关指标等。

5. **选择性电极技术** 此技术常用离子选择性电极技术,它是一类电化学传感器,又称膜电极,利用膜材料对溶液中某种离子产生选择性响应,来指示该离子的浓度。用离子选择性电极结合传感器(包括生物传感器和化学传感器技术)制成的便携式快速检测血气(pH、$PaCO_2$、PaO_2 等)和电解质(K^+、Na^+、Cl^- 等)的仪器,已被广泛应用于临床。

6. **红外和远红外分光光度技术** 是基于物质对红外辐射的特征吸收而建立起来的分析方法,常用于制作经皮检测仪器,可用于检测血液中血红蛋白、胆红素、葡萄糖等多种成分。这类检测仪器可连续监测血液中的目的成分,无需抽血,避免抽血可能引起的交叉感染和血液标本的污染,降低每次检验的成本和缩短报告时间。但是,这类经皮检测结果的准确性有待提高。

7. **生物传感器技术** 利用离子选择性电极、底物特异性电极、电导传感器等特定的生物检测器进行分析检测,是酶化学、免疫化学、电化学与计算机技术的结合。该技术可以对生物体液中的分析物进行超微量分析,如电解质、葡萄糖、pH、$PaCO_2$、PaO_2 等。

8. **生物芯片** 将所有试样处理及测定步骤合并于一体,分析人员可在很短时间和空间间隔内获取以电信号形式表达的化学信息,以实现对细胞、蛋白质、DNA 及其他生物组分的准确、快速、大信息量的检测。可分为基因芯片、蛋白质芯片、细胞芯片和芯片实验室。生物芯片是最近发展起来的一项新技术,具有灵敏度高、分析时间短、同时分析项目多等优点。

四、临床应用

1. 心血管疾病及肺病　POCT 的运用可使急性心肌梗死患者得到及时的诊断和治疗。金标定量检测仪、全定量免疫荧光检测仪、快速 CRP 检测仪等可检测特异性血清早期标志物,如肌钙蛋白 I(cTnI)、肌红蛋白(Mb)、肌酸激酶同工酶(CK-MB)、D-二聚体、脑钠肽(BNP)、CRP;利用干片式血凝分析仪进行凝血酶原时间(PT)测定、活化部分凝血活酶时间(APTT)测定;干化学分析仪可检测血液中天冬氨酸转氨酶(AST)、乳酸脱氢酶(LDH)、肌酸激酶(CK)等生化指标;传感器相关分析仪可检测血气及电解质等指标。

2. 感染性疾病　对于发热患者,血常规与 CRP 联合检测,对鉴别细菌或病毒感染比单一检测更具特异性。POCT 检测降钙素原,可初步判断感染微生物的性质和病情的严重程度。诊断用蛋白质芯片技术、免疫金标记技术的使用,可使不具备细菌培养条件的基层医院、民营诊所、社区保健所进行微生物的快速检测,如细菌性阴道病、衣原体感染、性传播疾病等的 POCT 检测较培养法更为快速和灵敏。也可用于术前传染病四项检测(HBsAg、HCV、HIV、TP)、内镜检查前的病毒性肝炎筛选等。

3. 糖尿病　最常用的 POCT 包括快速血糖、糖化血红蛋白与尿微量白蛋白,有助于早期发现糖尿病肾病,有利于患者病情的估计与长期监测。

4. 在 ICU 的应用　目前临床应用的有:用于体外监测的电化学感应器,可周期性控制血气、电解质、红细胞比容和血糖等;干化学分析仪,可检测血液中各种生化指标;用于体内监测的生物传感器,将其安装在探针或导管壁上,置于动脉或静脉管腔内,通过监视器可定期获取待测指标的数据。

5. 在儿科诊疗中的应用　儿童的诊断行为需要轻便、易用、无创伤或创伤性小、样品需求量少、无需预处理、快速得出结论,以缩短就诊周期,还需要关注父母的满意度,使其随时了解检验数据的含义。POCT 能较好地达到上述要求,并能促进医患沟通,有利于儿科疾病的诊治。

五、优点及存在问题

（一）POCT 的优点

1. POCT 具有实验仪器体积小、携带方便、容易使用和结果快速等优点。其最主要的特点是结果快速,大大缩短了实验结果周转时间。

2. POCT 与临床试验室的比较,见表 23-2。

（二）POCT 存在的问题与对策

1. 质量控制问题　对 POCT 的质量保证体系和管理规范尚没有做出明确的规定,实验结果质量无法保证。非检验操作人员(如医师和护士)的培训资格上岗认证的疏忽及管理制度的不完善,是导致 POCT 产生这种质量不稳定的重要原因。因此,建立严格的培训、管理和资格认证体制是当务之急。

2. 检测费用问题　POCT 单个检验费用高于常规性检验。

表 23-2 POCT 与临床试验室的比较

	临床实验室	POCT
周转时间	长	短
标本鉴定	复杂	简单
标本处理	通常需要	不需要
血标本类型	血清	血清、血浆、全血
校正操作	频繁且繁琐	不频繁且简单
试剂配制	需要配制	随时可用
消耗品使用	相对少	相对多
检测仪复杂度	复杂	简单
对操作者的要求	专业人员	普通人亦可
试验花费	低	高

（苏 和）

 复习思考题

1. POCT 的主要特点是什么？与传统的实验室检查有何不同？
2. POCT 质量难以保证的主要原因是什么？
3. POCT 主要应用于哪些领域？
4. 目前 POCT 存在哪些问题？试述 POCT 的发展方向。

扫一扫
测一测

第二十四章

危急重症的检测技术

培训目标

培训目标

1. 掌握基础生命体征的监测指标、方法和临床意义。
2. 掌握血流动力学的监测方法。
3. 掌握呼吸力学监测的常用指标及意义。
4. 了解中枢神经监测的方法。

第一节　基础生命体征监测

基础生命体征包括体温、呼吸、脉搏（心率）、血压、氧饱和度等,本节重点介绍心电、血压及脉搏氧饱和度监测。

一、心电监测

心电监测通过心电监护仪持续监测患者的心电活动,临床医生可以连续观察患者的心电变化,及时处理。

观察指标:观察指标与心电图相同,主要有:

（1）心率快慢,节律是否规则。

（2）是否有 P 波,P 波是否规则出现,高度、宽度、形态有无异常。

（3）QRS 波是否出现,波形是否正常。

（4）ST 段有无抬高或压低。

（5）T 波是否正常,有无倒置。

（6）有无异常波形出现,如坏死性 Q 波等。

二、血压监测

（一）无创血压监测

1. 监测方法　目前常用人工袖带测压法和电子自动测压法,重症患者多采用电

348

子自动测压法。

2. 临床意义

（1）动脉血压组成

1）收缩压：心脏收缩的中期，动脉内压力最高，此时血液对血管内壁的压力称为收缩压。收缩压高于140mmHg为高血压，低于90mmHg为低血压，低于70mmHg器官灌注明显减少，低于50mmHg易发生心脏停搏。

2）舒张压：心脏舒张时，动脉血管弹性回缩产生的压力。舒张压高于90mmHg为舒张高压。

3）脉压：收缩压与舒张压的差值，正常值为30~40mmHg。

4）平均动脉压：一个心动周期中动脉血压的平均值。一般来说，大约等于舒张压加1/3脉压，即舒张压+（收缩压-舒张压）×1/3。平均动脉压保证重要脏器的血液供应。

（2）临床意义：动脉血压可反映心脏负荷、心肌耗氧和做功、器官组织血流灌注，是判断循环功能的重要指标之一。

（二）有创血压监测

重症监护室常规监测无创血压，但有些血流动力学不稳定的患者，无创血压监测不能连续准确地反映血压情况，必须进行有创血压监测。

1. 操作方法　最常选用的是桡动脉，也可选用足背动脉、股动脉。掌握动脉的解剖位置，判断动脉的充盈度，是穿刺成功的关键。

（1）患者取仰卧位，前臂伸直，掌心向上并固定，腕部垫一小枕使手背屈60°。

（2）摸清桡动脉搏动，常规消毒皮肤，术者戴无菌手套，铺无菌巾，在桡动脉搏动最清楚的远端用1%普鲁卡因做浸润局麻，以免穿刺时引起桡动脉痉挛。

（3）用带有注射器的套管针从针孔处进针，套管针与皮肤呈30°角，与桡动脉走行相平行进针。当针头穿过桡动脉壁时有突破坚韧组织的脱空感，并有血液呈搏动状涌出，证明穿刺成功。将套管针放低，与皮肤呈10°角，再将其向前推进2mm，使外套管的圆锥口全部进入血管腔内，用手固定针芯，将外套管送入桡动脉内并推至所需深度，拔出针芯。连接连接管，贴敷料。

2. 适应证

（1）各类危重患者、复杂大手术及术中有大量出血者。

（2）体外循环直视手术。

（3）亚低温治疗或需控制性降压的手术。

（4）严重低血压、休克需反复测量血压的患者。

（5）需反复采取动脉血标本做血气分析的患者。

（6）需要应用血管活性药物的患者。

（7）心肺复苏术后患者。

3. 临床意义

（1）有创血压监测为持续的动态监测过程，不受人工加压、袖带宽度及松紧度影响，准确可靠，随时取值。动脉压力波形的节律可反映心脏的节律，动脉压力波形的变化也在一定程度上反映了呼吸对循环的影响。

（2）一般来讲,收缩压主要反映心肌收缩力,舒张压主要反映外周血管阻力。

（3）应用血管活性药物时可及早发现动脉压的突然变化。

（4）需反复采集动脉血气标本时可减少患者的痛苦。

4. 并发症　常见并发症有血栓形成及动脉栓塞、渗血、出血、血肿、局部或全身感染等。必须注意消毒及护理,置管最长保留 1 周。

三、脉搏血氧饱和度监测

常用血氧饱和度监测方法为光学检测法,与动脉血氧饱和度相关性好,且具有快速、连续、动态检测的优点。血氧饱和度正常值为 95% ～ 100%,间接反映组织的缺氧程度,是重症常用监护之一。

（一）操作方法

1. 打开监护仪,连接传感线。

2. 固定传感器,常用部位为指（趾）端、耳垂、鼻翼等。

3. 识别正常脉搏信号,判断波形是否正常。

（二）临床意义

1. 经皮脉搏血氧饱和度监测数值降低提示肺通气、肺换气功能降低及循环障碍（组织低灌注）。

2. 休克、体温过低、使用血管活性药物等影响局部循环血流而影响 SaO_2 监测的准确性。周围环境光照过强、电磁波干扰及涂指甲油等外部因素影响信号的接收,也可影响监测结果。一氧化碳中毒、高铁血红蛋白血症、贫血等因素均可影响 SaO_2 监测的准确性。

第二节　血流动力学监测

血流动力学监测是危重症患者经常使用的监测,包括无创血流动力学监测和有创血流动力学监测方法。血流动力学监测可为临床医生提供诊断及治疗的信息。有创动脉血压监测已在第一节中介绍,本节主要介绍以下有创血流动力学监测技术。

一、中心静脉压监测

中心静脉压（CVP）监测需要放置中心静脉导管,连接中心静脉监测换能器及监护仪后可以监测 CVP。

中心静脉置管术常用的静脉有颈内静脉、锁骨下静脉、股静脉。

1. 适应证及禁忌证　中心静脉置管适用于外周静脉置管困难的患者,长期输液的患者,大量、快速输液扩容的患者,肠外营养治疗者,血液透析、血浆置换术者,化疗或高渗、刺激性药物治疗者,危重患者抢救及大手术行 CVP 监测,放置起搏器电极等。中心静脉置管一般无绝对禁忌证。

2. 穿刺置管方法

（1）颈内静脉穿刺

1）患者去枕平卧,头转向对侧。

2）定位胸锁乳突肌的锁骨头、胸骨头和锁骨三者形成的三角区,该区顶点为穿刺点。

3）消毒,铺巾,局麻。

4）穿刺针接盛有肝素生理盐水的注射器,左手示指定穿刺点及方向,右手持针,针轴与额平面呈 30°~45°角,方向为同侧乳头。

5）进针深度一般为 2.5~3.0cm,边进针边回抽,当见回血时,将导丝插入注射器尾端,退出穿刺针,沿导丝置入扩皮器扩皮,退出扩皮器,置入深静脉导管,退出导丝。一般导管插入深度为 10~15cm。

6）确认导管回血通畅,排气。

7）固定。

（2）锁骨下静脉及股静脉穿刺:锁骨下静脉及股静脉穿刺方法同颈内静脉穿刺,只是穿刺点及穿刺方向不同。

1）锁骨下静脉穿刺点为锁骨中 1/3 与内 1/3 交界处,锁骨下缘 1~2cm 处,进针方向为喉结。

2）股静脉穿刺点为腹股沟中,股动脉搏动最强处内侧 0.5~1.0cm,进针方向为肚脐。

3. 临床意义　中心静脉压参考范围是 5~10mmHg。测定中心静脉压对于了解容量负荷、右心功能等有重大意义(表 24-2-1)。CVP 监测易导致感染、脱管、出血等并发症,应每天护理,更换肝素生理盐水冲洗导管;注意防止意外拔管。

表 24-2-1　监测 CVP 的意义

	CVP 升高	CVP 降低
病理因素	心力衰竭、心源性休克 心脏压塞、缩窄性心包炎 肺循环阻力升高,如右心室流出道狭窄、肺动脉高压、肺水肿等 腹内压增高的各种疾病及先天性心脏病	血容量不足,大量出血、渗血、脱水、利尿而未及时补充 周围血管扩张,如神经性和过敏性休克等
药物因素	使用较强的血管收缩药时,小静脉收缩,回心血量相对增加,导致 CVP 升高 输液、输血速度过快,量过多	应用血管扩张药或心功能不全患者用洋地黄等强心药后,血管张力降低,血容量相对不足,使 CVP 下降 应用镇静药
其他因素	胸腔内压升高,如使用呼吸机正压通气、张力性气胸、血胸等 应在患者安静状态测量中心静脉压,如气管内吸痰、躁动、寒战、咳嗽等均可使 CVP 升高	麻醉过深或椎管内麻醉时血管扩张,使 CVP 下降

二、肺动脉漂浮导管

（一）适应证

肺动脉漂浮导管适用于血流动力学不稳定的患者,包括:

1. 复杂心肌梗死的处理,如严重心力衰竭、低心排血量综合征等。

2. 休克的鉴别和处理。

3. 肺水肿的鉴别诊断。

4. 指导血流动力学不稳定患者的液体治疗等。

（二）禁忌证

肺动脉漂浮导管的绝对禁忌证是在导管经过的通道上有严重的解剖畸形,导管无法通过或导管本身可使原发病加重,如右心室流出道梗阻、肺动脉瓣或三尖瓣狭窄、肺动脉严重畸形、法洛四联症等。

相对禁忌证包括:

1. 严重出血倾向或凝血功能障碍。

2. 肝素过敏。

3. 细菌性心内膜炎,活动性风湿病。

4. 严重心律失常,尤其是室性心律失常。

5. 严重肺动脉高压。

6. 心脏及大血管内有附壁血栓。

7. 完全性左束支传导阻滞。

8. 室壁瘤。

（三）操作方法

1. 肺动脉漂浮导管介绍 最常用的 PAC 导管为 7F 四腔漂浮导管,长约 1m,从顶端开始每隔 10cm 有黑色环形标志,作为插管深度的标记。主腔开口在管端,用于测量肺动脉压和肺动脉楔压,以及采取肺动脉血标本;另一管腔开口于距管端 30cm 处,用于测量右房舒张末压和测量心排血量时注射生理盐水;第三腔与导管的乳胶小气囊相通,并带有一个气囊阀,气囊充盈后可漂于血液中,带动导管按照血流方向推进。热敏电极终止于导管顶端近侧 3.5～4cm 处,用于测量局部温度变化,以计算心排血量（图 24-2-1）。有部分漂浮导管能连续监测混合静脉血氧饱和度。

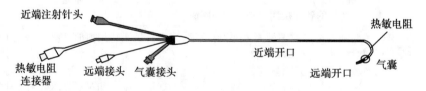

图 24-2-1 Swan-Ganz 导管的构造

2. 操作准备 心电监护仪、冲洗导管的肝素生理盐水、压力检测换能器、导管腔穿刺包、肺动脉导管包、X 线透视或彩色多普勒超声。

3. 插管途径 首选右颈内静脉,也可以选择锁骨下静脉。

4. 插管方法 暴露穿刺点,消毒,铺巾,置入导管鞘,检查漂浮导管气囊是否完整、对称,各管腔是否通畅,预注肝素生理盐水,连接测压系统,边观察压力波形,边进导管,置入 15～20cm 后开始气囊打气,顺血流方向漂浮,依次看到右房舒张末压、右室压、肺动脉压波形,直至肺动脉楔压出现停止进管,气囊放气后消毒固定,连接温度探头及心排测量导线。

（四）并发症

PAC 置管常见并发症有心律失常、导管打结、导管移位、气囊破裂、心脏瓣膜损害、血栓形成及栓塞、心内膜炎、感染等。必须遵循无菌操作原则,遵守操作流程,尽量避免并发症发生。

（五）PAC 参数范围

PAC 参数主要包括压力参数、流量参数和氧代谢参数,常用参数及参考值见表 24-2-2。

表 24-2-2 PAC 参数及参考值

参数	英文缩写	单位	计算方法	参考值
右房舒张末压	RAP	mmHg	直接测量	0~8
平均右室压	MRVP	mmHg	直接测量	10~18
平均肺动脉压	MPAP	mmHg	直接测量	9~16
肺动脉楔压	PAWP	mmHg	直接测量	2~10
心排血量	CO	L/min	直接测量	4~6
心排血指数	CI	L/(min·m²)	CO/BSA	2.5~4.2
每搏输出量	SV	ml	1 000×CO/HR	60~90
每搏指数	SVI	ml/m²	SV/BSA	30~50
体循环阻力	SVR	dyn·s/cm⁵	80×(MAP−CVP)/CO	900~1 500
体循环阻力指数	SVRI	dyn·s·m²/cm⁵	80×(MAP−CVP)/CI	1 760~2 600
肺循环阻力	PVR	dyn·s/cm⁵	80×(PAP−PAWP)/CO	20~130
肺循环阻力指数	PVRI	dyn·s·m²/cm⁵	80×(PAP−PAWP)/CI	45~225
左室每搏功指数	LVSWI	g·m/m²	SVI×(MAP−PAWP)×0.013 6	45~60
右室每搏功指数	RVSWI	g·m/m²	SVI×(MAP−PAWP)×0.013 6	5~10
混合血氧饱和度	SvO_2	%	SaO_2×VO_2/(CO×1.39×Hb)	60~80
氧输送	DO_2	ml/(min·m²)	CI·CaO_2·10	520~720
耗氧量	VO_2	ml/(min·m²)	CI·(CaO_2−CvO_2)·10	100~180
氧摄取量	O_2ER	%	(CaO_2−CvO_2)/CaO_2	22~30

注:MAP:平均动脉压;BSA:体表面积;SaO_2:动脉血氧饱和度;Hb:血红蛋白含量;CaO_2:动脉血氧含量。

三、脉搏指示连续心排血量测定

脉搏指示连续心排血量测定(Pluse indicator Continous Cadiac Output,PiCCO)是一

种利用经肺热稀释技术和脉搏波形轮廓分析技术,对重症患者主要血流动力学参数进行检测的手段。

1. 适应证及禁忌证 脉搏指示连续心排血量测定适用于血流动力学不稳定的患者,如休克、严重心力衰竭、液体治疗复杂的患者等。一般 PiCCO 无绝对禁忌证;对于凝血功能障碍等患者需慎重考虑,综合评估利弊。

2. 操作方法

(1)首先放置 1 根中心静脉导管,最好选择颈内静脉、锁骨下静脉。

(2)暴露腹股沟部位,消毒铺巾,以股动脉搏动最强点为穿刺点,向肚脐方向穿刺,穿刺方法与置中心静脉管方法相同,连接压力换能器、心排测量导线及温度探测仪。

3. 参数及临床意义 PiCCO 参数包括热稀释参数(单次)和脉搏轮廓参数(连续),具体参数及参考范围见表24-2-3。

表 24-2-3 PiCCO 参数及参考范围

参数	英文缩写	单位	参考范围
心排血指数	CI	$L/(min \cdot m^2)$	3.0~5.0
血管外肺水指数	EVWI	ml/kg	3.0~7.0
心功能指数	CFI	L/min	4.5~6.5
全心射血分数	GEF	%	25~35
每搏量	SV	ml	—
每搏指数	SVI	ml/m^2	40~60
每搏量变化	SVV	%	<10
外周血管阻力	SVR	$dyn \cdot s/cm^5$	—
外周血管阻力指数	SVRI	$dyn \cdot s \cdot m^2/cm^5$	1 200~2 000
胸腔内血容量	ITBV	—	—
胸腔内血容量指数	ITBVI	ml/m^2	850~1 000
全心舒张末期容积	GEDV	—	—
全心舒张末期容积指数	GEDVI	ml/m^2	680~800
肺血管通透性指数	PVPI		1.0~3.0
脉压变异	PPV	%	<10

PiCCO 参数在临床中应用较为广泛,可以协助诊断及鉴别诊断,又可为临床提供容量及心功能指标,帮助临床更好地管理液体等。其具体应用方法见图24-2-2。

四、超声多普勒技术

心脏超声的应用越来越广泛,不仅可以评估心脏结构及功能,还可以评估容量负荷等,在床旁就能操作,但对操作者的要求较高。

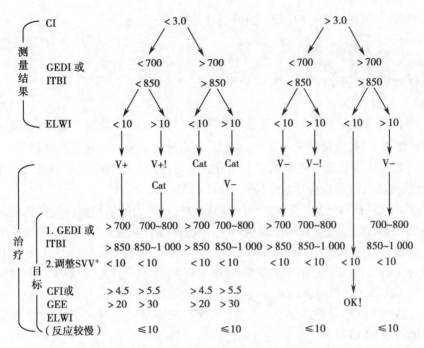

V+:增加容量;V-:减少容量;Cat:儿茶酚胺/血管活性药物;SVV⁺:只能用于没有心律失常的机械通气患者。

图 24-2-2 PiCCO 治疗树

1. 心脏超声在评估心功能及结构的作用 心脏超声可以评估心脏各房室的大小及瓣膜情况,对于重症患者来说,功能的评估更为重要。患者心功能如何,能否接受大剂量液体复苏,是临床医生关心的问题。心功能的测定包括心脏的收缩功能及舒张功能,以左心室功能评价最为重要。

射血分数(EF)是目前临床常用于评价左心收缩功能的指标之一,具有容易获得、可重复性好的优点,有研究发现 EF 与疾病预后有关。EF 测量方法很多,美国超声医学会推荐 Simpson 法,其测量要求对心内膜边缘的确认水平足够高。另外,组织多普勒技术(TDI)通过测量心肌收缩的速度来判断心脏的收缩功能,研究表明其与 EF 有较好的相关性。目前,实时三维超声能够更全面、快速、准确地测定心功能,是一个新的方向。EF≥50% 为其参考值。若 EF<50%,提示左心室收缩功能下降。

2. 心脏超声在评价容量负荷的作用 重症患者血流动力学不稳定,临床医生常通过调节前负荷来提高心排血量,以保证器官灌注,评估患者的容量状态是关键。心脏超声在评估容量反应性方面具有准确、快捷和无创等优点。

心脏超声评估容量状态的指标有静态指标和动态指标。静态指标包括测量心脏内径、血流速度和下腔静脉内径;动态指标包括下腔静脉内径变异度,常用的有下腔静脉塌陷指数、下腔静脉直径及呼吸变异度等。

第三节 呼吸力学及功能监测

呼吸力学及功能监测广泛应用于接受机械通气的患者,可帮助临床医生了解和掌握患者的病情,更好地进行机械通气和早日脱机。

一、呼吸力学监测

呼吸力学监测包括呼吸压力、呼吸阻力、呼吸系统顺应性等。

(一)呼吸压力

1. 平台压(P_{plat})　在机械通气吸气末屏气 0.5~2 秒测得的气道压力,反映肺泡峰压。机械通气时,应维持平台压≤35cmH$_2$O,以减轻机械通气相关性肺损伤。

2. 气道峰压　是整个呼吸周期中气道的最高压力。气道峰压过高易致气压伤的发生,在机械通气过程中应尽量保持气道峰压<35cmH$_2$O。

3. 平均气道压(P_{mean})　指整个呼吸周期中气道压力的平均值。气压伤的发生与 P_{mean} 更为密切,而且 P_{mean} 在机械通气对气体交换、循环功能的影响中起重要的作用。

4. 内源性呼气末正压(intrinsic PEEP,PEEPi)　在机械通气呼气末屏气 0.5~2 秒测得的气道压力,但在有自主呼吸时自主呼吸的不同步会影响 PEEPi 的测定。PEEPi 值反映呼气结束时肺内残留气体的压力。正常值应<3cmH$_2$O,升高见于呼气不完全。过高的 PEEPi 导致气道压力增加,可通过减少潮气量、减少呼吸次数和降低气道阻力来消除 PEEPi。

5. 最大吸气压(MIP)　是测定呼吸肌强度较常用的指标。正常值为 50~100cmH$_2$O,女性偏低。MIP>300cmH$_2$O 时,提示撤机较易成功。

(二)呼吸阻力

最常用的监测指标为最大呼气流量-容积曲线(MEFV),指受试者在最大用力呼气过程中,将其呼出的气体容积及相应的呼气流量描记成的一条曲线图形。应用肺功能测定仪描记 MEFV 目前主要用于对小气道阻塞性病变的监测,实测值/预计值<80%为异常。另外,MEFV 的形态异常在不同肺部疾病也有其特征性表现。

(三)呼吸系统顺应性

呼吸系统顺应性(respiratory system compliance)指单位压力变化所致潮气量的变化,反映肺与胸廓弹性特征,等于潮气量/(平台压-PEEP),正常约 100ml/cmH$_2$O。监测呼吸系统顺应性的意义包括:①监测病情变化;②判断肺疾病的严重性;③观察治疗效果;④判断是否可以停用呼吸机,呼吸系统顺应性<25ml/cmH$_2$O 时不能撤机;⑤在 ARDS 的应用中更重要,可以指导肺保护性机械通气及肺复张。

二、特殊呼吸力学监测

压力-容量曲线(P-V 曲线):P-V 曲线反映呼吸系统的顺应性,曲线的斜率越大,顺应性越好,斜率越小,顺应性越差(图 24-3-1)。

三、呼吸功监测

呼吸功是指呼吸肌克服呼吸机

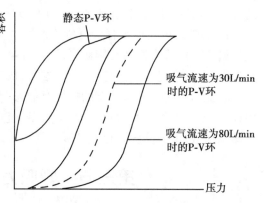

图 24-3-1　压力-容量曲线

阻力持续通气所做的功,正常值为 0.4~0.6J/L。机械通气时监测呼吸功,有助于临床医生掌握患者呼吸功能及病情,调节呼吸机参数以更适合病情需要。

四、血气分析监测

血气分析可提供气体交换功能的基本数据,常用指标包括:

1. 动脉血氧分压(PaO_2) 是反映机体氧合功能的重要指标,正常值为 80~100mmHg。低氧血症见于肺通气或换气不足,若 $PaO_2<60$mmHg 而 $PaCO_2$ 不高为 I 型呼吸衰竭。

2. 动脉血二氧化碳分压($PaCO_2$) 是反映肺通气功能的重要指标,正常值为 35~45mmHg。$PaCO_2<35$mmHg 为过度换气,见于过度通气、低代谢状态或代谢性酸中毒并代偿性低碳酸血症。$PaCO_2>45$mmHg 为二氧化碳潴留,见于二氧化碳排出障碍或代谢性碱中毒伴代偿性高碳酸血症。$PaCO_2>50$mmHg 且 $PaO_2<60$mmHg 为 II 型呼吸衰竭。

3. 动脉血氧饱和度(SaO_2) SaO_2 为血红蛋白被氧饱和的程度,正常值为 95%~99%。SaO_2 能很好地反映机体的氧合情况,当 $SaO_2>80$% 时,SaO_2 与 PaO_2 有较好相关性,如 SaO_2 为 90%~95% 时,PaO_2 为 60~80mmHg。$SaO_2<90$% 为低氧的警戒线。

第四节 中枢神经监测

脑功能的监测一直备受关注,目前脑功能监测技术发展较快,包括神经电生理监测技术、颅内压监测、经颅多普勒超声(TCD)、近红外光谱(NIRS)、局部脑氧饱和度(regional cerebral oxygen saturation,$rScO_2$)、微透析技术、正电子发射断层成像(PET)、功能性磁共振成像(functional MRI)等。

一、脑电监测

脑电图(EEG)是反映脑功能状态的一个电生理指标,能直接监测脑功能和癫痫活动。连续 EEG 监测便于床旁使用,便于阅读分析,但易受各种干扰因素影响记录分析。脑电图监测的临床意义是多方面的,根据 EEG 对监测脑病理生理变化敏感的特点,将 EEG 的临床意义归纳为以下几点:

1. 监测脑代谢变化 EEG 对脑代谢变化异常敏感。

2. 监测细胞缺血缺氧状态 脑血流量与 EEG 有极好的相关性,因此 EEG 可用于监测脑皮质细胞缺血缺氧变化。临床常以 EEG 作为依据确定治疗时间窗、监测手术(如颈内动脉内膜剥脱术)过程,并给予指导。

3. 监测脑内局灶病变 EEG 电极监测部位与大脑半球解剖相关,当重症患者不能移动、不能进行头部 CT 和 MRI 检查时,床旁 EEG 检查可辅助脑疾病定位诊断。连续动态地监测病变演变过程是 EEG 床旁监测的另一优势。

4. 监测癫痫活动 EEG 可发现约 29% 的惊厥性癫痫(NCS),其中 65% 为非惊厥性癫痫持续状态(NCES)。这些癫痫活动即使不伴运动发作,也是有害的,如增加颅内压、增加脑血流量和脑耗氧量等,最终导致死亡率增加。

5. 监测脑功能损伤程度　根据 EEG 变化对昏迷进行分级评价,从而为判断脑功能损伤程度(定量)提供一定的依据。

6. 预测预后　应用 EEG 对重症患者脑功能状态进行预后预测。

7. 指导治疗和医疗决策　将持续或连续脑电图监测用于指导治疗和医疗决策的时代已经开始。

目前分析采用频域法脑电图,较精确,且能保存原始脑电波的信息。其原理是采用一种复杂的数学模型对原始脑电波进行分析,把双频谱分析的参数与其他 EEG 参数结合,通过数学运算,形成脑电双频指数(bispectral index),用 0~100 之间的数字表示,由小到大代表相应深度意识抑制。大量研究表明,脑电双频指数与抑制中枢药物的用量成负相关,一定程度上可反映镇静催眠的深度。可反映的常见中枢神经抑制药如丙泊酚、咪达唑仑、异氟烷、硫喷妥钠等。

二、诱发电位

诱发电位(evoked potential,EP)是指给予神经系统(从感受器到大脑皮质)特定的刺激,或使大脑对刺激(正性或负性)的信息进行加工,在该系统和脑的相应部位产生的可以检出的、与刺激有相对固定时间间隔(锁时关系)和特定位相的生物电反应。诱发电位包括脑干听觉诱发电位(BAEP)、躯体感觉诱发电位(SEP)、视觉诱发电位(VEP)和运动诱发电位(MEP)。

三、颅内压监测

正常人颅内脑组织、血液、脑脊液形成的压力称为颅内压(ICP),通过测量平卧位时脑脊液的压力来反映,正常值为 5~15mmHg。颅内压监测包括有创和无创两种方法。颅内压持续监测为有创性技术,监测的敏感性优于意识障碍、瞳孔变化和其他临床表现。由于颅内压持续监测可对不同程度的颅内压和动态变化的颅内压随时显示和记录,因此,具有诊断、治疗和判断预后等重要意义。有创颅内压监测包括侧脑室内置管测压、硬脑膜下测压、硬脑膜外测压、脑实质置管测压、腰部脑脊液压测定,其中以侧脑室内置管测压最为标准,其缺点是可能发生颅内感染,监测时间不宜超过 1 周。

颅内压监测的适应证:

1. 严重脑外伤(GCS 昏迷评分 3~8 分)伴入院时头部 CT 异常。

2. 严重脑外伤(GCS 昏迷评分 3~8 分)伴入院时头部 CT 正常,以及至少满足下列中的 2 条:①年龄>40 岁;②收缩压<90mmHg;③对疼痛的异常运动姿势。

四、脑血流量监测

脑血流量监测技术发展较快,近红外光谱和经颅多普勒超声临床应用较为广泛。近红外光谱通过红外光示踪剂测定脑循环功能,通过测定局部脑皮质氧饱和度反映脑缺氧(血)。TCD 可分为连续性和间断性两种方式,其优点是无创、可在床边操作,能定量测定血流速度,显示微栓子信号,了解脑血管的储备能力,可根据需要反复检查或较长时程监测,尤其适用于手术期间脑血流量的全程监测。虽然 TCD 不能定量监测脑血流量,但可以判断脑血流量急性变化的程度。TCD 出现收缩/舒张期交替血流提示颅内循环停止,此时采取治疗措施已不能逆转高颅压,可对判断预后提供一定参考。

(严首春)

复习思考题

1. 危急重症检测技术包括哪些? 各自包括哪些内容?
2. 基础生命体征监测包括哪些内容?

课件
25章PPT

第二十五章

呼吸机的临床应用

 培训目标

1. 掌握呼吸机临床治疗的适应证和禁忌证。
2. 掌握呼吸机各参数的意义。
3. 熟悉呼吸机的各种气道建立模式及其区别。
4. 熟悉呼吸机治疗的并发症和处理原则。
5. 了解呼吸机各种通气模式之间的区别。

第一节　呼吸机的基础理论

一、基本原理

呼吸机的工作原理是通过机械的方法建立气道外口-肺泡压力差,从而达到肺的人工通气。呼吸机主要有两种通气形式:胸腔加压和呼吸道直接加压,前者称为负压通气,后者称为正压通气。

（一）负压通气

人体处于负压装置内,吸气时负压导致胸廓及肺向外扩张,气体被吸入肺泡;呼气时负压消失,胸廓和肺弹性回缩,肺泡内气体被排出体外。此种通气方式对人体血流动力学影响较大,已被弃用。

（二）正压通气

是目前呼吸机最常用的一种通气方式,吸气时气道口(口腔、鼻腔、气管插管或气管切开处)施加大于肺泡压的正压,气体进入肺泡;呼气时正压消失,靠肺泡弹性回缩将肺内气体排出体外。本章主要阐述正压通气。

二、呼吸机的组成

呼吸机主要包括 3 个部分:①动力部分,分为电动和气动两个类型;②连接部分,主要由通气管路、呼气阀和传感器组成;③主机,主要包括通气模式、通气参数调节、监测和报警装置等。

三、呼吸机使用的目标

（一）呼吸机治疗的生理目标

1. 支持或增加肺的气体交换　维持肺泡通气、增加肺的通气量是呼吸机最常见的应用领域。在维持肺泡通气时,还可纠正呼吸性酸中毒,将动脉血二氧化碳分压水平维持在基本正常的范围内。

2. 改善动脉氧合　通过机械通气,可以提高吸入气体的氧分压,还可以使萎陷的肺泡重新开放[特别是呼气末正压（positive end-expiratory pressure,PEEP）的应用],提高肺泡的气体交换能力。

3. 减少呼吸功　肺和胸廓的顺应性下降或气道阻力增加时,呼吸肌负荷加大,易发生呼吸肌疲劳,导致呼吸衰竭。机械通气可部分或全部代替呼吸肌做功,降低呼吸肌氧耗,有助于改善其他重要器官或组织的氧供。

（二）呼吸机治疗的临床目标

1. 纠正严重低氧血症。

2. 改善肺换气功能。通过改善肺泡通气量,增加功能残气量,纠正低氧血症和呼吸性酸中毒。

3. 缓解缺氧和二氧化碳潴留导致的呼吸窘迫。

4. 预防和治疗肺不张。呼吸机正压通气和 PEEP 的应用可有效地使肺泡膨胀。

5. 防止或改善呼吸肌疲劳。

6. 保证镇静和肌松药使用的安全性。镇静、肌松药最大的副作用是抑制呼吸,而呼吸机可以提高其使用安全性。

7. 预防性应用,用于大手术后、严重创伤、休克等情况下防止呼吸衰竭。

8. 维持胸壁的稳定。当胸壁的完整性受损时,呼吸机的正压通气和呼气末正压可以通过减轻呼吸动度及矛盾运动来稳固胸廓。

第二节　呼吸机治疗的适应证和禁忌证

一、适应证

1. 呼吸道梗阻或胸廓疾病引起的呼吸衰竭　如上气道梗阻或胸廓创伤导致的连枷胸等,主要表现为通气不足,可发生缺氧和二氧化碳潴留,需用机械通气纠正。

2. 严重的换气功能障碍　见于充血性心力衰竭、急性呼吸窘迫综合征（ARDS）、严重的肺部感染、肺间质纤维化、急性肺水肿、哮喘持续状态等。

3. 神经肌肉疾病引起的呼吸衰竭　见于格林-巴利综合征、重症肌无力、严重的营养不良等,属于外周性呼吸衰竭,主要由于呼吸驱动力不足所致。

4. 中枢性呼吸衰竭　主要由于呼吸中枢受抑制引起,见于脑外伤、脑水肿、颅内感染或镇静药使用过量等。

5. 慢性阻塞性肺疾病导致的呼吸衰竭　表现为低氧血症、二氧化碳潴留,严重者可出现肺性脑病。

6. 大手术或严重创伤后出现呼吸功能异常者,应及早给予呼吸机支持。

7. 心肺复苏术后,对于自主呼吸弱或没有自主呼吸的患者,必须应用呼吸机维持通气和气体交换。

8. 需要维持气道通畅或保护气道、吸引分泌物者。

二、禁忌证

临床上只要患者出现呼吸衰竭,都可以使用呼吸机治疗。但在某些特殊情况下,需要先采取必要的处理后再给予呼吸机治疗,否则会产生严重的后果,视为相对禁忌证。

1. 肺大疱　正压通气会使肺大疱内压力升高,导致肺大疱破裂,发生气胸,因此存在巨大肺大疱的患者,应慎用呼吸机。若必须应用呼吸机,可尝试给予小潮气量、低压通气,避免使用过高的 PEEP,出现气胸时应及时行胸腔闭式引流。

2. 休克和急性心肌梗死　正压通气可改变胸腔内部原本的压力平衡,最终结果是回心血量减少和心输出量减少,因此也可用于心功能不全患者的治疗。但是对于休克或急性心肌梗死的患者,如其主要临床表现是血容量绝对或相对不足,或泵功能衰竭引起的血压下降,呼吸机治疗则可能加重低血压。因此,此类患者如出现严重的缺氧和呼吸衰竭,必须使用呼吸机治疗时,应选择适当的通气模式和 PEEP,并密切监测血流动力学变化。

3. 大咯血　正压通气不利于排出气道内的血凝块,且会将血块推向远端小支气管,导致阻塞性肺不张。首先应清理呼吸道内容物,要求动作迅速或清理呼吸道的同时给予机械通气,以免延误治疗。

4. 张力性气胸　应先行胸腔闭式引流并保证引流通畅后再给予呼吸机治疗,否则会加重病情或使呼吸机治疗难以达到预期效果。

第三节　人工气道的建立与管理

根据连接方式是否存在创伤性分为两种:无创性通气和有创性通气。

一、无创性通气

(一)面罩

用 4 条头带将面罩紧密固定于口鼻,接小呼吸机进行无创通气。主要用于神志清楚、能合作和短时间使用机械通气的患者,是临床最常使用的无创通气方法。但其具有易漏气、口腔护理困难、吸痰不方便、易造成胃肠胀气和面部压迫等弊端。

(二)喉罩

应用时将喉罩放入口腔,置于喉头,球囊充气。主要用于安静、能合作和短期机械通气的成人。此方式可避免胃肠胀气,吸痰方便,但对咽喉部有刺激,且耐受性差,目前已较少应用。

二、有创性通气

（一）经口气管插管

适用于神志不清或昏迷者、自主咳痰能力差的患者、需要气道保护的患者、需长时间应用呼吸机而又不考虑气管切开者、需紧急建立人工气道者等。

优点：插管容易、适合急救、较少无效腔、气道阻力小、利于吸痰、不易漏气等。缺点：对咽喉部有刺激，清醒患者不能长时间耐受，不利于口腔护理，一般留置不超过7天。

（二）经鼻气管插管

适应证同经口气管插管，但不宜用于急救。

优点：易耐受，可留置7~14天，最长可达2个月；易固定，不易脱出；利于口腔护理，对口腔和咽喉部损伤小。缺点：气道阻力大、不易吸痰、不适合急救，易发生鼻出血、鼻骨骨折等，长时间放置会发生鼻窦炎、中耳炎等。

（三）气管切开术

适用于需长期机械通气者、因上呼吸道狭窄或损伤等无法气管插管者、难以耐受气管插管而又无法脱离呼吸机者。

优点：容易清除分泌物，呼吸道阻力及无效腔明显减少，患者易耐受，可以保持数月或数年，患者可以进食，易于口腔护理。缺点：创伤大，可发生切口出血、感染，拔出气管套管后会留有瘢痕，有时会造成气管狭窄。

第四节　呼吸机常用通气模式及参数调节

一、常用通气模式

通气模式总的来说分为两大类：定容型通气模式和定压型通气模式。定容型通气模式每次通气的潮气量是恒定的，定压型通气模式每次通气的压力是恒定的。

（一）控制通气、辅助通气和辅助-控制通气

1. 控制通气（control ventilation，CV）　指呼吸机以预设频率定时触发，并输送预定潮气量，即呼吸机完全代替患者的自主呼吸。可分为压力控制和容量控制两种。

2. 辅助通气（assisted ventilation，AV）　在患者吸气用力时依靠气道压的降低（压力触发）或流量的改变（流量触发）来触发，触发后呼吸机即按预设潮气量（或压力）、频率、吸气和呼气时间将气体输送给患者。

3. 辅助-控制通气（assist-control ventilation，A/CV）　将AV和CV的特点结合应用。

（二）间歇指令通气和同步间歇指令通气

1. 间歇指令通气（intermittent mandatory ventilation，IMV）　指患者自主呼吸时，间断给予通气。两次指令通气之间允许自主呼吸，且自主呼吸的频率和潮气量由患者自己控制。但此模式下，自主呼吸和指令通气可能会发生冲突，易发生人机对抗，目前已少用。

2. 同步间歇指令通气（synchronized intermittent mandatory ventilation，SIMV） 指呼吸机按预设的呼吸参数进行指令通气，在触发窗内出现自主呼吸时，便触发 IPPV，若在触发窗内无自主呼吸，触发窗结束后呼吸机便会自动给予 IPPV。SIMV 模式允许指令通气中进行自主呼吸，减少人机对抗，通过调节指令通气的频率和潮气量，可以锻炼呼吸肌，有利于下一步脱机。

（三）压力支持通气

压力支持通气（pressure support ventilation，PSV）是指自主呼吸触发和维持吸气过程，呼吸机给予一定的压力辅助。呼吸频率和吸呼比由患者决定，潮气量由 PSV 水平、患者吸气力量和胸肺顺应性决定。PSV 可克服气道阻力，减少呼吸功，不易发生人机对抗。但当患者呼吸不稳定时，可发生通气不足或过度，一般与 SIMV 合用。

（四）持续气道正压通气

持续气道正压通气（continuous positive airway pressure，CPAP）是指整个呼吸过程中，均由患者自主触发，呼吸机仅提供维持气道内正压的恒定压力。CPAP 只能用于有自主呼吸、呼吸中枢功能正常的患者，可以与 SIMV、PSV 等合用。适用于睡眠呼吸暂停综合征、ARDS、支气管哮喘、术后肺不张等。CPAP 既可用于有创通气，也可用于无创通气。

（五）呼气末正压

呼气末正压（positive end-expiratory pressure，PEEP）指机械通气时，呼气末借助呼吸机呼气端的限制气流活瓣装置，使气道压高于大气压。PEEP 的主要作用是使小气道在呼气末开放，防止 CO_2 潴留，同时呼气末肺泡膨胀，增加功能残气量，改善氧合。主要应用于 ARDS、慢性阻塞性肺疾病（COPD）、肺炎、肺水肿及大手术后预防肺不张等。

（六）双相气道正压通气

双相气道正压通气（bi-level positive airway pressure，BIPAP）是指在自主呼吸条件下，分别设置两个气道正压水平和持续时间，两个压力水平交替变化，也就是两个水平的 CPAP。高压和低压水平均允许患者自主呼吸，即自主呼吸和控制呼吸均可应用。若患者没有自主呼吸，则 BIPAP 为时间切换的压力控制通气。该模式不影响患者的自主呼吸，有利于早期脱机。

（七）压力调节容量控制

压力调节容积控制通气（pressure-regulated volume control ventilation，PRVCV）是指压力控制通气时，呼吸机根据压力-容积曲线自动调节压力水平，使潮气量不低于设定的最低水平。实质是将压力控制通气的人工调节改为电脑自动调节。可应用于无自主呼吸或自主呼吸弱的患者。

（八）反比通气

反比通气（inverse ratio ventilation，IRV）指机械通气吸气（I）与呼气（E）的时间比≥1∶1 的通气模式，一般 I∶E＝（1~4）∶1。吸气时间的延长可以使气体在肺内停留时间长，使陷闭的小气道和肺泡复张，改善换气和通气功能。主要应用于 ARDS 和肺纤维化的患者。

二、呼吸机参数的设置

（一）潮气量（tidal volume，VT）

成年人一般为 5~15ml/kg。8~12ml/kg 是常用的范围。在肺大疱、气胸、失血性休克、ARDS 等情况下，应降低潮气量（<8~10ml/kg）。潮气量的设定应考虑以下因素：患者的体形、基础潮气量水平、胸肺顺应性、气道阻力、呼吸机管道的可压缩容积、氧合状态、通气功能和发生气压伤的危险性。

（二）呼吸频率（respiratory rate，RR）

对于成年人，机械通气频率可设置到 16~20 次/min。对于急慢性限制性通气功能障碍患者，应设定较高的机械通气频率（≥20 次/min）。机械通气 15~30 分钟后，应根据 PaO_2、$PaCO_2$ 和 pH，进一步调整通气频率。

（三）吸呼比

呼吸机的吸呼比（I：E）设定应考虑机械通气对患者血流动力学的影响、氧合状态、自主呼吸能力等因素。呼吸功能基本正常者，I：E 一般为 1：（1.5~2）；阻塞性通气障碍者延长呼气时间，可调至 1：（2~2.5）；限制性通气障碍者可调至 1：（1~1.5）。

（四）流速

只有在容量控制通气中才直接设定流速，应结合患者吸气用力水平和每分钟通气量来设置流速。一般成年人选择 40~100L/min，平均 60L/min；COPD 患者可选择100L/min。

（五）吸氧浓度

吸氧浓度（FiO_2）设置范围为 21%~100%，其设置主要考虑 PaO_2 或 SaO_2 目标水平，目标为 PaO_2 60mmHg 或 SaO_2 90%，更高常无必要。对严重氧合障碍的患者，在PEEP 足够高的情况下，有时不得不应用高浓度氧（60%~100%），此时可能并发肺损伤。

（六）呼气末正压

PEEP 的调节原则为从小渐增，最佳 PEEP 应对循环影响小，而又能达到最大肺顺应性、最小肺内分流、最低 FiO_2 时的最小 PEEP 值。一般从 2.5cmH_2O 开始，逐渐增加至能有效改善氧合而血压无明显下降。

（七）触发灵敏度

吸气触发分压力触发和流速触发两种。压力触发灵敏度设置在 -1.5~-0.5cmH_2O，流速触发灵敏度设置在 1~3L/min。过高会增加呼吸功，导致呼吸肌疲劳；过低会出现误触发，导致人机对抗。呼气触发灵敏度指从吸气相进入呼气相时的吸气峰流速下降的百分比，一般为 25%。

（八）流量加速百分比

指压力控制通气时，由初始压力达到设置压力时的速率。数值越大，达到目标压力的速率就越快。一般来说，如果吸气比较平缓，应设置在 50% 以下；如果吸气比较激烈，应设置在 50% 以上。

第五节　呼吸机应用的基本步骤

1. 明确是否有机械通气的适应证。

2. 明确是否有机械通气的相对禁忌证。

3. 检查呼吸机管路是否通畅、密闭,以及呼吸机是否可正常工作。

4. 选择机械通气模式,根据是否存在自主呼吸及通气量选择控制通气或是辅助呼吸模式。

5. 设置机械通气的参数:呼吸频率、潮气量、吸气时间、吸氧浓度、PEEP 等。根据血气分析结果、呼吸状态和循环监测情况进行调整。

6. 设置同步触发灵敏度,一般为$-1.5 \sim -0.5 cmH_2O$ 或 $1 \sim 3L/min$。

7. 设置报警限,一般将报警限设置为正常范围上下的30%。

第六节　呼吸机治疗的并发症

一、气管插管或切开直接导致的并发症

（一）气管插管

气道损伤是最常见的并发症,气管插管时可能会造成从口唇或鼻腔至气管各个部位的损伤。

（二）气管切开

1. 出血　是最常见的早期并发症。切口的动脉性出血需打开切口,手术止血。非动脉性出血可通过油纱等压迫止血,一般 24 小时内可改善。

2. 气胸　胸腔顶部胸膜受损可发生气胸。严重时可导致皮下气肿和纵隔气肿,并可能合并张力性气胸,需密切观察。

3. 气管食管瘘　早期气管食管瘘是因为气管切开时刀尖插入过深,切破气管后壁和食管所致。

二、气管插管或套管长期留置的并发症

（一）气管插管

1. 气道黏膜溃疡　主要与气囊压力过大压迫气管壁、导管与气管间的机械摩擦、气管插管的压迫、吸痰负压过大或过于频繁等相关。

2. 导管移位　插管过深易进入右主支气管,可造成左侧肺不张及同侧气胸。插管后应立即听诊双肺,一旦发现气胸应立即处理,同时行胸部 X 线检查确认导管位置。

3. 气道梗阻　是人工气道最严重的并发症,常危及生命。原因包括导管扭曲、痰栓或异物阻塞管道、管道塌陷,以及管道远端开口嵌顿于隆突、气管侧壁或支气管。

（二）套管长期留置

1. 切口感染。

2. 气管切开后期出血　与感染组织侵蚀切口周围血管有关。

3. 气道梗阻 气管套管被黏稠分泌物附着或形成结痂、气管套管远端开口顶住气管壁等均可导致气道梗阻。

4. 吞咽困难 与气囊压迫食管或管道对软组织牵拉影响吞咽反射有关。气囊抽气或拔出气管切开管后可缓解。

5. 气管食管瘘 后期的气管食管瘘主要由气囊长时间压迫及局部低灌注引起。

三、机械通气直接引起的并发症

1. 通气不足 常见原因包括呼吸机回路漏气、呼吸机参数调节不当、肺顺应性下降或呼吸道阻塞、人机对抗等。

2. 通气过度 常见原因为呼吸机设置参数过高,包括潮气量、呼吸频率、压控时的吸气压或 PSV 的支持压力等辅助潮气量设置过高。

3. 气压伤 平均气道压升高或出现部分肺泡过度膨胀,可造成呼吸道或肺泡壁损伤,表现为气胸、纵隔气肿、皮下气肿、肺间质积气、气腹等。

4. 呼吸机相关性肺炎 主要病因包括清除呼吸道分泌物和防御病原体的能力下降;胃肠道反流和误吸增加肺部感染的机会。

5. 肺不张 常见于气管插管进入一侧主支气管、痰液阻塞、长时间吸纯氧或潮气量过小等。

6. 心血管系统并发症 正压通气时,胸腔内压升高,回心血量减少,心输出量下降,从而引起血压下降和休克。在建立气道开始呼吸机治疗前即应补足血容量,并降低压力支持力度,必要时应用血管活性药物。

7. 消化系统并发症 面罩无创通气时易引起胃肠胀气。长时间有创机械通气,机体处于应激状态,可能引起应激性溃疡或急性胃黏膜病变,导致上消化道出血。

第七节 呼吸机脱机

一、呼吸机脱机的条件

1. 呼吸衰竭病因基本纠正,呼吸衰竭症状改善。
2. 血流动力学稳定,已停用或仅少量应用血管活性药物。
3. 内环境稳定,无电解质紊乱、酸碱平衡失调。
4. 呼吸驱动力正常,存在咳嗽反射和较强的自主咳痰能力。
5. 已停用镇静药或肌松药。
6. 营养状态良好,无严重贫血或低蛋白血症。

二、脱机指标

1. 意识清醒。
2. $SaO_2 \geqslant 90\%$ 或氧合指 $\geqslant 150$ 或 $PaO_2 \geqslant 60mmHg$($FiO_2 \leqslant 40\% \sim 50\%$)。
3. 呼吸频率 $\leqslant 35$ 次/min。
4. 最大吸气压 $< -25cmH_2O$。

5. 自主呼吸潮气量>5ml/kg。

6. 快浅呼吸指数(自主呼吸频率/潮气量,f/Vt)<105。

（姜　红）

扫一扫
测一测

扫一扫　测一测

? 复习思考题

1. 简述呼吸机的原理、应用目标、使用指征和脱机指征。

2. 呼吸机治疗的适应证和禁忌证有哪些?

3. 简述呼吸机各参数的意义。

第二十六章

胸腔闭式引流术

 培训目标

1. 掌握胸腔闭式引流术的适应证和禁忌证。
2. 熟悉胸腔闭式引流术的操作步骤。
3. 熟悉胸腔闭式引流术的常见并发症及拔管指征。

一、适应证和禁忌证

（一）适应证

胸腔闭式引流术适用于：

1. 中、大量气（血）胸、开放性气胸、张力性气胸。
2. 需使用机械通气或人工通气的气（血）胸患者。
3. 拔出胸腔引流管后气胸或血胸复发者。
4. 开胸术后胸腔积液或胸腔积气持续性增加者。
5. 内科治疗无效的脓胸，尤其是伴有支气管胸膜瘘或食管胸膜瘘者。

（二）禁忌证

胸腔闭式引流术无绝对禁忌证。但如患者存在严重的凝血功能障碍，或穿刺过程不能配合，术后会自行拔出引流管的情况，属于相对禁忌证。

二、操作步骤

（一）操作前准备

1. 患者取坐位或半坐卧位。昏迷或机械通气者，可取卧位。
2. 定位第 2 肋间，若为局限性积液则应根据 B 超和影像学资料定位。

（二）操作

1. 术野皮肤用碘伏常规消毒，铺无菌手术巾，戴无菌手套。
2. 局部麻醉，一般用 2% 利多卡因局部浸润麻醉。局部浸润麻醉达壁胸膜后，进针少许深度，再次行胸膜腔穿刺抽吸确诊。

3. 沿肋间做 2~3cm 的切口,依次切开皮肤及皮下组织。用长弯止血钳钝性分离胸壁肌层达肋骨上缘,于肋间穿破壁胸膜进入胸膜腔,此时可有明显的突破感,同时切口中有液体溢出或气体喷出。立即将一端临时夹闭的引流管沿止血钳置入胸膜腔中。置管总深度应视胸壁厚度而定,为 10~15cm。

4. 引流管接水封瓶后松开夹闭的止血钳,嘱患者咳嗽以查看闭式引流是否通畅、有无漏气。确认负压水柱波动良好后,间断缝合切口 1~2 针,并固定引流管以防脱出。

三、注意事项

（一）并发症

常见并发症包括:胸腔内感染、肺不张、血胸、引流不畅或皮下气肿、肺或膈肌损伤、复张性肺水肿。

（二）操作后

1. 排放气体或液体时,速度不宜过快,交替开放、关闭引流管,可预防纵隔摆动及肺水肿的发生。首次引流量应低于 1 000ml。

2. 注意保持引流管畅通,勿使其受压或扭曲。

3. 帮助患者每日适当变动体位,并鼓励患者咳嗽,以加强排痰、充分引流、促进肺复张。

4. 更换水封瓶时,应先以止血钳夹闭引流管,待更换完毕后再放开引流管,以防止空气被胸腔负压吸入。

5. 记录每日引流量及其性状变化,并定期行 X 线检查。

6. 胸腔闭式引流术后 48~72 小时,引流液量少于 50ml,无气体溢出,胸部 X 线或 CT 示肺复张完全,患者无胸闷、气促,可考虑拔管。拔管时指导患者深吸一口气,于吸气末迅速拔管,用凡士林纱布封住伤口,包扎固定。拔管后注意观察患者有无胸闷、呼吸困难症状,有无切口漏气、渗液、出血和皮下血肿等情况。

表 26-1　胸腔闭式引流术基本技能操作考核评分标准

项目	具体内容要点	标准分	实得分
操作前准备	选择合适体位 确定穿刺点	10	
消毒、麻醉	穿刺前消毒铺巾 局部麻醉	20	
穿刺	切开皮肤 钝性分离 置管 接水封瓶 缝针固定	40	
监测	嘱患者咳嗽,注意水封瓶水柱有无波动	10	

续表

项目	具体内容要点	标准分	实得分
总体评价	操作熟练 各项操作步骤有序	10	
	操作时态度严肃认真	2	
	时间把握得当	8	
总得分		100	

（梅建强）

 复习思考题

1. 胸腔闭式引流的目的是什么？
2. 简述胸腔闭式引流术的操作流程。
3. 保持引流管通畅应注意哪几点？
4. 胸腔闭式引流术后如何护理？
5. 胸腔闭式引流患者如何进行功能锻炼？

课件

27章PPT

第二十七章

血液净化技术

 培训目标

1. 掌握血液净化的种类及原理。
2. 掌握血液净化的适应证和禁忌证。
3. 熟悉各项血液净化技术的操作流程。
4. 熟悉血液净化的并发症及处理原则。

第一节 概 述

血液净化是重症医学常用的一种治疗方法,它是把患者的血液引出体外并通过一种或多种净化装置,除去多余的水分、某些代谢废物和/或某些致病物质,实现容量平衡和内环境稳定,从而达到治疗疾病和改善预后的目的。

按照原理和形式,可将血液净化分为血液滤过、血液透析、血液灌流吸附技术及血浆分离技术/血浆成分分离技术。

一、血液滤过

主要利用对流原理清除溶质。当半透膜两侧的液体存在压力差时,液体就会从压力高的一侧流向压力低的一侧,液体中的溶质也会随之穿过半透膜。半透膜两侧的压力差称为跨膜压,是对流的原动力。血液滤过清除的溶质大小取决于所采用的血滤器/透析器的膜的孔径大小。以血液滤过为主要工作方式的治疗技术有连续性肾脏替代治疗(CRRT)中的连续性静脉-静脉血液滤过(CVVH)、缓慢连续性超滤(SCUF)等。

二、血液透析

主要利用弥散原理清除溶质。弥散的动力来自半透膜两侧的溶质浓度差,可以透过半透膜的溶质从浓度高的一侧向浓度低的一侧移动,最终两侧浓度逐渐达到相等。

弥散的速度主要取决于溶质分子自身的布朗运动,相同条件下布朗运动的剧烈程度与分子的质量成负相关,分子量越小,布朗运动越剧烈。因此更有利于清除小分子物质。以血液透析为主要工作方式的治疗技术有间歇性血液透析(IHD)、维持低效每日透析(SLEDD)、CRRT 中的连续性静脉-静脉血液透析(CVVHD)等。

三、血液灌流吸附技术

主要利用吸附原理来清除溶质。溶质分子可以通过正负电荷的相互作用或范德华力,与半透膜发生吸附作用,为清除部分中大分子物质的重要途径之一。非特异性吸附技术能清除的溶质种类较多,包括大、中、小分子,其中以中分子溶质为主,对于黏附性较强的大分子或带有苯环的小分子溶质(如百草枯)也有较强的吸附作用。免疫吸附是利用抗原-抗体反应或特殊的理化性质将某种特定物质吸附到吸附柱载体上的高选择性特异性吸附。以吸附为主要工作方式的血液净化技术包括血液灌流(HP)、血浆吸附灌流(PAP)和免疫吸附(IA)等。

四、血浆分离技术/血浆成分分离技术

血浆分离技术是指用血浆分离器将血浆从血中分离出来的技术;血浆成分分离技术是用血浆成分分离器进一步将血浆中的大分子蛋白与小分子蛋白分离开的技术。

第二节　腹膜透析

腹膜透析(peritoneal dialysis,PD)是利用腹膜作为透析膜,将透析液灌入腹膜腔,利用腹膜两侧溶质浓度的不同以清除机体内潴留的代谢废物和过多的水分,纠正酸中毒和电解质紊乱。PD 是治疗急、慢性肾衰竭和某些药物中毒的有效措施。

一、适应证

1. **急性肾衰竭**　虽然 PD 在急性肾衰竭的透析支持治疗中尚未发挥主要作用,但急性腹膜透析仍是一些急性肾衰竭患者的治疗选择,尤其在血流动力学不稳定、严重凝血功能障碍,或没有其他透析方式可供选择的情况下。2014 年国际腹膜透析协会发布的《急性肾损伤的腹膜透析治疗》中指出:应将腹膜透析视为急性肾损伤患者进行连续性肾脏替代治疗的适当方法(1B)。

2. **终末期肾病(ESRD)**
(1) 各种病因所致的 ESRD。
(2) 肌酐清除率(CCR)或估算的肾小球滤过率(eGFR)$< 10 \sim 15ml/(min \cdot 1.73m^2)$;糖尿病患者 CCR 或 $eGFR \leqslant 15ml/(min \cdot 1.73m^2)$。
(3) 尿毒症症状明显者,即使没有达到上述数值,也可以考虑开始进行腹膜透析。
(4) 如出现药物难以纠正的急性左心衰竭、代谢性酸中毒或严重电解质紊乱,应提早开始透析。

3. **急性药物与毒物中毒**　适用于腹膜透析能够清除的药物和毒物,或虽然毒理

作用不明确,但临床需要的各种中毒患者;尤其对口服中毒,消化道药物或毒物浓度高,或存在肝肠循环的药物或毒物,或不能耐受体外循环的重症中毒患者,腹膜透析具有独特的治疗优势。

4. 电解质紊乱和/或酸碱平衡失调　内科无法纠正的电解质紊乱和/或酸碱平衡失调时,可选择腹膜透析。

5. 其他　内科或药物治疗难以改善的下列情况:

（1）充血性心力衰竭。

（2）重症急性胰腺炎。

（3）严重高胆红素血症。

（4）高尿酸血症。

二、禁忌证

1. 绝对禁忌证

（1）腹膜广泛粘连或纤维化。

（2）腹部或腹膜后手术导致严重腹膜缺损。

（3）外科手术无法修补的疝。

2. 相对禁忌证

（1）腹部手术 3 天内,腹腔留置引流管。

（2）腹腔有局限性炎性病灶。

（3）肠梗阻。

（4）腹部疝未修补。

（5）严重炎性或缺血性肠病。

（6）晚期妊娠、腹内巨大肿瘤及巨大多囊肾。

（7）严重肺功能不全。

（8）严重腹部皮肤感染。

（9）长期蛋白质及热量摄入不足所致严重营养不良。

（10）严重高分解代谢。

（11）硬化性腹膜炎。

（12）不合作或精神病患者。

（13）过度肥胖。

三、操作要点

1. 腹膜透析导管的种类及植入　急性腹膜透析导管主要指单涤纶套腹膜透析导管;慢性腹膜透析导管有多种类型及形状。常用的腹膜透析导管植入方式分为 3 种:手术法、穿刺法和腹腔镜法。最常用手术法置管,该方法简单、易操作,在直视下进行,能降低肠穿孔、出血和引流不畅的发生率。

2. 腹膜透析液　腹膜透析液不仅要求无菌、无毒、无致热原、符合人体的生理特点,还应与人体有良好的生物相容性,长期保持较好的腹膜透析效能,延长慢性肾衰竭腹膜透析患者的生存率。一般腹膜透析液要求:

（1）电解质成分及浓度与正常人血浆相似。

（2）含一定量的缓冲剂,可纠正机体代谢性酸中毒。

（3）腹膜透析液渗透压等于或高于正常人血浆渗透压。

（4）配方易于调整,允许加入适当药物以适应不同患者的病情需要。

（5）一般不含钾,用前根据患者血清钾离子水平可添加适量氯化钾。

（6）制作质量要求无致热原、内毒素及细菌。

3. 透析方式　目前腹膜透析的方式可以分为间歇性腹膜透析(IPD)和持续不卧床腹膜透析(CAPD)两种。

四、并发症

1. 腹膜炎　腹膜炎是腹膜透析最常见的并发症,影响透析疗效,导致蛋白质丢失增加,严重者可导致腹腔脓肿、脓毒症,是患者死亡的主要原因。

2. 导管相关并发症　如腹痛、腹腔脏器穿孔、切口感染或血肿、血性透析液、腹膜透析液不畅或渗漏及肠梗阻等。

3. 腹膜透析液渗漏　可因置管时腹膜缝合不紧密导致。

4. 代谢并发症　如肺水肿、血容量不足、高钠血症、低钾或高钾血症、糖代谢紊乱、低蛋白血症、高脂血症、透析性骨病等。

第三节　血　液　透　析

血液透析(hemodialysis)是血液与透析液之间通过透析器进行溶质交换的过程。与腹膜透析相比,血液透析具有更好的透析效率,但心血管并发症相对较多。血液透析代替了正常肾脏的部分排泄功能,是急、慢性肾衰竭有效的治疗方法之一。

一、适应证

1. 急性肾衰竭

临床症状:①无尿2天或少尿3天;②每日体重增加2.0kg以上;③水肿、肺水肿、胸水;④恶心,呕吐;⑤出血倾向;⑥神经、精神症状。

实验室检查:①血清肌酐>8mg/dl;②血清尿素氮>80mg/dl;③血清钾>6.0mmol/L;④血清 HCO_3^- <15mmol/L;⑤血清尿素氮每日上升>30mg/dl,血清钾每日上升>1.0mmol/L。

2. 慢性肾衰竭　非糖尿病肾病 eGFR<10ml/(min·1.73m²);糖尿病肾病 eGFR<15ml/(min·1.73m²)。当有下列情况时,可酌情提前开始透析治疗:①严重并发症,经药物治疗不能有效控制,如容量过多导致的急性心力衰竭、顽固性高血压;②高钾血症;③代谢性酸中毒;④高磷血症;⑤贫血;⑥体重明显下降和营养状态恶化,尤其是伴有恶心、呕吐等。

3. 药物或毒物中毒。

4. 严重电解质紊乱和酸碱平衡失调。

5. 其他　如高热、低体温等。

二、禁忌证

血液透析没有绝对禁忌证。相对禁忌证如下：

1. 休克或低血压。

2. 严重出血倾向。

3. 心功能不全或严重心律失常不能耐受体外循环。

4. 恶性肿瘤晚期。

5. 脑血管意外。

6. 未控制的严重糖尿病。

7. 精神失常，不合作者。

三、操作要点

（一）血管通路

血管通路大致分为3类，即自体动静脉内瘘、移植物内瘘和中心静脉导管（CVC）。首选自体动静脉内瘘，当自体动静脉内瘘无法建立时，次选移植物内瘘，CVC作为最后的选择。

1. 自体动静脉内瘘　是终末期肾病长期血液透析患者的首选，利用自身动静脉血管做成血管瘘，待静脉侧充分动脉化，双侧血管符合穿刺和血流量要求时，从动脉端将血液引出，经透析机后由静脉端回流体内。手术部位选择原则：先上肢，后下肢；先远心端，后近心端；先非惯用侧，后惯用侧。

2. 移植物内瘘　需进行长期血液透析的终末期肾病患者存在下列情况时选用移植物内瘘：

（1）上肢血管纤细（中国人<4mm），不能制作自体动静脉内瘘。

（2）反复制作内瘘或反复静脉穿刺等原因导致上肢血管耗竭。

（3）由于糖尿病、周围血管病等使上肢血管严重破坏。

（4）原有内瘘出现狭窄等并发症需移植血管搭桥等。

3. 中心静脉导管

（1）带隧道带涤纶套导管（长期导管）适应证

1）永久性内瘘尚处于成熟期而急需血液透析。

2）肾移植前过渡期。

3）不能建立永久内瘘并且不能进行肾移植。

4）严重动脉血管病变。

5）腹膜透析因并发症需暂停透析，而需血液透析较长时间（大于4周）。

6）低血压不能维持内瘘血流量，或已有心力衰竭不能建立内瘘。

7）少数生命有限的尿毒症患者。

（2）无隧道无涤纶套导管（临时导管）适应证

1）初次透析患者无瘘管，长期透析患者瘘管功能不好。

2）原通路感染。

3）急性肾衰竭。

4）中毒抢救及血浆交换等预期通路使用时间小于 4 周的治疗。

5）腹膜透析患者因漏液、疝等暂停腹膜透析。

（二）血液透析装置

透析器、透析液配比装置、血液和透析液监控装置总称为血液透析装置。

1. 透析器　是人工肾中最重要的组成部分，目前最常用的透析器是空心纤维透析器。高流量透析器和吸附型透析器是近年来新出现的透析器类型。

2. 透析液的配制　透析液中各离子浓度一般接近正常血浆水平，但仍可根据需要适当调整，以减少透析过程中可能发生的某些急、慢性并发症，并避免长期透析引起的某些代谢并发症。

3. 透析机　由透析液供给装置、血液输送系统及相应的电子监测系统组成。

（三）抗凝方法

为了使血液透析顺利完成，必须使用抗凝血药保证血液在体外循环中不凝固。肝素是目前血液透析最常用的抗凝血药。对于有活动性出血或高危出血倾向的患者可采用小剂量肝素（边缘肝素化）及局部体外肝素抗凝法减少出血的发生。此外，还可行无肝素透析、使用低分子肝素或采用局部枸橼酸抗凝法。

四、并发症

1. 透析失衡综合征　由于透析过快，脑组织的渗透压过高，引起脑水肿所致。多于初次透析、快速透析或透析结束后不久发生，轻度者表现为焦虑、烦躁、头痛、恶心、呕吐，有时血压升高；中度者尚有肌阵挛、震颤、失定向、嗜睡；重度者可有癫痫样大发作、昏迷，甚至死亡。

2. 心血管并发症　如低血压、心力衰竭、心包炎、心律失常、心搏骤停等。

3. 首次使用综合征　即用新透析器在短时间内出现过敏反应。多数在开始透析后 15~30 分钟发生，主要表现为皮肤瘙痒、胸闷和背痛，严重者可出现全身烧灼感、胸腹剧痛、呼吸困难、血压下降，需立即停止透析，给予吸氧、抗过敏治疗。

4. 痛性肌阵挛　多在透析结束前发生。

5. 发热。

6. 低血糖。

7. 溶血　急性溶血在血液透析过程中少见，几乎均与透析液有关，偶见于异型输血及血泵性能差所造成的红细胞破裂等。

8. 空气栓塞　透析结束时用空气回血、补液结束时未及时停止、管路连接处泄漏或管路破裂等均可导致空气进入。

9. 出血　肝素化引起内出血，或管路脱落、断裂等亦可引起失血。

第四节　其他急诊常用血液净化技术

一、血浆置换

血浆置换（plasma exchange）是通过血浆分离器将血浆分离并滤出，弃去异常血浆,然后将血液的有形成分及所补充的置换液回输体内。

（一）适应证

1. 风湿病　系统性红斑狼疮、难治性类风湿关节炎、系统性硬化、抗磷脂抗体综合征等。

2. 免疫性神经系统疾病　重症肌无力、急性炎症性脱髓鞘性多发性神经病、兰伯特-伊顿综合征（Lambert-Eaton syndrome）、多发性硬化、慢性炎性脱髓鞘性多发性神经病等。

3. 消化系统疾病　重症肝炎、严重肝衰竭、肝性脑病、胆汁淤积性肝病、高胆红素血症等。

4. 血液系统疾病　多发性骨髓瘤、高 γ-球蛋白血症、冷球蛋白血症、高黏滞综合征、血栓微血管病（血栓性血小板减少性紫癜/溶血性尿毒综合征）、新生儿溶血性疾病、白血病、淋巴瘤、重度血型不合的妊娠等。

5. 肾脏疾病　抗肾小球基底膜病、急进性肾小球肾炎、难治性局灶性节段性肾小球硬化症、系统性小血管炎、重症狼疮性肾炎等。

6. 器官移植　器官移植前去除抗体（ABO 血型不相容肾移植、免疫高致敏受者移植等）、器官移植后排斥反应。

7. 自身免疫性皮肤疾病　大疱性皮肤病、天疱疮、类天疱疮、中毒性表皮坏死松解症、坏疽性脓皮病等。

8. 代谢性疾病　纯合子或半纯合子型家族性高胆固醇血症等。

9. 药物中毒　药物过量、与蛋白结合率高的毒物中毒。

10. 其他　浸润性突眼等自身免疫性甲状腺疾病、多器官功能衰竭等。

（二）禁忌证

无绝对禁忌证。相对禁忌证包括：

1. 对血浆、人血白蛋白、肝素等有严重过敏史。

2. 药物难以纠正的全身循环衰竭。

3. 非稳定期的心、脑梗死。

4. 颅内出血或重度脑水肿伴有脑疝。

5. 存在精神障碍而不能配合治疗者。

（三）并发症

除体外循环常见的并发症外,其他常见并发症包括过敏反应、低血压、发热、电解质紊乱、感染等。

（四）操作要点

1. 血管通路　血浆分离分为离心式分离和膜式分离两种。离心式血浆分离所需血流速度较低,周围静脉（如肘正中静脉）即可;膜式血浆分离需要较高的血流速度,需要大静脉置管或双腔深静脉置管。

2. 抗凝方法　离心式血浆分离采用枸橼酸盐抗凝;膜式血浆分离采用常规肝素抗凝。

3. 置换液　外源性血浆 1 500～2 000ml,其余可用白蛋白替代。单纯血浆置换每次 2 小时左右,置换速度 1 000～1 500ml/h,即每次治疗置换出 2 000～3 000ml 血浆弃掉。

二、血液灌流

血液灌流（hemoperfusion）是指将患者的血液从体内引出，经灌流器将毒物、药物或代谢产物吸附清除的一种血液净化方法。

（一）适应证

1. 急性药物或毒物中毒。

2. 尿毒症，尤其是顽固性瘙痒、难治性高血压。

3. 重症肝炎，特别是暴发性肝衰竭导致的肝性脑病、高胆红素血症。

4. 脓毒症或系统性炎症反应综合征。

5. 银屑病或其他自身免疫病。

6. 其他疾病，如精神分裂症、甲状腺危象、肿瘤化疗等。

（二）禁忌证

对灌流器及相关材料过敏者。

（三）并发症

最常见的并发症为血小板下降，大部分患者 24 小时后能回升至正常范围。其次是吸附剂微粒脱落导致的血管栓塞。

（四）操作要点

1. 血管通路　药物中毒等短时性血液灌流者以临时性血管通路为宜，长期维持性血管灌流者采用永久性血管通路。

2. 抗凝方法　由于血液灌流器易导致凝血，抗凝力度相对血液滤过要强。肝素负荷剂量 3 000~6 000U，维持量 10~20U/（kg·h）。

3. 参数设置　血流速度越快，吸附率越低，一般血流速度设为 100~150ml/min。灌流器对大多数溶质的吸附在 2~3 小时接近饱和，时间过长会破坏血小板及白细胞，引起炎症反应及凝血功能障碍，故血液灌流每次治疗时间在 2~3 小时。

三、血液滤过

血液滤过（hemofiltration）是模拟肾小球的滤过和肾小管重吸收原理，以对流方式清除体内过多的水分和毒素。与血液透析相比，血液滤过具有对血流动力学影响小、中分子物质清除率高等优点。

（一）适应证

适用于急、慢性肾衰竭，特别是伴以下情况者：

1. 常规血液透析频发症状性低血压。

2. 顽固性高血压。

3. 常规透析不能控制的体液过多和心力衰竭。

4. 严重继发性甲状旁腺功能亢进。

5. 尿毒症神经病变。

6. 心血管功能不稳定、多器官功能衰竭及病情危重患者。

（二）禁忌证

无绝对禁忌证。出现以下情况时慎用：

1. 药物难以纠正的严重休克或低血压。

2. 严重心肌病变导致的心力衰竭。

3. 严重心律失常。

4. 精神障碍不能配合者。

（三）操作要点

1. 血管通路　临时性血管通路可用中心静脉导管,永久性血管通路使用动静脉内瘘、移植物内瘘、中心静脉长期留置导管等。

2. 滤过方法　前稀释置换法(置换液在血滤器之前输入)、后稀释置换法(置换液在血滤器之后输入)或混合稀释法(置换液在血滤器前及后输入)。前稀释置换法的优点是血液在进入滤器前即稀释,血流阻力小,可减少肝素用量,血流量要求相对低,滤过率稳定,不易在膜上形成蛋白覆盖层,但清除率相对低,所需置换液量大,价格高。后稀释置换法提高了清除率,减少置换液用量,降低成本,但血流阻力大,抗凝要求高,肝素用量大,而且滤器内易形成蛋白覆盖层,导致滤过率逐步下降。

3. 置换液　血液滤过时由于大量血浆中的溶质和水被滤出,故必须补充相当量的与正常细胞外液组成相似的置换液,并应加入一定量的葡萄糖以保持细胞外液渗透压的稳定。血液滤过清除溶质主要依赖于置换液量。

4. 抗凝方法　常用抗凝方案有普通肝素、低分子肝素、局部枸橼酸抗凝、阿加曲班或无抗凝血药。

（四）并发症

血液滤过可出现与血液透析相同的并发症,除此之外还可能出现以下并发症:热原反应和败血症、氨基酸与蛋白质丢失等。

四、连续性肾脏替代治疗

连续性肾脏替代治疗(continuous renal replacement therapy,CRRT)是采用每天连续 24 小时或接近 24 小时的一种连续性血液净化疗法,以替代受损肾脏功能。近年来,CRRT 不再局限于肾脏替代治疗,已经演变成为各种危重患者及 MODS 患者的重要支持疗法。

（一）适应证

1. 肾脏疾病　AKI 是 CRRT 的首要适应证。紧急行 CRRT 指征:无尿、高钾血症、急性肺水肿和严重代谢性酸中毒,其他包括尿毒症相关的脑病、心包炎、神经或肌肉损伤等并发症的治疗,以及高分解代谢、清除毒素等。

2. 非肾脏疾病　严重感染或感染性休克、重症急性胰腺炎、MODS、ARDS 或急性心力衰竭容量过负荷,以及严重电解质紊乱常规治疗无效时等。

（二）禁忌证

无绝对禁忌证。以下情况慎用:

1. 无法建立合适的血管通路。

2. 严重的凝血功能障碍。

3. 严重的活动性出血,特别是颅内出血。

（三）操作要点

1. 模式选择 目前临床上常见的 CRRT 模式有连续性静脉-静脉血液滤过（CVVH）、连续性静脉-静脉血液透析（CVVHD）、连续性静脉-静脉血液透析滤过（CVVHDF）及缓慢连续性超滤（SCUF）。

（1）连续性静脉-静脉血液滤过（CVVH）：以后稀释方式工作时清除中、小分子溶质的能力均较强,可用于清除中、小分子毒物或代谢产物。容易产生较高的跨膜压,滤器容易发生凝血。

（2）连续性静脉-静脉血液透析（CVVHD）：清除中分子的能力较弱,一般用于清除小分子毒物或代谢产物。由于主要以弥散的方式清除溶质,不会产生较高的超滤压力,与 CVVH 相比,滤器不易发生凝血。

（3）连续性静脉-静脉血液透析滤过（CVVHDF）：对中分子溶质清除能力及对滤器寿命的影响介于 CVVH 和 CVVHD 之间。

（4）缓慢连续性超滤（SCUF）：以清除水分为主,适用于心力衰竭及单纯容量负荷过重的患者。

2. 血管通路

（1）临时导管：常用的有颈内静脉、锁骨下静脉及股静脉双腔留置导管,右侧颈内静脉置管为首选,置管时应严格无菌操作。提倡在 B 超引导下置管,可提高成功率和安全性。

（2）带涤纶环长期导管：若预计治疗时间超过 3 周,使用带涤纶环的长期导管,首选右颈内静脉。

3. 抗凝方法

（1）全身抗凝：主要用于无出血风险的患者。全身抗凝一般采用普通肝素,也可以选择低分子肝素、阿加曲班等。肝素抗凝是 CRRT 最常用的抗凝方法。AKI 时低分子肝素容易发生蓄积,增加出血风险。因此,对于无条件监测抗 Xa 因子活性的 AKI 患者,不宜常规使用低分子肝素抗凝。当发生肝素诱发的血小板减少时,阿加曲班是比较好的抗凝替代。

（2）局部抗凝：局部抗凝包括枸橼酸抗凝/钙剂局部抗凝技术和肝素/鱼精蛋白局部抗凝技术。主要用于有出血风险的患者。

枸橼酸盐可以螯合钙,使血中钙离子浓度降低,从而阻止凝血酶原转化为凝血酶,达到抗凝目的。鱼精蛋白在 1 分钟内迅速与肝素结合形成稳定的复合物,同时使肝素失去抗凝活性,从而实现体外抗凝。

（3）无抗凝技术：高危出血风险患者血液净化时可不使用抗凝血药,即无抗凝策略。

（四）并发症

CRRT 并发症同血液透析和血液滤过,但由于 CRRT 对象常为危重患者,血流动力学常不稳定,且治疗时间长,故某些并发症的发生率较高,且程度较重,处理更为困难,如低血压、低钾或高钾血症、低钙血症、酸碱平衡失调、感染及机械因素相关并发症。另外,由于治疗时间长,肝素等抗凝血药应用总量较大,故容易发生出血或出血倾向;但如果血流量较低、血细胞比例较高或抗凝血药剂量不足,则容易出现凝血。治疗时间较长时,可能导致维生素、微量元素和氨基酸等丢失,应适当补充。

（王　岗）

扫一扫
测一测

? 复习思考题

简述血液净化的种类及原理。

第二十八章

危重病的临床常用评价体系

课件

28章PPT

培训目标

1. 掌握我国急诊患者病情分级评估体系中的病情分级原则和分级流程。
2. 熟悉急性生理学和慢性健康状况评价Ⅱ（APACHEⅡ）的内容。
3. 熟悉危重病评分系统的临床应用意义。

一、危重病评分系统在临床应用中的意义

疾病危重程度的评价对于医疗活动而言非常重要，不仅可以了解疾病的发展趋势，协助医生对病情进行准确的判断，使监测和医疗的投入更为精确有效，同时也反映医疗的质量和效果。既往临床医师多依赖经验或直觉来估计疾病的危重程度或预测预后，这种做法缺少科学证据和可比性，需要有统一的标准来判断患者的预后或严重程度，疾病评分系统（即采用数字表示疾病严重程度）因此而问世。危重病评分不仅能客观评价急诊患者的病情严重程度，评估其面临死亡或严重并发症的危险，以指导临床诊疗，还可广泛用于临床研究和学术交流、协助医疗管理等。

二、疾病评分系统的建立和发展

自 20 世纪 70 年代以来，国内外从事危重病研究的学者陆续提出了一些急危重病病情评价方法来评估危重患者的病情严重程度。这些评分方法一般是根据疾病的某些重要症状、体征和生理参数等进行加权或赋值，从而科学地量化评价危重疾病的严重程度。目前，疾病评分系统大致可分为疾病特异性（disease specific）评分和疾病非特异性（disease nonspecific）评分，其目的在于反映疾病的严重程度和/或患者的预后。前者如多器官功能障碍综合征（MODS）评分、全身炎症反应综合征（SIRS）评分、急性胰腺炎的 Ranson 评分、创伤评分、Murray 肺损伤评分等，特点是针对单一的疾病，不同疾病的评分系统之间无法相互比较，不能更好地反映患者的病情和预后。后者的特点是可广泛用于多种不同疾病的评估，适宜在原发疾病不同的患者间进行比较，如急性生理学和慢性健康状况评价（APACHE）、简明急性生理学评分（SAPS）等，对疾病严重

383

程度和预后的估计与疾病特异性评分大致相似。APACHE 已受到国际上的认可。目前,对危重疾病进行评分已成为常规,近年来疾病评分系统也受到我国许多学者和临床工作者的重视。我国于 2011 年发布了《急诊病人病情分级指导原则》。

三、急诊患者病情分级评估体系

根据 2011 年《急诊病人病情分级指导原则》(以下简称为《指导原则》),急诊患者病情的严重程度决定患者就诊及处置的优先次序。急诊患者病情分级不仅仅是给患者排序,而是要分流患者,要考虑安置患者需要哪些急诊医疗资源,使患者在合适的时间去合适的区域获得恰当的诊疗。我国的《指导原则》根据患者病情评估结果进行分级,共分为 4 级:

1 级为濒危患者,指病情可能随时危及生命,需立即采取挽救生命的干预措施,急诊科应合理分配人力和医疗资源进行抢救。临床上出现下列情况要考虑为濒危患者:无呼吸或无脉搏的患者、急性意识障碍患者、气管插管患者及其他需要采取挽救生命干预措施的患者。这类患者应立即送入急诊抢救室。

2 级为危重患者,指病情有可能在短时间内进展至 1 级,或可能导致严重残疾者,应尽快安排接诊,并给予相应处置及治疗。患者就诊时呼吸循环状况尚稳定,但其症状的严重性需要引起重视,有可能发展为 1 级,如复合伤、急性意识模糊或定向障碍、心绞痛等。急诊科需要立即给这类患者提供平车和必要的监护设备。严重影响患者自身舒适感的主诉(如严重疼痛)也属于该级别。

3 级为急症患者,指患者目前明确没有在短时间内危及生命或严重致残的征象,应在一定的时间内安排患者就诊。患者病情进展为严重疾病和出现严重并发症的可能性很低,也无严重影响患者舒适感的不适,但需要急诊处理缓解症状。在留观和候诊过程中出现生命体征异常者,病情分级应考虑上调一级。

4 级为非急症患者,指患者目前没有急性发病症状,无或很少不适主诉,且临床判断需要很少的急诊医疗资源。

我国的《指导原则》根据病情危重程度及患者需要急诊资源(表 28-1)的情况,将急诊医学科从功能结构上分为“三区”,将患者的病情分为“四级”,简称“三区四级”分类(图 28-1)。

表 28-1　需要急诊医疗资源数量

级别	标准	
	病情严重程度	需要急诊医疗资源数量
1 级	A 濒危患者	—
2 级	B 危重患者	—
3 级	C 急症患者	≥2
4 级	D 非急症患者	0~1

注:“需要急诊医疗资源数量”是急诊患者病情分级补充依据,如临床判断为“非急症患者”(4 级),但病情复杂,需要占用 2 个或 2 个以上急诊医疗资源,则病情分级定为 3 级,即 3 级包括急症患者和需要急诊医疗资源≥2 个的非急症患者;4 级指“非急症患者”,且所需急诊医疗资源≤1。

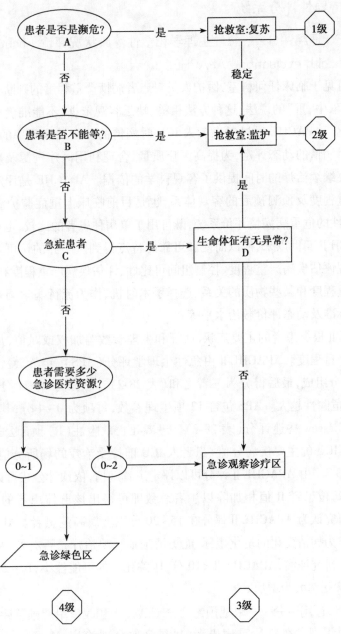

图 28-1 三区四级分类示意图

从空间布局上将急诊诊治区域分为三大区域:红区、黄区和绿区。红区:抢救监护区,适用于 1 级和 2 级患者处置,快速评估和初始化稳定;黄区:密切观察诊疗区,适用于 3 级患者,原则上按照时间顺序处置患者,当出现病情变化或分诊护士认为有必要时可考虑提前应诊,病情恶化的患者应被立即送入红区;绿区:即 4 级患者诊疗区。

四、非特异性评分系统

（一）ICU 适用评分——急性生理学和慢性健康状况评价（acute physiology and chronic health evaluation，APACHE）

危重症可见于临床任何科室，医护人员对患者病情严重程度的判断主要凭临床经验，多采用"轻、中、重"的说法，这种方法粗糙、缺乏客观依据，不能准确反映疾病严重程度及其变化。APACHE 通过对患者入 ICU 时病情的评定及病死率的预测，以及在治疗过程中对病情的动态评定，为提高医疗质量、合理利用医疗资源及确定最佳的出院时机或需要继续治疗的时间提供了客观科学的依据。APACHE 是评定各类危重症患者病情严重程度及预测预后的客观体系，也是目前临床上重症监护病房应用最广泛、最具权威性的危重病病情评价系统，既可用于单病种患者的比较，也可用于混合病种。自 APACH II 问世以来，便以简便和可靠的特点得到医学界的认可。在我国已广泛应用于客观评估疾病严重程度、控制组间可比性、评估疾病严重程度和预测预后、了解病情的严重程度和某些物质的关系、选择手术时机、作为流行病学调查时疾病严重程度的统一标准及动态评价救治水平等。

APACHE II 根据患者的主要症状、体征和生理参数等加权或赋值，从而量化评价危重疾病的严重程度。APACHE II 由急性生理学评分（APS）、年龄、慢性健康状况评价（CPS）3 部分组成，最后得分为三者之和（表 28-2）。总分为 0~71 分，分值越高病情越重，死亡危险性越大。APS 包含 12 项生理参数，每项为 0~4 分，其中 GCS=15-实际测得的 Glasgow 昏迷评分（表 28-3）。患者死亡危险性（R）预计公式：$\ln[R/(1-R)]$=患者入 ICU 的主要疾病分值+患者入 ICU 前接受治疗的场所分值+APACHE II 总分值×0.053 7。由 APACHE II 评分可以评定患者病情，依预计公式可计算出患者的预计病死率，每位患者 R 值相加除以患者总数即可得出该群体患者的预计病死率。目前大多数研究认为 APACHE II 评分在 15~20 分以上属高危患者。APACHE II 评分的变化可以作为病情变化的量化指标，能更清晰地反映治疗是否有效，从而能及时调整治疗方案。研究证实，APACHE II<10 分，医院死亡的可能性小；10~20 分病死率约50%；>20 分病死率大为增加。

（二）门诊适用评分——早期预警评分（EWS）和改良早期预警评分（MEWS）

为了及时识别潜在急危重病患者，尽早高效合理治疗，Morgan 等于 1997 年提出了早期预警评分（early warning score，EWS），运用简便的评分系统来提高对疾病危险程度的鉴别，从而及早展开合理的医疗干预。Subbe 等经实践对某些内容进行了改良，于 2001 年提出了改良早期预警评分（modified early warning score，MEWS）（表 28-4）。MEWS 主要包括心率、收缩压、呼吸、体温及意识 5 项临床指标，每项指标均赋予 0~3 分，总分为 0~15 分，分值越高病情越重。目前普遍认为 MEWS 不但可用于评价急诊患者的病情严重程度，识别潜在危重患者，而且可指导急诊医生对患者的处置和分流。

表 28-2　急性生理学和慢性健康状况评价 II（APACHE II）

姓名　　　性别　　　年龄　　　入院时间　　　病历号

| 急性生理学评分（simplified acute physiology, SAPS）（A） | | | | | | | | | | |
	+4	+3	+2	+1	0	+1	+2	+3	+4	患者指标	得分 A
T（℃）	≥41.0	39.0~40.9	—	38.5~38.9	36.0~38.4	34.0~35.9	32.0~33.9	30.0~31.9	≤29.9		
MAP（mmHg）	≥160	130~159	110~129	—	70~109	—	50~69	—	≤49		
HR（次/min）	≥180	140~179	110~139	—	70~109	—	55~69	40~54	≤39		
RR（次/min）	≥50	35~49	—	25~34	12~24	10~11	6~9	—	≤5		
PaO_2（mmHg）（$FiO_2<50\%$）	—	—	—	—	>70	61~70	—	55~60	<55		
$A\text{-}aDO_2$（$FiO_2>50\%$）	≥500	350~499	200~349	—	<200						
pH	≥7.70	7.60~7.69	—	7.50~7.59	7.33~7.49	—	7.25~7.32	7.15~7.24	<7.15		
Na^+（mmol/L）	≥180	160~179	155~159	150~154	130~149	—	120~129	111~119	≤110		
K^+（mmol/L）	≥7.0	6.0~6.9	—	5.5~5.9	3.5~5.4	3.0~3.4	2.5~2.9	—	<2.5		
Crea（mg/dl）	≥3.5	2.0~3.4	1.5~1.9	—	0.6~1.4	—	<0.6	—	—		
HCT（%）	≥60.0	—	50.0~59.9	46.0~49.9	30.0~45.9	—	20.0~29.9	—	<20.0		
WBC（$×10^9$/L）	≥40.0	—	20.0~39.9	15.0~19.9	3.0~14.9	—	1.0~2.9	—	<1.0		

GCS 昏迷评分　　　15-实际测得的 GCS

急性生理学评分（APS）（A）总分

续表

姓名	性别	入院时间	病历号	患者得分 B

年龄评分 (Age)(B)

年龄	≤44	45~54	55~64	65~74	≥75	患者指标
分数	0	2	3	5	6	

慢性健康评分 (chronic health)(C)

患者情况			患者得分 C

CHP	无器官衰竭	常规手术前存在器官衰竭或免疫抑制	急诊手术前或无手术但存在器官衰竭或免疫抑制	
分数	0	2	5	

注:1. 数据采集应为患者入 ICU 或抢救开始后 24 小时内最差值。

2. 免疫抑制:如接受放疗、化疗、长期或大量激素治疗,有白血病、淋巴瘤、艾滋病等。

3. 血压值应为平均动脉压 =(收缩压 +2×舒张压)/3,若有直接动脉压监测则记直接动脉压。

4. 呼吸频率应记录患者的自主呼吸频率。

5. 如果患者是急性肾衰竭,则血清肌酐一项分值应在原基础上加倍(×2)。

6. 血清肌酐的单位是 μmol/L 时,与 mg/dl 的对应值如下:

mg/dl	0.6	0.6~1.4	1.5~1.9	2.0~3.4	3.5
μmol/L	53	53~127	128~171	172~304	305

表 28-3　Glasgow 昏迷评分

	最佳运动反应	言语反应	睁眼运动
6	遵嘱运动	—	
5	刺痛能定位	回答准确	—
4	刺痛能躲避	回答错误	自主睁眼
3	刺痛时肢体屈曲	能说出单个词	呼唤睁眼
2	刺痛时肢体过伸	只能发音	刺痛睁眼
1	无运动	无言语	无睁眼

表 28-4　改良早期预警评分（MEWS）

项目	分值						
	3	2	1	0	1	2	3
心率（次/min）	—	≤40	41~50	51~100	101~110	111~129	≥130
收缩压（mmHg）	≤70	71~80	81~100	101~199		≥200	
呼吸（次/min）	—	<9		9~14	15~20	21~29	≥30
体温（℃）	—	<35.0	—	35.0~38.4		≥38.5	
意识	—	—	—	清楚	对声音有反应	对疼痛有反应	无反应

五、特异性评分系统

（一）多器官功能障碍综合征(MODS)评分

多器官功能障碍综合征（multiple organ dysfunction syndrome，MODS）是危重患者的一种常见并发症，早在 20 世纪 70 年代末就被提出，现仍是 ICU 危重患者死亡的主要原因之一。目前比较公认的是 Marshall 于 1995 年提出的 MODS 评分（表 28-5），通过 6 个重要脏器系统的变量，分别反映各脏器系统的功能状况。

表 28-5　MODS 评分

器官/系统	0	1	2	3	4
呼吸：PaO_2/FiO_2	>300	226~300	151~225	76~150	≤75
肾脏：血清肌酐（μmol/L）	≤100	101~200	201~350	351~500	>500
肝脏：血清总胆红素（μmol/L）	≤20	21~60	61~120	121~240	>240
心血管：PAR=HR×CVP/MAP	≤10.0	10.1~15.0	15.1~20.0	20.1~30.0	>30.0
血小板（×10⁹/L）	>120	81~120	51~80	21~50	≤20
神经：GCS 昏迷评分	15	13~14	10~12	7~9	≤6

按 Marshall 提出一种多器官功能障碍的评分以 6 个脏器系统的客观生化指标衡量，每个系统得分有 0~4 五个级别。

0 分:功能基本正常,ICU 死亡率<5%。

4 分:功能显著损害,ICU 死亡率≥50%。

多器官功能障碍总得分(MOD score)= 各系统最高分的总和,最高分为 24 分。该评分与 ICU 患者死亡率成正相关。

(二)全身炎症反应综合征(SIRS)评分

SIRS 是因感染或非感染病因作用于机体而引起的失控的自我持续放大和自我破坏的全身性炎症反应,严重者可导致 MODS。1991 年美国胸科医师学会(ACCP)与美国重症医学会(SCCM)在芝加哥召开联合会议,提出 SIRS 评分标准(表 28-6)。

表 28-6 SIRS 评分标准

项目内容	0分	1分	2分	3分	4分
HR(次/min)	60~100	55~59 或 100~119	50~54 或 120~140	41~49 或 141~160	<40 或>160
MAP(mmHg)	70~100	60~69 或 101~110	50~59 或 111~130	40~49 或 131~159	<40 或>160
RR(次/min)	12~20	9~12 或 20~25	5~8 或 26~35	<5 或 36~45	0 或>46
SaO_2(%)	>92	85~91	75~84	60~74	<60
T(℃)	36.0~37.5	35.0~35.9 或 37.5~38.0	34.0~34.9 或 38.6~39.5	33.1~33.9 或 39.6~40.0	<33.0 或>40.0
WBC($\times10^9$/L)	4.0~10.0	3.0~3.9 或 10.1~14.9	2.0~2.9 或 15.0~20.0	1.0~2.0 或 21.0~30.0	<1.0 或>31.0
GLU(mmol/L)	3.5~5.6	5.7~8.6	8.7~13.5	13.6~23.0	>23.1
意识水平	清醒	嗜睡或烦躁	浅昏迷	昏迷	脑死亡

(三)急性呼吸窘迫综合征(ARDS)评分

为了早期发现 ARDS,1988 年 Murray 等主张对肺损伤的范围和严重程度进行分级,提出了肺损伤评分(表 28-7)。Murray 肺损伤评分从氧合指数、胸片、PEEP 值和呼吸系统顺应性 4 个方面来评分,每项 0~4 分,最少用 2 项,各项得分相加之和除以项目数即为肺损伤评分结果。0 分为无肺损伤;0.1~2.5 分为轻度至中度肺损伤;大于 2.5 分为重度肺损伤。

表 28-7 Murray 肺损伤评分

项目	0	1	2	3	4
氧合指数(aO_2/FiO_2)	≥300	225~299	175~224	100~174	<100
胸片肺泡浸润象限个数	0	1	2	3	4
PEEP 值(机械通气时)(cmH_2O)	≤5	6~8	9~11	12~14	≥15
呼吸系统顺应性(ml/cmH_2O)	≥80	60~79	40~59	20~39	≤19

(四)弥散性血管内凝血(DIC)评分

2001 年国际血栓形成与止血学会(ISTH)提出了 DIC 诊断评分系统(表 28-8),通

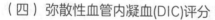

过对血小板计数、FDP 或 D-二聚体增加程度、PT 延长时间及纤维蛋白原含量分别评分,统计总分,用以帮助诊断 DIC。

表 28-8　DIC 评分

项目	0	1	2	3
血小板计数($\times 10^9$/L)	≥100	100~50	<50	—
FDP 或 D-二聚体	正常	—	中度增加	高度增加
PT 延长时间(s)	<3	3~6	>6	—
纤维蛋白原(g/L)	≥1.0	<1.0	—	—

若总分≥5 分,则表明存在 DIC 可能性大,需每天进行评分;若总分<5 分,提示 DIC 的可能性小,隔 2~3 日重新评分。由于此评分系统尚未经过大规模前瞻性试验验证,其可靠性和准确性均大打折扣,目前国内临床应用也不多见。

（张忠德）

复习思考题

1. APACHE Ⅱ 由哪几部分组成?
2. DIC 评分标准是什么?

扫一扫
测一测
扫一扫,测一测

第二十九章

中医急救操作技术

 培训目标

1. 掌握针刺疗法与灸法的适应证、禁忌证和操作流程。
2. 熟悉三棱针疗法的针刺方法。
3. 熟悉刮痧疗法的适用范围和注意事项。
4. 熟悉贴敷疗法的操作步骤和注意事项。

第一节　三棱针疗法

三棱针疗法是用三棱针刺破络脉排血,使内蕴之热毒随血外泄,以治疗疾病的方法,又称刺络疗法、放血疗法。

一、适应证

实证、热证、瘀血和经络瘀滞、疼痛等病症。

二、禁忌证

虚证、孕产妇、凝血功能障碍者。

三、操作流程

1. 针刺前用2%碘酒棉球消毒局部皮肤,再用75%酒精棉球脱碘。

2. 针刺方法可分点刺法、散刺法、泻血法3种。

（1）点刺法:针刺前左手拇指、示指在预定针刺部位上下向针刺处推按,使血液聚集在针刺部位。常规消毒后,左手拇、食、中三指夹紧被刺部位或穴位,右手持针,拇指、示指夹紧针柄对准已消毒的部位或穴位,刺入深度3~5mm,随即迅速出针,轻轻挤压针孔周围使血液流出,血尽而止,然后用无菌棉球按压针孔。若出血量不足,可在针刺后拔火罐。

（2）散刺法：对病变局部周围进行点刺的一种方法。首先对针刺局部皮肤周围常规消毒，根据病变部位的不同，可刺10~20针，由病变外缘环形向中心点刺，刺入要快、要浅，待每处点刺点均溢血后，用无菌棉球分别按压针孔止血。

（3）泻血法：也称血管放血法。选用止血带或橡皮管，结扎在针刺部位上端（近心端），常规消毒，持三棱针对准被针刺部位的静脉，刺入深度2~3mm，随即迅速出针，使其流出少量血液，出血停止后，用无菌棉球按压针孔止血。

四、应用举例

1. 急救中暑、惊厥　十宣放血。
2. 高热、急性咽喉肿痛　少商、大椎或耳尖放血。
3. 昏迷、电击、溺水　人中放血。

五、注意事项

1. 对患者或其家属做好必要的解释工作。
2. 无菌操作，以防感染。
3. 点刺、散刺时，手法宜轻、宜浅、宜快，泻血法出血不宜过多，注意切勿刺伤深部大血管。若不慎误伤动脉出血，可用无菌棉球局部加压止血。

第二节　针刺疗法

针刺疗法是用不锈钢毫针刺入穴位，通过经络的调节作用而达到治疗疾病的目的。该疗法包括普通体针针刺、平衡针灸、腹针及火针等多种方法。

一、适应证

适用范围广，对高热、昏迷、厥脱、中风、痛证、痉病等内科急症，常有急救之功。

二、禁忌证

自发性出血、皮肤感染、溃疡、瘢痕、肿瘤局部及孕妇的腰骶、腹部均禁针。

三、操作流程

1. 针刺部位周围皮肤常规消毒。
2. 在进行针刺操作时，一般应双手协同操作。右手持针，用拇、示、中三指夹持针柄，状如持毛笔，故称右手为"刺手"；左手指尖按在穴位旁，辅助进针，故称左手为"押手"。可采用指切进针、夹持进针、舒张进针或提捏进针等方法。
3. 选择合适的针刺角度与深度。直刺（针身与皮肤呈90°左右）适用于肌肉丰满、宜深刺的部位；斜刺（针身与皮肤呈45°左右）适用于肌肉较薄或胸腹近内脏不宜深刺的部位；平刺（针身与皮肤呈15°左右）适用于皮薄肉少的部位，如头面部。
4. 进针至一定深度后，使用提插、捻转或刮柄、弹柄、搓柄、轻微震颤针身等方法，使患者有酸、麻、胀、重或触电样感觉，称"得气"。得气后根据病情选择强刺激、中刺激或弱刺激。留针时间根据病情而定,通常留针 20~30 分钟,其间每 10 分钟行针 1 次。实证留针时间可适当延长,虚证留针时间宜短。对于意识不清者,可反复行针直到促醒。

5. 在行针施术或留针后出针。出针时一般先以左手拇、示指按住针孔周围皮肤,右手持针轻微捻转,慢慢将针提至皮下,然后出针,用无菌棉球揉压针孔,以防出血。出针后患者应休息片刻方可活动,医者应检查针数,以防遗漏,还应注意有无晕针延迟反应。

四、应用举例

一般毫针刺法辨证选穴,操作方法众多。平衡针刺对症治疗,具有强刺激、不留针、起效快的特点,此处介绍普通体针针刺与平衡针刺急诊常用治疗选穴方法。

（一）普通针刺

1. 高热 取督脉、手太阴、手阳明经穴为主。

（1）主穴:曲池、合谷、大椎、少商。

（2）配穴:兼见风寒表证配风池、风门、肺俞;兼见风热表证配尺泽、外关、鱼际;热灼气分配内庭;热入营血配内关、血海、委中、曲泽。

2. 抽搐 取督脉、手厥阴经穴为主。

（1）主穴:印堂、内关、太冲、合谷。

（2）配穴:热极生风配曲池、大椎;痰热化风配阴陵泉、丰隆;血虚生风配血海、足三里。

3. 晕厥 取督脉经穴为主。

（1）主穴:水沟、百会、内关、足三里。

（2）配穴:虚证配气海、关元;实证配合谷、太冲。

4. 胆绞痛 取足少阳经穴及相应俞募穴为主。

（1）主穴:胆囊穴、阳陵泉、胆俞、肝俞、日月、期门。

（2）配穴:肝胆气滞配太冲、侠溪;肝胆湿热配三阴交、阴陵泉;呕吐加内关、足三里;黄疸加阳陵泉;发热加曲池、大椎。

5. 肾绞痛 取足太阴经穴及相应背俞穴为主。

（1）主穴:肾俞、三焦俞、阴陵泉、三阴交。

（2）配穴:下焦湿热配委阳、合谷;气滞血瘀配血海、太冲;肾气不足配气海、关元;尿血配膈俞。

6. 心绞痛 取手厥阴、手少阴经穴为主。

（1）主穴:内关、郄门、阴郄、心俞、巨阙、厥阴俞、膻中。

（2）配穴:气滞血瘀加血海、太冲;阳气欲脱加水沟、百会;痰湿闭阻加中脘、丰隆。

7. 虚脱 以督脉、手厥阴经穴为主。

（1）主穴:素髎、水沟、内关。

（2）配穴:神志昏迷加中冲、涌泉;肢冷脉微加灸关元、神阙、百会。

8. 老年咳喘（阳明法）

（1）主穴：足三里。

（2）配穴：阴陵泉、大包、血海、腹哀。

（二）平衡针刺

1. 眩晕

（1）主穴：头痛穴。

（2）配穴：头颈痛配颈痛穴；恶心呕吐配胃痛穴；耳鸣配耳聋穴；心慌配胸痛穴。

2. 高热

（1）主穴：大椎穴。

（2）配穴：耳尖穴。

3. 昏迷

（1）主穴：急救穴。

（2）配穴：胸痛穴、升提穴。

4. 胸痛

（1）主穴：胸痛穴。

（2）配穴：高血压配降压穴；呕吐配胃痛穴。

5. 腹痛

（1）主穴：腹痛穴。

（2）配穴：呕吐配胃痛穴。

6. 头痛

（1）主穴：头痛穴。

（2）配穴：肩颈疼痛配肩痛穴。

7. 咽痛

（1）主穴：咽痛穴。

（2）配穴：流涕配感冒穴；肩僵痛配肩痛穴。

（三）平衡针常用穴

1. 头痛穴

定位：位于足背第1、2跖骨结合之前凹陷中（或太冲）。

功能：活血化瘀，疏肝理气，健脾和胃，醒脑开窍。

主治：偏头痛、神经性头痛、血管性头痛、颈性头痛（颈椎病）、鼻窦炎等。

2. 肩痛穴

定位：位于腓骨小头与外踝最高点连线的上1/3处（阳陵泉或足三里外1cm）。

功能：消炎止痛，降压醒脑，扩张血管，调节神经、胃肠、内分泌功能。

主治：肩关节软组织损伤、颈椎病、颈肩肌筋膜炎等。

3. 胸痛穴

定位：位于前臂背侧尺、桡骨之间，腕关节与肘关节连线的下1/3处。

功能：消炎退热，镇静止痛，增加机体免疫功能。

主治：急慢性咽痛、喉炎、扁桃体炎等。

4. 颈痛穴

定位：半握拳，位于第4、5掌指关节前的凹陷处（或八邪穴）。

功能:舒筋活血,清咽利喉,消炎止痛,退热,调节神经功能。

主治:颈部软组织损伤、颈肩综合征等。

5. 感冒穴

定位:半握拳,位于第3、4掌指关节前的凹陷中。

功能:解表散寒,利咽止痛,消炎退热。

主治:感冒、鼻炎等。

6. 咽痛穴

定位:位于第2掌骨桡侧缘中点(或合谷穴)。

功能:清热利咽,消肿止痛。

主治:咽痛、咽痒。

7. 急救穴

定位:位于人中沟与鼻中隔连线的中点。

功能:醒脑开窍,回阳救逆,抗休克,疗昏迷。

主治:休克、晕车、晕船、晕机等。

8. 胃痛穴

定位:位于口角下1寸,或下颌的中点旁开3cm处。

功能:健脾养胃,活血化瘀,健胃消食。

主治:急慢性胃炎、消化性溃疡、急性胃溃疡、膈肌痉挛等。

9. 升提穴

定位:位于头顶正中,前发际直上5寸,发际直上8寸,双耳尖连线中点前2cm处。

功能:升阳固脱,益气固本,助阳止泻,补肾健脾。

主治:脱肛、子宫脱垂、胃下垂等中气下陷性疾病。

10. 腹痛穴

定位:位于腓骨小头前下方凹陷中(或阳陵泉穴)。

功能:疏肝利胆,健脾和胃,通经活络,扶正培元。

主治:急性胃炎、急性肠炎、急性阑尾炎、急性胰腺炎、急性胆囊炎等。

11. 降压穴

定位:位于足弓划"十字","十字"交点即为此穴。

功能:降压,止痛,镇静。

主治:高血压或低血压,有双向调节作用。

五、注意事项

1. 患者处于饥饿、疲劳、精神过度紧张状态时,不宜立即针刺。体弱者进行针刺时手法不宜过强,并应尽量选择卧位,避免晕针。

2. 妇女妊娠3个月内,不宜针刺腹部腧穴;妊娠3个月以上者,亦不宜针刺腰部、腰骶部腧穴。妊娠期禁刺三阴交、合谷、昆仑、至阴等活血通络腧穴,妇女经期如非调经,也不应针刺上述腧穴。

3. 小儿囟门未闭的头部,或体表有感染、溃疡、瘢痕、肿瘤及出血倾向者,不宜针刺。

4. 针刺胸背部穴位过深,易刺伤肺组织而引起气胸或血气胸,此时应按气胸处理。

第三节　艾　灸　法

艾灸是用艾叶制成艾灸材料,以其点燃后产生的艾热刺激体表穴位或特定部位,通过激发经气的活动来调整人体紊乱的生理生化功能,从而达到防病治病目的的治疗方法。艾灸分为艾炷灸、艾条灸、温针灸、温灸器灸,其中艾炷灸包括直接灸、间接灸,直接灸可分为瘢痕灸和非瘢痕灸,间接灸有隔姜灸、隔蒜灸等。艾条灸包括悬起灸、实按灸,悬起灸包括温和灸和雀啄灸;实按灸包括太乙针灸、雷火针灸。

一、适应证

风寒湿痹、肢体痿弱无力、半身不遂、口眼歪斜、哮喘等虚证、寒证。

二、禁忌证

实热证、阴虚发热者忌灸;颜面、五官和有大血管的部位,不宜采用瘢痕灸;孕妇的腹部和腰骶部不宜施灸。

三、操作流程

（一）艾条悬起灸

取纯净细软的艾绒24g,平铺在26cm×20cm的细草纸上,将其卷成直径约1.5cm的圆柱形艾卷,要求卷紧,外裹以柔软疏松而坚韧的桑皮纸,用胶水或糨糊封口。也可在艾绒中掺入肉桂、干姜、丁香、独活、细辛、白芷、雄黄、苍术、乳香、没药、花椒各等分的细末6g,制成药条,每一条为一壮。

1. 温和灸　施灸时将艾条一端点燃,对准腧穴或患处,距皮肤2~3cm,使局部有温热感而无灼痛为宜,一般每处灸10~15分钟,至皮肤红晕为度。对于晕厥、局部感觉迟钝的患者,医者可将中、示指分开,置于施灸部位的两侧,通过手指的感觉测知患者局部的受热程度,以便随时调节施灸的距离,防止烫伤。

2. 雀啄灸　施灸时艾条点燃的一端与施灸部位皮肤的距离不固定,像鸟雀啄食一样,一上一下地移动。

（二）太乙针灸

取纯净细软的艾绒150g,平铺在40cm见方的桑皮纸上。将人参125g、穿山甲250g、山羊血90g、千年健500g、钻地风300g、肉桂500g、小茴香500g、苍术500g、甘草1 000g、防风2 000g、麝香少许,共为细末,取药末24g掺入艾绒内,卷紧呈爆竹状,外用鸡蛋清封固,阴干备用。

施灸时,将太乙针的一端点燃,用7层布包裹其烧着的一端,立即紧按于施灸腧穴或患处,进行灸熨,针冷则再燃再熨。如此反复灸熨7~10次。

（三）雷火灸

制作方法与"太乙针灸"相同,唯药物处方有异。方用纯净细软的艾绒125g,沉香、木香、乳香、羌活、干姜、穿山甲各 9g,麝香少许,共为细末。

确定施灸部位及施灸方法,清洁局部皮肤。撕开药艾前端的包装纸,点燃药艾,将药艾对准施灸部位,距离皮肤 2~3cm 施灸。

雷火灸的基本手法有:①补法:横向或纵向距离皮肤 3cm 灸 5~6 分钟;②平补平泻法:顺时针旋转,距离皮肤 2~5cm 灸 5~6 分钟;③泻法:距离皮肤 2cm 用雀啄灸法,点刺穴位 7 次。

四、应用举例

根据病情辨证选穴进行艾灸治疗。

1. 拔除尿管后小便不畅

选穴:关元、气海、中极、水道。

适宜证型:一般适用于所有证型,尤以寒湿证、虚证效果好。

2. 膀胱刺激征

选穴:关元、气海。

适宜证型:一般适用于所有证型,尤以肾阳虚衰、中气不足更为显效。

3. 癃闭

选穴:中极、关元、气海。

适宜证型:风寒湿阻、气虚血瘀。

4. 恶心呕吐

选穴:中脘。

适宜证型:虚证、寒湿证。

5. 顽固性呃逆

选穴:天突。

适宜证型:虚证。

6. 胃脘痛

选穴:中脘。

适宜证型:脾胃虚寒。

7. 眩晕

选穴:百会。

适宜证型:气血亏虚、风痰上扰。

8. 四肢痿软

选穴:①上肢穴位:合谷、手三里、曲池、手五里;②下肢穴位:梁门、髀关、伏兔、梁丘、足三里、丰隆、解溪。

适宜证型:虚证、寒湿证。

9. 崩漏

选穴:隐白、大敦。

适宜证型:一般适用于所有证型,尤以脾虚证更为显效。灸隐白醒脾益气、统摄血行;灸大敦疏肝达木、调节血量。

五、注意事项

1. 施灸过程中注意保暖,随时询问患者有无灼痛感,及时调整距离;对温热不敏感者尤应注意局部皮肤情况。

2. 施灸过程中及时将艾灰弹入弯盘内,防止烧伤皮肤及烧坏衣物。

3. 熄灭后的艾条装入小口瓶内,以防复燃发生火灾。

4. 艾灸后局部皮肤出现微红灼热,属于正常现象。如出现小水疱,无需处理可自行吸收;若出现大水疱,可用无菌注射器抽去疱内液体,覆盖无菌纱布,保持干燥,防止感染。

5. 每处施灸 5~15 分钟。

第四节　贴　敷　疗　法

贴敷疗法也称外敷疗法,是以中医基本理论为指导,应用中草药制剂施于皮肤、孔窍、腧穴及病变局部的治疗方法。以下介绍具有代表性的天灸疗法、四黄水蜜贴敷疗法及吴茱萸加粗盐热熨疗法。

一、天灸疗法

（一）适应证
过敏性鼻炎、慢性咳嗽、哮喘、体虚感冒、虚寒胃痛等。

（二）禁忌证
实热证、阴虚发热、昏迷患者、孕妇等。

（三）操作流程

1. 准备天灸膏,辨证取穴,每次取 4~6 个为宜,以背俞、肢体腧穴为宜。

2. 将天灸膏置于医用胶布上,准确贴敷于所选穴位上。

3. 根据季节、年龄等因素,每次贴敷 30~60 分钟,以皮肤潮红或起水疱为度。必要时可结合中医子午流注规律,先选择时间,如"三伏""三九"进行敷药治疗。

（四）应用举例

1. 支气管炎　肺俞、脾俞、肾俞、大椎。

2. 支气管哮喘　肺俞、脾俞、肾俞、定喘。

3. 小便失禁　中极、关元、脾俞、肾俞。

4. 胃脘痛　天枢、中脘、脾俞、气海。

（五）注意事项

1. 敷药穴位的皮肤不能有破溃或疔疮,颜面部不宜敷药。

2. 敷药时间以患者自觉皮肤灼热,或见皮肤潮红或起小水疱为度,每次选取 4~6 个穴位为宜。

3. 如皮肤起水疱或瘙痒过甚,可予抗过敏、抗炎治疗。

4. 治疗当天忌食腥膻发物,如鱼、烧鹅等。

5. 天气炎热时注意保持皮肤干燥,防止药膏脱落。

二、四黄水蜜贴敷疗法

四黄散主要由大黄、黄芩、黄柏、黄连组成,四药混合加蜂蜜调成四黄水蜜贴敷治疗,具有凉血通络、清热解毒、消肿止痛之功效。

（一）适应证

非开放性炎症导致的疼痛,红肿热痛者尤宜。

（二）禁忌证

虚寒体质及局部阴寒内盛者不宜使用。皮肤破损处禁用。

（三）操作流程

1. 制备四黄水蜜,以四黄散调配而成。向器皿中倒入适量四黄散,加入适量温开水,水温约39℃,忌温度过高,避免敷贴后烫伤,加入蜂蜜并均匀搅拌,直至成糊状。

2. 将拌匀的四黄水蜜置于手掌般大小的塑料薄膜上,涂抹均匀并厚薄适当,用棉花或纱条将边缘细细环绕。

3. 患者仰卧于床,暴露贴敷部位,将四黄水蜜贴平敷于患处,持续 4~6 小时。

（四）应用举例

1. 静脉炎

部位:药物外渗引起红、肿、痛的静脉炎部位。

中医证型:适用于各种证型。

2. 关节肿痛

部位:肿痛的关节处。

中医证型:湿热痹阻、痰瘀互结、经脉痹阻。

3. 局部疼痛

部位:疼痛处。

中医证型:实证、热证。

（五）注意事项

1. 药贴中药物摊涂约 1cm 厚,太薄药力不够,效果差;太厚则浪费药物,且受热后易溢出,污染衣被。

2. 患者在敷药前试温,以能耐受为宜,防止烫伤。

3. 注意观察敷药后的情况,如有瘙痒、红疹、水疱等皮肤反应,应停止敷药,可以使用复方醋酸地塞米松乳膏或曲咪新乳膏等涂抹。

4. 每贴药敷置时间不宜过长,一般为 4~6 小时,红、肿、痛症状明显者每日敷贴 3 次效果更佳。

三、吴茱萸加粗盐热熨疗法

吴茱萸上可暖脾胃,下可温肾阳,有行气活血、散寒止痛、燥湿降逆的作用,可有效促进肠蠕动,减轻肠胀气及腹痛。

（一）适应证

中焦虚寒、虚寒气滞型腹胀、腹痛。

（二）禁忌证

机械性肠梗阻及实热腹痛者禁用；局部皮肤有破损、溃疡及水疱者禁用；湿热证或麻醉未清醒者禁用；孕妇、腹痛性质不明者禁用；大血管处、感觉障碍的局部忌用。

（三）操作流程

1. 将吴茱萸250g与粗盐按1：1比例放置于锅中炒热至65～70℃，或用微波炉加热，装入小布袋中扎禁。

2. 将药熨袋放在热熨部位顺时针旋转推熨，力量均匀。开始用力要轻，速度稍快，随着药袋温度的降低，力量可增大，速度减慢。

3. 药物温度过低时可更换药袋，每次20～30分钟，每日1～2次。

（四）应用举例

中焦虚寒、虚寒气滞型腹痛、腹胀，选择胃脘部、腹部疼痛处，或神阙、中脘、关元、中极穴。

（五）注意事项

1. 药熨前嘱患者排空小便，注意保暖、体位舒适。

2. 药熨温度不宜超过70℃，年老、婴幼儿不宜超过50℃。操作前先让患者试温，以能耐受为宜。

3. 药熨过程中观察局部皮肤情况、有无烫伤。药熨后擦净局部皮肤，观察皮肤有无烫伤或起小水疱，及时处理。

4. 药物冷却后应及时更换或加热，药熨包可连续使用1周。

第五节　刮痧疗法

刮痧疗法是应用边缘钝滑的器具，如牛角刮板、瓷匙等，在患者体表一定部位反复刮动，使局部皮下出现瘀斑而达到治疗目的的方法。具有疏通腠理、使脏腑秽浊之气通达于外、促使周身气血运行、逐邪外出的作用。

一、适应证

外感时邪所致的高热头痛、恶心呕吐、腹痛腹泻等。

二、禁忌证

1. 体形过于消瘦者。
2. 有出血倾向者。
3. 皮肤病或皮肤高度过敏者。

三、操作流程

1. 患者取合理体位，暴露刮痧部位，常用部位有头颈部、背部、腰部和四肢。

2. 手持刮具，蘸水或药液，在选定的部位，从上至下刮擦皮肤，要向单一方向，不要来回刮，用力要均匀，禁止暴力。如刮背部，应在脊柱两侧延肋间隙呈弧线由内向外刮，每次刮8～10条，每条长6～15cm。

3. 刮动数次后,当刮具干涩时,需及时蘸湿后再刮,直至皮下呈现红色或紫红色为度,一般每个部位刮 20 次左右。

4. 在刮治过程中,随时询问患者有无不适,观察病情及局部皮肤颜色变化,及时调整手法力度。

5. 刮痧完毕,清洁局部皮肤。

四、应用举例

对于外感患者,可选择风池、太阳、大椎、风门、肺俞、夹脊等穴刮痧。

五、注意事项

1. 刮痧后 1~2 天局部出现轻微疼痛、痒感等属正常现象;出痧后 30 分钟忌洗凉水澡;夏季出痧部位忌风扇或空调直吹;冬季应注意保暖。

2. 刮痧疗法具有严格的方向、时间、手法、强度、适应证和禁忌证等要求,操作不当易出现不适,甚至加重病情,故应严格遵循操作规范或遵医嘱,不应自行在家中随意操作。

3. 刮痧后嘱患者保持情绪稳定,清淡饮食,忌生冷油腻之品。

4. 使用过的刮具应消毒后备用。

第六节 拔 罐 疗 法

拔罐疗法是以罐为工具,借助热力排除其中的空气,造成负压,使之吸附于腧穴或施治部位的体表而产生刺激,使局部皮肤充血、瘀血,以达到防治疾病目的的方法。拔罐疗法能激发和调整人体经气,刺激神经、血管、肌肉,促进血液循环、缓解平滑肌痉挛,具有通经活络、活血化瘀、祛湿驱寒、行气止痛的作用。

一、适应证

感冒、寒湿或气滞血瘀型颈项腰背酸痛,对于慢性疲劳和失眠患者亦有疗效。

二、禁忌证

局部皮肤破损及阴虚、实热证;凝血功能障碍。

三、操作流程

1. 评估患者,准备用物,检查火罐的完整性。

2. 取合理体位,暴露施治部位,注意保暖及保护患者隐私。

3. 用止血钳夹持酒精棉球,点燃后在罐内中段绕 1~2 圈,迅速退出,立即将罐扣在施治部位。

4. 留罐 10~15 分钟,直至皮肤出现瘀斑。

5. 一手扶住罐体,另一手以拇指或示指按压罐口皮肤,待空气进入罐内即可取下。

6. 清洁局部皮肤,协助整理患者衣物,整理床单位,消毒火罐。

四、应用举例

1. 腰腿痛

部位:腰背部。

适宜证型:下焦湿热、气滞血瘀。

2. 小便不通或淋沥不尽

部位:关元、气海、中极、水道。

适宜证型:脾肾虚弱。

五、注意事项

1. 拔罐时宜选肌肉较厚的部位,骨骼凹凸不平和毛发处不宜拔罐,避开有水疱、瘢痕和伤口的位置。

2. 点火用的酒精棉球应用止血钳拧干夹紧,防止棉球滴酒精或脱落烫伤皮肤。酒精棉球用毕放入小口瓶内熄灭。

3. 拔罐过程中,要随时观察火罐吸附情况和皮肤颜色。

4. 使用玻璃罐时随时注意罐内吸附力是否降低,以防火罐松脱摔碎。

5. 起罐时切勿强拉;拔罐后皮肤出现潮红或瘀斑为正常现象,拔罐引起的张力性水疱可予外科常规处理。

6. 冬季注意保暖,但拔罐部位不宜覆盖厚重的棉被,必要时用屏风遮挡。

(张忠德)

 复习思考题

1. 简述临床选择中医急救操作技术的标准。

2. 结合本章内容,分析如何对不同的患者使用不同的中医急救操作技术。

扫一扫
测一测

主要参考书目

［1］ 中国医师协会急诊医师分会. 2015 年急性上消化道出血急诊诊治流程专家共识［J］. 中国急救医学，2015，35（10）：865-873.

［2］《中华内科杂志》编委会，《中华消化杂志》编委会，《中华消化内镜杂志》编委会. 急性非静脉曲张性上消化道出血诊治指南（2018，杭州）［J］. 中华内科杂志，2019，36（2）：77-84.

［3］ 贾建平. 神经病学［M］. 7 版. 北京：人民卫生出版社，2013.

［4］ 高鹏翔. 中医学［M］. 8 版. 北京：人民卫生出版社，2013.

［5］ 周仲瑛. 中医内科学［M］. 2 版. 北京：中国中医药出版社，2007.

［6］ 沈红，刘忠民. 急诊与灾难医学［M］. 2 版. 北京：人民卫生出版社，2013.

［7］ 中国中西医结合学会传染病专业委员会. 人禽流感中西医结合诊疗专家共识［J］. 中华传染病杂志，2016，34（11）：641-647.

复习思考题答案要点